康平伤寒卒病论临证十五讲

主　编　李林森　王　艳　何云长

上海科学技术出版社

内 容 提 要

自古以来,后世医家对《伤寒论》的解读及认识众说纷纭,且糅合了辑录者的观点,但与张仲景原意仍有偏离。本书共分为十五讲,开篇对《伤寒论》的成书、版本、后世学说流派、学习方法等进行了概述,而后按照六经辨证的次序依次解读了《古本康平伤寒论》的359条经文,最后依据《医宗金鉴》中的"伤寒论注"讲解了合病与并病、复病、辨坏病等条文。各讲中还结合了作者的临床经验,在中医伤寒学说及其应用上力求统一,其中不乏作者对于一些由外感引起的疑难病、重症病、常见病之独到见解。

《古本康平伤寒论》是最贴近东汉张仲景原著的《伤寒卒病论》的版本,但当今并未对此本予以足够的阐释性整理,因此本书在梳理条文的基础上,结合了作者的经验作深入浅出之讲解,让初学中医者可从此书窥得中医对于伤寒的入门之径,中医临床工作者亦可从此书寻得伤寒进阶之法,具有一定的临床意义与学术价值。

本书可供中医学习者、中医爱好者阅读参考。

图书在版编目(C I P)数据

康平伤寒卒病论临证十五讲 / 李林森, 王艳, 何云长主编. -- 上海 : 上海科学技术出版社, 2024.1
ISBN 978-7-5478-6408-1

Ⅰ. ①康… Ⅱ. ①李… ②王… ③何… Ⅲ. ①《伤寒论》—研究 Ⅳ. ①R222.29

中国国家版本馆CIP数据核字(2023)第208322号

大理名医专家学术传承和民族民间特色方药课题资助出版

康平伤寒卒病论临证十五讲
主编 李林森 王 艳 何云长

上海世纪出版(集团)有限公司
上海 科 学 技 术 出 版 社 出版、发行
(上海市闵行区号景路 159 弄 A 座 9F-10F)
邮政编码 201101 www.sstp.cn
浙江新华印刷技术有限公司印刷
开本 787×1092 1/16 印张 18.75
字数 460 千字
2024 年 1 月第 1 版 2024 年 1 月第 1 次印刷
ISBN 978-7-5478-6408-1/R·2884
定价:69.00 元

自 序

众所周知，对于中医学子来讲，挑选好的中医书作为入门学习往往事半功倍，经典无疑是最好的选择。在对经典的学习中，能读懂原文方能真正得其精髓。个人认为《伤寒论》不容易读懂，历代留存的很多争议性问题，极有可能是版本不同导致的。研读了几个版本后发现：宋本《伤寒论》原文存在的不少问题，在《古本康平伤寒论》中都可以得到很好的解决。

因缘使然，2019年春节后受几位对中医有兴趣的同学之邀，我开授了"康平本伤寒论"课程，历时近一年。每次精心备课，深知这是一个教学相长的机会，但也深恐误人，因此满怀珍惜、谨慎的心态完成了整个教学。我的性格比较随性散漫，这次整理讲课内容本只想作为资料保存，可今年图书出版任务被推上了日程，只得顺势而为。说来惭愧，历代注解伤寒的医家人才济济，精华纷呈，我的教课录音似有多此一举、画蛇添足之嫌，但思及"愚者千虑，必有一得"，此书如果能对他人学习《伤寒论》有一点点益处，那就得偿所愿了。如果实在要讲这本书的贡献，版本的解读是最值得提到的一点。本书中条文的编写根据《古本康平伤寒论》条文顺序而编，以便读者对照阅读。

特别感恩我的中医引路人陈璞，他带领我步入真正的中医殿堂，如果没有他的引领，也许很长时间我都不可能知道中医的原貌，感受中医的博大精深，见证中医的卓越疗效，想来还真是三生有幸，感谢恩师！

本书由赵立、傅蕾、刘士瑾、贾隼四位老友和朱云启共同完成了整理录音、校对文字、编排目录等工作，诸位不辞辛劳，牺牲休息时间，逐字逐句录入，精心制作图表，并且反复核对。当我看到每一讲录音被精心整理成文稿时，内心充满感恩。在此，一并对诸君默默付出表达深深的谢意！

最后，感谢我的家人和所有有缘的朋友，一直包容、理解和支持我，向他们致敬！

李林森

2022 年夏

康平伤寒卒病论序

集论曰：余每览越人入虢之诊，望齐侯之色，未尝不慨然叹其才秀也。怪当今居世之士，曾不留神医药，精究方术，上以疗君亲之疾，下以救贫贱之厄，中以保身长全，以养其生，但竞逐荣势，企踵权豪，孜孜汲汲，惟名利是务，崇饰其末，忽弃其本，华其外而悴其内。皮之不存，毛将安附焉？哀乎！趋世之士，又驰竞浮华，不固根本，卒然遭邪风之气，婴非常之疾，患及祸至，而方震栗，降志屈节，钦望巫祝，告穷归天，束手受败。赍百年之寿命，持至贵之重器，委付凡医，恣其所措。咄嗟呜呼！厥身已毙，神明消灭，变为异物，幽潜重泉，徒为啼泣。痛夫！举世昏迷，莫能觉悟，不惜其命，若是轻生，彼何荣势之云哉？而进不能爱人知人，退不能爱身知己，遇灾值祸，身居厄地，蒙蒙昧昧，蠢若游魂，忘躯徇物，危若冰谷至于是也！余宗族素多，向余二百。建安纪年以来，犹未十稔，其死亡者三分有二，伤寒十居其七。感往昔之沦丧，伤横夭之莫救，乃勤求古训，博采众方（注：撰用《素问》《九卷》《八十一难》《阴阳大论》《胎胪药录》，并平脉辨证），为《伤寒卒病论》，虽未能尽愈诸病，庶可以见病知源，若能寻余所集，思过半矣。

夫天布五行，以运万类，人禀五常，以有五脏，经络府俞，阴阳会通，玄冥幽微，变化难极，自非才高识妙，岂能探其理致哉？上古有神农、黄帝、岐伯、伯高、雷公、少俞、少师、仲文，中世有长桑、扁鹊，汉有公乘阳庆及仓公，下此以往，未之闻也。观今之医，不念思求经旨，以演其所知，各承家技，始终顺旧。省疾问病，务有口给，相对斯须，便处汤药，按寸不及尺，握手不及足，人迎、趺阳，三部不参，动数发息，不满五十，短期未知决诊，九候曾无仿佛，明堂阙庭，尽不见察，所谓窥管而已。夫欲视死别生，实为难矣！孔子云：生而知之者上，学则亚之。多闻博识，知之次也。余宿尚方术，请事斯语。

目　录

第一讲
概　论

--- ·⁓⁓·⁓⁓· ---

一、作者和年代

　　首先讲一讲《伤寒卒病论》(简称《伤寒论》)的版本、作者及年代。我们知道《伤寒论》是东汉时期张仲景所著。张仲景，字机，曾经做过官，官至长沙太守。他在序言里，讲到了为何要著这本书，因为他家族中两百多人中，因患瘟疫死了三分之二，这其中有 70% 的人死于伤寒。于是他把部分来源于《胎胪药录》里的药方整理出来，最后又汇编成《伤寒论》。《伤寒论》中药方不是张仲景首创的，这部分大家可以参考陶弘景所著《辅行诀》作参考。《伤寒论》中的理法方药思维方式，最后演变成为六经辨证，有的医者把天下所有的疾病都按照六经的方法来划分，即是传承了张仲景的这一流派。

二、关于版本的介绍

　　《伤寒论》在传承过程中有诸多版本，最早传承下来的是西晋时期太医王叔和，他整理了当时行将逸散的《伤寒论》，记载于《隋书·经籍志》。很多人认为，《伤寒论》的内容存在前后矛盾、语义不通的情况，是因王叔和把自己的见解加到原文里边去。以康平本为例，原文加了很多旁注、附注，都用小字表明(图 1-1)。实际上，我觉得这并不是王叔和的错，而是在古代传承、抄写的过程中，不小心把这些小字错抄成大字，最后就掺杂到条文里面去了，后人再看就鱼龙混杂，真假难辨。

　　在隋唐时期，伤寒的版本里有一个《金匮玉函经》，同时代唐代还有《千金方》。《千金方》也有伤寒的内容，条文不多。

　　到北宋时期，由官方出面，高保衡、林亿把《伤寒论》重新编纂，就是宋本《伤寒论》，后由明代赵开美重新编刻，如今我们最常见、使用最多

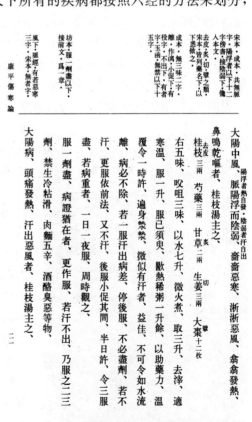

图 1-1　《古本康平伤寒论》太阳中风·桂枝汤书影(1988 年湖南科学技术出版社出版)

的,历代医家注解最多的,应该是赵开美本,实际是北宋时期的这个版本,简称赵本或宋本伤寒论。这个版本有很多问题,在讲解的时候我会和大家逐条解释,比如说,赵本中加入:辨脉法、平脉法、辨不可发汗可发汗,其实在康平本里是没有的。赵本中还有很多药方名称也是有问题的,比如四逆汤,在康平本里叫回逆汤,因为已经四逆了,所以我们需要回阳救逆,这个名称从康平本上解释就比较通,顾名思义"回阳救逆",所以称之为"回逆汤"。再如在赵本中的真武汤,北方的这个真武,在康平本里叫玄武汤,这两个倒是问题不大。还有就是很多方子用药不同,如葛根汤,康平本中葛根汤原方中有麻黄,而在赵本里没有麻黄。另外,我们用的《医宗金鉴·伤寒论注》的这本是赵开美版,许多条文原文,我们对应康平本会发现有很多问题。

到了金元时期,金人成无己著了《注解伤寒论》,这个流传也比较多,我们称之为成本《伤寒论》。

到了明清的时候,伤寒的发展,学术上已经到了百家争鸣百花齐放的时代,在清代出了很多的医家。大家手里拿到的《医宗金鉴》,这套书非常好,是清政府出面,由医官吴谦负责带领很多医官编纂的,这其中的《伤寒论注》,是把历代的中医伤寒名家,尤其是明朝的二三十位医家的观点收集整理,采纳其中被认为最合理的注释把《伤寒论》重新注解,在《医宗金鉴》后面还有一套《伤寒心法要诀》。其实明清同时代出了许多大家,尤其到了清代,医学的发展,对伤寒注解的医家最多,几百部乃至上千部。这其中有一位医家叫柯琴(1662—1735年,清代伤寒学家。字韵伯,号似峰),他著有《伤寒来苏集》,其特点是"以方名证、因方类证",比如桂枝汤证、麻黄汤证、青龙汤证,以证来把方重新编纂,注解比较到位,我个人比较推崇他,历代许多临床做得比较好的医家对他也非常认可。清代另外一位医家黄元御(1705—1758年,名玉璐,字元御,一字坤载,号研农,别号玉楸子,清代著名医学家),中医历史上谈及他对伤寒的贡献提的少,很多人认识他是因《四圣心源》,认为他讲六经六气讲得好,其实他的伤寒见地最得法。他的《伤寒悬解》和《伤寒说意》中讲解了几个很专业的重要概念,比如六经的概念、六气的概念、营卫的概念,他的讲解最到位,分类方法也是最科学的。黄元御自成一家,他对《伤寒论》的认

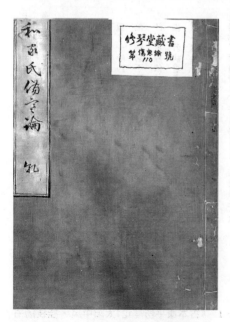

识,包括他对药方的注解,是用六经气化的角度来解析。我们熟知彭子益所著的《圆运动的古中医学》,就是传承了他的学术体系。

《伤寒论》在中国流传的版本就这样传承下来。我认为历代有很多伤寒名家,尤其刚才提到的这些医家的水平都很高,但他们共同存在一个不足,注解版本都是用了赵本伤寒论,所以非常遗憾,只要涉及版本导致的问题,要么避而不谈,要么就牵强附会,自圆其说,真是不尽人意。那么在我国唐代时期,正好是日本康平年间,由唐代的《伤寒论》版本传到日本,我们称康平本,是由日本的丹波雅忠抄录的。他传抄的原文(图1-2)已经整理出版。同时代日本还传有一个康治本,有人认为年代更近一些,没有康平本那么久远,但是它这里面只有50个方,条文内容更少,有人认为更接近张仲景的版本。我看了之后认为包括康治本、桂林古本等,目前所有《伤寒论》的版本中,最早、最符合仲景原貌的还是康

图1-2 康平《伤寒论》书影

平本。历来导致伤寒难以学习理解和运用的原因,其实在于版本的问题,尤其是最盛行的赵开美本问题很多,包括历代伤寒学术争论的疑问,其实用康平本就可以很好地解释了,所以我们讲解选取了康平本是有很多原因和理由的,这是关于版本的说明。

1988 年再版了《古本康平伤寒论》,在日本原来版本里的条文,每半页 8 行,一行 15 个字,有的时候 16 个字,后来我国著名的中医药学家叶橘泉老先生拿回来后,因为当时纸比较昂贵,他就改成 12 行,亲自校勘刊印发行。所以我们拿到的版本是 12 行,每行大概 25～27 个字。我们背诵条文的时候,只要背大的字,旁边附注的小字不用背。比如《古本康平伤寒论》第 14 条,太阳中风,旁边附注一条,正文里是"脉阳浮而阴弱,啬啬恶寒、淅淅恶风,翕翕发热,鼻鸣干呕者,桂枝汤主之。"附注小字:"阳浮者热自发,阴弱者汗自出。"这可能是王叔和的一个注解,附注在宋本里就变成正文,混在一起了。

再如条文(《古本康平伤寒论》第 17 条):"太阳病下之后,其气上冲者"旁边有附注,"方用前法"。这个叫勘注,加到里面去的,这有可能是后人,也有可能是王叔和加的。下一条,"太阳病三日,已发汗,若吐、若下、若温针,仍不解者,此为坏病"。后边有个附注。几个注有不同,不管是旁注也好,勘注也好,附注也好,都是对这个条文的一个解释,但不是原文,这是后世医家的认识。但是在宋本里,这部分就变成原义了。看起来就不清楚一个地方为什么会有好多重复的条文,或者前后不对,不一致,这都是版本导致的问题。康平本里面具体条文与宋本有差异之处,我们讲解的时候再给大家对应,我们就会发现康平本的很多优点了。

三、伤寒书名讲什么

《伤寒论》的这本书,伤寒到底是在讲什么,我们先来破一下题目。我们拿到的康平本原书,书名叫《伤寒卒病论》,而我们后世叫《伤寒杂病论》,把《伤寒论》(简称"《伤寒》")和《金匮要略》(简称"《金匮》")两部合在一起,其中《伤寒》一本,杂病《金匮》一本,这么来划分的。为什么讲康平本《伤寒卒病论》最符合仲景伤寒的原貌呢? 我们来看一下书名,"卒"代表病的急、重,发病比较迅猛。大家观察,孩子在患一个标准外感疾病时,这个病变化得很快,从感受寒邪到恶寒,无汗,再到发热,再到解的过程,它的传变会很快。越小的小孩,一天一个变化,为什么讲这个病重呢? 如果治不得法,从经脉上发展到脏腑,病势是很凶,临床有很多这样的案例。接下来给大家讲一个临床案例来认识这个"卒"的急、重含义。

去年我一个好朋友的男孩 11 岁,夏天的时候,吃了从冰箱里拿出来的隔夜肉饼,加上孩子又着凉,后来就突发腹痛。以腹痛为主诉就诊,经医院诊查是急性阑尾炎,当时就做了阑尾切除。本是一个寻常手术,手术后,孩子就高烧。医生看了以后,也没有其他不适症状,考虑可能是炎症,就用了退烧药,用药后,孩子大汗淋漓,然后昏迷,惊厥,当时送到 ICU,一查,多脏器衰竭。在所有的生化指标里,这个孩子的转氨酶到了 3 000 多单位(正常人是 0～40 U/L),普通的肝硬化或者一个急性肝损伤也才几百的转氨酶,同时孩子伴随心功能受损。当时我正好回云南做课题,他就打电话给我。我一听,这个疾病病因为饮食不洁,同时夹外感,有可能风和寒,从六经上来讲,是一个阳明的问题,表现为阳明在表、在腑同时受病,用药就是葛根汤合上承气汤,或者加点消食的药就可以两解,这个病就好了。但是医院用了退烧药,就属于中医的失治误治,导致药物损伤了肝,以致多脏器损伤,后期孩子的发病情况,符合《金匮要略》部分的痉病,痉病就是会抽搐、昏迷,这是因为发汗不当,导致津液丢失。我打电话把中医的诊断情况告诉他,当时西医有的专家考虑是脑里的一个病毒感染或者是脑膜炎。后来我和他讲,不考虑西医这个诊断,从西医角度考虑电解质紊乱,还有急性肝损伤等引起的情况,建议哪些西医治疗可以上,哪些治疗不可以上。他住的是当地权威的儿童医院,抽了脑积液,做了腰穿,当时我说不用做,结果抽出来是正常。这个腰穿检查其实对身体是进一步的损伤。在西医明确诊断的过程中,我开始给他用药了,一张很寻常的处方,瓜蒌桂枝汤,重用了瓜蒌根(天花粉),补其因服退热药丢失掉的津液,天花粉用了 60 克。服药后,孩子抽搐、昏迷的情况就开始好转了,后来沿着这个方子的思路加减,然后我又去 ICU 看了孩子,孩子一天天清醒过来,最后转氨酶全都恢复正常。最后在病好转的时候,他额头的皮肤起了一些红疹子,也开始流鼻涕,我们知道邪已经透表,这个病已经扭转过来了。

所以很多时候伤寒发病急重、迅猛,用"卒"代表更恰当。用"杂",代表繁杂、杂乱、庞杂,其实是不恰当的。

"伤寒"我们在阐述它的时候,一个意思是广义上指的所有外感疾病,这个解释也是对的。有的人不理解,说伤寒是一本治感冒的书,尤其西医讲感冒不用治疗便可以自愈,那么"伤寒"又有什么可治的呢?这里的外感包含六气发为六邪,风寒暑湿燥火,导致的所有疾病。在中医疾病构架里,疾病病因分三类,一个是外因,一个是内因,一个是不内外因。在外因引发的疾病里,比如风寒暑湿燥火发的病统称为外感疾病,跟感受外来的邪气、四时的不正之气有关系。对于外感疾病,为什么这部书那么重要?我们临床上看到,60%~80%的疾病,都是因外感疾病而导致的,或者伴有外感的情况。比如我们现在的常见病高血压,在临床上,我发现百分之七八十的人都有一段较长时间的伏邪,它伏在阳明的这条经脉上面。所以我治疗高血压的时候,思路就和别人不同。一般医家都是从脏腑的角度来讲,一般要镇肝息风,要潜阳、温阳、滋阴、降气等,但这还不够,我们不能说一般治疗思路完全不对,但肯定是不全面的,关注到阳明伏邪会有更多发现。这是我们讲的外感疾病——伤寒。

"伤寒"的第二个意思在《难经》五十八难有解释,认为伤寒有五:中风、伤寒、湿温、热病、温病五类。这是分类的一个说法,那么热病也好,温病也好,湿温也好,在《伤寒论》这部书里都有涉及,比如麻杏石甘汤、白虎汤、承气汤这些都用到温病里面了。后代医家在清代时根据这部分建立了一套相应的学术体系,逐渐形成温病学派。这对伤寒是一个很好的补充,里面用到很多的药,我们发现临床效果也是非常好的。这个是伤寒的第二个意思,以上是从分类来讲。

如果从病位上来讲"伤寒"的意思,伤寒的表是属寒水,外邪侵入人体都是从表而入,那么人体的表在什么地方?在六经,太阳为首,这个表在肌肤,在毛孔,在经脉的十二皮部,这是经脉在皮肤上的分布。深一点的在十二经筋,再到小的络脉,包括浮络、孙络,就是肉眼可以看得见的络脉。因为邪气进来的时候,风邪也好,寒邪也好,侵袭人体,不可能直接侵袭到我们的脏腑上去,它一定是从表浅的地方进去,所以称为伤寒,因为表是属寒水,伤寒是太阳寒水的意思。太阳寒水我们之后会继续讲解。

四、伤寒注解流派

《伤寒卒病论》这部书因为太重要了,历代医家注解最多,我们看看历代医家注解的流派,大概分五六个学派。

第一个学派是明代时,以朱肱(1050—1125 年,字翼中,号无求子,晚号大隐翁,因曾官奉议郎，人称朱奉议）为代表，是以经络来论六经，是以方来论证。此派讲六经是六条大的经脉。同样是太阳，我们人体有手经的太阳，有足经的太阳，而此派则认为伤寒传足不传手，六经只是足经的六经，即足太阳膀胱经、足阳明胃经、足少阳胆经、足太阴脾经、足少阴的肾经、足厥阴肝经。这个学说，我认为是不成立的。临床上有许多病人受邪，比如吹空调，常吹到手的部分、后背的部分，这都是太阳受邪，照样从太阳病来论治，效果依然很好，反推这"传足不传手"是不对的。但是我们从学术的另外一个角度来研究伤寒，可以是以方来论证。比如头痛，六经里分为太阳头痛、少阴头痛、阳明头痛等，这种分类方法非常好。这是我们提到疾病时的一个方向，其实也是按照经络来论。这里面也包含中医诊断的八纲辨证，有病性，有病位。病性，用八纲来讲，属寒还是属热，属实还是属虚，有一个病性的诊断；病位诊断，病位是在哪条经络上面，是属表还是属里。临床上很多病人确实如此，这也是我们研究伤寒的一个很好方法。头部的六经，比如前额的头痛，就是阳明，头顶的疼痛就是厥阴，后面就是太阳，两边就是少阳。临床上根据病位来确定六经的归属。临床上我碰到一个头痛的病人，一位50多岁的女性，头痛大概二三十年了，是寒性头痛，别的医生治疗了很久未愈。我看她之前的药方，也用了麻黄、桂枝，药方基本方向对了，就缺了一味药——葛根。葛根这味药专入阳明，是因为同气相求，讲到药的时候，我会给人家再讲入经归经的问题，还有引经。有的药是引经药，只要用到了这味药，它就可以带领方中其他药作用到特定部位去，这是朱肱从经络来论引经药的观点。

　　第二位我们谈到医家柯琴，他讲解伤寒用分经论证，以方明证。他把所有的药都打乱了，桂枝汤就是桂枝汤证，把它作为一个新的六经划分规则，所以就会有麻黄汤证、四逆汤证、承气汤证，用证来划分。一个证里面包含一个药方、一系列症状、脉象，用这个方法来进行对伤寒的研究。研究方法就是药方在确定的情况下，治疗的证可以万变。比如同样是桂枝汤，按照现代医学，我们可以治疗过敏性荨麻疹、过敏性鼻炎、更年期出汗、头痛、失眠等。只要方的主治和功效是明确的，就可以应对一类病证。所以有桂枝汤证、麻黄汤证，这是第二家，分经来论证。

　　第三位医家是尤在泾（1650—1749年，字在泾，号拙吾，别号饮鹤山人），也是清代的，他提倡按法类证。例如桂枝法、麻黄法、四逆汤法、栀子汤法。这个疾病的分类是这样的，太阳病，变成太阳正治，即出现了标准的太阳病，这个正常治疗应该怎么治。太阳在权变的时候，即发生变化的时候，该怎么治。还有太阳的斡旋法，即发生了立场变化的时候，我们该怎么来调和它。六经按这个来划分，就不一样了。柯琴是把太阳病什么的抛开了，桂枝汤证、麻黄汤证。你们去听很多讲解的时候，他们会讲，以证来论。而尤在泾则是以法来论，太阳正治法、太阳权变法，比如桂枝汤，是太阳正治法代表的方。

　　第四家，是徐灵胎（1693—1771年，原名大业，字灵胎，号洄溪，江苏吴江人），他去掉六经，干脆连六经都不要了，什么太阳、阳明都不要了，提出类方类证。比如桂枝汤类，里面有桂枝的整个所有变化，比如桂枝加附子、桂枝加白芍、桂枝加厚朴杏仁，以及桂枝的变方小建中汤、温经汤等，所有变化都是出自桂枝这一大类的类方。统而观之，整个伤寒大概就是七八类方，这种研究也是侧重药方为主。法的部分，还是根据方变化出来的，后世的医家对他还是很认可。六经的东西讲不清楚，那就不要讲了，就以方来入手。把所有的方做一个归类，所有的这些都以底方做个基础。比如麻黄汤类、四逆汤类、承气汤类，以这个为划分的方法，就不谈六经了，桂枝汤能干什么，对应条文是治哪些证。

　　第五家张志聪［1616—1674年，字隐庵，钱塘（今浙江杭州）人，清代著名医家］，从气化的角度研究《伤寒论》，他认为六经气化之病，所以就不叫太阳病了，叫太阳寒水病。依此类推，阳明燥金、少阳相火、太阴湿土、少阴君火、厥阴风木。他认为起病不是经络本身，而是气化的异常。太阳的话，谈到这个，一定有寒的地方，有水的地方，有气化的地方。这与五运六气体系是一致的。所以《伤寒论》这本书，临床上我们用的时候，还可以治疗不同年份主运的气和病。比如 2019 年是己亥年，属于厥阴风木，今年厥阴风木疾病发的会多。所以厥阴风木的条文和药方会应用很多。这是在年份上来讲。如果一年四时，我们把它划分为六气，把二十四节气，四个节气变成一个气。第一个是厥阴风木，第二为少阴君火，接下来是少阳相火、太阴湿土、阳明燥金、太阳寒水，它们有节气对应，我讲到每一条经的时候会和大家讲。从每年的十一月二十一到下一年的一月二十这段时间，太阳寒水容易发病，在这段时间，我们治疗的思路可以重点用太阳寒水的药方来治疗，这也很符合临床。比如一月份到三月份这段时间，一月二十一到三月二十，是厥阴风木主气，每年都不变，风木的特征、厥阴的特征非常明显，我们用药的时候，厥阴的药方比如当归四逆汤，这段时间用的会比较多，此时外来外感的疾病，容易入到厥阴里去。张志聪这一部分，其实有我在临床应用时的发挥了。

临床上，我们比较可取的是徐灵胎、柯琴的研究方法。尤在泾也还可以，但是并没有从六经的角度来分，所以就是变化的方法，太阳正治法、太阳权变法、太阳斡旋法，还不完全。我们在研究的时候要注意伤寒肯定包含六经，离开经络谈六经肯定是不对的。其次《伤寒论》里面有证，桂枝汤证、麻黄汤证，柯琴的这套方法会用到很多。比如看到太阳病，头痛发热，身热汗自出，脉浮缓，这是一个桂枝汤证，那么看到此类证状，用桂枝汤。那么还有桂枝汤的法，整个变化的方法，根据药方来确定治疗的方法。这样的药方可以治疗这样的疾病，比如可以用桂枝汤治疗阴阳不调和、营卫不和、表里不和的疾病。

大概这么几类，我们可以把所有医家的优点融合起来，本书的讲解主要参考《医宗金鉴·伤寒论注》的部分，既包含六经，也包含六气，应该比较中正平和，这里面解释经文非常中肯，做学术应该不偏不倚，符合它的本意，同时符合临床，要相互统一。有的人书本解读得很好，放到临床、放到生活里面，他讲的就不合理了，所以我们中医药大学，很多人学习学得很好，《伤寒论》倒背如流，却不会用，理论和实践相脱离了。《医宗金鉴》中的这本《医宗金鉴·伤寒论注》非常好，毕竟官方的比较权威，不过用的版本是赵开美本，而我们用的版本是康平本，所以条文只要与赵开美本不同，注释也就有很多不同，甚至是完全不同，这个要注意。

各流派《伤寒卒病论》的源流和研究方法总结如下图（图 1 - 3）。

五、关于条文

条文，大家一定要记熟了，因为每一条条文本身都是治病的依据。方子，大家也最好把它记下来。如果你实在记不下方子也不要紧，因为到时候我们可以现查，但是条文的部分，你看病的时候不可能再拿着书来看了，但是你可以看完病回家再翻，这样还来得及，所以条文需要熟读。

一般我的习惯就是每天走在路上，正好可以看一遍，从《伤寒论》太阳病开始的第十八页，一直到厥阴病完的这个部分。那么还一个方法，大家可以自己读一遍来录音，然后每天听自己的录音。有的人走在路上看书会头晕，那么换作听就好了，多听、反复听。大家以这个康平本为准来背诵。

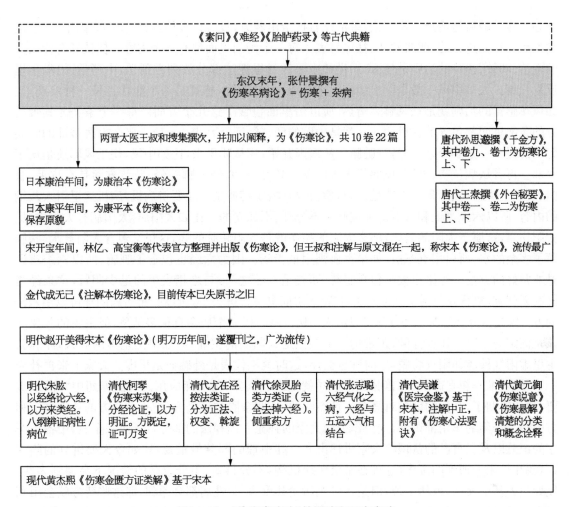

图 1-3　《伤寒卒病论》的源流和研究方法

关于注解，我讲过的这些条文，大家每次回去复习一下，每次学习前，预习一下。大概总共是 359 条，建议读者每次学习 20 条左右，如果时间允许，我们可以结合《医宗金鉴》的《伤寒心法要诀》来学习，这部分内容十分精彩，把伤寒非常精髓的部分重新提炼出来了。系统学习完以后，对《伤寒论》的理解在宏观上可以把握其要义，并在微观层面、在每个条文里大家也可以吃透，这基本上就可以过关了。

六、学习方法

掌握六经的概念，六经概念贯穿始终，谈到每一条条文时，不要忘记六经分类。在六经分类里继续划分，比如中风、伤寒这样继续再划分。

六经只是总纲，六经每一条经都有疾病总的提纲，在六经里面有六经的辨证，当条文中出现太阳病，这时就要想到，"太阳之为病，脉浮，头项强痛而恶寒"。"病、脉、证"中的证就是一系列症状构成的一组或多组，比如：太阳中风桂枝汤证。这其中还要明确哪个症状是最主要的，比如桂枝汤证里，脉的浮缓是主证，证里主要就是汗自出、恶风。恶风是辨太阳桂枝证的一个核心主症。最后是治疗，《伤寒论》里治疗直接给出药方，没有讲具体治则，比如太阳中风证，治则是后人补充进去的，解肌发汗、祛风解表。每一个汤剂里面都有这个内容。桂枝汤有什么样的主治、功效、治疗的治则是什么，后世的中医教材里把这部分放到方剂学、中药学、内科学里反复强调。太阳中风一般是以疾病症状来分类，比如感冒，感冒是一个症状也是一种疾病，比如风热感冒的治则就是祛风解表清热，所以治里面包含了这几个方面。每一个条文尤其带药方的条文里面都包含治在里面。这就是中医的病、脉、证、治（表1-1）。那么中医辨证的时候怎么辨呢？一是辨经络，一是辨脏腑。从病因开始，病从哪里来，比如中风，伤于风邪还是伤于寒邪。再者从病位辨，外感，风邪侵入人体哪一条经脉，六经的哪一经，肢节方面是在皮毛、肌肉、筋还是骨，六经里是在脏还是在腑，病位也是需要辨清楚。还要辨病机，病机这里引入八纲的内容，所以六经辨证和八纲辨证彼此是不分开、不孤立的。比如太阳病，太阳病有太阳中风、太阳伤寒，这属于太阳的表病，那么太阳的腑病就是太阳膀胱的病，这里又包含太阳蓄水，膀胱蓄了多余的水，所以用五苓散，如果蓄血则用抵当汤。因为六经也包含了脏腑，所以六经辨证是非常好的方法。经络里太阳包含膀胱（膀胱是六腑之一）与之相表里的足少阴肾，这条经络又联系到脏，这样就包括了五脏六腑，脏腑的辨证也包含进去了，所以脏腑疾病同样可以用六经的方。因此治外感的所有处方都可以治内伤病。有时候一个病会有很多脉象，但主要的脉象应该是固定的一种。比如浮脉，正常情况下应该是太阳病的主症，但如果是里虚的病人，浮脉就主里虚阳气外越即阳气将脱，这时脉也会浮，这时就不代表是外感而是里虚。大家下来再补充一下脉学，推荐崔嘉彦的《四言脉诀》，这样就把理、法、方、药贯穿应用。理法方药中"理"最重要，理学透彻了，其他的就相对简单。黄杰熙的《伤寒金匮方证类解》把每个药方的功效主治和方中每一味药的作用都讲到，这个作为给大家的补充。理和法的部分，以《医宗金鉴》中各大医家的汇总以及我自己的认识给大家讲述出来。其中理的部分最重要，比如今天要讲到的陷胸证，我在临床上遇到的不多，这种在基层医疗机构，不分科室、不分急缓的情况下会遇到多些。比如我去基层义诊，虽然辛苦，但是各科疾病尤其重病、急性病都会遇到，那这些药方就会用到很多，但平时，大家学完之后有可能一辈子都碰不到这样的情况，那么我们先重点学习理和法。

表1-1 病-脉-证-治

病	病因	从哪里来（风或寒）
	病位	（1）哪条经络 六经辨证
		（2）哪个肢节（皮毛、肌肉、筋、骨）
		（3）脏或腑 脏腑辨证
	病机	表里、虚实、寒热、阴阳 八纲辨证
		举例：（1）太阳病中风和伤寒（表病）
		（2）太阳膀胱（腑病）：① 膀胱蓄水→五苓散；② 膀胱蓄血→抵当汤
脉		（1）六经每一经都有一个主证脉
		（2）变异（举例：里虚病人，也会出现浮脉，是阳要脱）
证		（1）证是指一系列的症的组合
		（2）一定要抓主证（患者发病有主证，每一经的病有主证总纲）
治		主治的方法、治则、方剂
		举例：风热感冒，祛风解表清热为治则

一位医生的水平高下就体现在对急病、重病和疑难病三种的治疗上（表1-2）。急性病就要看医生抓住主症、辨阴阳总纲的水平。重症的辨别，一方面是辨证的精准上，另一方面是用药的精细程度。这时候考验医生把握所有细节的精细精准，比如桂枝汤使用的所有细节是否都照顾到，喝没喝粥，生姜切没切片，大枣是否掰开，药材的产地、炮制等细节之处，都会影响疗效。对于重症，要想取得一个非常好的疗效，这些细节之处都需考虑到照顾到。很可能就是因为这些细节，一个重症病人就转危为安，拉回来了，反之如果没有很好地关注细节，一个重症病人也可能就拉不回来。

表1-2 病症分型

分类	治疗关键点
急证	抓主症、辨阴阳总纲
重证	辨证和细节
疑难症	辨证的切入点（时空、阴阳五行）

疑难病的辨证重点体现在怎么下手怎么去辨，所有的病不离阴阳五行，因为所有人都生活在这个时空里，饮食、男女、年龄、地域、情志等都离不开这个时空的影响。看病不容易看的比如修行人，他因为修炼，在身体、心灵层面也许超越普通人，但总体来说，还是不离阴阳五行。比如我曾给一位长年吃素的病人看病，他心脏不好，做过几次搭桥手术，我发现他痰湿很重，经询问，他年轻吃素前食肉较多，这是他之前的因造成后来的果，那瓜蒌薤白半夏汤照样可用。

本课程学完以后，同学们把《医宗金鉴》这本从头到尾再看一下。尤其是后面有个《伤寒心法要诀》，这部分提炼了很好的一些口诀。伤寒心法要诀把《伤寒论》的内容浓缩成一些口诀，再具体给你提纲挈领地讲整个病的提纲，主要的代表方。这样我们伤寒的学习算是比较圆满了。现在别的东西不着急看，比如像那天同学说的胡希恕，现在很多研究伤寒的，就是伤寒六经的概念，是不对的，当然这个也不是谦虚，也不是大话。那么在历代医家里面，很多人没有得到康平本这个版本，所以很多水平很高的医家，比如像柯琴这些医家，也是以宋本为解，但是研究的方法都很好，研究伤寒的历代医家，开篇时我给大家介绍过的，有的人是以经络来论的，有的是分经来论的，有的是按法来论的，有的是去掉六经的，像胡希恕他们，他们提出甚至六经都不要，就只有八纲就好了，这个不对。日本也有很多这样方证对应的研究。

六经，伤寒离不开经络，但不仅仅经络，带有气化的东西，还有这个从气化来论，像张志聪等医家。黄元御对《伤寒论》注得很好。大家可以看柯琴、黄元御的书。别的等你有一个自己的方向、主根了，你再来看别的。第一个，吸收好的东西，第二个，不会被它带偏了。《医宗金鉴》这个里面很多条文用的也是宋本，所以很多条文解起来存在牵强附会，我们讲到的时候也会跟大家提，凡是条文宋本里和康平本一样条文的，它的解释都是非常好的。

第二讲
《伤寒卒病论》序

　　大家请看《伤寒卒病论》，页眉的部分，眉注做了一个比较，这些版本里面，如成本《伤寒论》、宋本（赵开美）《伤寒论》，还有坊本，就是民间流传的，还有比如桂林古本，这些版本我都看过，加了很多的条文，我觉得都不符合伤寒的原文，我们统统把它去了。做得最多是康平和宋本的比较，大家在看的时候，有附注、勘注、尾注，大家看这些小字。

　　《伤寒卒病论》，首先仲景讲，"余每览越人入虢国之诊"，指的是秦越人扁鹊，"望齐侯之色，未尝不慨然叹其才秀也，怪当今居世之士，曾不留神医药，精究方术，上以疗君亲之病，下以救贫贱之厄，中以保身长全，以养其生"。扁鹊见蔡桓公，他的医学的见地和境界都非常高。仲景说现在的医家，普通的老百姓，都没有人去留神医药，所以他讲在古代，所有读书人一定要通医理，可以不做医生，医学的原理一定要通，我可以不做医生，不能不通医理。因为你不通医理，就不了解自己，不了解父母，不了解家庭，不了解社会。这个医学的原理，其实都是讲阴阳的法则，这个法则我们一天都不能离开它。《中庸》讲道不可须臾离也。那么现在医家也好百姓也好，没有人去精究这个方术，包括方药、术数的部分。你了解医药的部分，在上可以疗帝王将相的疾病，在下可以救济老百姓，在中可以保身长久。所以这是一本济世活人的书，也是一个方法。

　　接下来的描述可以看出仲景时代和我们现在时代很像。"但竞逐荣势，企踵权豪，孜孜汲汲惟名利是务，崇饰其末，忽弃其本，华其外而悴其内"。大家都去追求树的末梢，没有根本。皮之不存毛将安附焉，下面这段："哀呼趋世之士，又驰竞浮华，不固根本"，这些在宋本放到后面去了，而本书放到这里是非常流畅的。这些人不会去追求生命的根本，"卒然遭邪风之气"，遇到疾病发生的时候，"降志屈节，钦望巫祝，告穷归天，束手受败"。他把自己的寿命加上重金委受凡医。"而恣其所措，咄嗟呜呼"。这是讲，生病以后良医如良相，明患如明君，就是我们老百姓，怎么做到明君。明君背后的含义指什么，第一个，要了解自己的身体，知道我为什么会发生这样的疾病；第二个，要知道找什么样的医生来做我的宰相，来辅佐我这个国家，治理我这个国家，给我什么样的建议。这就是很多人会犯的错误。"神明消灭，变为异物，幽潜重泉，徒为啼泣"。我们的生命没有了，所以就悲叹了，"举世昏迷，莫能觉悟，不惜其命，若是轻生。彼何荣势之云哉"。当你不能保身长全的时候，"进不能爱人知人"，你不可以真正关心到他人，比如你的父母，他发生病痛的时候，我们怎么去帮助他。单纯给他心理上的安慰和普通的孝顺是远远不够的。我们需要解决他的病痛。"退不能爱身知己"，你也没有真正爱惜自己。中国的《孝经》讲身体发肤受之父母，不敢毁伤。你是不是把这个生命呵护好了，养护好了。"遇灾值祸，身居厄地，蒙蒙昧昧，春若游魂，忘躯徇物，危若冰谷至于是也"。接下来就讲他这个家族，我刚才提到了，仲景家族有两百多人口，建安时期，死于伤寒的有九十多个。他感"往昔之沦丧，伤横夭之莫救，乃勤求古训，博采众方"。这个众方从哪里来呢？从《胎胪药录》来。大家看这个附注，堪注的这一小部分，宋本里是写到原文里去了，这实际不是仲景本人写的。"为伤寒卒病论，虽未能尽愈诸病，庶可以见病知源，若能寻余所集，思过半矣"。如果你掌握了这个方法，临床上十之八九，十之六七，我们能够处理很多疾病了。临床上我用得最多的方一定是《伤寒》方、《金匮》方，用得最多的药，桂枝汤、柴胡汤、葛根汤，普通的这些疾病，我们看到的许多疾病都与之有关。

接下来讲五行，"天布五行"，五行是指太阳系的五大行星和地球之间还有太阳月亮相互之间的能量放射和影响，这个放射和影响是运行不息的。"人禀五常，以有五藏①"，我们称"五脏"②。有经络，有穴位，这个是阴阳汇通的，阴阳是怎么交汇的，这个至深至奥的道理。"自非才高妙识，岂能探其理致哉"。张仲景也不谦虚啊，哈哈，从神农时候开始讲，真正通医药的人，中世有扁鹊，汉代有公乘阳庆及仓公，"下此以往，未之闻也。观之今医，不念思求经旨，以演其所知，各承家技，终始顺旧"，大家都是因循守旧，得到一个方或者一个小的法，诊病的时候，看到了就给药，和目前整个中医行业很像，得高血压了，都想的怎么降压，用的天麻啊，代赭石，牛膝，没有从根本上去找到它。得肿瘤了，都是去找抗肿瘤的中药。得冠心病了，都喜欢找活血化瘀的药。那么我们试想，有很多冠心病是由情绪引起的，所以要调情绪啊，情绪好了，心脏病就好了。还有是因为血虚引起的，要补血啊，怎么还能活血。有许多人，因饮食原因痰湿太重，要化痰湿了。有很多是因为肾水不足了，水不能济火。出现心脏的疼痛，还有常年的寒饮，寒凉的食物，导致心脏的阳气弱了，我们需要给他温阳来治疗心脏的问题，只看到了冰山一角，用的方法也是，所有的方法里，六经可能只看到了一方一法，没有得到根本，所以这个疗效为什么不好，不能治急症，根源在于此。诊病的时候，大家看这个："相对斯须，便处汤药，按寸不及尺，握手不及足，人迎趺阳"，寸、尺，摸脉的时候，寸和尺，没有整体去把控，人迎，趺阳脉，十二经脉的分经候诊，每条经脉的气血，也没有看它，禀赋没有关照，这个人生下来禀赋怎样，在哪块薄弱，都需要注意到，这个人容易得什么样的疾病，在哪些特定的月份，特定的年份，我们去下手处理，"三部不参，动数发息，不满五十，短气未知决诊"，在特定的年龄段，女子的天癸绝是七七四九，我们去怎么把她天癸问题解决好。诊脉未满五十次，短期未知决诊，诊断不清。所以诊断是最重要的，中医西医都是如此。当你诊断出来的时候，整个理法方药的"理"已经得到了它的根本。望诊，"九候曾无仿佛，明堂阙庭"，最后，孔子就讲了，"生而知之者上，学则亚之，多闻博识，知之次也"。这实际上是我们对学问的一个态度。人分三等，一种是生下来就知道的，像黄帝，生而神灵，生而知之。我们大家是学而知之，通过学习去了解这个道理。最后一种是什么？困而不学，民斯为下矣，还有一种是困也不去学习，不去改变。中国道家讲自度度人，你自己度不了自己，怎么度别人。佛家讲的，自觉觉他，所以佛是什么，佛者觉也。儒家讲，己利利人。

---

① 藏：① 收藏，闭藏，如"藏象"。② 古义同"脏（臓）"，故有"藏厥"，现为"脏厥"。
② 臓：臓腑之义，现行简体字为"脏"，如"臓腑"，现为"脏腑"。

第三讲
《伤寒例》

接下来是第二部分，《伤寒例》。《伤寒例》重点解释到底什么是伤寒，首先从一年四时讲起。第一段讲正常四时的顺序，春是温，夏是热，秋是凉，冬是寒。在六气上讲，春是风，夏是火，秋是燥，冬是寒，长夏是湿，夏里面还有一个火跟热，这里再分一个是暑，风寒暑湿燥火。如果一年分为六气，就是风寒暑湿燥火。如果是四气，就是温热凉寒。他讲了，如果"伤四时之气，皆能为病，中寒而及病者，名曰伤寒"。只要伤于外来四时不正之气，统统都可以称伤寒，这个伤寒是广义的伤寒。大家看伤寒例旁边这个，阴阳大论云，这个就是王叔和加的，不用放在里面，可以去掉，大家看旁边这些小字：以伤寒为其毒者，以其最成杀厉之气，这个也可以去掉。

在广义伤寒里讲，如果这个寒，冬天在身体里没有发病，春天伏在里面就会发为春温，他讲是温病。到夏天，就发为暑病。因为季节不同，同样感受了邪气，为什么发的不一样。因为天地四时的气发生了变化，为时行之气，可见春天应该暖而反大寒，夏天应热而反大凉，秋天应该凉反而大热，冬天应该寒反而大温。四时时行之气，这个气肯定不是正常的气，我们称之为时行之气。正常冬天发的就是伤寒，标准的伤寒，如果冬天是温的气，就变成冬温了，冬天得温。夏天正常的气是热气，如果屋里开空调，空调屋里待很久，变成伤寒了，夏天伤寒。所以整个中医学里，紧扣"候"。在天地之间有气候，在自然界里有物候，在我们正常人身体有一个常态的表现，当发生疾病的时候，变成病候。

病候和气候、物候都是密切相关的。在天化气，在地成形。天气发生变化了，在地的景象就会不同。春天，就是有春天的象。在人体，就有春天的气息，这就是天人相应。他讲了，我们用二十四节气来看伤寒的问题。他给我们做了一个介绍。《伤寒例》中讲正常的气候从霜降以后，九月到正月的雨水，这段时间气候是由凉转为寒，我们知道霜降是秋天最后一个节气，再由春天寒气再解，气候变暖。雨水，叫冰解而化为雨水。标准的伤寒时间，应该是霜降到春分以前，这段时间发的这个就是标准的伤寒。季节上就是九月、十月、十一月、十二月、正月、二月。发的伤寒里面，寒的变化，从九月、十月开始，一直到十一月、十二月最重，九月、十月得了也会比较轻。过了正月，伤寒开始减轻。因为天地之间的气变了，寒解，病也开始减轻，这是一般情况。反过来如果是特殊情况，冬天如果不冷，则发为冬温，是因为冬天暖的这个气。冬天应该寒，反而得暖，就发冬温这个疾病。如果是温病，立春以后容易发温病。在春分到秋分这个时间，如果这个时候气候不热不温，反而变寒，就发寒疫。这是气候反常，出现寒疫、温病、冬温的一个时间上的划分节点。

至于其他的过程，比如五月、六月、七月、八月这段时间，如果伤到寒邪了，因为阳气热，发热就重。七月、八月以后，气候开始转凉，发热也会轻。这是季节不同。什么叫气，什么叫候？五日为一候，三候为一气，正好是节气，十五天一个节气。十五天天地就是一个小的变化。所以我们在天成的这个象，化了六气，就是风寒暑湿燥火，一年四季，在地成的这个形，用二十四节气来划分，二十四节气这个我们也讲过了，是以前埋在陕西天山这一带的竹管，到了节气变化的这一天，地气开始有震动，在竹管里放上蒲灰，再用薄薄的竹衣封上口，地气震动的时候，就产生声音的一个变化。这个管子的长短不同，阳生的时候，最长的管子首先受到地下阳气上升的影响，蒲灰会喷出管外，这就是音乐，十二律吕的产生。如果从卦象表示，季节在二十四节气的变化，变化最显著的一个是夏至，夏至这一天，白天最长，阳气最旺。还有冬至，白天最短，太阳照射北回归线，北半球白天也是最短的时候。夏至如果用卦象表示的话，是天风姤，姤卦。冬至这一天就是地雷复，复卦。夏至这一天开始，天地之间一阴生了；冬至这一天，天地之间一阳生了。一阴生，一阳生。在春分秋分这一天是阴阳各半，是阴阳离。到冬至、夏至这一天是阴阳合，我们这个伤寒例讲的是这个。所以我们四时里一定要强调的观念是春夏养阳，秋冬养阴。因为春夏为阳，秋冬为阴。我们要在春夏这个季节长养阳气，到了秋冬要去养护身体的阴，阴血、阴津、阴液。所以春天夏天适合导引按跷，适合艾灸。到了秋冬天适合用汤药补阴。我们四时之病，相互之间还是会有影响。春天伤了风邪的时候，在春天不发病，夏天发飧泄，腹泻拉肚子。夏天伤到暑邪的时候，秋天发为痎疟。这是一种寒热往来的疾病。秋天伤于湿，冬天发为咳嗽。冬天伤到寒的时候，到春天就发温病，所以诊断一个疾病的时候，需要在特定的季节、特定的时间段来看这个疾病，还需要放在四时来看。比如现在是春天，那要看到冬天，很多人是冬伤于寒得病的，我们要解决寒的问题；还有很多在春天这个季节，感受春天的时行之气这个风，比如春天为什么过敏这么多，这就是风的特性，眼睛痒、鼻子痒、打喷嚏，标准的风邪特性。

一、六经的疾病

《伤寒例》接下来讲六经里的疾病，用了《内经》里的《热论篇》，依照经脉的循行。大家打开《医宗金鉴》第一页，第一页是每条经脉的循行，还有图表示的线路，我们为什么太阳受病的时候，会表现为"头项痛、腰背强"，这是因为我们经脉循行的地方，连到风府，连到项背，连到腰背，所以发病就表现出来。因此伤寒是一定讲经络的，离开经络讲伤寒是不对的，这是第一篇。所以大家学习以后有两个事情。第一个，把条文编上序号；第二个，把图里每条经脉后面的是动病、所生病，参照《灵枢》的第十篇《经脉篇》，把它补上来。为什么要补呢？因为伤寒离不开六经。那么我问大家，伤寒的方可不可以治疗经脉上的是动病、所生病呢？肯定可以治疗，这就是伤寒的一个标准的疾病。临床上我们治疗很多这样的病例。

比如临床上遇到过一个小伙子，常年在北京不穿秋裤，临床发病的表现，是脚的大脚趾麻木，麻木常见外因里有风、有寒，主要是受风寒重，尤其寒邪重，闭阻经脉以后，经脉气血不通导致的麻木。这种麻木，我们需要给他解表，去这个寒，所以我用一剂麻黄汤，用完之后麻木就好了。临床有很多痹痛，病很重的，不要小看了外感疾病。再举个病例：一位50多岁的大姐，做财务的。她去加拿大坐一天飞机，八九小时一直不动，到了目的地又坐了五六小时的车，等她下车以后，右腿就不会动了，之后腿一直疼痛。一摸脉，标准的脉浮紧，这个是受风受寒了，就问她怎么发的。她一直找了很多医生看，疼痛没有减轻，后来我给她讲了整个发病的过程，包括她坐车靠右车门,右腿在外侧。这也是非常标准的伤于寒邪,一剂麻黄汤就解了,疼痛、不能行走都好了。

二、两感问题

《古本康平伤寒论》谈到两感的问题,经脉发生疾病的时候,有个两感问题,也涉及经脉的表里关系,包括太阳和少阴表里,阳明太阴表里,少阳厥阴表里,感邪的时候,表经和里经同时受邪,两条经脉同时受邪,如果从五行上来讲,同样是属水,同样属木。木分甲木乙木,火分丙火丁火,土分戊土己土,金分庚金和辛金,水分壬水癸水。经脉里有表里的关系,受邪的时候发病,如果来推导,假如是风邪进来的时候,大家觉得它会沿着什么样的顺序来侵袭人体?先从太阳进来,因为太阳在表,经脉在背部,经脉循行部位分布最广,外邪进来之后,经脉是联系在一起的,如果感邪重会同时两条经脉受袭击。还有进来的时候都是沿着皮肤、肌腠,还有毛孔,都是沿着十二皮部,大家不要把经脉忘了,皮部就是十二经脉在皮肤上的分布。所以进来的时候,进太阳的时候,因为太阳、阳明紧连着,还和少阳连着,有时两条同时受邪,有可能三条同时受邪。所以太阳受邪,受风邪就是桂枝汤,阳明受邪,就是桂枝加葛根汤,少阳受邪就是小柴胡汤。如果三条经脉都受邪,就三方合并在一起,合方就是这么来的。从受邪的角度讲,一般多从阳经进来,从阴经进来的少,因为阳经分布最广,在人体阳面,在外,在背。这是两感问题。

[答疑]

问:什么叫两感?

答:两感是表里同时受邪,经脉上是连在一起,如果是三个表同时受邪,叫合病。不管怎么换名称,大概受邪是依照这个次序。

接下来讲,两感病在好转的时候,痊愈的顺序请大家补充一下。大家记住我说的话,两感于邪,比如太阳和少阴两感的时候,一定有太阳症状和少阴这条经脉的症状,因为这条经脉受邪了,我怎么判断它受邪,它一定有症状、有脉象的变化,有舌象的变化,同时病脉证,一定要表现出来,如果没有少阴的症状,我无法判断少阴也受邪了。在好转的过程中,太阳少阴也同时在好转。所以这个抓的时候,一个要抓主症,比如桂枝汤证,汗出,这是很重要的一个症状,脉浮缓,病因是受风了,桂枝汤这个应用的诊断依据就成立了。如果把每条经脉主症抓住的话,伤寒的诊断就很准确了。

问:证与症的区别。

答:症指单一的证候,一般和状一起,比如口苦咽干。

证指多个症的综合,比如中风,中风是证,这里面有头痛、身热、汗自出、脉浮缓等症状。

有的人身体长期有伏邪,给病人一搭脉,外感的表现应当如何?病人脉的浮象表现得很明显。看到这样的脉象,问一下,好多病人会告诉你,"我确实是不容易感冒",那恰恰就代表身体长期有伏邪,这个是标准的伤寒,可用伤寒的思路去解决。但是治疗一定要及时,这个病发的时候会急。还有很多重病,比如伤寒伤于寒邪,非常重的时候,身痛,骨节疼痛,有疼痛的表现,这个疼痛重到什么程度呢?最重的病例,我同学的妈妈,冬天感受寒邪,又输液,然后疼得下不来地。后来用止痛药,哌替啶(杜冷丁),还是疼,一天两针。最后一看是标准的伤于寒邪,太阳伤寒就选麻黄汤,这时候需要用麻黄来解这个寒,寒邪一解,疼痛就解了。我当时给她用的药就是麻黄汤,她已经卧床在医院五六天了,床都下不了,用完以后当天就下地了。"凡作汤药,不可避晨夜,觉病须臾,即宜便治,不等早晚,则易愈矣"。这时候贵在神速,它发病那么快,我们治疗下手也要快。这是治疗的一个思路,所以桂枝汤,可以一剂服 3 次,3 次不好,我们再服一剂,第二剂不好,再服第三剂,一直吃到把这个风邪去除掉。像服很多吐剂,比如十枣汤,如果不吐,再给他服,以及瓜蒂散等,就是让邪一定要有出路,将它驱除到人体之外,要不然留在身体迟早就是祸害。人体就像国家治安一样,国家有内乱,我们慢慢调理就好了,但是不能有外邪入侵。临床上很多人都发现有长期伏邪。

三、表里治法

接下来讲表里治法,总体原则,凡是有表,先治表,即使要攻里,也要兼顾表。如果攻的时机不对,会发为陷胸证、痞满证等,因为下的时机不对,表没解,表邪陷到里面去了。像很多西医治疗,比如输液,有很多疾病邪气本来在皮肤肌腠,一输液,把抗生素输到血管内了,引邪深入。所以我们要透邪出表,比如柴胡汤就有很好的透邪出表的功能。

《古本康平伤寒论》第十二页。讲阴阳偏胜的案例。阳盛阴虚时,大家觉得应当发汗还是用下法?汗之则死。阴不足,就不能汗了,要攻下。反过来阳虚阴盛的时候,汗之则愈。感受的寒邪风邪,本来应该用汗法,如果下之则死。临床上倒不一定死,是指你的方向错了的话,有可能会死。所以讲桂枝汤的时候,阳盛的病人可以服桂枝汤吗?阳盛则死。反过来讲,承气汤,大黄、芒硝,这样的攻下,承气入胃,阴盛则亡,如果阳虚阴盛的病人,阴盛则死。这是阴盛和阳盛,所以大家用药的方向不能违反了阴阳这个大的总纲。落实到最后,其实阴阳是很清楚的。阴阳、天地、日月,一定要在人体中找到相应的现象,大家回去把《素问》中《阴阳应象大论》再补一下,阳盛则热,阴盛则寒,里面有舌象的情况、脉的情况、大小便的情况,阴盛则寒,身清冷,脉是什么表现,基本就不会搞混了。可以参照《医法圆通》《医理真传》。学习《医理真传》辨阴虚阳虚,总纲的阴阳大家记住了,阴虚阳虚怎么辨,尤其在重症和急症的时候,就分这两个,阴阳,该怎么辨,方向不反就好了。

四、六经与六气

接下来看一下六经和六气的问题。《伤寒论》里讲六经,六气在《内经》里有一篇"阴阳离合论",大家回去复习一下。在医学里研究,无极生太极,太极生两仪,两仪生四象。

用图来表示(图 3-1),就是无极生太极,太极已经包含阴阳,太极分两仪,太极图鱼眼白色的地方代表阳,黑色代表阴;如果用卦象表示的话,就是连在一起的阳爻,断开的这是阴爻。再进一步研究,一年四时与天地相应起来,两个阳爻就是太阳;一个阳爻一个阴爻就是少阴;一个阳爻,在阴中的阳,就是少阳;两个阴爻就是太阴;在自然界用阴阳的法则分出四象。一年有四时,便据此得出:春天为少阳,夏天为太阳,秋天为太阴,冬天为少阴,阴阳中再划分阴阳(图 3-2)。在医学中,四象是不够的,在《素问·阴阳离合论》里用"开阖枢"来阐述六经的产生过程与原因(表 3-1):太阴太阳主开,少阴少阳主枢纽,《内经》中讲的七损八益,调的就是枢。在一年四时,春天来了,阳气开始生发,到了夏天,阳气已经到了极盛,到了太阳,少阳到太阳这个过程阳气需要回头,要把阳往回收了,这就是阖的过程,我们交给阳明来完成,阳明主阖。在秋天开始,这个阴就越来越盛,阴到了极点,到了冬至这一天,阴要回头,我们由厥阴来主阖,在医学里,划分了六个,就是三阴三阳,就像一个卦的一个象。天下所有的象都是八个卦,每个卦再衍生出自己的同名卦,一共八八六十四卦,代表天地之间宇宙万物所有的现象和本体,这些事物的变化法则是六个层面,没有超过六个的。我们在研究的时候,医学里面,疾病的变化,也没有超过六个层面的,人体经脉有没有第七个?没有,手足加起来一共十二条正经,由六经来统帅,没有超过这个范畴。就像我们的五行,有没有超过五行以外的六行?没有。阴阳里面有没有第三个?没有。只有阴阳之间调和的这个点。阴阳五行,这么来看,《内经》里讲两阳合明为阳明,两阴交尽为厥阴,这是我们的三阴三阳。开的功能相同,阖的功能相同,枢的功能相同,所以少阴和少阳有一些共性的表现。在我们的提纲里会讲到。少阴的提纲是但欲寐,总是想睡觉。少阴之为病,但欲寐,到了少阳,口苦、咽干、目眩,口也是在这个开阖之间,眼睛目眩,也是在开阖之间,但欲寐也是在这个开阖之间,这是枢纽。

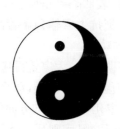

图 3-1 太极阴阳图

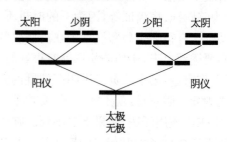

图 3-2 无极-太极-两仪-四象

表 3-1 六经的开-阖-枢

六 经 特 点	涵 义	六 经
开	敷布阳气/元阴,谓之开	太阳 太阴
阖	受持/纳阳气/阴气,谓之阖	阳明 厥阴
枢	转输阳气/阴气,谓之枢	少阳 少阴

阴阳是从无极里生的太极,太极里面分出第一个大的纲目就是阴阳,阳里分出三阳来,阴里分出三阴来,如果把六经合在一起,就变成一个包括太阳、厥阴、少阴、少阳、太阴、阳明的整体,就像一个完整的橘子。人体的经脉也是,如果不分的时候,人体就两条经脉,阳经一条,阴经一条。如果在太极没有分之前,没有经脉,我们只是为了研究它,发现有一些规律和变化与人体特定的脏腑联系起来,所以才命名出来三阴三阳,这个可以参考《阴阳离合论》。

下面谈六经从化的问题,六经是这么来划分的,六经与六气、五行联系起来。

太阳是寒水,五行属水,经脉里就是手太阳小肠经,小肠经在五行上边是丙火,足太阳膀胱壬水,这个在太阳从化上讲,火是从了水从而化寒,我们叫从夫化,就是从它所克的这个化。太阳寒水。

关于阳明燥金,足阳明胃经戊土,手阳明大肠庚金,土和金的关系。足经从手经来化从而化燥,所以是从子化,这就是阳明是燥金的原因。

太阴是湿土,手太阴肺是辛金,配合天干,足太阴是脾己土,这个时候从母化。是表现足太阴湿土的特性,手太阴肺之金从而化湿,没有表现这个阳明燥金的特性。

伤寒里面还包括运气部分,就是每一年都有一个特定的运气,我们讲一个人运气好不好和年份有关系,跟你自己的时年有关。五运,就是五行;六气,就是三阴三阳。比如太阳寒水,寒就是六气,代表三阴三阳;水就是五行,代表五运。

太阳寒水,太阳属阳,寒属阴,这个病就表现为寒和热,是从本还是从标,寒是五行特性的本,太阳就是标,就是我们这个病发病时往哪个方向走,是寒化,还是热化。

太阴湿土,湿是寒,太阴也是阴,所以这个是从本,这个病湿化寒化的多,不容易热化,这是太阴湿土的病,这是它的趋势。

少阳相火,足少阳胆甲木,手少阳三焦是相火,木和火是母子关系,足少阳胆木是从子化,从而化火,所以表现为相火的特性,没有表现出厥阴风木的特性。

少阴君火,足少阴是肾癸水,手少阴心是丁火,是水从火化,从妻化,从你所克的这个化。

比如2019年的年运,上半年是厥阴风木,下半年是少阳相火,所以此年风火的特性会很明显,外感的疾病,厥阴的方、少阳的方会用到很多,这是年运决定的。所以伤寒,有这一段六气的问题,有一年年运的问题,会把所有疾病都囊括在里面。这个稍微有点复杂,但是不要紧,大家先记下来。我们再解一遍就会很清楚。

手厥阴心包是属相火,五行里也属火,足厥阴肝是风木,这时候火从母化从而化风,所以表现为风木的特性,没有表现为火的特性。反过来讲,这个风木里面,谈到厥阴的时候,这里面蕴藏火的特象,就跟太阳寒水,从火化,表现为热象的特征。一个六经的经里面包含五行的特性和六气的特性。

六气从化,在水火的这条线上,我们再看一个癸水,癸水上升化为丁火,癸水在经脉上,就是足少阴。这是手少阴丁火,会表现为手少阴以君火来司气,这个火里是两个,丙火是手太阳小肠,下降的时候,从化于足太阳寒水。为什么是这样的趋势,生发的过程中火太旺,妻强夫弱,水不足从火化。少阴这个就表现出火象,少阴是君火,这个是表现为夫强妻弱,从夫化。

这个从化是和四时联系起来的,第一个是从化的问题,第二个是表现出从化的特性,比如少阴,从化为君火,少阴就是君火的特性。这里面蕴藏着癸水,寒水的特性。记住这三个就好,以后讲到每条经,我们再细讲。那么这个和季节有关,特定的季节会表现出每个季节的气候特性,比如少阴,在春天、春夏之交、夏天这段时间,天地之间就是热,就是火,这个一定要从化,一定要跟随它变化。太阳,到冬天时候就是寒在主令,小肠这个丙火一定跟随这个来变化,不可能呈现一个和季节不吻合的特性。这是经脉上的六经从化。

在木火的这条线上,手厥阴是相火,足厥阴是乙木。春天的时候木气盛,母强子弱,孩子小的时候离不开妈妈。这是因为春天的气就是以厥阴风木之气为主,厥阴风木之气是从化于母,子从母化,与厥阴相表里的是少阳,包括手少阳三焦和足少阳的胆。少阳相火这个时候,子壮母衰,母从子化,化气,胆的木气从化于三焦的相火。

最后一条线,土这条线,足阳明的戊土,手厥阴的心包相火。手阳明的大肠,足阳明的胃,这个是子壮母衰,金旺土虚,所以是从子化,阳明燥金,谁气当令,就从化于他。手太阴肺是辛金,足太阴脾己土,金气初萌,刚刚萌芽一点点,所以母强子弱,妈妈比较强,从母化。

六气的从化(表3-2),结合一年四季的六时,与二十四个节气结合起来。举例,比如说太阳,主一年的气,主的是六之气,就是把三阴三阳六经的气分布在一年的四时里面,需要结合五运六气,它包括的节气有小雪、大雪、冬至以及小寒,每年只要到这四个节气,都是太阳寒水来主这个气。所以在经脉上面,一年四时的这个气,足太阳膀胱的壬水和手太阳小肠的丙火,从化上来说,一定是从化于这个寒水,因为一年四时的这四个节气,气候主要就是寒,不管从妻化、从夫化、从子化,反正这段时间天冷,就是从寒化,记住就好了。而在十二地支当中,逢到辰戌的年份就是太阳寒水,即逢年份属龙的、属狗的,1976年属龙,太阳寒水,所以寒的这个禀赋容易伴随一生,所以体质就容易寒湿了,这是从年份来讲。以上是六气对应的时间。

表 3-2　六气的从化

初之气		二之气		三之气		四之气		五之气		六之气	
大寒约1/21至春分约3/21		春分约3/21至小满约5/21		小满约5/21至大暑约7/23		大暑约7/23至秋分约9/23		秋分约9/23至小雪11/23		小雪11/23至大寒约1/21	
厥阴风木		少阴君火		少阳相火		太阴湿土		阳明燥金		太阳寒水	
足厥阴肝	手厥阴心主	手少阴心	足少阴肾	手少阳三焦	足少阳胆	足太阴脾	手太阴肺	手阳明大肠	足阳明胃	足太阳膀胱	手太阳小肠
乙木	相火	丁火	癸水	相火	甲木	己土	辛金	庚金	戊土	壬水	丙火
司	从	司	从	司	从	司	从	司	从	司	从
从母化		从妻化		从子化		从母化		从子化		从夫化	
天风/地木/人肝经		天热/地火/人心经		天暑/地火/人三焦经		天湿/地土/人脾经		天燥/地金/人大肠经		天寒/地水/人膀胱经	

注:天有六气,地有五行。六气者,风、火、暑、湿、燥、寒。五行者,木、火、土、金、水。在天成象,在地成形。人为天地之中气,秉天气成六腑,秉地气而生五脏。内伤者,病于人气之偏,外感者,因天地之气偏,而人感知。内外感伤,总此六气。经有十二,六气统焉。

今天的难点在两个部分,一个是伤寒的历代医家研究这个的切入点大家可能不太熟,我们在讲解整个伤寒的切入点,都不离开经络,不离开六气,不离开证,不离开法。所有医家来讲解伤寒的方法我们都可以学习,除了以西医理论为讲解的我们没有用,别的用就好了。接下来,每一条经,切入到里面,一条一条地学习,学习完再回头看就很清楚了。

六经这个先放下,接下来就是背诵。自己录下音,每天听,反复听,看到一个病的时候,条文脱口而出。太阳病:脉浮缓,身痛……再看这个应用的方法和原则就会到位。

五、理法方药

整部伤寒不离四个字:理法方药。如果说我们所有的《内经》的知识,之前打基础的所有从《神农本草经》到针灸,是侧重于理的话,那么整个《伤寒论》,理法方药四个部分都包括在里面。也有人把伤寒看作是一本临床的书,这是对的,这里面非常重视人体的理,刚才我们讲的都是正常的生理部分,天地四时六气怎样,接下来发生疾病以后,病理是什么样的,这是它的核心。落实到法上面,什么桂枝法、麻黄法,这是法,那么理确定了,是哪一经的病,是怎么诊断的。比如太阳中风,这里面中风就是病,太阳中风病,诊断的时候,你不管西医怎么诊断,鼻炎也好,荨麻疹也好,我们中医叫太阳中风病,诊断很清楚了。脉浮缓,为中风脉,中风脉就表现出这个样来,中风的证就是头痛,项强,发热,汗自出,恶风等,条文里边会很多,这就是证里面包括的这些。在方里面,大家打开目录,里面有很多方,一共110方,在宋本里有113方。所以方是核心,比如说中风病,病是这样的病,脉是这样的脉,病脉证治,治疗时候选方怎么选,桂枝汤。那么我们治疗的方选这个,那么治疗的治则是什么? 就是要祛风解表,发汗解肌,不是伤于风邪了吗? 调和营卫,调和阴阳。这个是治则。这个方有什么功效? 桂枝汤的功效就是祛风解表、发汗解肌、调和营卫、调和阴阳,这就是桂枝汤的功效。还有具体的剂量,煎煮的方法,有桂枝汤的禁忌,这就是桂枝汤药的部分,方有了,药有了,这个具体的应用方法就囊括在里面。

　　临床上整个这部分,落实到这里面就是病脉证治,对应我们刚才的理法方药,把理法方药通过病脉证治中体现出来,临床上怎么诊断? 方法就是望闻问切,闻什么、问什么、切什么、看脉是什么、问证是什么? 最后来确定。比如有面赤脸红,这便是望诊得来的信息,这是我们整体的思路。我们学习伤寒的宗旨,没有悖离理法方药,没有脱离望闻问切,没有脱离病脉证治。

　　中医的病,在诊断的时候呈多维症状。比如头痛、呕吐、咳嗽,这是以症状来确定,有的是以证来确定病名。比如太阳中风证,这中风证既是一个疾病,也是一系列症状。太阳结胸、太阳蓄水、阳明腑实、阳明经热、阳明表病等,都是以证来命名的。这是中医比较独特的。大家看到一个病来的时候,下利,太阴下利,我们知道了六经里面属太阴,表现主要是拉肚子,我们有了这个以后,在这里面再选出具体的方,具体的药。如果你是以症状来命名疾病的时候,比如头晕,或者头痛。头痛比较多,头痛里有太阳头痛、厥阴头痛、阳明头痛。遇到头痛时我们需要具体再看其中的风寒暑湿燥火,具体是哪个为主;表里寒热虚实是哪个为主,最后再来确定治疗的原则和方法。

　　西医的这个诊断就不是这样的了。西医诊断一个疾病,比如高血压病,西医会有许多的物理、化学的实验室检查,还有一些临床表现,最后再诊断为这个疾病。西医的这个病一旦诊断出来,治疗也就跟随出来了,降压,降压里面五六类选择一个药物来治疗。西医的诊断就很关键了。中医如果以症状来诊断,比如头痛,你这时还不知道是哪条经,你还得深入进去,看是太阳头痛还是阳明头痛,继续要分类。阳明头痛里你还要看一下,是表浅的地方发生的疾病,还是腑里的疾病,还是病在经络的这个头痛,因为选方会不同。比如阳明的表病,表现为额头疼,怕冷没有汗,那好,选用葛根汤。如果它是表现为身大热、脉洪大、口干,表现为阳明经络上的热,我们会选白虎汤。如果是表现为头痛伴有大便秘结,口干想喝冷水,肚子胀大便有七八天不解,阳明腑实证的头痛选承气汤,是这么来选。那么这个可以做一个参考。因为西医给我们总结了很好的共性症状,在这个共性症状里,你可以找共性的病机。这个是我们诊断的问题。方法上我们今天讲到了最核心的两个方法,我们用的六经,还有脏腑,伤寒里重点是讲六经。六经不离脏腑辨证,这个贯穿六经始终,中医也认为这个六经辨证是重要的诊断病症的方法。

　　第一个中医的病,按照刚才我们说的,是以病症来确定,不管是症状的症还是证候的证,确定出来以后,用药方或相应的方法来治疗它。可以根据脉来应用,你摸到了脉,比如中风的脉,脉浮缓那么用桂枝汤。按病来用,比如中风病,太阳中风病就是桂枝汤。如果是表现在鼻鸣、干呕、汗自出等,对应条文,也可以用桂枝汤。这是我们应用方药的一个指征。还有一个指征包括西医的诊断。西医有的病比较简单,比如痛风这个病,西医认为这是嘌呤的代谢异常,导致尿酸异常升高,发病在足大指内侧,一看经络,太典型了,足太阴脾经。这是一个脾太阴的病。这个病因是什么导致的? 因为食用过多的寒凉食物,比如啤酒饮料、海鲜等。那这个病就很典型,从六气的角度来讲,就是一个偏湿寒导致发生的病。那么这个病就简单了,我们从湿寒的角度找一找方,比如桂枝芍药知母汤,这个是《金匮要略》里面的方,比如理中汤,如果没有化热的话,我们根据西医的指征就可以来用药了。所以病人来了,什么问题,西医的诊断这时会给你一个很好的思路和方向,这是可以结合起来的。

第二个是根据脉,你摸到一个脉浮缓的,如果病没有表现出来,参考其他情况,判断最后是中风这个病,还是可以用桂枝汤。

第三个就是证,判断出了,可以用它,那么第四个,再用的时候,根据这个方和这个法。桂枝汤这个方,本身就可以调和阴阳,所有阴阳不和的疾病都可以,营卫不和疾病的都可以,比如自汗出,一直在白天出汗,营卫不和的表现还有一种不出汗。临床上,好多面瘫的病人,平时不爱出汗,一受邪就走到络脉里去,脸就瘫了,受了风邪。这种也是营卫不和。抓住共性的东西,桂枝汤可以调和营卫。这个法也是,凡是你想调和营卫,调和阴阳,就可以选桂枝汤。西医这个病里面,你可以参考,像桂枝汤的话,你可以治疗过敏、荨麻疹、鼻炎、风疹,西医的这些病都可以用这个方法治疗。比如春天喷嚏、鼻涕都和这个很像,西医讲这是过敏。谈到过敏,你要考虑到是不是中风的问题,临床上发现还是有很多吻合的地方。最后用的时候,要参照历代名家的医案。比如当归四逆汤,这个方专门用来治疗疝气,疝气正好病的部位在厥阴,在小腹、少腹的地方,韧带松弛以后,肠子脱落,鼓出来了,发疝气。当归四逆专门治疗这个,历代医家记载,再加乌梅,小茴香,那你也可以用了,这是你治疗的一个依据,因为这是别人总结出来的。比如乌梅丸,是厥阴病的主方,后来发现可以治疗蛔虫症。虽然不是治疗蛔虫的大法。但是碰到蛔虫症的时候,因为蛔虫这种虫类病是秉风木之气得的这个特殊的寄生虫的病,风木就是厥阴,乌梅丸是治疗虫类的特效药。这个也是你应用的一个依据。

最后,大家可以根据背诵的条文,条文上的每一条,不管是什么疾病,把六经抛开掉,学习这个方法,比如刚才谈到的桂枝汤,"太阳中风,太阳病,脉阳浮而阴弱,啬啬恶寒,淅淅恶风,鼻鸣干呕者,桂枝汤主之",你把太阳病给他去掉。凡是病人,你不管西医诊断是高血压也好,心脏病也好,如果表现的就是脉阳浮而阴弱,啬啬恶寒,淅淅恶风,鼻鸣干呕,就桂枝汤主之,这是日本人学习的方法,方证对应,像我们近代医家胡希恕,就用的这个方法。这个方法也是成立的。大概我们今天给大家讲解的内容就这么多。

那么今天的难点就是六经的划分,从化的部分会放在后面每一篇来讲。

第四讲
辨太阳病上篇

"六经标本"这一部分,是在"六经气化"的基础上来解释,大家需要记下来。

足太阳,寒水经。主皮肤,护周身。表中表,统营卫。行身后,脉上循,头项肩,腰背臀。六经首,一身藩。

太阳主表,这个表是相对于里来讲。三阳为表,三阴主里。在这里面我们再继续划分,三阳里面,表里面的表,是人阳,所以太阳是土一身的外藩。外藩相当十我们国家的整个边防线,所有的皮毛、皮表都属于这个范畴。太阳总六经,身体的六经都由它来统管,同时又统荣卫,或叫营卫。它主皮肤,皮肤也是身体的表,身体的外藩,它保护我们周身,所以它称为表中表,统营卫。足太阳膀胱经的循行,起于目内眦,上额交巅,走人体的后背,走到头项肩,循着腰背走到足小趾外侧。

我让大家把是动病①、所生病②补出来,这也是太阳病所有的药方可以主治的病证(表4-1)。比如项、背、腰、尻、腘、腨、脚痛,这些部位,你只要看到它是太阳经脉循行经过的地方,这个太阳病的药方都可以主治。是动病一般是气分病,所生病是血分病,经脉上的血和气就是我们荣和卫,或者叫营和卫。

太阳寒水(表4-2),太阳是标,寒是本,五行的水包括了肾和膀胱,膀胱是壬水,肾是癸水。经脉上面它包括了足太阳膀胱经,手太阳小肠经。脏腑上,这个"水"主要是指膀胱和肾,经脉上联系到了小肠。寒属阴,太阳属阳,所以足太阳膀胱经的特征是:本是寒,标属热。

外邪来,此先干,受诸病,名伤寒。

外感的疾病一般都从表而入,属于太阳寒水,所以我们称它为"伤寒"。

他经病,由兹传,法早治,表即痊。

外邪由太阳传各经。凡病属太阳经,治法先宜发表。其他经的疾病一般也是由太阳传到各经,所以一般我们只要碰到外感疾病,首先要治外感,这是一个总纲(表4-1、表4-2)。

其本寒,其标热,标本从,三纲别。

本寒标热,从本则化寒,从标就发热,所以寒热两种情况会同时在这条经脉的疾病上面表现出来。太阳病的证分三纲,治有三法,这是《医宗金鉴》的划分。

三纲:一为风中卫(太阳病上篇);二为寒伤营(太阳病中篇);三为风寒两伤(太阳病下篇)。

---

① 是动病:本经脉气异常变动引致所联络脏腑的病证,或经脉循行路径上所发生的病证。因其病主要由经脉传来,非本脏腑所生,故称为动。

② 所生病:脏腑病变延及所属经脉,反映于经脉循行路线的病证。

表 4－1　太阳经脉循行及是动病和所生病

经　络	循　行	图　示
足太阳 膀胱经	起于目内眦,上额,交巅; 其支者,从巅至耳上角; 其直者,从巅入络脑,还 出别下项,循肩髆内,挟 脊,抵腰中,入循膂,络 肾,属膀胱;其支者,从腰 中下挟脊,贯臀,入腘中; 其支者,从髆内左右,别 下贯胛,挟脊内,过髀枢, 循髀外,从后廉,下合腘 中,以下贯腨内,出外踝 之后,循京骨,至小趾 外侧。	

是　动　病	所　生　病
是动则病冲头痛,目似 脱,项如拔,脊痛,腰似 折,髀不可以曲,腘如结, 腨如裂,是为踝厥。	是主筋所生病者,痔、疟、狂、癫疾、头囟项痛,目黄泪出,鼽衄,项、 背、腰、尻、腘、腨、脚皆痛,小趾不用。

续　表

经络	循　行	图　示
手太阳 小肠经	起于小指之端,循手外侧,上腕,出踝中,直上循臂骨下廉,出肘内侧两骨之间,上循臑外后廉,出肩解,绕肩胛,交肩上,入缺盆,络心,循咽,下膈,抵胃,属小肠;其支者,从缺盆循颈上颊,至目锐眦,却入耳中;其支者,别颊上颇抵鼻,至目内眦,斜络于颧。	

是 动 病	所 生 病
是动则病嗌痛,颔肿,不可以顾,肩似拔,臑似折。	是主液所生病者,耳聋、目黄、颊肿,颈、颔、肩、臑、肘、臂外后廉痛。

表 4 - 2　太阳寒水基本信息

太阳寒水(表中表)	
病位	皮表 足太阳膀胱经及其相连的足少阴肾经,手太阳小肠经及其相连的手少阴心经(经脉循行所发病) 膀胱(腑)和肾(脏)
标本	太阳为标(标为热),寒水为本(本为寒),从标从本
作用	为周身之藩,总六经,统营卫
时间	(太阳病和伤寒病多发且发病重的时间) 年:辰戌(龙、狗) 节气:小雪、大雪、冬至、小寒(11—12月)

卫是经脉里面的气,主外。风邪伤到卫分,就是标准的中风。寒进到经脉里面,称之为伤寒。风伤卫,主要是在卫分上发生的疾病,叫卫病。寒伤营,寒邪伤到太阳,发为伤寒。还有一种特殊情况是风寒两伤——邪气进来的时候,两个同时受伤,风寒两伤。中风的代表方为桂枝汤,伤寒的代表方为麻黄汤,风寒两伤是桂麻各半汤。

上、中、下三篇里边,还有一些细分,比如风伤卫,如果是病在人体的肌表,就是桂枝汤;如果风邪进到太阳的腑——膀胱,这种情况小孩较多见,主方就是五苓散,病人会表现出小便不利、呕吐,或是口渴身热。如果是伤于寒,同时夹了水饮,咳嗽,痰像水一样,就是小青龙汤,是麻黄汤的变方。如果是风寒两伤,伴有化热的情况,就是风寒郁在里边开始化热,就是大青龙汤。如果是寒邪进到营分,同时出现肺里有热的情况,就是麻杏石甘汤(表有寒,肺有热)(图4-1)。

太阳寒水

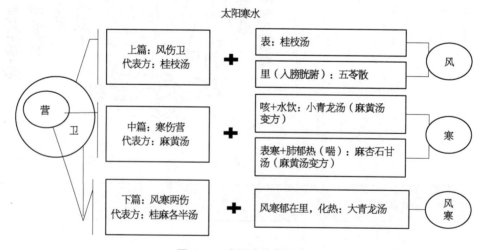

图 4 - 1　太阳寒水伤风寒

小雪后,大寒前。司天岁,辰戌年。

小雪后六十日,太阳主气。岁逢辰戌,太阳司天,应太阴在泉。小雪后,大寒前。司天岁,辰戌太阳寒水的主时为六之气,包括的节气有小雪、大雪、冬至、小寒,这是由太阳寒水统管的时间。所以每年的这段时间(11月、12月),伤寒发病最多,也最重,这是标准的伤寒。在年份上来讲,逢到辰、戌之年,太阳寒水主上半年,伤寒病发得最多,太阳病发得最多。

第1条 太阳之为病,脉浮,头项强痛而恶寒。

辨太阳病,这是总纲。明代方有执讲伤寒传足不传手,是不对的。只是足经的经脉分布得比较广,足太阳膀胱经从目内眦开始,沿着头往后,走人体的整个后背。手太阳小肠经分布的范围比较窄,从小手指,沿手外侧,绕肩胛,到目内眦,与足经连了起来,统称太阳。一般太阳为病时,足经和手经都会受累发病,只不过足经分布的范围广,更为常见。

太阳主表,统营卫,称为表中表。风邪进来的时候,风中卫;寒邪进来的时候,寒伤营,统称表病。寒水主皮毛,除了膀胱经和小肠经这两条经脉之外,皮肤上的问题也是由太阳来统管。

膀胱为太阳之腑,太阳为膀胱之经。足太阳这条经脉,联络着膀胱和皮毛及外周它循行经过的所有部位。太阳病的脉,表病的脉,脉为浮,浮是因为邪气在表,它侵袭的人体(部位)也在表,轻轻一搭,脉就有。表证:头项强痛,恶寒。头项是足太阳膀胱经循行经过的地方,"强"是因为经脉运行不畅。为什么运行不畅?因为风寒两伤,伤到这条经脉,导致运行不畅,出现疼痛,强痛。所以我们要问病人,你是否后背、头部发紧,如果有,就是典型的"强痛"。好多高血压患者,也表现出强痛,根据受累经脉的不同,也是标准的太阳病或阳明病。

风寒两伤的时候,伤到风邪,病人就会恶风;伤到寒邪,就会恶寒。凡是太阳病,一定是指这个脉——浮脉,一定指这个证——头项强痛而恶寒。后面的所有条文提到"太阳病"的时候,就是提示你,一定有这些情况。脉一定是浮的,头项一定强痛,一定恶寒。临床上,恶寒与恶风一般是夹杂的,未有只是恶风不恶寒,或恶寒不恶风。我们要看是怕风多一些还是怕寒多一些(图4-2)。怕寒多,就是伤寒;恶风甚,就是中风。有的病人自己分不清,我到底是怕风还是怕寒。

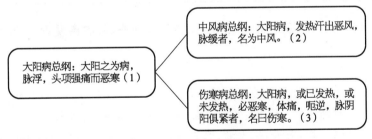

中风病总纲:大阳病,发热汗出恶风,脉缓者,名为中风。(2)

大阳病总纲:大阳之为病,脉浮,头项强痛而恶寒(1)

伤寒病总纲:大阳病,或已发热,或未发热,必恶寒,体痛,呕逆,脉阴阳俱紧者,名曰伤寒。(3)

图4-2 太阳-中风-伤寒

营(荣)和卫,源头都是肾中的先天一气,所以也叫营气、卫气,一个在经脉里,一个在脉外,都是围绕着经脉分布。后天都由水谷转化而来,不同在于,浊者为卫,气走得快,性剽悍;营气清,血中之精髓。阴阳来讲,卫属阳,称卫阳;营为营阴。从气血角度讲,为卫气、营血。太阳统营卫。卫气之内,为营血(图4-3)。

第2条 太阳病,发热汗出恶风,脉缓者,名为中风。

风发热,相对速度会缓,但烧起来之后热势会很快,热度依然会比较高,比如38摄氏度或39摄氏度。条文里讲风性柔软,属阳邪,伤于风邪,脉缓,来得比较徐缓。接上太阳病脉浮的特征,典型的中风的脉应为浮缓之脉。风邪为阳邪,卫亦属阳,因为同气相求的原因,风邪侵入人体的时候,卫受之。风和卫皆属阳,其性本热,所以病人会发热,发热会快。不似伤寒的发热,是郁在里面而已发热,"或未发热",并非不发热,而是发热的早晚、迟速之别。

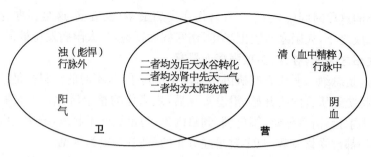

图 4-3 营卫示意图

风邪伤人在表,会出现腠理疏,就像风邪把人的皮肤毛孔打开了,会出汗。汗出以后表就虚,表虚就恶风。凡是中风病,指的就是上面的这个脉和证,可以作为中风病的提纲。只要提到太阳中风,一定有这个脉、这个证(表 4-3)。

表 4-3 风邪的性质和特征

特　　征	证
柔软	脉缓
热(阳邪,其性本热)	高热,发热快
伤在表,腠理疏	汗出
表虚	恶风

第 14 条　太阳中风,脉阳浮而阴弱,啬啬恶寒,淅淅恶风,翕翕发热,鼻鸣干呕者,桂枝汤主之。

桂枝汤

桂枝去皮三两　芍药三两　甘草炙二两　生姜切三两　大枣擘十二枚

上五味,哎咀三味,以水七升,微火煮,取三升,去滓,适寒温,服一升,服已须臾,啜热稀粥一升余,以助药力,温覆令一时许,遍身漐漐,微似有汗者,益佳,不可令如水流漓,病必不除,若一服汗出差,停后服,不必尽剂,若不汗,更服依前法,又不汗,后服小促其间,半日许,令三服尽,若病重者,一日一夜服,周时观之,服一剂尽,病症犹在者,更作服,若汗不出,乃服之二三剂,禁生冷黏滑,肉面五辛,酒酪臭恶等物。

附方歌:桂枝汤。

项强头痛汗憎风,桂芍生姜三两同,枣十二枚甘二两,解肌还借粥之功。

以寸关尺而言,风邪泄卫气,寸脉就浮了,所以典型的中风脉,一般在寸部,尤其右侧,会显出浮象。如果风邪伤得重,六脉都会显出浮象。邪不及阴,所以尺脉弱,临床上一般不会以尺脉作为参考,只以寸脉为参考,来定太阳中风。

卫受风邪,卫分有邪气入侵,我们称为卫强。营分因为有汗出,病人表现出翕翕发热。翕翕是指一阵一阵的,阵阵不止。太阳病的发烧和内伤的发烧不同,内伤的发烧会有停止,太阳的烧,烧起来就不会停,热势也会很盛。

"啬啬恶寒,淅淅恶风"。中风里面,恶风和恶寒同时都有,会出现皮毛振栗,是因为正邪交争的缘故。啬,就是形体上表现出怕冷。

肺主皮毛,开窍在鼻。皮毛上的表现就是啬啬和淅淅。肺气被壅遏,鼻窍变狭窄,冲击作响,而鼻鸣。好多人表现为鼻塞,有的人会吸鼻子,都可以作为鼻鸣来讲。当卫气闭塞的时候,浊阴不降,郁其胃气,就会出现干呕,胃失和降。

如上太阳中风的脉、病,就以桂枝汤主之。

桂枝三两,去皮是指我们要用它的嫩尖,很多医家喜欢写"嫩桂尖",如果皮和肉分离,代表它已经老了,我们不用这样的。一两相当于现在的 15.625 克,三两约 45 克。芍药我们用白芍45 克,炙甘草 30 克,大枣 12 枚一定要掰开,才能更好地入药。标准的伤寒论的方,用的一般是河北的金丝小枣,三枚为一两,十二枚相当于四两(60 克)、生姜三两(45 克),需要切一下。生姜原则上来说需要去皮,因为不去皮的话它有利水的作用,我们不需要它来利水。

桂枝汤的煎法蕴含了很多寓意。咬咀,指切碎、切小,也有人解释为用牙来咬,我认为不太可能。以水七升,一升相当于现在的 200 毫升,就是 1 400 毫升。微火,以小火来煮,取 600 毫升。一次服 200 毫升。

桂枝汤被称为群方之首,它配得太精、太妙了。桂枝性味辛温,芍药酸凉,也有医家说它酸寒,凉和寒只是程度不同。辛能发散,温通卫阳,卫分受了风邪,用桂枝来温通它。温乃木之气,亦具发散的功效,桂枝的温也能发散,辛也能发散。

药的性味:味属阴,我们可以尝出药的酸苦甘辛咸;性属阳,属气,所以闻药的时候你闻不出来它是寒是热,喝完以后才能感受出来。桂枝性温,味辛,芍药酸、寒,酸能收敛,寒走营阴。桂枝为君,芍药为臣。芍药配桂枝,和营中有调卫。营阴因为汗出被伤,所以用芍药来和营。它配合桂枝,可以调卫。反过来,桂枝臣以芍药,发汗中寓敛汗,发汗不会太过。

生姜为佐药,它配合桂枝,可以解表。大枣亦为佐药,甘温,佐芍药,可以和中。炙甘草安内攘外,它可以平定内外,补营血,调和脾胃,主调和——调和表里,调和全身的阴阳,调和诸药。

桂枝配甘草,辛甘发散为阳。芍药配甘草,酸甘可以化阴。桂枝甘草、芍药甘草配合,可以调和阴阳。这本身就是两个处方,桂枝甘草汤,专门治疗心阳不足;芍药甘草汤,酸甘化和为阴,治疗阴不足。

从八纲的角度来看,阳主表,阴主里;阳主气,阴主血;阳主卫,阴主营;阳为热,阴为寒;阳为实,阴为虚。表里、气血、营卫、寒热、虚实,桂枝汤同时可以调。属阳的药一半,属阴的药一半。

甘草、大枣,甘以补脾,发汗邪去不伤正。服完桂枝汤之后一定要啜热稀粥,提供发汗的水分、阴液。甘草、大枣、生姜三味药配在一起,本身也可以调和脾胃。临床上,我的经验是,这三味本身就是一个小的桂枝汤,但凡脾胃不足、脾胃虚寒或者脾胃虚弱,我一般就会在药方里加上这三味药。这三味药日常可以泡水喝。桂枝汤,这些药配在一起,可以治疗外感病,同时去邪不伤正。内伤杂病,它可以调和阴阳。

桂枝汤的功效,第一可以解肌发汗,第二,调和营卫,好多病是营卫不和。在伤寒的方剂里面,桂枝汤的变化最多,它加药、减药、合方,演化出来的方子有几十张。太阳病的条文在《伤寒论》里面是最多的,桂枝汤的变方在所有药方里最多,因为它不偏,本身就是阴阳可以调和的。

桂枝汤的服法比较特殊,一是一定要啜热稀粥,它可以补津液,有助于发汗。可以让谷气内充,来产生新的气血,正气存内,邪气不能留存,且无法再进来。因此平时的饮食里面,喝粥是很重要的固护正气的方法。

桂枝汤的微汗之法：温覆令一时许，遍身漐漐微似有汗者益佳，不可令如水流漓。这个微汗，是邪气的汗，邪汗在发的时候，邪去不伤正，微微得汗，一般不会大汗。不可如水流漓，是警告不可过汗。取汗不缓不急，不多不少。太急邪气反而排不尽，太多则亡阳。发汗了，津液里面带着阳气。少则病不除，缓则邪留。

"若一服汗出病差，停后服，不必尽剂。"这种情况一般是病比较轻，服一升病就解了。临床上的经验是可以服完，因为桂枝汤平时的情况可以调和阴阳。仲景在这里是告诉你，邪气去了就不需要再继续服药。

"若不汗，更服依前法。"就会再服200毫升。如果还不汗，后服小促其间，就是你可以加快服药的节奏，之前可能是1个小时或者2个小时1次，这个时候改成半个小时1次，不可过缓了。"半日许，令三服尽。"半天就把600毫升服完。半日三服为度。半天，6个小时，服3次，一剂药。不要再多，再多身体可能受不了。如果病重，那么初服1剂，600毫升病还不解，就再服1剂。一日一夜服，也就是24个小时，服4剂。当然你也可以白天服两副，喝完6次即可，普通的风邪这样就可以。如果风邪比较厉害，发为风温或者是疫，尤其是传染病比较严重的，像严重急性呼吸综合征（SARS），如果你判断它是一个太阳中风，那就一日一夜服，这个时候一定不要留邪，不能等。普通的外感，西医也讲了，不用服药7日它也会好。

桂枝汤，只要见到其中一证就可以用。所有中风的条文里面，头项强痛、脉缓、脉浮、头痛、发热汗自出、啬啬恶寒、淅淅恶风……只要看到一条，判断是太阳中风，就可以用（表4-5）。

桂枝汤倍芍药、生姜，加人参，就是桂枝新加汤，治疗表的虚寒，发汗太多之后出现的病症。

桂枝汤倍芍药，就是小建中汤。治疗里虚出现心悸、腹痛，还可以治疗虚劳，所有虚证、劳症都可以治。小建中汤加黄芪，就变成黄芪建中汤，治疗虚损、虚热，自汗、盗汗。加当归，就变成当归建中汤。

桂枝汤运用可以按病、脉、证、治来讲。

病：中医的病可以治疗太阳中风、阳明表病、太阴表证。凡条文中有桂枝汤的，都可以用。西医的病可以治疗感冒（需辨证是否为太阳中风）、荨麻疹（标准的太阳中风）、头痛（后脑枕部痛）、低热（要考虑是否是营卫不和）、关节炎、产后发热（产后有一个排恶露的过程，这是一个在营卫之间、气血之间的疾病）、自汗、无汗（有些人运动完脸红，但是汗出不来，营卫不和，是桂枝汤证）、面瘫（皮肤开阖功能异常，风邪直接入络脉。会感冒的人很少会得面瘫，临床发现得面瘫的都是平时不太能出汗的人，服完桂枝汤可以恢复出汗的功能）、偏瘫……

脉：服用桂枝汤对应标准的脉象是浮缓。浮代表有表邪，缓为中风之象。有时脉浮紧、沉缓或沉无力，且只要有恶风、汗出之症，也一样可以用桂枝汤。

证：头痛，发热，汗自出，恶风，表未解（不论中风、伤寒，用药之后邪气未解完）、身体疼痛，怕冷，妇人妊娠口渴不能食、一阵怕冷一阵怕热（有寒也有热，不是寒热往来）、产后中风、鼻鸣干呕（鼻炎、鼻塞）、太阳循行部位所有的疾病。

桂枝汤的禁忌：

忌生冷。生冷会助风邪，伤脾胃，忌生冷可以防止邪气进入更深的地方。

忌黏滑。年糕、奶酪、牛奶、蛋糕等，黏腻敛邪。

忌肉、面。肉生痰，面生湿。

忌五辛。发散太过会化热。

忌酒。酒助湿热。

忌臭味食品。如某些豆制品，会缓药性。

禁忌还有，酒客不能服用桂枝汤。临床上，一般症状叮嘱忌生冷，不要喝酒；重症、急症病人，严格禁忌以上几条。临床上出现过重症病人只是吃了一口香蕉而使病势加重的情况（表4-4）。

表4-4　桂枝汤服用方法要点

服　　法	禁　　忌
啜粥：助发汗、补津液 （谷气为充，正气内存） 微汗之法：微汗，邪汗出，不可过汗	生冷 （生冷助风邪伤脾胃） 黏滑（黏腻敛邪） 肉与面（生痰湿） 辛辣（辛散化热，发散太过） 酒酪（助热） 恶臭之物（味重之物缓药性）

治：治病，尤其重症和急症，是一场博弈。正和邪，你给某一方增加一点点砝码，可能这个人的命就拉了回来，少一点，可能这个病就治不好。我们作为医者，要做到最好，但病人是不是能配合到最好，他命中能不能注定往一个好的方向转，我们就只能随缘。我们碰到过很多，你能抢救过来，一定是有很多助缘。如果他这个命救不回来的话，每走一步，要不就这块差一点，那块落一点。从医者的角度来讲，我们不要自己留遗憾就好了。

阳热的病症不适合桂枝汤，尤其阳明热证、少阳热证等，明明是白虎汤，你偏要服桂枝汤。像肝阳上亢的病人也不能服用桂枝汤，服后会身热。

阴虚火旺的也不适合。如果只是阴虚，没有化火，那还好，把芍药加量变成小建中汤。如果夹痰，在桂枝汤里配上二陈汤。夹火就不太适合，因为有化热、化火的情况。如果病人目赤、气粗、舌红、苔厚、脉数有力，这种阳热之证就不服桂枝汤了（表4-5）。

表4-5　桂枝汤的适用证和禁用证

适　　用	禁　　用
太阳病，头痛发热汗出恶风者，桂枝汤主之。 太阳中风，阳浮而阴弱。阳浮者，热自发；阴弱者，汗自出。 啬啬恶寒，淅淅恶风，翕翕发热，鼻鸣干呕者，桂枝汤主之。	阳热之证（如阳明热证、少阳热证）：目赤、气粗、舌红、苔厚、脉数有力 肝阳上亢 阴虚火旺 阴虚未化火，可服桂枝汤加量芍药，即小建中汤 夹火忌桂枝汤

《伤寒论》是东汉时期的著作，和现在的度量衡不一样。度指长度，量指重量。量的工具有龠、合、升、斗、斛。

1斛=10斗；1斗=10升；1升=10合；1合=2龠。龠起源于黄钟之数：1龠=5撮；1撮=4圭。

还有重量单位,铢、两、斤、钧、担,1 担＝4 钧;1 钧＝30 斤;1 斤＝16 两(半斤八两由此而来);1 两＝24 铢;6 铢＝1 分;1 两＝4 分;1 龠＝12 铢＝半两。

这是汉代的转换关系,现在考证还没完成。(汉)1 两＝(现在)15.625 克;(汉)1 铢＝(现在)0.6 克;(汉)1 斤＝(现在)250 克;小柴胡八两,就是 125 克。细辛三两,就是 45 克。所以细辛不过钱这个说法不对。

(汉)1 升＝(现在)200 毫升;(汉)1 斗＝(现在)2 000 毫升;(汉)1 合＝(现在)20 毫升;(汉)1 撮＝(现在)2 毫升(待考证);(汉)1 圭＝(现在)0.5 毫升＝1.5 克。

总体来讲,不到重病的时候,用不到原方那么多的剂量。重点在于配比,这是伤寒经方的核心。临床上,重病、急病我一般用原方的配比和剂量,大部分的时候主要是用它的配比。如果你按严格的配比来,效果是最好的。当然要具体情况具体分析,病人的哪个症状要重一些,病机里面哪一个是核心。比如麻杏石甘汤,麻黄和石膏的比例是 1∶2,标准配方就是 1∶2,麻黄 15 克的话,石膏就是 30 克。如果病人的热没有那么重,石膏就可以减量。大家既不要墨守成规,也不要没有一个法度。我见到过某名医之后,她把父亲的方子原方不动地抄下来,这就是刻舟求剑了。我们在应用时,一定要有一个合适的法度。

第 83 条 太阳病,发热汗出者,此荣弱卫强,故使汗出,欲救邪风者,宜桂枝汤。

康平本《伤寒论》有很多眉注,许多和宋本不同。

"发热汗出者,此荣弱卫强",为什么会出现荣弱卫强?邪气盛则实,精气夺为虚。卫为风入,风邪进入卫分,则发热,邪气因之而实,导致卫强。营受邪蒸则汗出,精气因之而虚,营弱。荣弱卫强,用桂枝汤。

风,就是虚邪贼风。"虚邪"在《内经》里没有解释,跟这个条文结合起来,它是因为风的原因,让人体变虚。卫强,就是邪气强,营弱,是营中的阴精弱。"欲救邪风者,宜桂枝汤",桂枝是祛风的圣药。桂枝生长的形状是条达向上,往上长,往外走,像梅花鹿的角,颜色是红色,肉桂的色,它可以振动血分里面的阳向外、向上,用药一定要取嫩尖,老的皮、肉已经分开,去掉不用,嫩尖发散的力量最强。

第 51 条 病人脏无他病,时发热,自汗出而不愈者,此卫气不和也,先其时发汗则愈,宜桂枝汤。

此处的脏指里。表里是一个相对概念,它也可以指腑,此处是说,脏和腑没有病,是经络、皮表的病。时发热,指时不时发热,有的时候出汗,有的时候不出汗。这种情况,代表他卫气虚,只是卫分不足,营分没有问题。标准的桂枝汤证应该是卫强营弱,营里边的阴血,因为风邪,发为津液伤到水分了。

临床上有很多病人经常出汗,怕风,我们就可以用桂枝汤,解肌发汗。"先其时"是指,在病人还没发热的时候,在他出汗之前,就是他平时看似没有症状出现的时候,先给他用药。当然你在他发病的时候用药也可以。

第 50 条 病常自汗出者,此为荣气和,荣气和者,外不谐,以卫气不共荣气谐和故尔。以荣行脉中,卫行脉外,复发其汗,荣卫和则愈,宜桂枝汤。

临床上发汗,一定要发邪气的汗,如果发的是正常津液的汗,病不会好。这种情况什么时候多见呢?用退烧药的时候。这个也是我自己的临床总结,张仲景的时代没有西药。西药的退烧药,都是发的正常津液。当你出汗的时候,热是随着汗出来了,但是伤到了津液。邪气的汗发出来以后,身体应该是轻快的。正常津液发完以后,人就开始气短、乏力,再严重一点,就开始高热惊厥。发热是一个正邪交争的过程,大家都怕发高热,怕高热的抽,其实只有当小孩子平素津液不足,出汗很多,以及在小孩受病的时候给用了退烧药,津液伤到的时候,才会出现高热惊厥。出现也不要紧,可以用桂枝汤加天花粉,就是瓜蒌桂枝汤,把津液补回来就可以了。看到发烧,反而要知道这个病好治,因为正气还在。

这一条的"常自汗出",是正常津液的汗,实际上处于一种漏汗的状态,没有发邪气的汗。这一条不单是指伤寒和中风,它还包括了很多杂病。没有外感,很多病人也会有自汗出的情况,只要是卫阳不固,就可以用桂枝汤。《内经》讲,阳在外,阴之使也;阴在内,阳之守也。阳气弱了,就是经络里面的卫气弱了,它就不能固护津液,津液就漏出去了,这就是常常外泄的自汗,这种自汗是白天出,和晚上盗汗不同。关于卫气,有一个医家注得比较好,他说:卫气肥腠理,可以把气血输送皮肤、毛孔,可以司开阖,不能出汗或者自汗出者,都是开阖有问题,卫外而为固也。

第 25 条　太阳病,初服桂枝汤,反烦不解者,先刺,却与桂枝汤则愈。

宋本写作"先刺风池、风府",康平本没有"风池、风府"。

太阳病,服桂枝汤反烦不解,代表表邪太盛,或者病重药轻,如果再用桂枝汤,怕更增烦热。因为桂枝汤还是阳药为主。出现这种烦的情况,可以先针刺,旁注说刺风池、风府,是对的。针刺疏其风和热,烦就是风和热导致的。接着再服桂枝汤,内外调和,汗出邪解。此处的烦,并不是在里的烦,是在表之烦,表未解。

风池、风府是胆经的穴位,而非膀胱经的穴位,但归属到膀胱经循行的部位皮肤肌腠。风池是在两侧,风府是在督脉,枕外隆凸直下凹陷中,入发际一寸的地方。它循行的部位是太阳经的皮部。这两个穴位以风来命名,所以风常从这个地方进去,也从这里解。如果是因热导致,我们就可以取曲池、外关,先刺,再予桂枝汤。

第 9 条　病有发热恶寒者,发于阳也,无热恶寒者,发于阴也,发于阳者,七日愈,发于阴者,六日愈,以阳数七、阴数六故也。

这条的病,主要是指中风和伤寒。发热恶寒就是中风之病,发于卫阳,卫分上面的疾病。伤寒是无热恶寒,发于营阴。7 为阳数,6 为阴数,发于阳者 7 日愈,发于阴者 6 日愈。

传经,是太阳到阳明,到少阳,到太阴、少阴、厥阴,最后再回到太阳。日传一经,《内经》的《热论》里边,就讲一日太阳,二日就到阳明,三日少阳,四日太阴,五日少阴,六日厥阴,七日的时候太阳就病解了,八日阳明病解,九日少阳……两感病,也是这样一个解的过程。为什么阳经和阴经会不同?因为阳经走得快,阳行速,常过经而迟于一日——过了这条经了,多一天病才好。就是走完这六条经,到第七天的时候才愈。阴行缓,常循经早于一日,就是 6 日就好。我们把这个作为一个参考就好。伤寒建立的是一个标准模型,是身体很健康,感受邪气只是单纯这么一个邪的情况,中风或者伤寒之后就会出现这样标准的传变。

临床上我们发现,很多人在太阳病就解了,不会传到阳明,也不会传到少阳。可能第一天是太阳,第二天还在,第三天还在太阳,有可能不需要用药七天就解了,如果用药可能三天、五天就解了,或者一天就解了。有的人阳明容易受邪,一上来它就走阳明,所以我们一开始可能会选桂枝汤,或者是葛根汤、小柴胡汤。还有经期的外感,直接就走血分了,就在少阳。

第 10 条　太阳病,头痛至七日以上自愈者,以行尽其经故也,若欲作再经者,针足阳明使经不传则愈。

太阳受病,邪气传六天,三阴三阳经尽之后,到第七天的时候邪气就衰了,一般来讲不会再传,就自愈了。如果还有再传阳明,如果是热盛不衰,针刺足阳明泄其热。或者是在大椎、曲池,胃经上的荥穴内庭(荥主身热),提前下针。这个时候不要轻易再用汗法、下法、温法,因为这时有热,用针刺比较合乎中道。这时如果汗不得法,会发生变证、坏证;如果下法下早了,就变成结胸;如果用温法,里面有热,你又法不得当。

第12条　风家表解,而不了了者,十二日愈。

太阳中风,服桂枝汤病已经解了,但有余邪未尽,可能还遗留了一两个症状,比如鼻鸣、干呕、眼睛痒,或者皮肤痒,这个一般12日的时候,循经传一圈回来,自动就修复了。因为我们身体中的阳气,或称正气,在帮助我们修复。所以如果只是一个普通的中风或伤寒,不治疗也会自愈。第七天的时候不好,它走一圈,到第12天的时候余邪也就尽了。

第15条　太阳病,头痛发热,汗出恶风者,桂枝汤主之。

这一条是桂枝汤的本证,只要合这个病,就可以用桂枝汤。

柯琴把《伤寒论》的113方,划分出桂枝汤证等。桂枝汤证,标准地来说,就是指这一条。头痛是太阳中风最核心的一个症状。头痛发热恶风,和麻黄汤的症状完全相同,区别就在汗出还是无汗,汗出就是桂枝汤,无汗就是麻黄汤。这个也需要变通,起病时,没用过药的时候是这样。如果用过药了,比如退烧药,有汗了。临床上我碰到过一个病人冬天发病,高热不退,西医处理近一周未愈,我受邀到医院去会诊,他是伤于寒邪,高烧四五天不退,有出汗的情况,发病的病因是外出伤寒了,天特别冷,衣服穿少了,在车里面坐着的时候他又开窗,这是一个标准的伤于寒邪,在冬天发病。可是他有汗,医院用了很多次退烧药,摸脉的时候脉是紧的,这时依然用麻黄,只不过麻黄要用少一点,五天没退烧,我的药他吃上当天就退了。临床上我从来不需要利用退烧药,很多小孩是我看着长大的,生长发育中碰到的各种原因导致的发烧,前后加起来可能平均有过那么十几次,甚至几十次发烧都可以很好地用中医药退烧,其实大家可以很放心了。

第19条　桂枝本为解肌,若其人脉浮紧,发热汗不出者,不可与之也,常须识此勿令误也。

桂枝汤是中风表虚之药。如果是脉浮紧、发热汗不出,这是伤寒表实之证,是标准的麻黄汤证。根据脉来辨证,反过来,如果是脉浮缓、汗自出,就不要用麻黄汤。

第20条　若酒客病,不可与桂枝汤,得汤则呕,以酒客不喜甘故也。

酒客是指平时喜欢喝酒的人,尤其是白酒。同样是中风病,因为酒客体内素有湿热,尤其是有热。酒客不喜欢甜的东西。所以如果一个人说我不喜欢吃甜的,你就知道这个人体内有湿,因为甘能助湿。酒客体内还有热,吃完甜的热更甚。如果误服桂枝汤,就会呕吐。桂枝的性味是辛,辛则发散,火上浇油,本来就热,还用了阳药。这样的怎么解呢? 用小柴胡汤。解他的风邪,可以加一点葛根,加淡豆豉,淡豆豉专门除酒客的烦热。如果他平时湿热很甚的话,甚至可以加栀子大黄汤。

治疗的时候重在祛风,他体内的湿和热可以等风邪解了以后再来解它,临床上你兼顾一点就好了。小柴胡汤、葛根汤、白虎汤这样的方,经常喝酒的人平时就可以吃,吃完他身体会很舒服。反过来讲,常服小柴胡汤的人,或者喝酒前服一点,他酒量就会很好,它加强了肝的疏泄功能。

第22条　太阳病,发汗遂漏不止,其人恶风,小便难,四肢微急,难以屈伸者,桂枝加附子汤主之。

桂枝加附子汤

桂枝去皮三两　芍药三两　甘草炙三两　生姜切三两　大枣擘十二枚　附子炮去皮破八片

上六味,以水七升,煮取三升,去滓,温服一升,将息如前法。

附方歌: 桂枝加附子汤。

汗因过发漏漫漫,肢急常愁伸屈难,尚有尿难风又恶,桂枝加附一枚安。

这是桂枝汤的第一个变化方,原方再加炮附子一枚。附子一枚,大概是在 8 克到 15 克,如果是特别大的,有的也会到 20～30 克。仲景用药,一般来讲他都是取数,比如说当归回逆汤中大枣 25 枚,或者是炙甘草汤中大枣 30 枚。你用的时候,如果自己能配,那就是一枚附子最好,大概跟小土豆差不多大,10 克左右。开药的时候可以开 15 克,注意不要超过药典规定的量。

这个条文的情况,是药重病轻,或是汗不得法,或正气虚弱,或年老之人,发汗太多,如水流滴,遂漏不止,腠理就打开了。腠理大开,表阳不固,就怕风(图 4-4)。

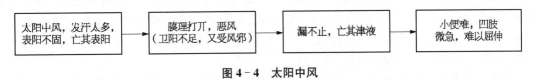

| 太阳中风,发汗人多,表阳不固,亡其表阳 | 腠理打开,恶风(卫阳不足,又受风邪) | 漏不止,亡其津液 | 小便难,四肢微急,难以屈伸 |

图 4-4　太阳中风

太阳中风,发汗太过,误汗变证,遂漏不止,恶风,卫阳受损,或复加风邪,亡其表阳。漏汗,致亡津液,血少,四肢微急,难以屈伸。关节能否正常屈伸,取决于阳气足不足,如果阳气足,就有气去打开或收缩它;第二取决于四肢的津液足不足,津液和血足的话就可以正常地开阖。桂枝加附子汤,可以和荣卫,解风邪。附子在这里边主要的功效是温补表阳。当卫分的阳气得到很好的温补之后,汗就自止了,恶风自罢,小便自利,四肢就柔和了。这张处方治疗发汗过多,有损伤阳气也有损耗阴津的情况,但是以表阳虚为主,所以加附子为主。

这张处方,(针对)表寒、漏汗、阳虚,重于温经,所以用炮附子。如果是里寒亡阳,就用玄武汤(真武汤),急于回阳。但凡是因误治导致的表阳虚,就可以加炮附子。同样,如果一个人素体表阳就不足,平时就恶风恶寒,恶寒甚,用桂枝汤的时候,就可以加上附子。只要见到一分阳虚,就可以用一分附子。

太阳病,发汗过多,遂漏不止,没有烦渴的情况,亡阳于外,我们用桂枝加附子。如果出现大烦渴,也就是误下或误汗后,阳陷于里,阳气陷到胃腑或阳明经,我们就用白虎汤加人参汤。

第 27 条　服桂枝汤,大汗出后,大烦渴不解,脉洪大者,白虎加人参汤主之。

这是阳明证。阳明很多病症都是太阳误下导致的。出现大烦渴,这是邪入阳明,应该是渴欲饮冷,脉洪大,脉来得有力,比较洪大,选方就用白虎加人参汤。这张处方清热生津,因为津液被伤到,且阳气内陷有内热。如果没有津液不足的情况只有热,人参就不用加了。

太阳篇很多麻黄的处方里面,我们会用到石膏。生石膏性凉,是药味里面白虎的代表药。临床应用石膏的指征,太阳病、阳明病、少阳病,如果病人出现烦的情况,实证的烦,心里热皮肤上也热,这是第一个指征;第二个指征,口渴、口干,想喝冷水,喝完会缓解;第三个,有阳明为主的热。阳明主肌肉,所以这个热主要在肌肉上面,经络也有热。身体也热,有发烧,肌肤上有热。典型的阳明热,与日常饮白酒后的生理表现很像。喝白酒到豪言壮语的时候,白酒的热性就走到经络和肌肉里面,这时脉洪大,口渴,身热,这是人为制造的一个白虎汤证模型。当然你再喝更多,就变成其他病,不符合白虎汤证了(表4-6)。

表4-6 太阳病证与药方

病 证	药 方
表寒,漏汗,亡表阳	桂枝加附子汤
里寒,亡里阳	真武汤
大阳病,大汗后,遂漏不止,不烦渴(亡阳于外)	桂枝加附子汤
大阳病,大汗后,大烦渴(阳陷于里)	白虎加人参汤

第235条 太阳病三日,发汗不解,蒸蒸发热者,属胃也,调胃承气汤主之。

正常情况下,二日应该到阳明,三日到少阳。如果是少阳的热,应该是往来寒热,当用小柴胡汤。如果是阵阵发热,即翕翕发热,汗不解,那么太阳的表还在,选方依然是桂枝汤。如果是蒸蒸发热,阳明热就是像蒸笼一样,热是一阵超过一阵,后浪推前浪,有汗不解,这是阳明的里证不和,跑到胃腑了,所以要用调胃承气汤。

如果热势转了,由蒸蒸发热变成潮热谵语。潮热就是有一点热,热势来一阵,下去了,再来,像潮水一样。尤其到下午阳明主时,从申时开始,潮热会越来越明显。如果热势很甚的话,就伴随谵语,胡言乱语了,这时就从大、小承气汤里面来选了(表4-7)。

表4-7 不同发热类型及药方

发 热 的 类 型	药 方
翕翕发热/阵阵发热,有汗不解(表寒未解)	桂枝汤
往来寒热	小柴胡汤
蒸蒸发热(热一阵高过一阵),有汗不解	调胃承气汤
潮热(微热一阵之后下去,尤其在下午或申时之后)、谵语(热甚,胡言乱语)	大、小承气汤

第62条 太阳病发汗后,大汗出,胃中干,燥烦不得眠,欲得饮水者,少少与饮之,令胃气和则愈。若脉浮,小便不利,微热消渴者,五苓散主之。

🌿 五苓散

猪苓去皮十八铢　泽泻一两六铢　白术十八铢　茯苓十八铢　桂枝半两去皮
上五味,捣为散,以白饮和,服方寸匕,日三服,多饮暖水,汗出愈,如法将息。

附方歌: 五苓散。

猪术茯苓十八铢,泽宜一两六铢符,桂枝半两磨调服,暖水频吞汗出苏。

大汗出以后,津液内竭——汗法也好,下法也好,一定要重视阴液的部分。津液不足,胃中干,第一就想饮水,第二出现烦躁。欲得饮水的时候,如果你给得合适,他的病就好了。保险一点的话,就给大米粥,或是热水。如果胃中干烦躁不得眠,病还没减,仍是浮脉,小便不利,这是太阳的表邪未解,膀胱里饮已成。治疗就是五苓散。

五苓散外解表热,气化津升。膀胱被称为津液之腑,当它能气化的时候,上能生津液,下生成小便。老年人肾里面的阳气弱了,膀胱的阳也不足,就不能正常气化。所以到了晚上属阴的时候,膀胱里面有一点水,就会产生尿意——因为膀胱不能气化这些水成津液,所以小便很频,可是口还很干,这时五苓散可以用,当然标准的应该用补肾的药。

这张方子里面,桂枝辛散,可以和肌表,解表祛风,温阳化气,修复膀胱的气化功能。其他四味药——白术、泽泻、茯苓、猪苓,气味都很清轻,都是淡渗的,可以化水生津,止烦渴。这张处方和白虎汤是对应的,五苓散主治脉浮,身热而渴,表邪未解,里饮已成,或者是膀胱气化不利。膀胱气化,第一个它上升为津液,津液不足的时候就口干,在下面它化为小便,小便不利会出现尿频或尿少,小便少的情况小孩子表现特别明显。临床出现比较多的是尿频,十多分钟就要一次小便,每次尿量很少,这就是一个太阳的蓄水证,膀胱蓄水证,膀胱里面蓄积了多余的不能气化的水,或是受风邪侵袭而进去的水。还是要解外,还是要当感冒病来治,只不过君药是用桂枝,其他配的几个药物主要是用来利水。

白虎汤治疗的是什么?太阳病表证已解,邪传入里,也会出现烦躁。五苓散是入到膀胱腑,白虎汤是入到阳明腑。

五苓散,散也。凡是散剂,它都是治疗水、湿。像当归芍药散,为什么怀胎要用散剂?就是因为怀胎常常出现脾虚有水有湿,所以怀胎的养胎药都用散剂,它是有道理的。像藿香正气散,都是用散剂,打粉最好,好比把药粉撒到水面上,一下就全部铺开了,药的分布和吸收最好,所以治疗水、湿、饮这类疾病,散剂是主要剂型。

这个处方,泽泻20克,白术12克,猪苓12克,茯苓12克,桂枝去皮,还是要用嫩尖,差不多8克。用的时候把它捣为散,以白饮和服,白饮是指米汤或热水,服方寸匕。方寸匕又是一个计量单位,大概服2克左右。喝完以后多喝热水。

第64条　中风发热,六七日不解而烦,渴欲饮水,水入口吐者,五苓散主之。

为什么会出现吐的情况呢?因为邪热入里,与水饮相搏——相互纠缠在一起,导致三焦这个气化的通道、水的通道失其蒸化,不能通调水道,不能下输膀胱,在上则饮格于上,水无出路,就开始呕吐,吐清水。一般五苓散的吐不会吐食物,同时还会有小便不利。

五苓散,泽泻为君,泽泻咸、寒,咸入膀胱,寒胜热,可以通调水道、下输膀胱。配上茯苓、猪苓——皆利水、淡渗,水、热并泄,小便自利,水不蓄。白术和桂枝,白术燥湿、健脾,苦温,土以治水,桂枝辛温,宣通,可以让阳气蒸化,三焦就可以行水,等于是加了一把火,就像家里烧水一样,可以让三焦通利,气腾津化,口渴就止了。

这张处方临床上治疗什么病?

第一,体内停水。平时爱喝茶、爱喝饮料,就会停水;感受风邪,膀胱里面的水不能气化,也是停水。第二,小便不利,尤其是太阳的小便不利最适合。第三,呕吐,因为水导致的水逆,吐清水。第四,消渴。口干想喝水。第五,水热。重点就是,第一体内停水,这是五苓散的主症;第二,阳气不能气化。

消渴,就是水入则消。水进去,很快就被热给消耗掉,喝水之后也不解渴。这样的话膀胱的津液就不足。膀胱里面的水来源于水和食物,当你有水和热邪互结的情况时,喝进来的水就被热消耗掉了,膀胱里面水分不够,就容易口干。

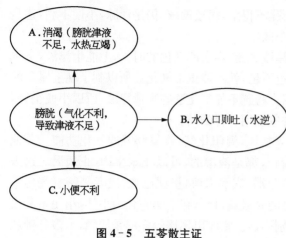

图4-5 五苓散主证

当水气往上逆的时候,就会出现呕吐,一喝水就吐。不仅吐水,第二还有水入则吐,第三就是小便不利,往下的。这就是膀胱气化不利,津液不足,适用五苓散。

五苓散主证:脉浮,小便不利,微热、烦渴、水入口吐(图4-5)。

李阳波老师解这个方,按方位来解。"苓",通五令,即五个节令。东西南中北,东方是桂枝,西方是泽泻,兑为泽,是一个卦象。南方是白术,苦温,中央是茯苓,淡渗,北方为猪苓,猪为水畜。这五味药泄五方的水,可以泄五脏六腑的水。

这张处方的变化,加人参,就变成春泽汤。加人参的目的是助气化,生津液。对于气虚的人,加人参就很好。加茵陈,就是茵陈五苓散,治疗湿热发黄,尤其湿重的,及小便不利。茵陈是清热利湿非常好的药,苦平的药。

太阳为标,膀胱为腑,我们用桂枝汤、麻黄汤、桂麻各半汤来解表。膀胱这个本我们用五苓散,利小便,治的是里证。

第120条　太阳病小便利者,以饮水多,必心下悸,小便少者,必苦里急也。

太阳病刚得病的时候不欲饮水,走到阳明后,就变成欲饮水,就是白虎汤证。如果你饮水多,胃阳也充足,那就可以发汗而解。如果胃阳不足,会出现两种情况,一是小便利,但是水停中焦,水气凌心,会出现心悸、心慌。如果小便少,水停下焦,必苦里急,想小便但是解不出来,或者小便解的时候不通畅、量少(图4-6)。

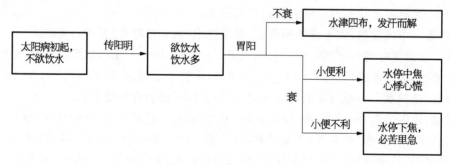

图4-6 太阳病传变

水气发病的时候,往上会走到头面,中焦会走到心脏,在下会聚集在膀胱。

[答疑]

问:为什么说卫气浊?

答:浊不是指它的性质、性状,它属气,走得快,浊是指它剽急滑利的特性。

伤寒所有方子中的人参,都是指野山参,我们现在就用林下参来代替。如果病人脾胃偏不足,我们可以用党参来替代。如果要补津,我们可以用太子参。小柴胡汤里边,我们可以用太子参。如果要增强补水的作用,我们用沙参也可以,甚至西洋参。临床我们用得最多的是党参,补脾胃肺气的作用好,价格也不贵。

问：服用桂枝汤之后怎么判断邪尽了？

答：第一，你之前的所有症状都没有了。第二，得汗了，脉象上恢复正常了。

问：五苓散证，舌面是不是会有水？

答：标准的话，身体里有水化不了，舌头上应该津液很多。五苓散我们合方用的很多，比如太阳中风表没解，可以合上桂枝汤。还有小柴胡汤加五苓散、补中汤加五苓散。临床上我们一般只要看到水气病，就常常可以把五苓散合进来。

《医宗金鉴》的依据是宋本《伤寒论》，条文更多，《古本康平伤寒论》条文少，简明扼要，后人加的就没有放进去。诵读和复习条文用《古本康平伤寒论》，看解释用《医宗金鉴》和我们的另外一本侧重药方解释的《伤寒金匮方证类解》（黄杰熙）。《伤寒》原文没有解释。

第 57 条　发汗后、喘家不可更行桂枝汤，汗出而喘、无大热者、可与麻黄杏仁甘草石膏汤。

麻黄杏仁甘草石膏汤

麻黄去节四两　杏仁去皮五十个　甘草炙二两　石膏碎棉裹半斤

上四味，以水七升，煮麻黄减二升，去上沫，内诸药，煮取二升，去滓，温服一升。

附方歌：麻黄杏仁甘草石膏汤。

四两麻黄八两膏，二甘五十杏同熬，须知禁桂为阳盛，略汗全凭热势操。

太阳病正法是汗法。

（1）误下后，微喘，喘是因为表还未解，正常应用汗法。怎样判断"表未解"？之前所有的症状例如脉浮、汗自出、头痛、恶风等仍在，即为表未解。只是现在加了一个微喘，用桂枝加厚朴杏仁汤。

（2）太阳中风，误下后，病人现下利脉促，汗出而喘。此为表未解，用葛根芩连汤。前者未出现下利脉促，第二种情况因出现下利脉促，即邪陷下，用葛根芩连汤把邪气提升出来，葛根性味甘凉，升提邪气达表，并可生津止渴。

（3）太阳病，发汗后，汗出而喘，身无大热（临床上很多人还是有热，此处不作为重点），不恶寒，风邪不在太阳之表，也不在阳明之里，邪在手太阴肺。用麻杏石甘汤。

麻杏石甘汤：麻黄四两 60 克，杏仁五十个 20 克，炙甘草二两 30 克，石膏半斤 120 克，这是一张麻黄汤的变方，由麻黄汤去桂枝加石膏而成。麻黄加一两，炙甘草加一两，杏仁减二十个。伤寒中有麻黄的方，都要先煮麻黄去上沫，削减发散的力量。入水七升（1 400 毫升）剩下1 000 毫升，在纳诸药煮取 400 毫升，每次服 200 毫升。

石膏又称为白虎，颜色为白色，专门入阳明，清火重剂，根据热的情况不同，用量不同。轻如大青龙汤，重如白虎汤。临床上外感中用石膏的指征：身有热，同时出现烦（身体上不能安宁），皮肤有热。

应用石膏的典型药方如下。

（1）白虎汤（代表方）：主治有汗的烦和渴。有身热，除了渴，一定要有烦。白虎汤的构成：石膏、知母、粳米（清热并存胃中津液，所有五谷都具有保存胃中水分不丢失的功能）、炙甘草。完全是阳明经热，典型是喝酒喝到豪言壮语时，口渴，身大热，脉洪大。因为阳气被郁闭在里形成热，宣卫外之阳。石膏用一斤，内有热而无外寒，所以不用生姜和桂枝。

（2）大青龙汤：麻黄、桂枝、杏仁、甘草、石膏、生姜、大枣。治疗无汗之烦躁，渴不甚。还是以麻黄外感伤于寒为重,感受阴邪,都不太口渴,喝水也不会太多。配石膏,说明里面有郁热。石膏用鸡子大小(大约几十克)。

麻杏石甘汤之喘在肺而不在胃。重在存阴(保留人体水分),不虑亡阳(不怕阳气完全脱完),方解还是要参照麻黄汤。麻黄汤去桂枝,取麻黄专升,药方完全走表,走外,主开,宣通肺气。保留甘草之和,调和诸药。因为有喘,所以保留杏仁,取降利肺气。加入石膏主清肺热,除内郁之实热。如果按表里来解,此方为治疗表寒里(肺)热的处方。临床上常见是外伤于寒,素体有热,标准的是肺里有宿热,或者吃东西,吃得太热,火锅或者酒。临床上还有一种寒郁在里,即寒进肺,并郁在里面产生热。这与每个人的禀赋很有关系。此方治疗表寒里热之发烧(虽然条文中说身无大热,但临床上很多人还是伴有发热)、喘、咳、烦和热。此方中麻黄和石膏的配比是1:2。临床上我们看寒和热的情况,如果寒多麻黄加量,如果热多石膏加量。标准配方是1:2。有些医家认为1:2的比例,麻黄发表的力量减弱,更侧重散寒和清热,重在治疗喘,此方的核心是治疗喘。

临床上病人关注的点不同,很多病人都害怕发烧,而医生是要关注发烧背后的原因。病人同时会伴有发热、喘、咳,一般伤寒和中风初起是不会有咳和喘的,尤其不会有咳。一般到了咳嗽和喘的时候,病已经进肺。很多西医治疗,一开始发热就用退烧药或者输液,热是解了,但是邪气入肺,所以很多孩子后面咳嗽反复不好。发热和咳嗽比,咳嗽代表病情更重。太阳病,无论中风还是伤寒,都会出现汗出而喘,无大热,但临床上伤寒更为多见。从肺的角度来讲,外寒束肺,肺气被郁。一个是从经络来讲,一个是从八纲角度来讲,但讲的事情都是一致的。

第 155 条 喘家,下后,不可更行桂枝汤,若汗出而喘,无大热者,可与麻黄杏子甘草石膏汤。

此条文和上条文联合起来看,多了一个喘家,即素有喘的疾病。今下利后,上一个条文是汗不得法后(方法相反或应用不对)。麻黄杏子甘草石膏汤的主证就是太阳病本应用汗法,但误下或者汗不得法,而造成患者汗出而喘。此时病在手太阴肺(肺经,外感一般到经而不直接到脏)。从其证来治疗,不从其病因(没有根据下后,或发汗后,治疗止泻或补津液)来治疗;也可以说急则治其标(喘),缓则治其本(止泻和补津液),即先治喘,好了之后下一步治疗下利和补津液。喘家多为酒客或素有肺疾者,多有伏邪在内(有寒、痰和饮为患居多)。病人有喘,要先平喘,再止喘。药方中重在杏仁,杏仁是降肺气平喘要药。麻黄宣肺同时也有平喘的作用。石膏除了清热以外,矿物药,质地重,本身也可以止喘。如果病人素有肺疾,痰饮重,麻黄杏子甘草石膏汤效果就不会太好,改用小青龙汤,也是麻黄汤变方,去杏仁,加入细辛、干姜、五味子、半夏、白芍,肺里如果有郁热,加石膏。我们提到过运用石膏的指征有身热、烦躁、发热、鼻涕黄。如果痰饮重,尤其是饮邪重的时候,细辛、干姜、五味子一定要用。饮就如下完雨后,太阳出来照射,但是地上的水还没有蒸发完,地上出现一小滩一小滩的水,这种水就是饮邪。这种病人咳嗽吐出来的痰带着清水,是典型的饮邪。有些人吐出的痰没有那么标准,痰白或清稀,无论痰还是饮都与水的代谢异常有关。

第 148 条 大阳中风,下利呕逆,其人漐漐汗出,发作有时,头痛,心下痞硬满,引胁下痛,干呕短气,汗出不恶寒者,十枣汤主之。

 十枣汤

芫花熬 甘遂 大戟

上三味等分,各别捣为散,以水一升半,先煮大枣肥者十枚,取八合,去滓,内药末,温服之,若下少,病不除者,明日更服,得快下利后,糜粥自养。

附方歌:十枣汤。

大戟芫花甘遂平,妙将十枣煮汤行,中风表证全除尽,里气未和此法程。

《医宗金鉴》认为是传抄错误,"下利"应为"不利",但临床上我们看到利不利不重要,病人重点是体内有水,这是一个水气为患的疾病。无论是否下利,只要我们可以判断胸中有水,心下、胁下有水,我们都可以用。十枣汤主证:

(1)痞、硬、满、痛,里病已成。痞:标准是邪气内陷,满而不痛称为痞。重点是满,十枣汤满在胸胁下、心下(伤寒中的心下,很多指的是胃)。

(2)小便不利、呃逆。代表有饮病,水有异常。饮蓄积在身体里面,所以水蓄无所出。

中药在伤寒经方中按照药力强弱可以分为峻(猛)、重(力量强)、缓、平和、补宜(没事也可以喝),十枣汤就不能没事喝。

十枣汤指征要点:水蓄在现代医学上比较直观的症状就是有积液,胸腔积液,腹腔积液,心包有积液。

水停心下,太阳病表不解时有两种。

(1)伤寒表不解,水停在心下,出现呃逆(打嗝、气往上冲),病机为寒束于外,水气不得宣越,用小青龙汤。小青龙汤治法重点还是汗法,汗而散之。临床上,小青龙汤的应用是饮邪,水还是大多停在肺中,停在胃中的有,但不多。标准停在胃中,就会出现呃逆,临床上只有一类情况主要是小朋友,小朋友不会吐痰,感受寒邪后,水运化失常,把痰吞到胃里,所以吃完小青龙汤后会吐,吐出的都是痰。

(2)中风表不解,水停心下而吐,也会停在胃中。病机为饮邪格于中,水气不得输泻。用五苓散,用桂枝解表。小青龙汤还是以麻黄为主,以细辛干姜五味子来治水。

水停心下,太阳病表已解也是可以分成以下两种情况。

(1)十枣汤:表已解体现在头痛、发热、汗出表证已解,所以条文中未提到,但里未和,痞、硬、满、痛里未和,十枣汤专攻里。如果此时表仍未解,最好先解表,再攻里。

(2)桂枝去芍药加茯苓白术汤:表解了一部分,但没有完全解。所以头痛、发热、无汗之表未解,兼有心下满,胃痛。此种状况下的水,有水但不多,疼痛也不会像十枣汤的那么痛。心下满,胃痛之,里未和。治疗时,还是要先解表,所以用桂枝。

伤寒下法中,多因胃实,用硝、黄,直接荡涤胃中的实邪。十枣汤在胸胁,而不在胃和肠,所以十枣汤中无硝、黄。

十枣汤:大枣、大戟、芫花(要熬)、甘遂。

药的剂量因为服散剂,大枣每次10颗,其余三味药可以共开10克或者20克,三味药等分。先煮枣汤:用水300毫升,煮大枣,大枣掰开,取160毫升,去药渣。将药粉冲到枣汤中,温服。强人服一钱匙,折算为1.5~1.8克,现在一般可以到3克,只做参考,因为不是张仲景说的。温服之,平旦服,即早晨起来吃,空腹吃,因为吃完后会上吐下泻,所以不能吃东西,否则只吐食物,不吐水,影响药效。临床上,3克少了点,我一般用三味药一共10克,一次打粉。要看病人蓄水的多少和体质禀赋的强盛,正气弱就少一点,今天吐一点,明天吐一点,后天再吐一点。不要想着一次吐完。因为现在药材质量的问题,我以前用3克,现在可以3倍,10克。这种峻下逐水,药力强的药,要亲自看一下药的质量。药效差一点还不是大问题,药是假的就很麻烦。十枣汤因为比较便宜,所以更多就是炮制的问题,炮制是否得法。比如现在附子,附子的炮制用胆巴,病人中毒很多是因为胆巴中毒,而不是附子中毒。所以用的时候要先用清水泡洗一下附子,或者有好的渠道和可靠的药材供应商,附子道地药材在四川,俗称江油附子龙安种,现在凉山彝族自治州的会理市、布拖县都有产地。当然还可以用野生药材,用野生一定要小心,因为每种中药的科属种不同,所以最好是有用过经验的老师传授,或者先尝试再用。因为野生乌头药力很强,临床上我喜欢用野生的葛根、人参。乌头就不太敢,本身药力很强,中药中用蜂蜜解乌头的毒,所以不敢轻易使用,要把好药材关。

十枣汤和陷胸汤治疗都是要除热、痰、水于胸胁之间,这是它们相像的地方。临床上很多积液的病人都是在胸腔之间,脏胸膜和壁胸膜中间夹层里,有的是在肺里,水性是往下走的,十枣汤确实要比陷胸汤位置低一些。一般病人温服之后得快利,若下少病不除明日更服,药量也可以增加。得快利之后,糜粥自养。此药一般还是以腹泻为主,水气走的通道还是以大便和小便为主。不同的人走的渠道不同,有的人是大便走的多,有的人是小便走的多。水邪重点还是小便走的多,但大便也会带水,也会有一部分。一般这两个渠道走的最多。吐的也会走一部分。所以服完药后,病人说吐了或者拉肚子了,你要提前告诉病人,这是正常现象(表4-8)。

表4-8　十枣汤与陷胸汤的比较

方剂名称	病　位	病　因	用　药
十枣汤 (峻剂)	邪在心下及胁和胁下,其位低	水与热结(峻下逐水为主)	用大戟、芫花、甘遂、大枣
大、小陷胸汤 (峻剂)	邪结在胸,其位高	痰与热结,以痰结为主	用大黄、芒硝、甘遂

我们看一下水气病的治疗。水气病是中医中很特殊的病,因为西医中没有水气病,西医中有各种检查报告,但是,没有验水报告。得了水气病后,病人会有如下表现:① 喘。② 咳嗽。③ 心慌,水气跑到心脏上,出现心慌。临床上很多心梗、心绞痛、冠心病的病人表现出心慌,他们的水气从何而来? 生活上喜欢吃冷饮,喜欢吃寒凉的东西,喜欢喝茶,喝到后面出现心慌的症状,这也是水气病。这样的病人,一伸舌头出来水气为患,舌头上一定有水的特征,舌头像一块海绵被水泡了一样,舌面上有很多津液。脉象上水气病的脉摸起来是弦脉。④ 哕,气往上返。⑤ 呕吐,吃不下东西,水在胃中。⑥ 下利,拉肚子。

治疗方法,仍然是以下方法。

(1) 治疗水仍然是汗法为主,水气为患,最好的化水方法是汗法。

(2) 利水,利小便,再分常见两种:第一种,淡渗利水;第二种,峻下逐水。治水气病的方法中,最为峻猛者即峻下逐水,代表方就是十枣汤。中药中也有很多专病专方的药。只要你有水,服了十枣汤,就一定会有呕吐或下利的情况,以下利为主(表4-9)。

十枣汤方解。大戟、芫花、甘遂,这三味药都是辛、苦、寒,治疗热,直攻水邪。治疗的情况类似于在生活中水蓄为患,发大洪水,水堵了,不通。我们把闸门打开,决渎而大下之,恐伤其正,用大枣10枚,缓其峻。同时吐完之后,用大枣扶正,固扶脾胃。大家在临床治疗时,伤寒也好,外感疾病也好,内伤也好,治疗的时候不能忘记脾胃。发汗也好,下法也好,顾护脾胃是张仲景一个非常重要的学术思想。

这里还有一个细节,糜粥自养。药方服法中有糜粥自养,糜粥的目的重点是谷气内充,邪不复作。顾护脾胃的方法,大枣是一个方法,另外一种,因为服药之后,吐、泻、下,用大米粥最好,因为是热病,熬得稀一些、烂一些,谷气内充后,正气来复,邪气就不会复作。蓄水的病人,水气就不会再蓄结为患。

临床上,我们治疗重症时一定要注重细节,首先辨证大方向要准,第二用药的选方要精,在这两个前提下,最后决定我们治疗是否能够成功就是细节。把好每一个关。临床上我们发现,药医不死人,佛度有缘人。当病要好时,所有因缘都会来帮他。会找到最好的医生,周围所有的有利于他的好的因缘都会来帮助他,他的病一般都会治疗成功。碰到这种病人,你用药也好治疗也好,会相对轻松一些。怕就怕他命中没有这种好的助缘,你用药也是也许今天脑子一糊涂,陷胸汤和十枣汤用混了,用成陷胸汤,药一下去,本来病已经很重了,吐下不得法的话,阴阳格拒,很容易阴阳离决,当然这是医生之过。同时还有病人家庭的方方面面,临床上会碰到很多。

当一个病要治成的时候,它一定会显出很多象,大家除了要观察你的药以外,还要看天时地利人和,他占没占到所有的因素。有的人,到那个紧要的关头,真是谁都不愿意帮他,要什么缺什么。有的人要什么药都会有相应的方法,这是我们讲到的题外话。

表 4 - 9　水 气 病

证	病	脉	治
喘,咳嗽,心慌,哕,呕吐,下利	水气病	弦脉	汗法(最好的方法) 利水[淡渗利水,峻下逐水(最为峻猛)]

第 42 条　大阳病,外证未解,不可下,欲解外者,宜桂枝汤。

太阳病上篇重点是太阳中风,以桂枝汤为代表。太阳病,表证还未解的时候,治疗正法还是汗法,不可用下法,解表还用汗法,选方还是桂枝汤。

临床上,只要有一分表证,即可解表。无论是下后、汗后、久病、初病,有很多人伏邪伏在身体里面,几十年都有,依然有表。伤寒也好,中风也好,伤到六邪,都可以解表。根据六经辨证中它属于哪一个,都可以用相应解表方法。中风用桂枝汤,伤寒用麻黄汤,不要想着哪里感冒有感 30 年的,是有的。

第 43 条　大阳病先发汗不解,而复下之,脉浮者不愈,浮为在外,而反下之,故令不愈,宜桂枝汤。

汗后,脉浮还在表,用下法还是不愈。本条和上条有相互解释的作用,宜汗反下,脉仍浮。判断治疗是否正确,汗或下后,治法如果对,脉浮应去,更直观的是主症应去。本条是根据脉来定是否病好。还有病人以别的病来看的时候,你摸脉还有表证,你依然可以给他治表。很多人长期身体伏有一些病邪,没有症状,患者自己就根本不知道了。此时,用脉来定是否有邪气,因此脉很重要。当然你也仍然可以找到其他的一些证据:皮肤的情况,出不出汗。例如一个人长期不出汗,一定有伏邪在里面。出汗过多或者不出汗都是不正常的,皮肤粗糙,大椎处有异常的皮肤粗糙,或者长富贵包,而脉仍有浮象,这依然是有外感,依然可以用桂枝汤。

第156条 大阳病,外证未除,而数下之,遂协热,而利下不止,心下痞硬,表里不解者,桂枝人参汤主之。

桂枝人参汤

桂枝四两　甘草炙四两　白术三两　人参三两　干姜三两

上五味,以水九升,先煮四味,取五升,内桂,更煮取三升,去滓,温服一升。

附方歌:桂枝人参汤。

人参汤即理中汤,加桂后煎痞利尝,桂草方中皆四两,同行三两术参姜。

这张处方是理中汤加桂枝。太阳病未解而数下之,里虚,表未解。反复下,津液受损,阳气也受损。大下之后定无完气。用峻猛的药,反复下,通大便,利小便,邪气已除,还在下,那会伤正。正气包括阴精、津液、血,伤到津液和血的层面比较多,气,阳也受损。利水,水是有温度的,阳气也会受损。西医在给病人输血时,献血的人,血离开身体,气就走掉了。所以接受输血时,要用一点药,温阳的药,理中汤,四逆汤,配合输血。西医会给你加一些激素,他说是减少排斥反应,但类似温阳的作用,因为你身体阳气弱的时候,别人给你输的血,你是利用不起来的。里虚,出现下利不止,因误下,表邪入里一起往下走。里虚表现:① 下利不止;② 心下痞硬。痞是心下满但不疼痛。痞的位置在中焦,天地不交通导致。按病人胃脘处,皮肤肌肉比较硬、紧,不柔软,腹部有的会像皮革一样很坚硬,摸上去会弹手。病人吃完东西会有胀的感觉。表里不解,表未解,我们用桂枝来解表,表已经解得差不多了,只放一味桂枝解表,同时用理中汤温里。温补中,两解表里。所以这里没有用桂枝汤,病人的脉表现脉迟无力,甚至脉沉无力。如果数下之后,仍然脉数有力,那病人的痞就不是因为虚寒,而是因为虚热。这时我们选用另外一张处方:甘草泻心汤。《伤寒》中有5个泻心汤,但凡痞证,要先想到泻心汤。桂枝人参汤证有,但不如泻心汤利用率高(表4-10)。

表 4-10　桂枝人参汤和葛根芩连汤的鉴别

病因、病证	药 方	方 解
桂枝证,太阳中风病,本应用汗法。医反下之,如果下利不止,脉促。表邪入里之实热	用葛根芩连汤	葛根解表邪,黄芩、黄连苦寒,解实热
桂枝证,太阳中风病,本应用汗法。医数下之,利不止,桂枝加人参汤,虚证。表邪入里之虚寒	桂枝人参汤	桂枝解表邪,党参、干姜、白术、炙甘草解虚寒

桂枝人参汤(表里两解之药):桂枝四两(60克),炙甘草四两(60克),白术三两(45克),人参三两(45克),干姜三两(45克)。

桂枝人参汤,即理中汤原方4味药(各三两)+桂枝四两,其中炙甘草多了一两。人参此处一般用党参。五味药用水1 800毫升,取1 000毫升,后纳桂枝,煮取600毫升,服200毫升。

理中汤补脾胃之阳,而理中焦之气。桂枝温阳而解表。桂枝这味药非常好,既可以走表,又可以入里。我们的病无非就是表、里两部分;还有半表半里,那就是柴胡。所以临床上柴胡汤或桂枝汤我们用得非常多,这就是我们用它的依据。理中汤加重甘草,且我们先煮理中,取其味厚之重,温补脾胃阳气,桂枝后入,目的是取其气薄上升,通阳,达表逐邪(太阳病未解之邪)。桂枝单煮,色略红,一点点甘味,喝了之后很快走到皮肤上去。此药方既有治里虚的药,又有治表邪的药,表里两解。和中力量强一些,解肌的力量气也是足的。临床用的机会很多,不一定医生数下之,只要脾胃虚寒,外感不愈,或外感时我们需要兼顾里虚的情况,就用这张处方。我们开药的时候,桂枝为君药,加入理中汤,要知道这是表里双解的药方。

第34条 大阳病,桂枝证,医反下之,利遂不止,喘而汗出者,葛根黄连黄芩汤主之。

🌿 葛根黄连黄芩汤

葛根半斤 甘草炙二两 黄芩三两 黄连三两

上四味,以水八升,先煮葛根,减二升,内诸药,煮取二升,去滓,分温再服。

附方歌:葛根黄芩黄连汤。

三两芩连二两甘,葛根八两论中谈,喘而汗出脉兼促,误下风邪利不堪。

太阳病桂枝证,桂枝证代表太阳中风,头痛、脉浮缓、汗自出、恶风、脉阳浮阴弱、翕翕发热、鼻鸣、干呕这都是桂枝证。医反下之,利遂不止,喘而汗出,葛根芩连汤。因为太阳中风中的桂枝证,正治为桂枝汤汗法,如果误下,表热内陷,病如果传阳明之表,就用桂枝汤加葛根,现病入阳明之里(阳明的胃和大肠,走到阳明腑)。

葛根芩连汤:葛根主阳明表里,在表可治,在里也可治。表热内陷,热邪上则喘,下则利,都是因为热导致。我个人体会,喘是跟邪陷下有关,气机升降异常,不单纯因为热导致喘。所以我们专门用葛根,一方面清热,一方面升提邪气。葛根在小儿传染病水痘、麻疹这一类疾病中用得非常多,因为它可以把邪气提升起来,提到表,邪气不能陷在里面。陷在胃肠中还好点,如果陷在肺、心脏或心包,那邪气就比较重了。临床上我治疗过一个3岁小孩,高烧2周不退,其他医者反复用药但不好,他找我来的时候说了整个治疗过程。最后发现孩子耳朵的地方长了疹子,疹子不大,不是水痘,也不是麻疹。那我给他用了三味药:升麻葛根汤(升麻、葛根、白芍),他服上一次药后,他的烧就退了。所以葛根升提陷在里的邪气或者陷在下的邪气,功能非常好。两周没好的高烧,因为邪陷于里不好,邪气不解,那正邪会一直交争,会一直发烧,如水痘、麻疹等。这时候看一下,是否属于这种情况,如果是,那用葛根、升麻一升提,邪气很快就能解。

葛根芩连汤,葛根八两(120克),炙甘草二两(30克),黄芩三两(45克),黄连三两(45克),比例:8∶2∶3∶3。用水1600毫升,先煮葛根,取1200毫升,再纳其他诸药。取400毫升,每次服200毫升。

葛根为君药,辛甘凉,清轻、升发、解肌(葛根对于凡是肌肉中的病,尤其是热,非常好)而止利、生津(下利多补津液)专门入阳明经,为阳明经的引经药。引经药像引路人,把药带到指定的经络。例如葛根,只要你用了葛根,就可以带到阳明经。归经药,气味归属于经,可以归好几条经。例如葛根,可以归阳明、归太阴。归经药很多,但引经药不多。在《伤寒论》中治外感疾病的引经药,比如葛根、柴胡、白芷。白芷还不如葛根的功效强,葛根使太阳和阳明的邪气转外而解。

黄芩和黄连在这里是臣药,两味药均为苦寒药,清热、止汗、定喘(喘可因实、虚、寒、热导致),止利清阳明之热。

甘草为佐药,和中补土。

每味药都走自己的方向。中药开方指的是开的时间和方向。药作用下去之后什么时间到什么地方。佛家讲整个物理世界与人体都是四大构成,人体由地、水、火、风四大构成,药也由地、水、火、风四大构成,所以有同气相求的作用。人体四大中某一大不调和,用相类似的药,就可以去调某一类疾病。中医的"靶点"也是非常精确,只要你辨证准确。

药煎煮时先放葛根,解肌的力量就比较纯。《伤寒论》经方特征是药味不多。

桂枝人参汤,补中逐邪。葛根芩连汤,患者外感,标准太阳中风,邪陷于里时,或医生用误下的方法,或者吃抗生素或者输液,输多了之后患者拉肚子,同时有热邪的表现,用葛根芩连汤。有些人素体有热,尤其阳明有郁热,感受外邪,邪陷于里,邪陷阳明,也用葛根芩连汤。这张处方,临床用的机会很多。比如有些人常年腹泻,面红,目赤、额头疼,典型阳明经的症状,邪陷在里,邪气一直未出来,脉浮大,阳明病,用此方。

第23条 大阳病下之后,脉促胸满者,桂枝去芍药汤主之,若微恶寒者,桂枝去芍药加附子汤主之。

🌿 桂枝去芍药汤

桂枝去皮二两　甘草炙二两　生姜切三两　大枣擘十二枚
上四味,以水七升,煮取三升,去滓,温服一升,将息如前法。

🌿 桂枝去芍药加附子汤

桂枝去皮二两　甘草炙二两　生姜切三两　大枣擘十二枚　附子一枚
上五味,以水七升,煮取三升,去滓,温服一升,将息如前法。

附方歌:桂枝去芍药汤、桂枝去芍药加附子汤。

桂枝去芍义何居,胸满阴弥要急除,若见恶寒阳不振,更加附子一枚俱。

根据邪气不同,我们用三种方来解(表4-11)。

表4-11　太阳病误下后证治

条文内容	证	治
太阳病误下后	实邪(主要是痰导致),患者出现胸满,气上冲咽喉,不得息	瓜蒂散 (吐法,将痰吐出)
	虚邪导致气上冲	桂枝加桂汤 (临床上用桂枝＋肉桂)
	虚邪、脉促中间停,胸满 (因为误下,胸阳不足,心肺膈以上的部位阳气不足)	桂枝去芍药汤

桂枝去芍药汤,是桂枝汤的减法。为何要去芍药?芍药酸、凉。去芍药避免继续再胸满,胸满是因为胸内阳气不足。凉性会更损胸阳,本来下后阳气不足,若不去芍药,阳气更损。阳虚则寒,已经寒,再加凉,不适合。若微恶寒,在此处方基础上加附子(炮附子)。桂枝汤证,下后,胸阳不足导致胸满,摸脉脉促,也可能脉无力,或微恶寒或不微恶寒,形寒畏冷。第一步去芍药,第二步加附子(保险起见,也可上来就同时加减)。临床上就可以继续发

挥,所有疾病只要见到一分阳虚,一分恶寒,就可以加桂、附这样的药。经方加减可以适用于一切疾病,只要病证符合,或病机符合。因为阳虚,所以就可以用附子,因为恶寒,就可以用附子(图4-7)。

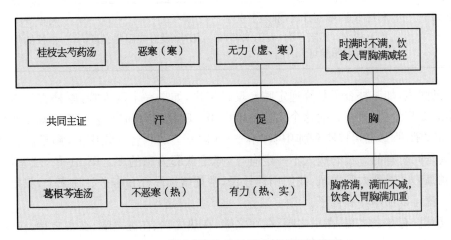

图 4-7 葛根芩连汤和桂枝去芍药汤的鉴别

临床腹胀虚实判断与胸满同理。

(1)吃完东西后,腹胀加重,为实证;吃完东西后腹胀减轻,或用手按一按,腹胀减轻,为虚证。

(2)情绪不好的时候更胀,情绪郁滞在里面,导致的腹胀,实证。实证要用破气的药:三棱、槟榔、莪术;虚证要用补气的药。

此时鉴别很重要,虚实不能反。

桂枝汤去芍药的服法和桂枝汤一样。这里面的附子一枚,炮附子切8片,附子炮过之后,专门治疗表阳虚。《伤寒》里用到的附子方,炮附子比生附子用得多,临床上医院里面基本都是炮附子。

第41条 大阳病,下之微喘者,表未解故也,桂枝加厚朴杏子汤主之。

第21条 喘家,作桂枝汤,加厚朴杏子佳,又服桂枝汤吐者,其后必吐脓血也。

🌿桂枝加厚朴杏子汤

桂枝去皮三两　甘草炙二两　生姜切三两　芍药三两　大枣擘十二枚　厚朴炙去皮二两　杏仁去皮尖五十枚

上七味,以水七升,微火煮取三升,去滓,温服一升,覆取微似汗。

附方歌:桂枝加厚朴杏仁汤。

下后喘生及喘家,桂枝汤外更须加,朴加二两五十杏,此法微茫未有涯。

这是《伤寒论》中桂枝加厚朴杏子汤仅有的两条条文。我们可以一起看,就是多了一个喘家。我的体会,将来你们应用的时候,宁可误汗,不要误下。因为汗法基本还是符合表证的治疗方法,下法是处理里证、里实的治疗方法。所以汗的时候,无非就是汗得轻一点,因为现代人屡中风寒情况非常多,基本都有,所以用后基本没有问题。除非像麻黄这样的药用量过大,麻黄可以用量稍微小一点(表4-12)。

表 4-12　太阳病误下

条文内容	证	治
太阳病误下	利遂不止,喘而汗出,邪陷于里	葛根芩连汤
	不下利,喘,邪陷于胸,表仍未解,未入阳明(没有在阳明经证,也没有阳明腑证)	桂枝加厚朴杏子汤

桂枝汤解表,加厚朴杏子是降逆定喘。反过来讲,如果一个病人喘,厚朴杏仁是一个可以广泛应用的专病专药,只要有喘这个症状就可以用。喘家素有肺疾,表现为气喘不足以息。哮以声响,如吹哨,听诊器可以听到肺中有"咻——咻——"的鸣音。临床上,病重或者哮病久的人,哮和喘是同时有的。喘的病人不一定有哮,哮是饮邪为患的多。第 21 条,喘家作桂枝汤,平时有喘的病人,遇到太阳中风,我们用桂枝汤,常规就加厚朴和杏子。临床上,只要看到喘或呼吸声重,就可以加厚朴和杏子。

喘的病机,有在表之喘、在里之喘、在寒之喘、在热之喘、在虚之喘、在实之喘、在阳之喘、在阴之喘。八纲的方法,可以放在很多疾病症状的辨证上。

桂枝加厚朴杏子汤的喘是在表之喘,表实之喘,因为误下,气降不下去。里虚也会有喘,喘家,是里病,久病必虚。喘家作桂枝汤,治疗里虚表实,方子相同。

桂枝加厚朴杏子汤:桂枝三两(45 克),炙甘草二两(30 克),生姜三两(45 克),芍药三两(45 克),大枣十二枚,炙厚朴去皮二两(30 克),杏仁五十枚(20 克)。

方解:厚朴辛温,主要降脾胃之气,肺气亦降,气降痰消。厚朴利气,使气走得更通畅一些。杏仁苦温,开降肺气最速,温肺降逆,肺气将全身气都降,肺主气。所有痰喘,皆可用。

每一对脏腑本身都有升和降(图 4-8),所有主降中,火(心)和金(肺)主降作用最强,只要它一降,整个身体气机就往下降。我们降时最常降肺气。六腑中来讲,胆、胃,六腑以动为用,以降为用。在这几个中,胆和胃降是最重要的。很多人胆气不降、胃气不降,就开始咳嗽、口苦,都是因为气不降。杏仁降肺气非常好。凡是入秋以后的咳嗽,都要加一些降气的药。厚朴、杏仁就会比较常用。厚朴属温性的药,主发散,主降不如杏仁用得多。

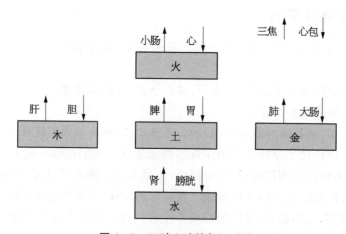

图 4-8　五脏六腑的气机升降

我们下面来看一下类方(表4-13)。

表4-13 喘的分类(按六经辨)

经	药 方	主 证
太阳病	麻杏石甘汤	无汗而喘,表寒里热①
	桂枝加厚朴杏仁汤	有汗而喘,表有风邪,邪陷在胸,因为误下
	小青龙汤	无汗而咳喘,表寒里饮(药方中加入细辛、干姜、五味子)
少阳病	小柴胡汤+五味子+干姜	无喘有咳,咳嗽为主
阳明病	大承气汤	无咳有喘,实喘(大便不下)
	葛根芩连汤	下利(邪陷于里)
少阴病	回逆汤(附子 炙甘草 干姜量加大)+五味子	回逆汤:阳气要绝,手脚冷,服之后,阳气回头
	玄武汤	阳虚而喘
	猪苓汤	阳邪下利而喘
	四逆散(柴胡 枳实 白芍 炙甘草)	阳郁而喘(阳郁于内,手脚冷)

注:① 仲景时代,西医未进入中国之前,一般病人都是没有汗的;现代西医引入后,给病人用退烧药,表寒里热,但病人仍然会出现汗,这是由退烧药发正常人体津液的汗。所以,现代有汗也可以用,此时要根据脉来判断,脉依然浮紧,紧象未解,表寒还在,用的时候麻黄量少一些。我曾经做过一次会诊,去的路上我听朋友介绍病情。冬天(伤寒易发的季节),衣服穿少了,受风和寒,觉得受寒,中午喝了白酒吃了火锅,开始发热,高烧(外感疾病一般高烧)。西医收治,开始用抗生素,但高烧1周都不退。这样我就知道了,表寒,饮食火锅加酒,非常典型的表寒里热,药都可以开完了,但去的时候要证实一下。去了发现病人有汗,汗是哪里来的呢?因为病人每天要用退烧药,有汗也不要紧,麻黄依然要用,因为邪气还未解。但是我同时提出要求,医院要配合我的治疗,第一所有的抗生素要停,第二以麻杏石甘汤为底开方,当天连续吃2剂,下午烧基本就可以退。果然,病人吃完药后就开始呕吐,郁结在胃中的热,随未消化的东西吐出,汗一解,第二天烧退。从此一家人从不信中医到深信不疑。中医有疗效后,人们就会改变他们的看法。

喘有虚实,虚则补之,实则泻之。桂枝汤就不适合实热证,因为会助热,动血,所以有可能引起呕吐脓血。

[答疑]

问:咳喘的辨证要看什么?

答:咳喘的辨证要看其本身是虚是实。我们刚才讲六经辨证,但六经辨证不离表里寒热虚实阴阳的八纲辨证。辨证是以六经辨证的前提为基准。比如太阳病,就有太阳病的标准,"太阳之为病,脉浮,头项强痛而恶寒"。太阳中风,也有一系列的界定标准。在六经辨证的前提下,我们可以理解为继续再辨八纲。但临床实质上我们并没有分开,六经辨证时也包括八纲辨证,在辨六经的时候,比如说太阳病,我们要辨病在表,还是病在经络,还是病在膀胱腑。在皮肤和肌腠为表,在经络为里,这是一对表里。如果经络为表,六腑则为里。我们辨证时先记条文,尤其药方,主治什么,功效什么。然后再详辨,是虚是实。用的时候,本身虚实也已经分开了。有的病八纲辨证不是很好辨证,比如气血角度,经络气虚,太阳卫气虚,八纲不是太好辨,表可以定,卫气虚可以定,阳为气,所以阳虚,有的时候会牵强一点。六经是一种归类,外感疾病的辨证方面是非常有优势的总纲。

问:关于脏腑的升和降如何理解?

答:升降在总的脏腑上来论的时候,脏腑本身有表里关系,本身就有升降关系。比如肺主升,它是相对于大肠来讲。从经脉升降来讲,肺主升,大肠主降。但是从五行上来讲,肺属金,金对应秋天,秋天就是主降的。杏仁这味药主要就是主降气。脾和胃,饭吃下后,胃气要降,脾气要将消化吸收后的精微的气血升发到全身,完成升降,这样气机就不会乱。但生气时气机全部往上走,害怕时气机全部往下走,影响身体本身正常升降。

问:喘病的方一定在喘之后才能用吗?

答:这就要看主治病证,喘只是其中一个症状,麻杏石甘汤只要看到表寒里热就可以用,无大热,汗出而喘。喘表现为咳嗽,咳嗽不重。通常发烧很重,所以表寒里热很重要。没有喘发烧也可以用。小青龙汤只要有里饮就可以用。医生更为关注的是这个病六经辨哪一经,至于喘还是发烧,药都是一样的方向,只不过有些药可能更针对这些症状,就可能会用一部分。比如喘,我们可能会用一部分针对喘症状的杏仁、厚朴;如果是以发热为主,可能会考虑麻黄、石膏。另外注意的是所有症状中要抓主症,葛根芩连汤中下利是主症,喘不喘只是一个顺带的症状,病因上来讲,有可能是误下引起的。如果没有下利,那就不会首先想到葛根芩连汤,可能先想到别的,可以是桂枝人参汤。邪气陷于胸,病机是里面有热有实,我们也会用葛根芩连汤,但这不是以下利为主症。难点在于通过症状归纳总结病性、病位、病因、诊断,在诊断出来后,用药相对简单。

问:胸、胸下、心下的区别?

答:比如十枣汤,定位在胸胁,积液容易积在两胁,胁肋下,因为它属水,所以即便在胸下,位置也会低一些,它不会在肺尖的位置,它会在肺底和肺的侧面,这叫心下或胁下。

再比如麻杏石甘汤,在整个胸腔,胸里有热,在肺里。泻心汤,心下(胃),也包括心。病位很少很单纯,会兼夹,如病太阳中风,往往还会夹一点阳明的某一个症状,这就看医生怎样取舍,中医讲中和之道,怎样把握它的中。病机也要看怎样抓到最核心的点,别的再看怎么办。五个泻心汤,主要是看其中的药来区别,主要看虚实兼夹不同。甘草用在虚不足,半夏用于气不能降,这个问题不急,后面会讲到。

问:燥和躁如何区分?

答:燥,主要是热,所以燥热经常连在一起。燥是阳明主的气,秋天的气主要是燥气。燥分凉燥和热燥。凉燥:外感用杏苏散;热燥:用桑杏汤。

躁,阳气动,躁扰不宁,躁动不安,用腿来回走,发狂奔走,谵语,登高而歌。阳明腑实证为主。

大青龙汤,也有身热的情况,有燥热,热多一点点,还不至于躁。这还是阳明表病,或太阳表病。偏于表寒里热,里热有可能出现躁动不安。身热也有,但干燥不重。所以药中以去表寒为主,用麻黄为主,加一点点石膏,去郁在里面的内热。到了阳明经病,大烦渴,脉洪大,大汗出,这是典型的燥热,我们用白虎汤。

栀子豉汤也是治疗燥热,栀子更侧重清热,所以虚烦内热用栀子豉汤。如果是实热,则用三黄泻心汤,龙胆泻肝,泻肝胆的热。

气也分内外。表气、六腑气、脏里面的气,再到肾中的精转化的气。比如肾中的元气。普通外感只涉及外面的气,太深不会涉及。太阳中风,本身出汗,用药之后又发汗。发汗,中风出汗是异常的情况,正常人不应该出汗,因为营弱卫强,经络里气的部分受到风邪,风邪的性使腠理打开,出的汗是人体正常经络里的血化的津液(阴精),出汗,一方面表示病人受了风邪,另一方面也表示伤身体的津液,严格来讲,服桂枝汤发的汗是邪气的汗(主要是风邪),也是要耗身体的津液,所以服桂枝汤要喝粥,一是保护胃气,另一方面是鼓邪外出。

第 17 条 太阳病,下之后,其气上冲者,可与桂枝汤。

古代医家,误治的情况常见的有误汗或误下,这条是误下的情况。

太阳病未解,里实邪陷,用药是大陷胸汤。误下后出现下利,出现里虚邪陷,出现胸满痞硬的情况,这时候用桂枝人参汤,即理中汤加桂枝汤。还有一种情况也是实邪,是胸实邪陷,用瓜蒂散,吐法。胸实邪的情况是胸中痞硬,气上冲。胸虚邪,也是气上冲,是阳虚了,这种情况用桂枝汤。同样是气上冲,要辨虚实(表 4-14)。

表 4-14 太阳病表未解误下

疾　病	症　状	病　机	处　方
太阳病表未解误下	无气上冲	里实邪陷	大陷胸汤
		下利里虚	桂枝人参汤(理中汤＋桂枝汤)
	气上冲	胸实邪陷	瓜蒂散
		胸阳虚	桂枝汤

治疗用桂枝汤,发其汗,陷在胸中的邪不受外束,胸中气可达四肢,不会出现内壅而上冲。

第 156 条 病如桂枝证,头不痛,项不强,寸脉微浮,胸中痞硬,气上冲咽喉,不得息者,当吐之,宜瓜蒂散。

🌿 瓜蒂散

瓜蒂一分　赤小豆一分

上二味,各别捣筛,为散已,合治之,取一钱匕,以香豉一合,用热汤七合,煮作稀糜,去滓,取汁和散,温顿服之,不吐者,少少加得快吐乃止。

附方歌:瓜蒂散。

病在胸中气分乖,咽喉息碍痞难排,平行瓜蒂还调豉,寸脉微浮涌吐佳。

条文讲到桂枝证,桂枝证有头痛、项强、恶风、汗自出、发热、脉浮缓等症状。这里讲桂枝证,头不痛,项不强,但有发热、恶风、汗自出、脉浮缓。脉浮缓,这里寸脉微浮,是邪已去了,但还未完全解,这种情况可能是病人素体有饮食的内伤,病位还在上,邪气结在胸中。表现是胸中痞硬,气上冲咽喉,代表邪已入里,但位置不深,在胸中,一般会有寒痰、宿食(之前吃的食物没有消化吸收,在体内停留成为宿食)、热痰、湿、水等邪,这些邪气在内会出现胸中痞硬,气上冲咽喉,气的升降受影响,气上冲咽喉是气逆而不下。气机的运行在胸的部位,一个是气道,主要是肺,另一个是食道,主要是胃。这个在胸腔部位的胃和肺,中医讲是天气(气道)呼吸,地气(食道)饮食五谷,两种气机都受影响,所以气上冲咽喉。邪不在肌腠,用汗法不适合,邪不在心下,用下法也不适合,邪在胸中,在脐上。高者越之,用吐法,用瓜蒂散。

八纲辨证里面表里虚实寒热阴阳,针对八纲辨证(表、里、寒、热、虚、实)有汗法、吐法、下法、清法、温法、和法、消法、补法。汗法是伤寒第一法,吐法和汗法是同法,吐法速度很快,服药半小时必吐,也可以当作专病专方。取吐,伤寒代表方就是瓜蒂散,只要胸中有实邪的人服药就会吐,有的人吐痰,有的人吐食物。

瓜蒂散,瓜蒂要熬黄用一分(4 克),赤小豆一分(4 克),捣筛,取一钱匕(2 克),用淡豆豉一合(20 克),热汤 140 毫升(七合)煮淡豆豉,顿服,就服 1 次。不吐的话,再煮,再服。一般第一天可以吐,没吐是药轻病重,还可以再服 1 次,一般 3 次药服下就会吐。如果第一天 3 次服下没吐,第二天再服。瓜蒂药量虽然很小,但药力很强,一般服下去就见效。胸中有实邪的,比如痰,用吐法是非常好的。

康平本注中提到诸亡血虚家,不与瓜蒂散。因为大汗、大吐(吐血或食物)、大下之余定无完气。气跟随血和津液丢失了,所以伤寒里的急救一定是先回阳气,用回逆汤等,其他的问题先不管,比如缺血,也不急于先补血,而是用附子、干姜、肉桂等先固摄阳气,因为气跑掉,人的阴阳就离绝了,阴阳离决,人就死了。所以发生厥证(手脚冷、昏迷等情况)一定先回阳。诸亡血家不可服,这种情况,虽然病人胸有邪,吐的时候要不就轻一点,要不就换药方比如小柴胡汤加化痰的药或桂枝汤加化痰的药,或合上小陷胸汤,取缓剂,比如老年人虽然未经吐下,但一般气血不足,那么在用药的时候也要考虑取缓剂小剂量。临床中经验,一般来讲只要有实邪,吐法驱邪都不会伤正,吐过神清气爽,正气一下就来复了。临床中,哪怕是老年人,除了大出血、大汗、大下,一天下利几十次的这些情况,一般情况都可以用吐法。临床中大汗(这种大汗一般不是自己出汗,而是治疗不当出大汗,比如中医服用麻黄,体虚的,另一种是西医的退烧药)的不用吐法。

瓜蒂散是涌吐第一方,伤寒里很多方都是排名第一的。酸苦涌泄,第一个是吐宿食,宿食不只是昨天吃的没消化的,如果是胃肠功能弱的会宿的比较久,比如不好消化吸收的食物,黏腻的,合成食品,夹杂痰、气的食物容易停留在身体里。临床中,很多肿瘤是宿食、痰、气聚在一起,或是外来的粉尘构成的(比如肺癌,临床观察肺发生肿瘤的,会有曾在带有粉尘的工作环境的经历)。

在这些病因里,最重要的是两个,一是寒,代表阳虚,另一个是情志,正常人有情绪的疏泄表达,生气愤怒,悲伤流泪,把气疏泄出来就不会伤到身体,如果得不到疏泄,气就郁结在体内,与上述的宿食、痰等碰到一起就易生肿瘤。临床观察,得肿瘤的人性格都有相似之处,不愿意说、表达,情绪郁积在心里面。第二个是痰,痰是热、寒、风产生的,还包括湿、水。瓜蒂散是苦寒之药,最适合吐热痰和风痰(表 4 - 15)。

表 4 - 15　肿瘤的成因

病　　因	病　　机
寒(主要)	阳虚
气(主要)	情志不得疏泄,气就郁结在体内
痰	热、寒、风产生的,还包括湿、水
宿食	
粉尘(肺)	

瓜蒂,极苦而寒,如果痰湿重,宿食,心下痞满,胸中痞满的人可以用这个方法试一下吐风热痰邪,膈上宿食,除头部的湿气,吐后眼睛明亮,把水气排出去了。

我们保健身体的时候也是尊崇扶正祛邪的原则,扶正就补身体的气和血,因为气血就是人体总的阴和阳,医生说病人气血虚是个非常广的概念。从脏腑角度来看,要明确哪一脏哪一腑然后治疗,从经脉上面来讲,主要是疏通,经脉要通畅,平时练功都是使筋柔和,经脉通畅。

祛邪的部分,重点几个方面,一个是瘀血,活血药可以作为保健身体的短期祛邪之用,第二个是痰的问题,痰湿水湿,因为脾胃虚,脾胃为生痰之源,脾胃虚弱后,饮食就易生痰,比如鱼、肉类最易生痰。所以普通人也可以化化痰,虽然不一定会吐出很多,但也会吐出一些来。中医认为痰会分布很广,可以在皮肤、肌肉、经络、脏腑里,大家可以试一下。第三个就是情志的问题,现代社会压力很大,理气疏肝解郁的药都适合,服药后都会很好,都可以调,比如小柴胡汤、加味逍遥散、柴胡疏肝散,以及以柴胡汤为主的和方,柴胡桂枝汤,都可以用,通过这样的方法达到祛邪扶正,使身体达到更好的状态(表4-16)。

表4-16　中医保健原则与方法

原　则	方　法
扶正(补气血)	脏腑角度:确定补哪一脏腑 经脉角度:疏通
祛邪	瘀血:活血药可以作为保健身体的短期祛邪之用 痰:痰湿水湿,因为脾胃虚,饮食就易生痰。中医认为痰会分布在皮肤、肌肉、经络、脏腑里。普通人也可以化痰 情志:现代社会压力很大,理气疏肝解郁的药都适合

赤小豆是酸平的药,利水,平血,消肿排脓。赤小豆配合瓜蒂相须为用,两味药配在一起增加药的功用,佐以香豉。豆豉是谷物,藉谷气以保胃气,一个人大病后补虚首先用五谷粥最好,滋养脾胃,补阴。

瓜蒂散和栀子豉汤的比较:相同之处都是治疗胸中邪气。

不同的地方:瓜蒂散治实证,实热,痰,宿食,水湿等,有形的邪。栀子豉汤治虚证,虚热,胸中窒息,呼吸不畅,烦热,心中懊憹,阴液不足,无形的邪。临床中虚热的病人会多一些。

胸满痞硬的症状,胸腔为清阳之位,不能有阴邪、有余之邪,比如热邪,邪气入则胸满痞硬,就会有满的感觉。满的情况分虚实,虚的情况会多些,感觉更难受。痞是满而不痛,痞满是连在一起的,比如饭后的腹胀就是这种痞的感觉,局部邪气集结时间久了,就会硬。硬不一定痛。这种情况用吐法,吐上焦得通,阳气得复,痞可消。

第337条　病人手足厥冷,脉乍紧者,邪结在胸中,心下满而烦,饥不能食者,病在胸中,当须吐之,宜瓜蒂散。

病机是痰、宿食、水湿等邪结在胸中,病位就在胸,肺位,脉乍紧是因为阳气不能达四肢,紧脉主寒,浮紧是表寒,沉紧是里寒。这里的紧脉是一过性的,一吐,紧脉就会消失,因为这种情况的紧脉是阳气郁在胸部不能舒布出来,类似阳虚的情况,表现是心烦而满,心阳被困,阳气不能达四末,手脚就会冷。手脚冷分两种情况,第一是阳虚,厥是因为四肢末梢是阴阳经交汇之处,因为阳气不足,经脉气血不能交换,主要是阳气不足不能达四末,所以手脚会冷。手脚冷,有的人只是手背冷,阳经阳气不足;有的人手背手心都冷,那就是阳经、阴经的阳气都不足;有的人手背冷,手心热,这种情况是阳气和阴血都不足了。第二种是阳气郁在里面了,我们这个就属于这种情况,是因为邪结在胸腔里面,病还是在胸中,病位在上,未及中下焦,未达脾胃、肝肾,所以,胃气正常,病人想吃东西,因为邪气阻在上焦,一般邪在食道里,也有可能在胃里,有可能是痰或宿食,所以,不能食,吃不进去。用吐法,瓜蒂散。

伤寒论研究的切入点很多,以药方、症状、六经、脉、证等为切入点。

下面就吐法做个手足厥冷症状的横向比较。

1. 太阳病篇　必脉乍紧,心烦而满,饥不能食,胸中痞硬,气上冲咽喉。太阳病邪结在胸,瓜蒂散证。病位高,且痰因风邪进入,与素体的痰结在一起,而胸满心烦,所以归入太阳病篇。

2. 阳明病篇　滑脉,脉洪大,里实热,大渴,饮冷,少气。阳明经病白虎汤证。

3. 少阴篇

(1) 沉脉,因情志引起,阳气郁在里面,生闷气。四逆散证,归入少阴篇(瓜蒂散的阳气郁在内是有形的邪气,痰、水等)。曾经有一个病例,女性,手脚厥冷,因为她也有素体阳虚的情况,一开始按照阳虚予以回逆汤,服药后病解了三四分,后来通过电话问诊再了解,还有情志的问题,爱生闷气,用四逆散,用量很轻柴胡、枳实、炙甘草、白芍各8克,手脚厥冷一下全好了。

(2) 脉微欲绝,阴盛格阳,真寒假热,(下利清谷是真寒,六腑阳气虚,不能运化五谷;面赤是假热,虚阳上浮;咽痛是假热,淡红,不似真热那般红,身反不恶寒,轻微低烧)通脉回逆汤,干姜加倍,温中的力量加大。

少阴主水火,容易呈现阴阳格拒的假象。

(3) 无脉,手足厥冷,干呕,烦躁,阴阳格拒,白通加猪胆汁汤,回逆汤加葱白加童便加猪胆汁,无脉是阳气不达四末,现烦躁,用葱白开窍引阳气达四末,从阴引阳,用猪胆汁之苦寒、童便之咸寒(阳虚的反复口腔溃疡,可用童便去掉假热的情况)去掉假热,再用干姜附子来回阳。

4. 厥阴篇　脉细欲绝,血虚有寒,当归四逆汤证,厥阴中风。

太阳、阳明、少阴都有手足厥冷的症状,有阳虚、阳气内郁、阳实热的情况(表4-17)。

表4-17　手足厥冷的辨病和治疗

经	病	脉	证(手足厥冷)	治
太阳	因风邪进的痰加剧素体痰。邪结在胸,病位高。阳气郁在胸,但有形(邪气、痰、水)	脉乍紧	心烦而满,饥不能食,胸中痞硬,气上冲咽喉	瓜蒂散
阳明	经病里实热	滑脉洪大	大渴,饮冷,身大热(少气)	白虎汤
少阴	因情志引起,阳气郁在胸,但无形(情志)	沉脉	生闷气	四逆散
	阴盛格阳(真寒假热)	脉微欲绝(比细还细)	下利清谷是真寒,六腑阳气虚,不能运化五谷;面赤是假热,只红一小块,虚阳上浮;咽痛(淡红)是假热,不似真热那般红,身反不恶寒,轻微低烧,还怕热	通脉回逆汤回逆汤干姜加倍,温中的力量加大

续　表

经	病	脉	证（手足厥冷）	治
少阴	阴阳格拒	无脉（阳气不达四末）	干呕，烦躁	白通加猪胆汁汤。回逆汤加葱白加童便加猪胆汁，用葱白开窍引阳气达四末，从阴引阳，用猪胆汁之苦寒，童便之咸寒，去掉假热，再用干姜附子来回阳
厥阴	血虚有寒，厥阴中风	脉细欲绝		当归四逆汤

第 127 条　病发于阳，而反下之，热入因作结胸，病发于阴而反下之，因做痞也。所以成结胸者，以下之太早故也。

太阳病，发于阳、发于阴是感受邪气不同。发于阳是伤于风，风为阳邪，应用汗法，反用下法（误治）成结胸；发于阴，伤于寒邪，寒为阴，不汗反下，因成痞，共同的问题是，太阳病表未解，下之过早。

第 130 条　太阳病脉浮而动数，头痛发热，微盗汗出，而反恶寒者，表未解也，医反下之，动数变沉迟，膈内拒痛，短气燥烦，心中懊侬，阳气内陷，心下因硬，则为结胸，大陷胸汤主之，若不大结胸，但头汗出，余处无汗，剂颈而还，小便不利，身必发黄，宜大陷胸丸。

🍃大陷胸汤

大黄去皮六两　芒硝一升　甘遂一钱匕

上三味，以水六升，先煮大黄，取两升，去滓，内芒硝，煮一两沸，内甘遂末，温服一升，得快利止后吐。

附方歌： 大陷胸汤。

一钱甘遂一升硝，六两大黄力颇饶，日哺热潮腹痛满，胸前结聚此方消。

🍃大陷胸丸

大黄半斤　葶苈子熬半斤　芒硝半斤　杏仁去皮尖熬黑　半升

上四味，捣筛二味，内杏仁芒硝，合研如脂，和散，取如弹丸一枚，别捣甘遂末一钱匕，白蜜二合，水二升，煮取一升，温顿服之，一宿乃下，如不下更服，取下为效，禁如药法。

附方歌： 大陷胸丸。

大陷胸丸法最超，半升苈黄杏硝调，项强如痉君须记，八两大黄取急消。

太阳病脉浮而动数，浮为风邪，数为热邪，动的象为阴阳相搏，代表邪气盛，浮数的象比浮脉更明显。（微浮、浮、浮数）正常太阳病是自汗出，这里微盗汗出，入夜后还在出汗，晚上出汗一般是阴虚，如果伤于风寒的盗汗是刚入睡时出汗，出一头汗，一般小孩子这种情况特别明显。不是阴虚，病人会表现出恶寒，如果阴虚的人，白天没有恶寒的症状。这里从恶寒得知，表寒未解，应用汗法，未汗而误下，脉变虚，脉迟，迟主寒主里虚。中风或伤寒的外邪趁虚而入，误下导致邪入里。胸膈部位邪正交争，表现为膈内拒痛，拒痛就是不喜按，说明是实证的痛。水邪与热邪搏聚，水邪是太阳寒水，身体内正常分布的津液在外邪进入身体后水不能正常利用，局部变为邪，就是水邪。胸部心阳被困，病人表现出燥烦，心中懊恼。到心下的位置，被水邪壅结，胸腔表现为硬满。这是大陷胸汤的主证。

水邪与外来的风邪没有进入胸中，郁在肌肉中，太阳经是寒水之经，主水主寒，保护人体体温，脖子部位最窄，热不得越，所以只在颈项部位有汗，小便不利，判断水的代谢不正常了，身必发黄，黄为水气病，湿热合化，身必发黄。宜大陷胸丸。

看处方，大陷胸汤：大黄90克，芒硝120克，甘遂1.5～3克，甘遂被认为是峻下逐水的毒药，其实这个毒是甘遂的偏性，甘遂利水，水气为病，大家不要忘记甘遂这味药。先煮大黄，1 200毫升煮取400毫升，入芒硝煮一两沸，后纳入甘遂末。温服200毫升，得快利止后服。要嘱咐病人服药期间一定会腹泻。

大黄为君药，涤邪荡寇，胸中有高邪，必陷下以平之。芒硝为臣，咸能软坚，治肿块，大便硬，甲状腺结节，都可以用芒硝来软坚，两药相合清郁热，为苦寒之药，攻胸中有形之邪，大下其热，（这个下是大下，临床中我用大黄这样的药用的非常多，因为邪要有出路，最直接的是通过汗吐下的方法，下法的代表药就是大黄，不论寒实、热实，大黄都可以。）亦下胃中、肠中宿食，燥屎。大黄、芒硝、甘草是为调胃承气汤，再加枳实厚朴就是大承气汤。甘遂，是可以做君药的，在这里用量很小为佐，降水饮而下，决其痰饮，攻水，峻下逐水的药。大陷胸汤临床用的机会也很多，胸中有实邪，痰热也可以用大陷胸汤，下肠中宿食积滞。

第128条　结胸者，项亦强，如柔痉状，下之则和，宜大陷胸丸。

结胸者两个主症，一个是胸中硬满而痛，一个是项强就是脖子硬，和痉病很像。因为发汗多，太阳经的水被误汗导致水液不足，和西医讲的高热惊厥很像，高热惊厥就可以参考痉病来治疗。颈项的肌肉因水分不足而发紧，痉又分刚痉和柔痉，刚柔不同，刚痉为阴邪，无汗，柔痉为阳，有汗。痉病是太阳病中风伤寒的延续，刚痉用葛根汤，柔痉用瓜蒌桂枝汤。孩子外感发热高热惊厥不用怕，就可以用瓜蒌桂枝汤。平时孩子津液足的话，一般不会发生惊厥。下之则和，用大陷胸丸。结胸，热盛于上，因为并无发汗太过津液不足的情况，虽然脖子也硬，但不是痉病。治上宜缓，治疗胸腔的疾病，第一，要用吐法往上走，因势利导，第二，药力要和缓，因为服药下去立刻就到中焦，就是胸腔的部位，急则药过病所，所以用丸药，取其缓，（丸药还有在补益的时候用，也是取其缓）另外在药力过于峻猛的时候也会用丸药，缓缓释放药的功效。

大陷胸丸，攻胸中邪气，是大陷胸汤加葶苈子、杏仁、白蜜，比大陷胸汤多三味药，峻治缓行，使其缓缓降下，使留邪不能伏，下而和之。汤剂、膏剂、散剂的使用是依据病势的缓急来决定的。用药如用兵，君臣佐使，将帅之别，病的不同，用药也不同。痉病和结胸项强的不同是，结胸的项强没有头痛发热的外感症状，所以用药里没有解表的药。身必发黄，发黄而不结胸也可以用大陷胸丸。伤寒方的根本原则，膀胱蓄水是标准的五苓散证，但是如果膀胱没有蓄水，却有水气为病的症状比如呕吐、小便不利、心悸，依然可以用五苓散。这里也是这样的使用原则，不论结胸不结胸都可以用大陷胸丸。

大黄半斤就是八两（120克），芒硝半斤（120克），杏仁半升（50～60克），捣筛大黄、葶苈子，加入杏仁芒硝，和散，取如弹丸，另捣甘遂末一钱匕，白蜜40毫升，最好是用百花蜜，水400毫升，水200毫升，煮取100毫升，温顿服之。一宿乃下，丸剂比汤剂缓，不是顿服乃下，隔一宿才下，服药后可以问一下病人大便的情况，观察大便有没有黏的东西，水是不是多一些等。甘遂峻逐水邪，葶苈子入肺泻水，葶苈子也是泻水的药。杏仁苦温的、降气的药，温降肺气，配合芒硝,芒硝入水为向导,带着邪气往肠道里走。芒硝还可以清热邪,大黄荡涤胸中之邪气,破坚,在这里坚以热邪为主,大黄为开路先锋,恐结在胸中的邪为留邪,所以不用大陷胸汤之急走,用大陷胸丸之缓剂。这个药平时可以做一点备用,胸满痞硬、烦躁、水结在胸中的情况就可以用。中医的内伤急症,如果平时注意调理好,急症出现的就会少一些。

第133条 太阳病,重发汗而复下之,不大便五六日,舌上燥而渴,日晡所小有潮热,发心胸大烦,从心下,至少腹,硬满而痛,不可近者,大陷胸汤主之,小结胸者,正在心下,按之则痛,脉浮滑者,小陷胸汤主之。

小陷胸汤

黄连一两 半夏洗半升 瓜蒌实大者一枚

上三味,以水六升,先煮瓜蒌实,取三升,去滓,内诸药,煮取二升,去滓,分温三服。

附方歌: 小陷胸汤。

按而始痛病犹轻,脉络凝邪心下成,夏取半升连一两,枯蒌整个要先煮。

太阳病,正常应该发汗,但第一次误治没有用汗法,又重发汗,不大便,误汗又误下,致津液被伤,舌上干燥而烦也是津液不足,胃中干。日晡潮热,申时潮热,一阵一阵的热,像潮水一样,一浪高过一浪的热。从心下至少腹硬满而痛,胸腹的上中下部位全包括了,有实邪所以不可近者,痛是拒按。临床的时候要按压一下辨别虚实。这个结邪在中上部位,但是已经有阳明的情况发生了。阳明病在大肠里有痞满燥实,用大承气汤,大黄、芒硝、枳实、厚朴,大陷胸汤取大黄枳实,芒硝治燥,在这里痞满虽有不为主证。这里是结胸兼阳明内实有便秘的情况,所以用大黄芒硝通大肠中的燥结。小结胸在心下,按压也疼痛,但大陷胸汤证痛的更严重。脉浮滑,结胸只在心下,病位没有大陷胸汤的病位广。

大、小陷胸汤都是治疗结胸证,大陷胸汤邪重热深,痰多,水多,病从心下至少腹,整个胸膈都有硬满而痛的情况,硬满痛而不可近,拒按,脉沉。

小陷胸汤,邪浅热轻,病在心下,未结少腹,不是整个胸膈,只是硬满,按之则痛,不按不痛,脉滑。

大陷胸汤里有大黄、芒硝主中下两焦的实热,大黄荡涤实热,甘遂,主水,利水,开其结,涤其热。小陷胸汤里有黄连、半夏、瓜蒌实,黄连入心,清热,半夏燥湿化痰,瓜蒌实化痰散结。

大陷胸汤较之小陷胸汤要峻猛许多。

小陷胸汤,黄连一两(15克),半夏半升(约35克),瓜蒌一枚(50～60克),(取其数)水1 200毫升,先煮瓜蒌煮取600毫升,后内诸药煮取400毫升,分温三服。

黄连苦寒,清热、燥湿。半夏辛温,降气化痰。瓜蒌甘寒,滑润清热、涤痰润燥,佐黄连以清热。这张方的功效就是清热,涤痰,降利,散结,所有在胸膈胃口的痰热都可以用小陷胸汤。

临床上结胸的很多,喜肉食的、白酒(辛热)、脾虚的都会生痰,会产生结胸病的病机。小陷胸汤可以长服,但身体偏寒的不适合。

第131条 伤寒六七日,结胸热实,脉沉而紧,心下痛,按之石硬者,大陷胸汤主之。

伤寒表不解,误下的时候发为痞证为常见。若发为结胸是变化。不论中风还是伤寒误下,皆可致痞证或结胸,有结胸情况就用结胸的药方,出现痞证就用痞证的药方,所以我们要对病因、病机、方药都了解,民间有的医生祖传的药方,虽然医生不了解病因病机,药也非常有效,我们也要虚心学习。

辨结胸的时候,脉沉主里,紧主实,里面有实邪,按之石硬,也是里实,实邪主要还是热邪,还有水邪。如果是浮紧的脉是伤寒脉,沉紧主结胸,伤寒的结胸。表实热,传入胃,入阳明经是阳明证,如果邪内陷肺、膈、胸,则成为结胸。

第132条　伤寒十余日,热结在里,复往来寒热者,与大柴胡汤,但结胸无大热,但头微汗出者,大陷胸汤主之。

伤寒过经不解,伤寒标准传变到第十二日就全解完了。十余日还不解,往来寒热,是少阳发热,应用小柴胡汤。热结在里,兼有阳明里实,用大柴胡汤。大柴胡汤是把小柴胡汤里去掉党参这味补气的药,加大黄、枳实、白芍,所以大柴胡汤两解少阳和阳明。大柴胡汤很好用,小柴胡汤证再加点里实如大便不通,就可以用大柴胡汤。如果是心下痛,按之石硬,这是结胸,临床上有的病人在胃脘的地方按着特别硬,那么胸部的地方也应该按着硬,胸胁部位的肋骨按起来比较有弹性,代表筋软,筋软代表肝也会柔软。结胸病,水结在胸胁,热气上蒸,头有微汗,用大陷胸汤治实热,水邪和热邪。水邪会发为痰、湿、饮。中医有水气病,就是关于水代谢异常引发的疾病。

第129条　结胸证,其脉浮大者,不可下,下之则死,结胸证悉具,烦躁者亦死。

结胸证本来就是误下导致的,一误再误,多为危候。脉大加胃实,结热已实,可下。若是浮大,病还在表,热结未实,不可下,此时下便是误下,热盛正虚,则死。临床不论阴或阳的不足,如果治疗方法不当而进一步虚虚实实,就会导致死症。结胸证有硬满而痛、胸中痞满、膈内拒痛主证全有,病重急下之,如果迁延则邪胜,烦躁重,则死。主证里,硬满而痛,胸、胁、少腹全硬满而痛,则代表病势很重。

第136条　病在阳,应以汗解之,反以冷水潠之,若灌之,其热被劫不得去,弥更益烦,肉上粟起,意欲饮水,反不渴者,服文蛤散,若不差者,与五苓散,寒实结胸,无热证者,与三物白散。

🍃 文蛤散

文蛤五两

上一味,为散,以沸汤,和一方寸匕服,汤用五合。

🍃 白散

桔梗三分　巴豆去皮熬黑研如脂一分　贝母三分

上三味,为散,内巴豆,更于白中杵之,以白饮和服,强人半钱匕,羸者减之,病在膈上必吐,在膈下必利,不利进热粥一杯,利过不止,进冷粥一杯。

附方歌:文蛤散。

水潠原逾汗法门,肉中粟起更增烦,意中思水还无渴,文蛤磨调药不繁。

三物白散。

巴豆熬来研似脂,只需一分守成规,定加桔贝均三分,寒实结胸细辨医。

小陷胸汤主治的结胸是实热,不治寒邪。

病在阳,发汗解肌,桂枝汤偏辛温,尤其对于男性单服桂枝汤不适合,会热,可以用柴胡桂枝汤,外可解太阳少阳的邪气,内可补虚,不是特别多的实邪都可以用,都会取得疗效。不按正法发汗解肌,反用冷水灌之,致使表寒外束,热烦益盛,寒在皮毛,热在肌腠,外寒内热,(此时可以用麻杏石甘汤)肉上粟起,欲饮水,反不甚渴,文蛤散主之。

文蛤五两(75克),打成粉,方寸匕,大约3克,热汤煮后服用。文蛤是海蛤的一种,味苦、咸、平,(食用的时候配上辣椒等辛的调料一起烹制)。苦泻热,咸软坚,可燥湿利小便,有清热利湿、化痰散结的作用。沸汤服之,寒药热服,若病不瘥,水热互结,入膀胱,用五苓散,利水通阳,表里双解。

如果是寒实结胸用白散,桔梗三分,巴豆一分,贝母三分,主治寒实结胸,脉沉紧,身无大热,胸痞硬,不口渴,(后世医家治疗寒实结胸也用枳实加理中丸)。打成粉,用米汤服,强人半钱匕,2～4克,羸者减半,病在膈上必吐,病在膈下必利,不利喝热粥,利过不止,进冷粥。巴豆,辛温药,主寒实结胸。

三物白散的方解,君药巴豆,辛,极烈,攻寒逐水,斩关夺门,下冷积。凡是积滞的寒引起的,巴豆都比较适合。巴豆和大黄一热一寒,都能荡涤脏腑。臣药贝母,此处要用川贝。川贝佐巴豆,开胸之结,也有化痰的作用。使药桔梗,载药上行。服白散,若是病结胸,病在膈上必吐,病在膈下必利。下法、吐法兼有,都是病解的表现。

巴豆得热则行,遇冷则止。服药的时候,要用粥,借其谷气以保胃。粥是特别适合北方的食物,不仅有补气的作用,同时能生津。古代有一张治疗男子精虚不育的方子,用大米粥的米油,它跟男子精液的象非常相像。

第125条　问曰:病有结胸,有脏结,其状如何? 答曰:按之痛,寸脉浮,关脉沉,名曰结胸也。何谓脏结? 答曰:如结胸状,饮食如故,时时下利,寸脉浮关脉小细沉紧,名曰脏结,舌上白苔滑者难治。

结胸和脏结共同的病机是邪陷于里。表现都有硬满而痛,脉象上都有浮的现象。不同的地方,邪入里之后结胸结在三阳,脏结在三阴,入的是脏。脉象上,结胸是关脉沉,脏结是关脉小细沉紧,由寒导致。脏结能吃东西,胃气没有受损。结胸不能饮食,且不大便,所以治疗结胸的大陷胸汤中有大黄。

病机上来讲,脏结是虚寒,结胸是实热。脏结的舌象,舌白,苔滑,阳虚。苔滑主水,有痰、有湿,阳虚不能运化食物和水。用药来说,结胸用大、小陷胸汤,看结得轻重,病位分布的面积多少。脏结用理中汤,这是后人补进去的。理中汤可能药效还不够,还可以加温阳的药,比如附子、桂枝等。

第159条　病胁下素有痞,连在脐旁,痛引少腹,入阴筋者,此名脏结,死。

这条的病机,是在脏结的基础上有一个宿病,素有痞。又有一个新结。叠加在一起以后,邪气入,痛引少腹,入阴筋,指宗筋,会阴是身体所有大的筋会集的点。

痞连到肚脐旁,医家认为是脾脏结,痛引少腹是肾脏结,这是入三阴最重的证,入阴筋是肝脏结。肝脾肾三阴俱结,所以主死。普通的脏结只是结一个脏,或者只是结在阴经的经脉上。凡是经脉上的病,不可能主死,一定是病到脏以后(才会死)。比如长疮,局部的疮本身不会引起死亡,除非病势很盛,邪传到脏,才有死证。

第126条　脏结无阳证,不往来寒热,其人反静,舌上苔滑者,不可攻也。

无阳证,代表不发热,没有太阳的症状,没有往来寒热,无少阳,其人反静,无阳明。没有三阳的症状。这个时候只能用温法,不可下。

第137条　身热,皮粟不解,欲引衣自覆者,若以水灈之洗之,益令热劫不得出。当汗而不汗,则烦,假令汗出已,腹中痛,与芍药三两如上法。

身热,皮粟不解,欲引衣自覆,代表表未解。凡是表未解的,汗法是正法。用冷水来洗,就是寒在皮毛（因为冷水洗之的缘故），热在肌膝，寒、热离得很近，这时病人会烦躁，治疗仍用汗法。针对皮毛上因为冷水喷洒而来的一点点寒，可以用一点麻黄，解表散寒，但是量不能大，因为病还是以热为主。如果已经发汗表解，只剩下腹痛了，这时可以用芍药。临床上这种情况，三两芍药就可以解决，如果实在担心邪还没解完，就加一味药，桂枝加芍药汤，把以前"身热，皮粟不解，欲引衣自覆"的情况再一起解一下。桂枝这味药，调和阴阳、调和营卫，只要你不是酒客身体有宿热的人，都可以常服，尤其女子。小孩也可以常服桂枝汤，还有小建中汤。

第五讲
辨太阳病中篇

太阳病上篇到此就讲完了,现在开始讲太阳病中篇。太阳中篇就是标准的伤寒,一共有25个方子。

病在太阳经(主要是膀胱经)的表,如果是风伤卫,伤到气的部分,用药就是桂枝汤。风邪入里发为太阳蓄水(膀胱腑),用五苓散。临床上,大概 10%～20% 的小孩中于风邪,表现就是小便频。

寒伤营,代表方是麻黄汤。寒邪入到膀胱里面,就出现膀胱腑的太阳蓄血,治疗用桃核承气汤、抵当汤。如果治疗的时候汗、下失宜,伤阴,入阳明,从阳化,代表方是承气汤。这是经脉相传,从太阳传到阳明。如果伤到阳,就入少阴(太阳和少阴相表里),从阴化,用药是回逆汤。临床看一个病的传与不传,一要看邪气的轻重程度,二看医者是否有治疗的失误,三看禀赋,素体热、阴津不足的人容易热化,素体寒、偏阳虚的人容易寒化。

第 3 条　太阳病,或已发热,或未发热,必恶寒体痛,呕逆,脉阴阳俱紧者,名曰伤寒。

只要提到太阳病,就要想到太阳病的提纲:太阳之为病,脉浮,头项强痛而恶寒。如果谈到太阳伤寒或者伤寒,就代表"或已发热,或未发热",发热不是作为标准,而有恶寒体痛才是。呕逆有,但临床上这种情况不多。脉是什么?脉浮紧。这是伤寒背后藏着的意思。

在卫分,风邪为阳邪;在营分,寒邪为阴邪。为什么要划分阴阳?因为同气相求。

当风邪进入人体的时候,它就容易进入属阳的部分,也就是卫分;伤于寒邪的时候,就容易伤到经络里面的营分,也就是血分。

伤寒的主症,第一个,可能未发热,寒邪伤卫郁而发热,这个不发热的时间很短,很快即热。发热的原因是寒邪束缚了皮毛,正邪交争而为热。第二,怕冷,恶寒,被寒邪所伤,所以怕寒。无论发热与否,一定有恶寒。标准的伤寒,病人会感到身上冷。临床上大家要记得,对于伤寒来说,发热不发热并不是主症,你要抓住其他的主症。把主要问题找到解了以后,发热也就解了。按照八纲辨证的话,表里、寒热、虚实都会引起发热,我们需要根据不同的情况来解它。很多学中医的同学以为退热的药只有石膏,其实三阳病里面麻黄汤、桂枝汤、小柴胡汤,都可以退热。第三,脉浮紧。浮说明在表。紧脉摸起来就像绳索拉得很紧,寒则收引,冷了你的血管也会绷得很紧。相反,风邪是阳邪,比较和缓,脉也就是浮缓的。第四,呕逆,一般都是病人胃肠的这条经脉有伏寒。它产生的机制,是卫气被寒,外束肌表,胃失其升降。第五,体痛。中风为阳邪,所以身体不会出现疼痛。标准的伤寒则会身体疼痛,重的会骨节疼痛,这是因为寒邪入了经脉。

第 35 条　太阳病,头痛发热,身疼腰痛,骨节疼痛,恶风,无汗而喘者,麻黄汤主之。

麻黄汤

麻黄去节三两　桂枝去皮二两　甘草炙一两　杏仁去皮尖七十个

上四味,以水九升,先煮麻黄减二升,去上沫,内诸药,煮取二升半,去滓,温服八合,覆取微似汗,不须啜粥,余如桂枝法将息。

附方歌:麻黄汤。

七十杏仁三两麻,一甘二桂效堪夸,喘而无汗头身痛,温覆休教粥到牙。

有医家把这一条认为是用麻黄汤的指征。

膀胱经起于目内眦,上到额头,再到颠顶,在头部顺着正中线旁开1.5寸的地方循行,入络脑,从脖子出来,然后沿着脊柱两侧抵腰中。膀胱经有两条,一条在脊柱旁开1.5寸,另一条旁开3寸。走到腰中之后联络到肾。膀胱经沿着我们身体的正后侧,走到脚的外侧,沿着小趾出去。当寒邪客到这条经脉之后,所有它循行经过的地方都会出现疼痛。因人而异,比较标准的疼痛应该是身疼、腰痛、骨节疼痛,骨节应该也是以膀胱经循行经过的地方的骨节为主,当然如果病重的话全身的骨节都会疼痛。

头痛发热这个表现,和桂枝汤证是一样的,所以这个不是我们辨别中风和伤寒的症状,而是辨别是不是太阳病的症状。

伤于风邪,就恶风,伤于寒邪,就恶寒。标准的中风和伤寒有不同,但临床上我们看到,风动则寒生,风和寒是夹在一起的,要怕都怕。如果你问病人你是怕风还是怕寒,好多病人回答不出来。一般来讲,未有恶风而不恶寒,亦未有恶寒而不恶风。但是细心一些的医生,或者你对医理更清楚,就会发现,中风恶风更剧一些,伤寒恶寒更重一些。刚发病的时候中风有汗,伤寒无汗,这个可以区分。

临床上,很多病人怕风会比怕寒严重,病人会告诉你,风一刮我就觉得身上不舒服,但是没有那么怕冷。标准的伤寒,病人不会跟你说我怕风,会说我怕冷,这时你再看有汗无汗。所以临床我们不辨恶风恶寒,我们看病人怕哪个厉害一点。

中风和伤寒的区别,相同处是主证中都有头痛、发热,都有恶风或恶寒,脉浮,都属于太阳病。不同是,中风是恶风甚,伤寒是恶寒甚。中风是汗自出,伤寒无汗而喘。伤寒特有的是身疼腰痛、骨节疼痛。中风脉浮缓,伤寒脉浮紧。

临床上,太阳病是最多的,所以我们用桂枝、麻黄的概率是最高的。有的医者治疗外感喜欢用小柴胡汤,这就不得法了。我见过很多医者,怕麻黄、桂枝用得不得法,误汗了,或者拔动肾根了,不管是什么外感,上来就用小柴胡汤。从六经辨证来说,这种做法不对。

麻黄汤的组成:麻黄三两45克去节,去节是因为节的地方会敛汗。麻黄像竹子一样,不过比较细,中空,中间有一点红色,跟水管很像。桂枝二两30克,炙甘草一两15克,杏仁(去皮尖,有小毒)七十枚,我们称了一下,大概十枚是4~6克,七十枚相当于30~40克。你自己抓药的话,你可以去数,就按这个枚数。

这四味药,用水1800毫升,先煮麻黄,去上沫,减400毫升后再放入其他的药。最终煮取500毫升。桂枝汤是取了600毫升,麻黄汤取500毫升。温服八合,就是160毫升,桂枝汤是服200毫升。

服药后,桂枝汤是要喝粥,麻黄汤是覆取,就是要盖厚被,取一下汗,不许喝粥。桂枝法其他所有的禁忌,包括1剂不效,你可以再用,这些都是一样的。

麻黄汤方解。君药麻黄,苦温。中医历来对麻黄的性味争议很大,它到底带不带一点辛味,不好判断。但大家公认的,《神农本草经》上麻黄是苦温。麻黄茎细中空,像人的毛孔,可以开腠理毛窍,逐寒邪。其用在迅,迅速把闭在毛孔上的寒邪给升提出来。

臣药桂枝。桂枝其用在固表,辛温,入心振奋心阳,桂枝喝完之后心脏的阳气就会增强,也就是心脏的收缩增强,温血脉肌肉。桂枝是麻黄发表的原动力,心脏的功能强大了,让麻黄在表,把皮肤上的寒邪去掉。没有桂枝,麻黄发表的力量就没有那么大。

佐药杏仁,苦温,降逆肺气而定喘。杏仁的气是往下走,它可以反佐麻黄,让它发表不要太过。配比很关键,如果担心发表太过,把杏仁的量加大。多年前我上大学的时候,听课就听了一句,老师说解表一定要解干净,治疗才彻底。有一次我患了太阳伤寒,给自己用麻黄就用多了,结果眼冒金星,气往上冲。我给自己纠正的时候,就把杏仁的量加大。我的一位同学,关于解表的这一句没听到,他外感之后大便秘结不通了,用了下法,用大承气汤,结果引邪深入,邪入里了。他这个情况还需要继续解表,此之谓"愚者学医三年,便谓天下无病可治"。

炙甘草也是佐药,甘温,和内而拒外,调和身体内外,同时可以驱寒邪外出。恐麻桂发表太过而伤正,甘草缓其势,所以是用炙甘草。仲景的药方里面,炮制过的药不多,但是甘草基本上都是用炙甘草,别的大多都是用新鲜的生药。炙甘草补土而不伤正。药方里面要时刻记得顾护人体的正气、土气,也就是脾胃,就不容易出现发汗太过或者下利太过。如果脾胃素虚或正气不足,甘草、大枣和生姜这三味药一般都要放到方子里面去。像今年(2019年),己土,土气不及,这几味药你都可以放到药方里面。桂枝汤里面有生姜、甘草、大枣,柴胡汤里面也有,麻黄汤里面没有枣和姜,但是如果病人土气不足,你也可以加到里面。

麻黄汤是纯阳之剂,它的功效就是开表出邪、发汗定喘,治疗风寒外束、无汗脉浮紧之证。你可以把涉及麻黄汤的条文做一个归类,把所有"风寒外束"的症状列出来,看一下哪些是它特有的,哪些是不常有的,比如呃逆是不常有的,但是它会出现。临床上有的人有呃逆,你要考虑到他是否是伤于寒,有时就是那么巧,别的情况没有那么明显,就表现出一个呃逆,脉又是浮紧的,就可以确定是风寒外束。治疗疑难杂症,一定要突破常规思维,但是不离阴阳五行。再是疑难杂症,阴阳这个法则是不会变的,只不过可能你抓到的是假象。

我们治疗疑难杂症的时候,可以结合之前医者的治疗方向,一般疑难杂症都经过一个长期治疗,看一下之前的药方。如果他这个方向不对,那你就不能再走这条路了,需换一条路走。比如说寒这条路,你用温的方法走不通,就看一看是否是阳气郁在里边了。用四逆汤不行,看一下是否属于阳郁在里的四逆散证,用药就完全不一样了。也许这个药用下去一剂就有效,就把很多疑难问题给解决掉了。比如说牛皮癣,内科医生最怕两个病,内不治喘外不治癣,都跟肺有关。哮喘为什么治不好?好多人只会用止咳、平喘或化痰的药,忘了解表,而且止咳都是用杏仁、陈皮、紫菀、冬花等。哮喘是表寒里饮,典型的发作都是有哮鸣音,痰咳出来里边是带水饮的。这样的痰,细辛、干姜、五味子这三味药一定要用。经方的话就是小青龙汤、射干麻黄汤、厚朴麻黄汤,这个病就可以治疗好了。普通医生看着不喘不咳,以为病人好了,但邪一直伏在里边。那么你怎么知道他治疗好了?下次再外感的时候不喘了,这就是我们的判断标准。当然他的皮肤及整个状况都会变化。牛皮癣,历代医家都认为是血热,所以用犀角地黄汤,用这种清热凉血的药,都治不好。但是有医家发现牛皮癣患者肌腠有寒,伤寒,那么所有麻黄汤一类的方,麻黄汤、麻黄桂枝汤,甚至麻杏石甘汤(看看有没有里热),这个才是根本的大法。哮喘难治,是因为有在里的邪没有解掉,所以反复发作。牛皮癣不好治,因为有里虚正气不足的情况。普通人感冒,也就是发个烧、身体疼痛、头痛这样的情况,邪气解了就好了。牛皮癣病人,外感留在皮肤上解不了,因为内在不足,比如女子血虚,男子阳虚的多,邪进去就不易解。这种情况,在解表邪的同时,要给病人固表或补虚,所以要用小建中汤、八珍汤、黄芪建中汤、当归建中汤等补益的药,先把里补足了,最后一发表,这个病就好了。临床上这个病,只要病人不到 50 岁(这个年龄以后身体整个走下坡路,比较难逆转)且没有并发其他很多疾病,一般都能彻底治好。

麻黄汤的煎煮,一定要去上沫。沫为水气所化,不去沫令人发烦、心慌。其轻浮之气,令邪气不好解,取汗不尽。

麻黄汤的几个变化,即麻黄类方(表5-1、表5-2)。

(1)去掉桂枝,变成还魂汤,治疗邪在太阴,卒中暴厥,口噤气绝。也就是休克、昏迷,牙关紧闭。

(2)合上桂枝汤,即是麻桂各半汤,治风寒两伤。

(3)去掉桂枝、杏仁,加附子、细辛,变成麻黄附子细辛汤,治疗阴盛于内而无汗,以此汤温散少阴肾家之寒。

(4)去掉桂枝,加上石膏,就是麻杏石甘汤,治疗阳盛于内,无汗而喘,表寒里热,解散太阴肺家之邪。

(5)去掉杏仁,加石膏,合桂枝汤,变成桂枝二越婢一汤,治太阳热多寒少之寒热。

表5-1 麻黄汤变方

方 剂 名	变 方	主 证
麻黄汤 麻黄 去节三两 桂枝 去皮二两 甘草 炙一两 杏仁 去皮尖七十个	去掉桂枝,变成还魂汤	治疗邪在太阴,卒中暴厥,口噤气绝。也就是休克、昏迷,牙关紧闭。
	合上桂枝汤,即是麻桂各半汤	治风寒两伤。
	去掉桂枝、杏仁,加附子、细辛,变成麻黄附子细辛汤	治疗阴盛于内而无汗,以此汤温散少阴肾家之寒。
	去掉桂枝,加上石膏,就是麻杏石甘汤	治疗阳盛于内,无汗而喘,表寒里热,解散太阴肺家之邪。
	去掉杏仁,加石膏,合桂枝汤,变成桂枝二越婢一汤	治太阳热多寒少之寒热。

表5-2 麻黄汤类方(包括时方)

主证	药方	药 方	症 状
夹热	防风通圣散	防风、川芎、当归、芍药、大黄、薄荷叶、麻黄、连翘、芒硝、石膏、黄芩、桔梗、滑石、甘草、荆芥、白术、栀子	表有寒,里有热或实,表里双解
夹寒	五积散	白芷、川芎、甘草(炙)、茯苓、当归、肉桂、芍药、半夏、陈皮、枳壳、麻黄、苍术、(苍术苦温)、干姜、桔梗、厚朴	解表温里,化痰消积,理气活血。治疗胃肠有寒,表里都有寒,解表温里;有积,有瘀血,有气滞——情志也有问题

主证	药方	药　方	症　状
夹暑(湿)或温邪	正气汤	柴胡、前胡、川芎、白芷、半夏、麦冬、槟榔、草果、青皮、茯苓、桂枝、甘草、白芍、陈皮。(草果也是调料,芳香,是非常好的一味药,瘟疫用药"达原饮"的君药就是草果。)还有槟榔,它下气、破积	夏天夹暑湿,用正气汤。暑邪和湿邪如果比较重,用藿香正气解不了,就用正气汤。如头痛欲裂,可能是伤于温邪或者疫邪,尤其是疫邪,温毒比较重,这时方子里就要增加专门解疫邪或毒邪的药,但是法不变。
夹时气瘟病	十神汤	葛根汤、升麻、陈皮、甘草(炙)、川芎、紫苏叶、白芷、麻黄、赤芍药、香附	解表,芳香避秽。芳香的药比如藿香、佩兰、苏叶、石菖蒲,都有避秽的作用,你在药房或种植地闻到都会心情变好。像医院,秽气很重,或者进了停尸房,出来以后就可以用一些芳香避秽的东西,比如雄黄酒、艾草。
夹食	养胃汤	厚朴、苍术、半夏、茯苓、人参、草果、藿香、橘红、甘草	消食温中解表。《伤寒》《金匮》的方,小孩子是比较标准的模型,但小孩子在治疗的时候,一定要看舌象是否舌苔厚或腻,小孩的外感,很多都是有食积的基础,这时候用《伤寒》《金匮》的方一般都要加上消食化积的药,普通的有焦三仙、鸡内金、炒谷芽、炒麦芽,重一点的用枳实、槟榔,再重一点如果大便已经秘结不通,可以用大黄、芒硝。
夹痰	芎苏饮	川芎、紫苏、枳壳、桔梗、前胡、法半夏、白云苓、木香、陈皮	疏风化痰

严格意义上来讲,麻黄汤亦是从桂枝汤变化而来。桂枝汤治表虚,麻黄汤治表实。

后世医家的麻黄汤类方,证皆类似伤寒。比如夹热,表有寒,里有热或实,就有防风通圣散,表里双解,方里有麻黄、石膏、大黄。时方有很多也很精彩,因为后世的很多疾病,比以前复杂,因为饮食、情志、起居受时代变化的影响,夹别的邪气的时候比较多。像防风通圣散,很多男子的伤寒就比较适合,比如他里有热,经络里有热,经常喝酒的,伤寒之后单用麻黄汤,表邪解了之后容易烦躁,身体里面化热更明显。如果夹寒,用五积散,解表温里,化痰消积,理气活血,里边有麻黄、苍术(苍术苦温),五积散治疗胃肠有寒,表里都有寒,可解表温里,有积、有瘀血、有气滞,情志也有问题,还有湿邪。如果是夏天夹暑湿,用正气汤,暑邪和湿邪如果比较重,用藿香正气解不了,就用正气汤。它有麻黄、柴胡、草果。草果也是调料,芳香,是非常好的一味药,瘟疫用药达原饮的君药就是草果。伤寒、中风的头痛,痛起来会有休止,即使持续疼痛,也不会那么厉害。但是伤于传染病的头痛,像 SARS,会头痛欲裂,这时就应该想到这个不是中风和伤寒了,可能是伤于温邪或者疫邪。伤寒论里面也写到的温毒,就比较重,这时方子里就要增加专门解疫邪或毒邪的药,但是法不变。正气汤中还有槟榔,它下气、破积。如果是夹时气的瘟疫,就用十神汤,解表,芳香避秽。芳香的药比如藿香、佩兰、苏叶、石菖蒲,都有避秽的作用,你在药房或种植地闻到都会心情变好。像医院,秽气很重,或者进了停尸房,出来以后就可以用一些芳香避秽的东西,比如雄黄酒、艾草。如果是夹食,用养胃汤,消食温中解表。《伤寒》《金匮》的方,小孩子是比较标准的模型,因为小孩子基本上很符合《伤寒》《金匮》所说的发病规律。小孩子在治疗的时候,一定要看舌象的情况,舌苔厚或腻,就代表有食积了。小孩的外感,很多都是有食积的基础,这时候用《伤寒》《金匮》的方一般都要加上消食化积的药,普通的有焦三仙、鸡内金、炒谷麦芽,重一点的用枳实、槟榔,再重一点如果大便已经秘结不通,可以用大黄、芒硝。加到经方里面,疗效一下子就提高了。很多人用经方效果不好,都是基于这个原因。如果夹痰,用芎苏饮,疏风化痰,里面有苏叶、前胡、桔梗。

一般夏月不用麻黄。有湿证,宜加凉药。这几天(5 月 22 日)如果你用麻黄,很多人会流鼻血,或者化热。这时方子里可以加上防风通圣散、三黄石膏汤,或者知母、石膏、黄芩。有同学说日本卖的防风通圣散是减肥的,这是因为:所有解表的药都会把身体里的痰和湿化掉,尤其防风通圣散中加了大黄,这样的药吃完人都会瘦,但前提是自己确实有那些症状。这几天跟诊的同学会发现,我开的方子里,麻黄也会有,但是没那么多了,最近是用柴胡比较多,这跟今年的气运有关。时方派认为香薷在夏天可以代替麻黄,我用得不多。现在夏天也有伤寒,主要是因为空调。夏天中风,主要是因为风扇。夏天解暑,风扇比空调更好,风能胜热,风能胜湿。热主要在头部,只要头部不热,心里不热,身体就不热。好的房子应该冬暖夏凉,身体好也应该冬暖夏凉,夏天你的皮肤反而应该比较凉,发挥寒水的作用。经方里的当归羊肉汤,夏天可以服用,这几天暑的情况还不太重,夏至以后可以。今年(2019 年)的湿主要是脾胃虚引起的湿,天地之间的湿气本身没有那么重,是地球自己的土气弱了。服完当归羊肉汤,内外表里的阳分布得比较均匀,胃里就暖,皮肤上就凉。所以夏天想解热的话,最好的方式是喝热汤热粥。越喝越凉的,里面越寒,外面越热。现代人为什么那么怕热? 胃里面凉得要死,可是皮肤上热得不行。或者血虚,也会加重。

大家学完伤寒以后,有两本书要自己补一下,第一本是吴鞠通的《温病条辨》。伤寒中也有治温病的药方,但不够,不全,仲景的伤寒,以寒为主的多。中医院校讲四大经典,是《伤寒》《金匮》《温病》《内经》。我来排的话,是《内经》《伤寒卒病论》《神农本草》《难经》,《难经》很重要。第二本要补的是王孟英的《温热经纬》。两位都是温病大家,你去看他们的用药用方,也是按我们的阴阳五行来治疗疾病。很多人知道倪海厦骂温病派,那也是一个很特殊的时期。实际上,不是说你开的药方是《伤寒》《金匮》里面的就称为经方家,只要你的法符合它的原理,都是经方。很多时方非常精彩,比如看妇科的话,傅青主这个人很有才,山西人,又通道又通儒,他的药方看上去都是平淡无奇,药的剂量也非常小,可是药效非常好,尤其治男科和女科,尤其女科上面,比如非常有名的完带汤,就是他的方。

[答疑]

问:碰到心肌炎怎么办?

答:此时病人即使有表邪也要先放下,先回阳。阳气要先固住,不能让它跑了,一旦阴阳离决,人就走掉了。这时无论是伤寒还是中风,都放下,就是三味药,附子、干姜、炙甘草,回逆汤,也叫四逆汤,它的类方像通脉四逆汤,通脉四逆加白通汤,或者白通汤加猪胆汁汤,这样的药方,你要先用,先把阳气拉回来再说。气和血就像一杯水一样,气脱得会比血快。比如说大失血,除非是大的伤口,要不然一般出血,慢慢流,人也不会立刻就走掉。但是流血的同时气也会耗掉,这是一个特殊情况,亡阳比亡阴要快。着急回阳的时候,用生附子,不用讲究煎药的时长,随煮随服就可以,一般煮 10 分钟、15 分钟就可以,但是要注意干姜、炙甘草和附子的比例。回逆汤一般过去用在急症上比较多，比如刀剑伤，或者突然伤于寒邪。重症的病人，在病重之前，我们就把阳拉回来了。重症（需要用到回逆汤的），是平时身体就有问题的，比如说在公共场合有人晕倒，这人一定身体素体就有问题。就像小孩子高热惊厥，孩子素体肯定阴液不足，平时皮肤就会干一些，水喝得少出汗多，或者以前出现过高热惊厥，肯定是在太阳经的这套系统里边阴液不足。好多高热惊厥都发生在用过退烧药之后，它让你不断地发汗，然后就惊厥了。

你要看一下自家孩子膀胱经的经筋怎么样，给孩子捏脊的时候能提起多高，孩子有多软，弯腰能到什么程度——上面这段膀胱经，压腿能到什么程度——下面这段膀胱经的经筋。捏脊你能把孩子的皮提起来多长，它代表膀胱经上面的皮部，有形的东西有多少。凡是后背能很轻松提起来的孩子，先天禀赋就足，感冒会少。小孩子一般一次外感，经过身体的正气修复之后，一般半年到一年都不会再外感。有个小孩，他出生的时候身体很结实，后来有一次发烧完了以后，他全身好像都烧软了，肌肉全都柔和下来，这就是发烧的功效，它通经脉。在幼儿急疹的时候，一次发烧就好了。

像心肌炎这种情况，平时我们依然是先解表，重的时候先回阳。我们只救两个东西——阳和阴。类似大失血、大吐、大卜的病人，我们先存津液，因为吐卜、失血，同时也失去很多气，所以要用人参，补气，同时补阴。经方里面就是四逆汤加人参，茯苓四逆汤就可以用，时方可以用生脉饮，用完之后，气和阴同时都固住了。生脉饮中还是人参在发挥作用，麦冬和五味子作用没那么大，因为补阴不着急，一点点补，重点是阳气别让它跑了。

第4条　伤寒一日，太阳受之，脉若静者，为不传，颇欲吐，若躁烦，脉数急者，为传也。

伤寒一日，太阳受之，脉应该是浮紧。脉若静，是脉不病，病就不传变。如果出现欲呕吐、躁烦、脉数急，脉变快，不和缓，这是外邪未解，内热已成，病势易传。有烦躁的情况，病要准备传变了。用药用大青龙汤发表解热。

第5条　伤寒二三日，阳明少阳证不见者，为不传也。

阳明证典型的症状是不恶寒反恶热。阳明经病是身热、心烦、口渴。少阳证是寒热往来、胸胁苦满，喜呕，口苦，耳聋。以上症状都没有，为不传变。

太阳，伤寒一日，病解在第七日。阳明，伤寒二日，病解在第八日。少阳，伤寒三日，病解在第九日。太阴，伤寒四日，病解在第十日。少阴，伤寒五日，病解在第十一日。厥阴，伤寒六日，病解在第十二日。

如果正气存内，邪气是进不来的，邪不可干。五脏六腑不虚，不容易外感，如果外感，也只是经脉相传。比如小孩子，只要先天禀赋没有问题，六经的传变就只是在经脉上面传，不会跑到里边去。如果小孩子病在膀胱腑，那么孩子先天膀胱这一块还是薄弱，不然不会出现这个情况。得心肌炎的孩子，也是先天心脏要薄弱一些。还有急性肾炎，也代表先天肾要薄弱一些。

所以伤寒讲的都是基于平人，即五脏六腑是标准的一个常人。你内脏都没有问题，那得了伤寒就是麻黄汤证。现在和古代的差别就是现代小孩子夹食积的情况会比较多。

第49条　脉浮者，病在表，可发汗，宜麻黄汤。脉浮而数，可发汗，宜麻黄汤。

标准麻黄汤证的脉应该是脉浮紧，上面第一种情况脉浮后面隐去了一个紧字。脉浮数，代表有在表的热，比如说风热，此时重点是舍掉脉，看其病，症状和病因，及病机。如果这些都表现出伤于寒，这时就需要把脉舍掉。伤寒无汗，我们依然可以用麻黄汤。

第40条　太阳病,外证未解,脉浮弱者,当以汗解,宜桂枝汤。

外证未解就是表证未解。脉浮紧,是伤寒未解,用麻黄汤。脉浮弱,是中风后外证未解,宜用桂枝汤。还有一个情况是,伤寒汗后,脉变弱了,但邪气还是没解,虽然是伤于寒邪,但这时也只能用桂枝汤,不能用麻黄汤。脉显出不足之象,就不可再行大汗了。服麻黄汤是一定会出汗的,但是中风之后服桂枝汤,临床观察得汗的人有一部分,但有好多人没得汗就解了。麻黄发汗的力量要比桂枝强很多,所以伤寒汗后脉已经显出浮弱之象,里已经虚了,这个时候我们就不要再用麻黄汤了。所以温病派的很多医家,视麻桂、附子、干姜这样的药为蛇蝎,都不敢用,就是基于这个原因。但是我们发现,越是这些峻猛的药,只要你辨证精准,用药得当,它解邪是很快的。像大陷胸汤,它其实也还好,大黄、芒硝、甘遂,也就甘遂这味药峻猛一点,其实也不要紧,你们可以买一点自己试一下,它是峻下主水的,吃了会拉肚子。如果你身体里有水,如果一个人水肿比较厉害,你就用它,比如甘遂半夏汤。但是你要做好思想准备,可能要拉个一二十次。你要提前交代给病人,病人知道这个情况就可以接受。

第54条　伤寒发汗已解,半日许复烦,脉浮数者,可更发汗,宜桂枝汤。

伤寒服过麻黄汤了,肯定汗出热退身凉,这是病解了。没有解的话,隔了半天又开始烦躁,现浮数之脉,是表邪未尽退而复烦。什么情况下会这样呢?比如劳累,或者再次伤到寒邪,或者正气不足了。这种情况,我们再用桂枝汤微微发汗就可以了。造成这种情况的原因如下。

(1)发汗不如法,比如应该用15克麻黄的,用了10克或8克,量不够,或者没有给病人盖被子,汗后不禁风寒。尤其是孩子,吃完药就不要出去跑了,尤其禀赋弱的孩子。

(2)邪重犯卫之后,营阴不复任麻黄,已经受不了再用麻黄。用麻黄的前提,第一身体的津液必须要充足,第二正气要足,比如老年人身体很虚的话,你如果要用麻黄,就必须加点别的药配着。

建议大家用药先从量小一点开始。因为现在的药,批次、产地、年份不同,药效差得很多,我就吃过这样的亏。北方的麻黄用10克、15克,小孩子用3克,都没问题。但是我家乡那边(云南)土气厚,药力猛,用同样的量小朋友就漏汗了。所以一定要先看看药的情况。再谨慎一点的话,剂量折半,比如一个7岁的孩子,你算好了这次需要用麻黄3克,你不妨一开始先用1克,1克麻黄也不少了。用了之后邪气没解完,再解还有机会,或者用桂枝汤。如果你第一次误汗,对孩子身体伤害会比较大。这个要小心一点。

第61条　发汗病不解,反恶寒者,芍药甘草附子汤主之。发汗若下之,病仍不解烦躁者,茯苓回逆汤主之。发汗后恶寒者,虚故也,不恶寒但热者,实也,当和胃气,与调胃承气汤。

芍药甘草附子汤

芍药　甘草炙各三两　附子炮去皮破八片一枚

上三味,以水五升,煮取一升五合,去滓,分温三服。

附方歌:芍药甘草附子汤。

一枚附子胜灵丹,甘芍平行三两看,汗后恶寒虚故也,经方秘旨孰能攒。

此条"发汗病不解"应为"发汗病解"或"发汗病已解"。如果不解,就应该还用桂枝汤或麻黄汤来解。这时反恶寒,是表已解,但阳虚不能卫外,就应该现里虚之脉。外感的恶寒,是全身恶寒,或者是太阳经脉循行经过的地方恶寒;阳虚的恶寒,范围没有那么广。程度上来说,这种阳虚恶寒即使多穿衣服,一般也不能解;外感的话,加点衣服它能解一些。还有伴随的情况,这种恶寒,像头痛、发热等其他表证的情况它都没有,只留一个恶寒。素体阳虚之人的怕冷,如果泡脚,泡的时候气血流通加快可以缓解一些,但不解决根本,依然是怕冷。

此方中的附子,扶阳,主要解决卫虚的问题,经络里面卫气已经不足了。芍药主要解决营虚,营血偏不足了,芍药补阴。这和桂枝汤的组方很像,阴阳都调了。附子辛、热,其实《神农本草》里面讲它是辛温的药。我们给很多病人开药,附子开 30 克、60 克,药店一开始不敢给,病人吃了一段时间了,他会问病人吃完后是不是热得不行,病人说不热啊,非常好。现在的附子好多带苦味,那个苦味来自胆巴,是在炮制后出现的味道,本身附子不是苦味的。现在好多不是附子中毒,是胆巴中毒。

以前一位医生给一个小孩子治病,好像是外感,最后孩子出现昏迷,送到医院没抢救过来。因为这位医生以前也经常用这个药,没发生过这样的情况,最后打官司的时候只能尸检,检完以后确认是抢救时用的西药阿托品中毒。

附子,扶阳固卫以胜寒,芍药苦、酸,其实芍药是偏酸凉的,固营血而滋阴补表,甘草佐附子白芍补阴阳调营卫。伤寒里面阴阳并补的方大家应该多留意一下,因为这样的方我们临床应用很多。还有寒热并用的方,用得也多,因为现代人寒热错杂的疾病不少,尤其像生活在北京的人。北京本身也类似只有两个季节,冬天、夏天,再用空调的话,就病寒热错杂的多。还有表里同治的药方,大家也要稍微注意一下,这样的药方疗效也非常好。像桂枝汤,就是表里都可以调,柴胡汤也是。像柴胡汤的变方大柴胡汤,也是表里同治的,还有柴胡加芒硝汤,这样的药方都是非常好用的。

如果是表不解的情况,这张药方是用桂枝加附子汤。表不解的同时,病人又现出恶寒。有一分恶寒,就可以加一分温阳的药。

这张方,芍药、甘草各三两(45 克),炮附子一枚破 8 片,温经散寒。炮附子是走经络走表比较多,如果是回阳救逆的话用生附子。炮附子最多有用到 5 枚的。用水 1 000 毫升,煮取300 毫升,一次喝 100 毫升。这里的附子要去皮,但是我的老师,吴家用附子喜欢带皮用,认为可以增强利尿,也就是温阳利水的功效。《伤寒》中的附子,都把皮去掉了。现在的附子,去掉皮的叫白附片,没去皮的叫黑附片。做食疗的话,白附片味道要好,黑附片带点苦味,我觉得跟胆巴有关系。

发汗后,营卫俱虚,恶寒代表阳虚,此时若表未解,用桂枝加附子汤,若表已解,用芍药甘草附子汤。如果津液伤而胃中干,津干胃实,就会恶热,用调胃承气汤,泄热和胃。临床我用这个方,只要病人胃气旺,胃火旺,气有余为火,表现为特别能吃,尤其小孩子,舌质红,苔偏黄,这时就可以用调胃承气汤。吃完之后小孩子的胃口立刻就下来了。我治疗过一个小孩,抽动症,10岁,身高 1.5 米左右,体重大概有 80～85 千克,胃气就很旺,特别能吃。我就给他用调味承气汤,之前他胃经这条经脉上面都是堵得很严重,上气太实了,用完这个药,胃口变小之后,身体开始变软,按压胃经足三里这些地方能发现他经脉通畅了。像那种肌肉特别结实的人,反而是土气太实了。

[答疑]

问:结胸,邪结三阳,是指经脉还是腑?

答:是经脉。结在腑上的也有,标准的还是结在经脉上,阳经上。

枣虽然可以补益脾胃,但它甜,甘会缓,药力变缓。甘令人中满,平时容易生气的人,平时就腹胀腹满的人,大枣就不用了。平时没有这些情况的人,用大枣是很好的。

问：五积散的夹热和寒热俱有，区别是什么？

答：五积散是有寒也有热。刚才讲北京容易病寒热错杂，重点是内伤的疾病，寒热错杂。在北京病外感，和其他地区发病一样，没有地域差别。夹的情况是，你可能化热了，或者有食积，就出现夹热或夹别的邪气。

问：半夏、杏仁、厚朴三味药如何区别？

答：不同症状，就有不同的加减。多一个情况，就会有药物的加或者减。这是从症状来讲，还有从病机上来说。如果兼夹有其他情况，病机就会有加减。再到最后药物的选择上，我们再根据药的功效，还有主治，再有加减，所以中医是从辨证论治，还有辨病，辨疾病，还有辨症状来用药。

问：《本经疏注》重点强调半夏是阳入阴的。

答：书里主要强调的是，这几个药的区别，大家对药的区别，辨药，要从形、色、气、味、性几个方面来辨。从药物本身看，还有药用的部位、采收时节，以及它的主治、功效层面上来看。

临床我们用药重点的区别点是药性，就是寒热温凉平。还有五味，这个差的会很多。药用的部位也是关键，这几个方面会导致功效差很多。

半夏这味药主要是降气这个功效，主要以降肺胃的气，尤其以胃气为主。厚朴、杏仁之降气，就是以肺为主了，尤其是杏仁这味药，降胃气的功能就弱，临床上我们治呕吐半夏用的很多。

半夏燥湿化痰，燥湿作用很好。杏仁苦温，燥的力量就没有那么强。因为半夏的性味是辛温，杏仁是苦温，厚朴也是苦温的药。

临床上我们治喘证的时候，用杏仁、厚朴，从肺来取这个降气，平喘定喘，尤其是平喘的功能杏仁要比半夏要好。

要是有痰、有湿、痰湿，这就是半夏的所长。这个我们可以这样鉴别。这就很细了，大家在用药的时候，从这个上面下些功夫。

再有配合它的配伍，和什么药配合起来。仲景的药方里，半夏和桂枝配主要是在麻黄剂里用得更多，桂枝剂里其实半夏用得不太多，但临床上我们也会用，像桂枝加二陈汤会加到它。而杏仁、厚朴，专门有个方，桂枝加厚朴杏仁汤，这个会用得多一些，这是配伍的情况，基本上就能区分出来了。

第48条　脉浮紧者，法当身疼痛，宜以汗解之，假令尺中脉迟者，不可发汗，何以知然，以荣气不足，血少故也。

这个条文讲，是以脉来判断我们可不可以发汗，就是应用汗法的一个前提，就是你身体要有足够的阴血，阴津。脉浮紧，我们知道脉浮紧这个脉就是因伤寒，是标准的伤寒脉。伤寒以后，寒邪伤我们营卫的营分，寒伤营，风伤卫，会显出脉是浮紧之象。身疼痛，这代表这个邪是实邪。我们用麻黄汤来治疗。我们知道中风的疼痛是在头部有疼痛，身上的疼痛就没有那么重了。如果你的尺中脉迟，代表营血不足，即血少，这种情况不可发汗。虽然有这个脉浮紧身疼痛，但是身体的阴，包括有血、有津、有液、有精，还有髓，这些都是属于阴的物质，当阴不足的时候，发汗的时候，麻黄的量要很少，这是一个方法。那么还有一个用桂枝法，就是桂枝汤这样的方法，但是效果会差一点。恢复起来会慢一些。迟脉一般主寒主虚。这个虚主要是血虚，所以大家在用麻黄剂的时候，你搭手摸一下他的尺部脉，如果尺脉跳得比较慢，一息只有三至，不满四至的情况下，用的时候注意一下，就是发汗不要太过。临床上如果遇到标准伤寒的病人,这种时候不汗的话,恢复的也会比较慢。所以临床上一般我们还是会用,第一麻黄减量,第二,用蜂蜜炙过的炙麻黄,用蜂蜜炙过之后来缓这个性,这也是方法。药量减轻一些,多服两天,还有饮食里面,配合多饮粥,喝水来配合补充水分。这是临床上用的一个小的变法。

第56条　发汗后,身疼痛,脉沉迟者,桂枝加芍药生姜各一两人参三两新加汤主之

这条是汗后病不解,有几种情况。第一种,发汗后表不解,还有身疼痛。按理说发完汗后,就没有身疼痛了,这就是病解。比如有发热,不热了;脉浮,不浮了;汗自出的,不自汗了,还有什么,得汗了这都是病解。那么这个情况一般有两种了,第一个,脉还是现浮紧之象,或浮数。这个情况临床代表发汗未彻,就是发得不透彻。表邪未尽,所以我们在治疗时,依然是桂枝汤,还是发汗。用麻黄剂以后,如果是伤寒表不解的时候,我们提防发汗过多,继续用桂枝汤。如果这时候脉变了,脉沉迟了,就代表他营卫已经虚了,这时我们要用温补的方法。这时候我们用桂枝新加汤。桂枝加芍药生姜各一两人参三两。所以这个身疼痛,我们知道了有虚有实。如果是脉现沉迟,代表的是虚。这时候我们的治法为虚则补之。如果有表邪未解的身疼痛,是实证,实则泻之。这个方法情况不同。我们知道了怎么判断虚实,身疼痛,实证的疼痛肯定会疼得重一些,发作更频繁一些,疼痛的范围要更广一些。虚证的疼痛就要轻一些,发作的频率要少一些,程度也要比实证的要轻。

我们来看下药方,桂枝新加汤。桂枝用的是三两(45克),芍药是白芍,用的是四两(60克)。白芍和赤芍,临床上我们用的时候,一个是入血分,一个偏气分一些,缓急止痛的功效白芍优于赤芍,赤芍活血的功效要比白芍强。芍药这味药,临床用的很多。炙甘草二两(30克),人参三两(45克),生姜四两没有去皮,没写到都是不去皮切一下,四两(60克),大枣十二枚,大家可以开60克。

这个方解,营血已经虚寒,营卫已经不合,还是用桂枝汤来调营卫。这个里面呢,把生姜的量加倍了,在桂枝汤里我们用的是三两,在这里用的是四两,倍生姜的目的是针对这个脉沉迟,营血虚寒,生姜治疗补虚的功效不明显,祛寒发热功效明显。倍芍药,芍药在桂枝汤里用三两,这里用了四两,多了一两,主要目的是治疗营血不足,芍药也有很好的补血作用,对治荣血不足。还加了人参,人参的这味药,补人体的诸虚,所有的虚,尤其是五脏气虚为主的。急救的时候,回阳救逆,补气是治疗大法,人参附子这样的药用得多。这个地方的人参临床上可以党参来代替。你也可以用林下参,差一点的用生晒参,如果虚寒的情况重,可以用红参。红参、高丽参都是加红糖炮制过的,红糖拌了以后蒸了一下。我觉得林下参效果最好。这个一般是撒子撒在深山上,一般七八年以上,一支参,大概就有四五克或五六克重,大点的也就十来克,十一二克,这种参一年才长1克左右,所以种人参成本很高。但放到园子里种就很快了。临床上我们可以用林下参来代,效果比较好一些。药里的桂枝有人参来配,气就周流起来。桂枝加人参,大气周流。所谓大气,我觉得是全身之气,气血就足了。人参得了桂枝,看这两味药,以哪个为主,上面讲桂枝配了人参,下面讲人参配了桂枝,通行内外,补营阴而益卫阳。我们知道人参的性味偏甘偏凉,桂枝偏辛偏温。一凉一温相配,阴阳可以达到并调并补的功效。所以我们在药方里,寒热配的,虚实配的,还有扶正跟祛邪配的,药方都会比较精彩。临床上我们用药,气虚加人参,在伤寒里面,在阳虚的时候,一般加附子。气虚的时候,肺气,肺脾之气虚,我们一般用黄芪。黄芪这味药用得很多,效果也很好。人参就是补全身的气了,补诸虚。如果是营血阴虚,我们用芍药、生姜来敛阴畅气。这个说法和后世很多医家不太一样,大概意思还是基本一致的。血虚的时候加当归、生地。所以今天我们会讲到一张处方：炙甘草汤阴阳并补的一个药方，这是伤寒用药的特点（表5-3）。

表5-3　药方加药经验

症　　状	加　　药
气虚，吐下后少气	人参
阳虚	附子
肺脾之气虚	黄芪
营阴虚	芍药、生姜（敛阴畅气）
血虚	当归、生地
小便不利	茯苓

第82条　病发热头痛，脉反沉者，若不瘥，身体疼痛，当救其里，宜回逆汤。

病发热头痛，脉反沉者。临床上我们看到这样的情况，其实和少阴病有相似之处，发病的时候有发热头痛，脉反而沉，这时候选方用什么，少阴感寒用的这个方，用麻黄附子细辛汤。少阴感寒用的解表方，脉反沉。若不瘥，身体疼痛，当救其里。这时候不解表了，用回逆汤。那么这个发热头痛说明还有表证。这个表在太阳，太阳之表。这时候的脉应该是显浮象，标准的发热头痛的表证。如果脉反沉，代表病在里，病在少阴，但是这个里，是针对三阳经三阴经相对而言，三阳经为表，三阴经为里。实际这个脉还是在经络、在皮部的外感。如果用外感和内伤来说，是在表。如果以肢节和脏腑来说这个也在表，所以大家看到这个，背后看一下这个所指的含义是什么，蕴含的意思。所以如果有太阳的表，有少阴的里，太阳和少阴经脉上相表里，这两条经脉循行是连在一起的，这两个同时感寒的话，就皆寒无汗，受寒了都有无汗。选方可用麻黄附子细辛汤。如果服了麻黄附子细辛汤后，病没有好，病不瘥，但也没有下利、受寒和发热轻的情况下，我们用麻黄附子甘草汤，甘草有补益的作用。就不要细辛了，因为细辛这味药，拔动肾根，但发表的力量更强。所以如果受寒重，发热重，用麻黄附子细辛汤。一般服表药不会出现下利。若下利清谷，就是腹泻拉肚子，拉的是什么样的情况呢？就是吃什么拉什么，没有任何的变化，代表里阳不足了，阳虚，没有这个热量去运化它，所以以下利清谷，虽然身体疼痛，还有表证，这时候不可更汗，不能再发汗了，我们选方用什么呢？宜温其里，要用回逆汤。

［答疑］

问：这个时候寒邪还是在经络吗？还是已经走到脏腑？

答：此时邪气一般已入脏。经脉上一般阳要脱，因为在四肢还好，如果连到脏腑，尤其是脏，五脏。所以用回逆汤，防其阳脱，回阳为先。大家临床上看到任何的急症，我们主要看两个方面，一个阳，一个阴。阳，我们就是看他的阳气，阴就是看阴血、阴津，尤其是血和津液，这两个是重点。那么你的精，我们讲的精髓的精，这个藏精，消耗起来没有那么快。比如外伤了，骨里藏的骨髓不可能一下就全流失掉，一定是骨折了或者其他的外伤。慢性的损耗是什么，一定是熬夜，长期的熬夜，还有房劳不慎，起居无节，这种情况耗阴精，或者看电子产品，这样的损耗阴精多一些。一般的血、津和液，这个就会脱的快了，比如大汗，大下，大失血，吐，这些都会伤到这几个东西。所以我们救急的时候，就是救回这几个东西，津、血、精、液，还有阳气。我们知道气比血、津、液走得快，不管寒热虚实表里你先救它。所以伤寒里有很多回阳救逆的方法，最重要的就是回逆汤这张处方。救阴有很多处方，像承气汤，临床上有很多热证的，实证的，我们把损耗津、液的热证、实证去掉，那么病就救回来了。所以临床上辨急症的时候，就辨阴阳。这个就是我们在学辨阴阳的时候，郑钦安的《医法圆通》《医理真传》比较重要，就是告诉你辨阴阳这两个东西，急救的时候就是先顾阴阳，别的，是哪个脏哪个腑，虚实怎样，夹没夹痰湿或者是什么都不重要。所以急救的穴位里，常用人中，人中是任督两脉阴阳交汇的地方。只要这个地方的阴阳一接通，阳气就不会脱，不会脱阳亡阳，这个生命就会拉回来。还有四逆的时候，十宣，只要你点刺放血，阴阳就可以交会了，这是我们急救的措施，那么临床上顾护阴阳是根本。

第 160 条　伤寒，若吐、若下后，七八日不解，表里俱热，时时恶风，大渴，舌上干燥而烦，欲饮水数升，白虎加人参汤主之。

🌿白虎加人参汤

知母六两　　石膏碎一斤　甘草炙二两　　人参三两　粳米六合
上五味，以水一斗，煮米熟，汤成去滓，温服一升，日三服。

附方歌： 白虎加人参汤。

服桂渴烦大汗倾，液亡肌腠涸阳明，膏斤知六参三两，二草六粳米热成。

伤寒若吐若下，七八日不解，这里有夹注，在宋本里就有了。他讲热结在里，表里俱热，时时恶风，大渴，出现这种渴就是要喝冷水了，舌上干燥而烦，欲饮水数升，白虎加人参汤主之。我们看一下这张处方和方解以及条文。

伤寒治疗的时候，正治法还是要发汗解表，还有散寒，这是根本法。如果吐下以后，提示津液被伤。那么你说，这个吐完以后，津液不伤的这种情况有没有，津液肯定都会被伤到，但是病人是不是都会发病，这个不一定。那么这个病人素体津液充足，他可以通过自己饮水，自己休息睡觉（睡觉也可以补阴）这些方法把津液补充回来。小孩子也不会高热惊厥，也不会有其他变证。

在里的阳明就是热了，我们知道阳明是多气多血，阳明内热，阳明这个内热，热胜寒，这个寒就解掉一部分了。这时候风邪犹存，这个风寒蛮顽固的。热可以胜寒，这个寒就好去一点。这个风，也不怕热，它俩同气相求，风为温，热为火，它俩可以搭档成为好朋友。风也可以和寒成为搭档，风寒，风邪犹存，病人就时时恶风，代表表未解。这个时时恶风，阳明的内热就出现燥热，津就伤到了。身体有热，津液就会被伤。大家有经验了，比如吃的东西热了，像火锅或辛辣的东西，吃完之后口干，代表津液被伤到了。还有燥，像最近夏末时节，不只有热，燥也有一点，所以大家口干想喝水，热比燥更明显，燥应该是秋天出现。所以出现大渴，舌上干燥，是因为你身体的津液不足，那么所有需要有津液滋养的地方都会现出缺津液的情况，燥而烦。大渴，这个代表里热，舌上干燥而渴，渴一定是想喝冷水，因为是热燥，燥热之邪。"欲饮水数升"，当患者出现这样情况就会饮水自救，饮水数升，以救其燥渴。当我们临床出现这种情况，病人有这样自救功能的时候，我们治疗应该顺其性，想喝水就喝，有的人喝完就已经病解了，有的人如果燥热胜，还不能解，就需要药的帮助。有很多历代医家医案的记载，比如阳盛格阴，比如夏天中暑，最容易常见，这种情况是假寒真热。那么我们治疗的时候，表现的是寒象，内在其实是热象。阳盛到极点,我们学过的白虎汤承气汤都可以用,还可以更直接地用井水、吃梨、吃西瓜,这时候吃就不是一块两块了,能吃多少吃多少,吃四五个西瓜都可以,因为燥热很盛。比如古代医案记载,吃梨,吃二三十个都可以,燥热很盛。这时候用白虎汤,石膏的量就得大,不能再10克、20克、30克的用,这时候需要急下存阴,你的阴要存住才行,就把热势去了,津液才能存得住。如果热不去,这个津液就会伤、被耗,伤津耗液。

我们看下这张药方。白虎汤这张药方,白虎外解肌热,专门解皮肤肌肉上面的热,专门解阳明经络上的热,是治疗阳明经热的一张代表处方。白虎汤的君药石膏,大家看石膏长的象,就是一个白虎的象,颜色白色,晶莹剔透,性味辛,凉,专门可以入我们的肺。有医家认为石膏大寒,这是不对的,它是偏凉,没有那么寒。但是有的人胃寒,这种人不容易出现阳明经热的情况,所以临床上我们用的时候,比如伤寒里确实夹了热,要用到石膏的时候,你要看一下,他这个胃气的情况怎么样。有的人用了以后胃口马上不行,或出现腹泻。那么你稍微区分一下。原则上来讲,石膏是矿物类药,用的时候剂量可以多一点。像我们成人,如果是阳明经热的话,起手至少是60克、90克、120克这么递增的。伤寒里用一斤,即240克石膏。这个药我们也是用很多,常年喝酒的人典型就是阳明经热。外解肌热,内清里热,这时候在白虎汤里加了人参,这时候的人参就不要用党参代替了,党参这时候严格不可以加。加什么,普通一点加沙参,还有西洋参,最好的还是林下参,野山参。红参、高丽参不要加了,因为有热。这时候加入人参的目的就两个,益气和养阴。玄参也可以,玄参就是稍微寒一些了,临床上一般重的就用林下参野山参,补阴的这个性是非常好的,普通的就是沙参、玄参。西洋参我也不太喜欢用,另外还是觉得补阴的功效没有沙参、玄参好。这时候因为吐下,吐下以后,津少气弱,用这个来益气养阴或者益气生津。五谷的调养就是白米粥,一定要用白米,小米这个时候也不行,小米温,要用甘凉的东西来益气。这时候梨就可以用了,秋天这些果实,凉性的。所以这张处方,清凉滋润,生津补气,还可以清热透邪,这张处方我们在阳明篇的时候再给大家介绍。

第63条　发汗已,脉浮数,烦渴者,五苓散主之。

🍃 五苓散

猪苓去皮十八铢　泽泻一两六铢　白术十八铢　茯苓十八铢　桂枝去皮半两

上五味,捣筛散,以白饮和,服方寸匕,日三服,多饮暖水汗出愈,如法将息。

附方歌: 五苓散。

猪术茯苓十八铢,泽宜一两六铢付,桂枝半两磨调服,暖水频吞汗出苏。

第63条的脉浮数,应该还有小便不利,就是五苓散的主证。如果没有小便不利,那这个烦渴的情况,加脉数的情况,代表的是阳明内热,燥,口燥之烦渴,这个烦渴应该要比五苓散的渴要渴得更重了,这个用的是白虎汤,白虎汤证。所以脉浮数后面,一定有病人出现小便不利的情况,所以这个地方的烦渴,是太阳的水热,就是水跟热郁结在一起,那么也是膀胱蓄水,就是太阳腑,蓄水或水蓄(表5-4)。

五苓散的病机是太阳膀胱蓄水,中风,风邪入里,因为风为阳邪,所以脉数。太阳中风未入里,卫强(有邪气)营弱(有汗出,津液不足),脉象就会显出不足,虚象,就会缓、浮缓。膀胱受风,已经出现蓄水,虽然以风为主,但已夹杂热,所以五苓散真正的君药是泽泻(一两六铢)。泽泻,性味偏寒凉,也可以佐证脉浮数。太阳中风,不足,所以浮缓;膀胱蓄水,已有热象,所以脉浮数。

表 5-4 五苓散主证

五 苓 散 主 证
渴(烦或不烦)
小便不利(在下:汗出小便不利为重点)
膀胱蓄水(在下:不能气化或有风)
脉浮(中风之脉)
呕吐(在上:病位还是在上)

第 64 条 伤寒汗出而渴者,五苓散主之,小渴者,茯苓甘草汤主之。

🌿 茯苓甘草汤

茯苓二两 桂枝去皮二两 甘草炙一两 生姜切三两

上四味,以水四升,煮取二升,去滓分温三服。

附方歌:茯苓甘草汤。

汗多不渴此方求,又治伤寒厥悸忧,二桂一甘三姜茯,须知水汗共源流。

我们接着看五苓散,伤寒的汗出而渴,用五苓散主之,原文的条文,康平本写的是小渴者,在宋本里和伤寒其他的版本写的是不渴,这个小渴和不渴,大家知道差别很大了。小渴者,茯苓甘草汤主之。五苓散的主治症重点在渴上面,不管有没有烦躁不安的情况,渴一定要有,这个渴就是抓的主证,口渴才是。有的时候渴代表热盛则消,伴随烦躁、口干的情况,这种渴就是代表热盛。

五苓散主治的小便不利是主证;那么脉象上面,是浮脉;还有呕吐,呕吐也是水逆于上的表现。所以主要病位还是在膀胱,膀胱蓄水,我们知道膀胱为水腑,州都之官,津液藏在里面,当不能气化的时候,或者有风的时候,水液就不能正常气化,代谢出现异常。在上,出现口干,水气往上走,出现呕吐,脉出现浮象,中风的脉;在下,表现为小便不利。这个条文大家可以复习一下之前五苓散的整个部分。所以抓的重点是汗出、小便不利,这个是五苓散的这个条文。所以它不在伤寒和中风之辨,看的是这个病发的机制和一个表现。如果后人要用它,比如日本人用这个,就把伤寒证去掉,太阳病去掉,只要有这个"证",就用这个方,对应去用,这样也是有效的。

那么这个地方小渴和不渴的争议,代表着里病还是少,就是在腑在经络上的病,出现的症状少,而表证多。所以还有汗出,脉浮,因此我们这张处方,茯苓甘草汤,小渴或者是不渴,我对它的注解是都可以。

总的情况就是在里的、在腑、在经络上的问题要少。而在表的,像在我们的十二皮部,那么在肌肤上的情况多,所以就是出汗。那么不管渴还是不渴,总是代表水液代谢出现了异常。所以茯苓甘草汤这张处方,在选方上,用了桂枝汤的三物,就是取了它的三味药,桂枝、甘草和生姜,用了五苓散之一,这三和一代表什么,三代表"表",一代表"里",在表的药物三个,在里只有茯苓,三表一里。这个药方可以归到桂枝汤的变方,也可以归到五苓散的类方,这可以作为一个汤剂的归类。

我们看一下这张药方的类方还有苓桂术甘汤,有一味白术,所以茯苓甘草汤你也可以叫作苓桂姜甘汤,还有一张苓桂枣甘汤,你可以把它这几张处方都归到五苓散类方,也就是五苓散的同一类方。我们先看组成:茯苓用二两(30 克),桂枝要去皮 30 克,甘草 15 克(炙),生姜 45克切。四味药,以水 800 毫升,取 400 毫升。你看仲景这个很有意思,400 毫升分 3 次服,所以不怎么好分,除不尽,分出三分就好,有可能这个多一点,那个少一点,这个都不要紧。也可以严格平均分了,这是方子组成。

我们看一下方解,桂枝汤来治在表的脉浮数,汗出,去掉了大枣、芍药,目的是什么?因为有小便不利,大枣滋腻的特性很明显,中医讲甘令人中满。吃一个枣还好没有问题,吃两个枣,三个枣问题不大,吃到五个枣,这顿饭可能就吃不下去了。有一年毕业季,我请我们毕业生吃饭,那天我给他们点了好多好吃的菜,多点了一道饮品,醪糟汤圆,醪糟是甜的,饭前每人一碗,然后看他们吃不下别的食物,我觉得奇怪了,今天为什么大家都这么客气啊,一看,醪糟甘,令人中满。所以这个甜的东西,尤其枣,在这里去掉,有碍于小便不利,本来小便就不好,吃了以后就更不好了。芍药属阴,酸凉的药,这时候也要去掉,五苓散里面的白术、泽泻还有猪苓,去掉这三味药,留了桂枝和茯苓。这个病的表现,要么不渴,要么渴也是渴的比较少,不渴也不烦,就是里饮不多,在里的水,代谢不掉的水不多。所以就都去掉了。这四味药是主里。

我们看下这两张处方,五苓散和茯苓甘草汤的差别。

五苓散,茯苓甘草汤。记忆的话,用苓桂姜甘汤,这个更容易区分。

从标本来讲,这个标本都治,标是经络,太阳之经。本是太阳之腑,膀胱腑是寒水之腑。这两张处方治疗就是标本同病,就是标也出现问题了,本也出现问题了。五苓散这个方侧重点是标微里重,只有桂枝一味药主表。茯苓甘草汤,刚好反过来,标重里微,标代表邪在表,里尚轻。主里的药只有一味,茯苓主里,一味药。所以这两张处方都是表里兼治。仲景有很多表里同治的药方。

我们看下茯苓这味药。茯苓,是一种寄生在松树下面的寄生物,味是甘、淡,性是平,得松根的灵气而成。临床应用很多,也很广泛,甘可以补土,这个淡味能渗利,能通利小便,这味药是补土利小便之用。临床上我们看仲景的伤寒方里,只要有小便不利就加茯苓,你看所有条文,这是他的加减法。那么有恶寒就加附子,只要有吐下,就加人参。尤其是吐下后少气这种情况。大家可以看着加减,这是用药的一个方法。

第 47 条 脉浮数者,法当汗出而解,若下之,身重心悸者,不可发汗,当自汗出乃解,所以然者,尺中脉微,此里虚,需表里实,津液自和,便自汗出愈。

脉浮数者,紧扣我们上边发汗后的这几条。大家看下原文。我们今天会讲到心悸的问题。

我们知道应对太阳病,汗法是正法,如果用下法,下完以后津液就伤了,只要用汗法下法不当,你的津液就会被伤到。即使你的汗或下,方法是正确的,但是用的量或者时机不正确的话,津液也会被伤到。这两个方法我们允许大家犯错,但是这个错误背后就是隐藏了身体这样的一个变化。津液被伤以后就会出现身重心悸,临床上身重出现的少,心悸出现的多,心脏里的阴液不足了,这时候不可发汗。我们可以等待时机,等待他的表里自和。我们等待,在这个过程中还是做了很多,比如给他补充水分,喝粥、喝菜汤,类似这样的一些方法,还有就是休息。动则生阳,静则生阴,你的心神静下来的时候,自动开始补阴了。长期熬夜的人,舌中间都会有一条裂纹,这代表阴被伤到了,阴虚,所以熬夜是个特别不好的习惯,要去改变它。表里和了以后,代表身体津液就来复了。这个时候正气也足了,里代表正气,这时候汗出而解。

所以我们治疗伤寒，治任何外感病，第一个大法，是等待身体自我修复的这个时机，怎么等呢？就是休息，休息是第一位。这个大家不要小看这个方法，好多病治疗得成不成功，就看你有没有交代病人休息好，比如病人有没有把工作放下，或者生病的这两天早睡，比如七点、八点就睡。像外感，你早睡的话，即使不吃药，基本第二天就解一半了。因为好多人的外感都是因为正气不足了，这时候邪气才会来侵犯。昨天我门诊上的老病人，脑出血，他在中风恢复期中，我跟他说这段时间不能工作，抓紧把肢体功能恢复过来，他在恢复期间出去讲了一次课，讲课也是消耗，耗气。在讲课的过程中，就觉得脸部右侧的这一边，大概瞳子髎，丝竹空的位置，他觉得里面在出血，可能有小的血管在破裂。讲这个什么意思，就是休息尤其重要，不管什么病都可以在休息中得到治疗。我们以前讲过的，睡觉、休息很重要。平时还有些锻炼的话，静坐就更适合。为什么我们人过了40以后，道家、佛家都讲，在修复身体的时候，静坐最好。静坐过程其实就是在休息、在睡觉，身体也在修复。尺脉微代表里虚，如果阴津生了以后，阳气来复。阳气来复有很多机会了，我们每个人每天到了子时的时候，为什么要讲活子时？子时一阳生，这时候身体就在重新修复了，如果用卦象表示的话，就是复卦，地雷复。就是阴到了极点，就像冬至一样，这个阳气就来复了，修复就是要找这个时机，所以你们观察一下，一天当中效果最好就是子时，但前提就是你要睡好了吃好了，休息好了，打坐下来效果非常好。那么上午，子时，丑时，寅时，打坐效果好，腿的疼痛都会轻很多。如果到了晚上亥时，这个时间段的话腿就会特别疼。一天对身体的消耗，有时候为什么我们的功夫没有进步，就是我们修复了身体，没有让我们的身体生病就好。那么如果你想逆生命的正常衰老，道家讲的逆则成仙，逆着来。乾为天，坤为地，要逆过来的时候，正好反过来，这个卦就是一个一个的修复。首先是地雷复，身体先找一阳，修复，再找第二个阳，一点点修复，这是女子的七岁，十四岁……男子也是。三七二一，四七二八，五七三五，就是身体的这么一个衰退的过程。那么我们逆过来的时候，也是一个一个的修复，地天泰。再回到先天，回到七岁、八岁，衰老是这个周期，所以修复就很难，比这个慢。释迦牟尼佛为什么成佛是在年轻的时候，20来岁的时候开始修炼，身体在到（21～28岁）这个阶段，把他修复过来最快，你过了40岁以后，再修复就很慢了，所以标准的身体的修炼，道家讲要出阳神，佛家讲，就是你的色身成就，三身成就，法身、报身、化身，这个报身成就，这个身体修炼和道家讲的是一回事，大概需要13年左右。标准的这个，所以佛家讲的法身的成就相对容易一点，就是智慧的积累，就是这个其实也不容易，多生多世，智慧的积累。但是身体的成就就是这么一段黄金时间，在20～30岁的时候，太小的时候我们其实没有那么高的智慧，那么像很多佛家是再来人，他生下来知道我这辈子干什么，很早就修了，那他身体进步很快。太小了，智慧不行，碰到了身体的很多境界，会容易走火入魔，这些都是必经的阶段。其实还可以对应我们一日当中来，子丑寅卯辰巳，巳就是到乾为天，如果月份上对应十二月辟卦，一年当中来讲，也是这么来的。这是十一月十二月一月二月三月四月，五月开始，为什么我们要睡子午觉，这时候中午到了巳时开始一阴生，午未申酉戌亥，你身体修复也是这样，这个是一年十二个月的周期。除了生命大的周期节律，每个人自己还有小的周期，比如女子月经的28日，这也是一个潮起潮落，气血也是跟月亮这个盈亏变化。初一气血生，十五气血满。十五以后你打坐，效果就差了。初一，月经经尽完了大概3天以后打坐，这时候阳气生，打坐，腿也要比平时效果好，来例假了，打坐效果就会差。到农历十五的时候，这时候气血最盛，打坐效果最好，也是遵循了这个规律。所以大家治病的时候，你要了解整个天地的气机。比如我给病人治病，有的人休息严重不足，他这个病跟这个关系很大，一定要让病人把这个改变过来，调整过来这个病才有可能治好。这个还可以对应我们的卦象，这个虽然以前讲过，这里还是多说一些，就是休息对于身体修复，疾病治疗很重要。

回到原文，这时候我们要表里和，表里和，代表阳气阴津来复，如果碰到这种病人，"尺中脉微"，又经过发汗的情况，我们这时候还可以先建立中气。比如小建中汤，用完以后再发汗。不等他自己修复，你想要比他快一点，就像伤寒论教给我们治疗的目标和原则是什么，我们要在最短的时间，不等七日一阳来复，就给他调整好。所以凡是脉迟脉微或脉弱，大家发汗要小心，不要轻易发汗。总的来讲，只要阴不足，阴虚，阴代表津、液、血、精，脉象就是沉、弱、微，都是显不足之象，发汗时要注意。

第97条 伤寒二三日，心中悸而烦者，小建中汤主之。

🕊 小建中汤

桂枝去皮三两　甘草炙二两　大枣擘十二枚　芍药六两　生姜切三两　胶饴一升

上六味，以水七升，煮取三升，去滓内饴，更上微火消解，温服一升，日三服。

附方歌：小建中汤。

建中即是桂枝汤，倍芍加饴绝妙方，饴取一升六两芍，悸烦腹痛有奇长。

这条第一个是伤寒，太阳的伤寒，二三日，没有经过汗下，这个条文是讲未经汗下。没有汗下，但是病人已经出现心悸而烦。这种代表里是偏不足的，中气素虚，就是脾胃之气平时就不足，主要是脾胃之气。所以虽有表证，不可发汗。所以我们老有一句话，一流的最高明的医生，一定是擅长治外感。当你擅长用《伤寒》方、《金匮》方治疗外感时，你已经建立对疾病的认识了，八纲也好，六经也好，脏腑也好，阴阳的法，你都掌握了，就可以应对临床不同的情况。比如我碰到过一个女性患者，这个人怀孕了，素体气血整个都弱，尤其血虚，经常出现反复的头晕。她怀孕后头晕情况加重，一开始她找了一位中医调理，这位中医医生给她看完，说患者身体情况非常好，不需要吃药，不需要治疗。但是后来我一看她的脉，六部脉摸起来都是沉细微，代表内在的气血非常不足。我告诉患者，如果她怀胎期间不治疗，这个胎可能保不住，所以后来她直到怀胎结束，一天药都没少过。不像一般孕妇只是调补身体，补补血，不需要天天吃药，这个患者给她孕期调理的汤药，一天没少。所以一定要因人制宜，孕期不能吃药的说法其实有很大问题，中医的观点反而是提倡孕期常规需要服一些补血的方药，建议常服，没有问题也要吃的，这是更好的胎养。回到原文，所以对于发汗，仲景反复强调。那么心悸代表阳已微；烦，一是代表营弱，烦是一个热象，还有阴不足的情况，虚实都有，所以应该用小建中汤，先建其中，先调营卫。小建中汤非常好，补虚和胃，建立中州。那么我们看下药方。

首先，什么是中州？中州就是脾胃的意思，古代天人相应。大家记得《内经》里有一篇《六节脏象论》，讲天可以化为九野，地有九州。在我们人体上也有九州，中州就是脾胃，把他划分成九个区域，所以你看天人都是相应。人有五脏，孙真人讲了，地有五岳，把地球看作一个生命，在这个上面也有我们的五脏六腑。

好，我们看下药方。小建中这个药方，是大家反复会用到，这是补虚的第一张大方，为什么呢？我们知道桂枝汤是天下第一方，小建中汤是由桂枝汤变化而来。桂枝三两（45克），去皮，甘草炙二两（30克），大枣十二枚。大枣这个注意一点，每个地方用法不同。芍药三两就变六两（90克）。生姜切三两（45克）。胶饴，饴糖，一升。饴糖一升我们折算一下，按照饴糖的密度，大概是1.54千克，一升就有这么多。古代一升我们大概按200毫升算，折算下来那么大概一升相当于 100～300 克。按照芍药 90 克来看，300 克应该是没有问题。临床上你们用的时候可以用到 100～300 克。这个药非常好喝，药里也有好吃的甜味的。以水 1 400 毫升，取 900 毫升，温服 200 毫升一次。这 900 毫升，把饴糖溶到里面去，药熬完了再溶，标准的。你这个饴糖，冬天就不太好吃，给它蒸化了就可以，那么这个还可以在火上稍微煮一下，但是不能时间太长，太长就粘在锅底。这个药方叫小建中汤，小小建立中气，顾名思义，除了小建中，还有大建中，建立中气。这张药方主治，中气已经虚了，但是表未和。中气虽虚，表未和，所以不敢大补，虽然你有虚证，但是你有外感。用桂枝来和营卫，倍芍药，加饴糖，建中州。用这张处方不用啜热稀粥，也不用温服取汗，意在心悸，就是心慌，而不在伤寒之表，重点治疗心慌和脾胃气虚的情况。这个用了我们的小建中以后，营卫自和，只要心慌的人就可以常服。今天我讲两个处方，治疗心慌的情况。营卫自和，津液自生，病随汗出乃解，心悸和烦闷就可以把它消除掉。

用小建中汤，注意事项就是呕吐的人不要用，呕家不喜甘故。小孩子可不可以用？小孩子特别适合，小孩子生下来以后，进入后天的时候，这个中州的气会弱，偏虚偏寒，特别喜欢吃甜的，小建中正好是这个，非常好喝。

今天这些药方都是非常好吃的，大家下去试试看。方中的饴糖，也可以买比较好的麦芽糖代替。有的饴糖，味道也不是特别好吃，我们老家买的那个，当地叫白糖。此饴糖不在于它的状态是液态还是固态，关键是哪个味，吃进去就觉得脾胃的气得到补益了。甘味，就和河南的怀山药，水果的那个甘味很像，这种甜吃了很舒服，比如人体在虚劳的时候，虚劳诸不足，小建中汤就可以用，补虚的一张处方。

第 169 条　伤寒解而后，脉结代，心动悸，炙甘草汤主之。

炙甘草汤

甘草炙四两　生姜切三两　人参二两　生地黄一斤　桂枝三两　阿胶二两　麦门冬去心半升
麻仁半升　大枣擘三十枚

上九味，以清酒七升，水八升，先煮八味，取三升，去滓，内胶烊消尽，温服一升，日三服。

附方歌：炙甘草汤。

结代脉须四两甘，枣枚三十桂姜三，半升麻麦一斤地，二两参胶酒水涵。

这个解在宋本里没有，好多人解的时候不太好解，其实这个还是和伤寒中风，和外感有关系。伤寒解而后，脉结代，心动悸，炙甘草汤主之。这一条，有个心悸，心悸是什么感觉，心下筑筑惕惕，动而不安，就是跳得快，我们正常人，跑步心跳速度会加快，但是不会出现不安的情况。所以他不会跟你说我心悸，会说心慌，一般是这样的情况。

这个心悸，临床上比较多见的几个情况。

第一个，汗下。发汗或者下法以后，身体虚了以后，会出现心悸，包括临床上饥饿，饿到一定程度，你会心慌，也是属于虚的这种心悸。第二是因为热，热了以后也会心悸，太热了心跳就会加快。

再有常见的原因还有饮邪为患。饮邪为患我们知道，他有想喝水小便不利这种情况，或者呕吐，饮或者水，这两个不同情况。

或者病人出现厥而下利，就是手脚冷、拉肚子的情况，也会引自心悸。

此外，伤于寒也会引起。这种人一般来讲平时还是有素体不足。伤寒里面不仅讲一个标准的人，中医称为平人，平时身体健康的出现外感以后的表现，而且还讲了特殊的人群，像炙甘草汤证,有类人患伤寒后表现出心脏异常,所谓病走常道,比如子午少阴君火,阳明燥金在泉,属鼠、属马、属鸡、属兔的人,就容易走到心脏上面,尤其是属鼠、属马的,表现的更多。我临床观察,就是少阴、阳明,这两个更容易表现在心脏上面。一旦出现心血不足了,就心慌,当然临床上我们讲,还有好多人是阳虚了而心慌,其实这个虚里面包含了气虚、血虚、阳虚,都会引起心慌。平时血气衰微的人不任寒邪,当人伤于寒以后,脉就不能循行,正常人心的跳动,应该有心脏的阳和气来推动它,这时候脉不能连贯起来,跳着跳着就停了。心悸,主要是心跳的快(图5-1)。

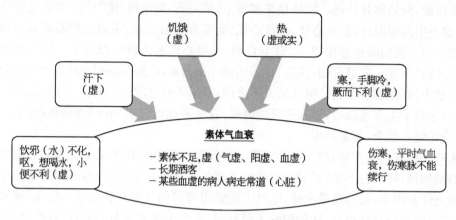

图5-1 心悸的病因和病机

炙甘草汤这张处方,以补中,生血,复脉为主,通行荣卫。凡是写作"荣"都是营的意思。心悸这个有了,接下来就是结脉。脉迟缓,来得慢来得缓,你的一个呼吸,可能脉搏跳不满2次,一呼一吸不满四至,对应心率的话,大概就是在60次以下,比较典型的,但是有的病人不一定。西医认为心率应该在60到100次,低于60次都是迟脉,都会显出迟象、缓象,迟缓稍有不同,大家以迟来辨。有的人到70次开始有心慌的情况,每个人禀赋不同。总体来讲,脉是迟缓,而成不规则的间歇,这个特征就是跳得快、心慌。动而终止,跳的过程中,脉停顿了,就是停了以后,自己接着再跳回去,动而终止能自缓,这是结脉。代脉的脉也是缓,也有迟缓情况,结脉是没有规律的,跳几下停一下,接着再跳。代脉很规律,比如跳5次停1次或跳6次停1次,停的间格有定数,不能自缓。跳完以后,下一次跳好像和上一次就没有关系了。当然我们临床上自缓和不自缓不好区分,我们就以跳的规律不规律这个间歇来区分。不规律的是结脉,很规律的是代脉。临床上这两个脉经常连在一起,心脏跳动,一阵子规律一阵子不规律,都有停歇,你判断它忘了是结脉还是代脉,不要紧,只要有停,就是结代脉。当然结脉、代脉的共同特征都是跳的慢。可能每分钟不到60次,停的那一下,有的人难受,有的人不难受。

[答疑]

问:老师,我当时出现结代脉时候,脉又特别快,是标准的结代脉吗?

答:那你这个不算特别标准的结代。结代脉主要是跳得慢才对,而你的脉是跳得数一点。

问:我的心跳是停一下,跳两下,这是结脉吗?

答:结代脉的特征就是慢,慢就是会停止,有间歇,看这个间歇是有规律的还是无规律的,跳得快不算。跳得快,中医说就是促脉。我们讲过葛根芩连汤的促脉,跳得快就停止。

心主血,心动悸,脉结代,是血虚,真气不能相续,《医宗金鉴》好的地方就是分门别类地把伤寒六经的概念明确了。不好的地方是扯到"真气"上去了，讲气就足够了。所以我们治疗的时候主要调气，峻补其阳，以生血，通阳散寒。这张处方和小建中汤很像，如果从阴阳的角度来讲，小建中汤是伤寒里补阳的方，我认为炙甘草汤是伤寒里面补阴之方的代表。补阴补阳，主要是以里面的君药来确定的，炙甘草汤阴阳并补，这张处方非常的好，营血和荣卫，所以炙甘草汤我们又称为复脉汤，让脉恢复正常跳动。

我们看下这张处方。有人讲炙甘草汤的君药是生地，而它命名是炙甘草汤，我觉得君药还是炙甘草，这样才对。这个倒是不要紧，这个分歧在于你认为谁在这里面发挥了最主要的功效。炙甘草四两（60 克），生姜切三两（45 克），这时候参，平时用党参代，病重的时候用人参，像林下参，比较好的这种，30 克，大概要两三根吧。生地，用一斤，240 克，桂枝是三两（45 克）。阿胶二两（30 克），麦冬半升，我查了下，半升，大概 30 克。火麻仁半升，颗粒小，半升差不多 50 克，和别的也差不多。大枣三十枚。

这张处方剂量上没有什么特殊的，但药上特殊。第一，生地，标准的炙甘草汤生地应该是 1 斤（500 克），生地甘凉，补血的第一要药，如果素体脾胃虚寒的人吃了会有点拉肚子。如果没有这个情况就不要紧，如果有的话，生地就不适合他了，生地可以减量。如果有血虚夹燥的情况，出现便秘，这药方是最适合的。所以我们在治疗血虚心慌同时伴有便秘，大便不通，那么好，不用再刻意加了，这里面的几味药，即有润燥的麻仁和生地。

第二味比较特殊，炙甘草，用了四两，这时候不要和其他药方一样 15 克，不够，至少 30 克。大枣这里面也特殊，吴茱萸汤、当归四逆汤的大枣是 25 个，这里是 30 个，大枣最多的两个处方。因为炙甘草这张处方还是补阴为主，所以我们用了偶数为阴的 30。这个阴的数怎么来的？我们用了河图洛书这个数，一三五七九，二四六八十，阴数加起来 30，阳数加起来就是 25，所以当归四逆汤，补阳的一张处方，大枣用的时候是 25 枚，而炙甘草汤中大枣是 30 枚。如果折算计量的话，12 枚相当于 60 克，那这个至少是 100 多克了，150 克大枣。掰开。

这九味药，煮的时候，以清酒，就是米酒，超市里那个用不了，只要一加热，就变酸了。要自己做，醪糟的汁。黄酒不行，黄酒偏热了，温通经脉的力量，最强的就是这个米酒。所以在南方的话，御寒，包括女子产后月子里都是要用米酒。糯米酒。这个大家可以学着做，我自己做过，很成功，很好吃，加酒曲。水 1 600 毫升，就两个配起来，一共 3 000 毫升。先煮其他这八味药，取 900 毫升，再把阿胶放进去冲化，提前请药房把阿胶打碎了，服 200 毫升。阿胶打碎不用蒸，要是烊化得不太好，也可以蒸一蒸，稍微加热一下就好。日三服。仲景这个药，服三次，服了 600 毫升，取 900 毫升，剩下的一点，第二天早上服。像我们老家，很多农村的，他们煎药一定要煎到这个药快没有色，像水一样无色了差不多。一副药开去的话，他可能会给你服三天，至少两天。以前我怕这个药力没有那么强，从节约药材的角度是可取的，日本他们饮片加工工艺很好，把这个药切得很细。桂枝都是小粒小粒的，药效还是非常好的，这个也是值得探索的。到底我们是应该按照药方原方剂量还是原方比例配比，比如这个配比用最小的量，最近有医家用很小的剂量，称为小小方，用 1 克，零点几克，重量不会超过 2 克 3 克，也有效。《内经》里面，如果取其气，那么量小一点，如果取其味，如果你用生地 1 克，补血的力量肯定就弱了。这个就看情况，咱们做到药效最好，又不浪费。像我就是比较浪费的，黄芪，240 克，都是这么开的，当然也是依照古代古法这么开的。古代这个用的都是新鲜生地，益气滋阴，通阳，复脉，这张处方阴阳并补，非常好用。在心脏内科来说，其实有好多人的心梗，是因为心的阴血和阳气不足了，所以这张处方可以通用在很多心脏病的虚证里面。只要是阴阳都不足，气血都不足，它最适合。所以你们看到我在临床上调治许多心脏不好的，这张处方用得非常多。柯琴《伤寒来苏集》，这位医家对伤寒的注解非常到位，伤寒不足的脉，阴弱用芍药，阴津、阴血不足。阳虚用桂枝。大家还有印象吗？我们学过桂枝去芍药汤。太阳病以后，出现脉促，胸满，胸阳不足的情况时，我们要把芍药给去掉。还有桂枝去桂的，如果阳热，发汗过多，就可以把桂枝去掉。反过来讲，如果你阳虚得重，还可以桂枝加桂汤，专门治疗这个奔豚。

我们看下这张处方的方解。阳虚的病人，用桂枝，甚者加人参，来复脉。

参附汤可以分为几种：生脉饮，人参（林下参）、麦冬、五味子（全身气阴都不足）；参附汤，人参和附子（有阳虚的情况，麦冬和五味子就不要了）；生脉饮，沙参、麦冬、五味子（气虚不严重，只有肺胃阴不足）。

因为人参性味还是甘凉，所以我们回阳救逆的时候，急救我们通常还是用回逆汤。但如果在这期间，有汗、吐、下的情况，我们会加人参，变成回逆加人参汤；如果寒重，我们就变成通脉回逆汤，把干姜量加大；如果阴盛格阳，我们可以加童便或猪胆汁。

所以生脉饮，沙参麦冬还有五味子（古代的生脉饮，用的好的参，野山参），平时你要补气和补阴。比如运动员，如果脾胃不寒的话，这个可以常服了。如果我们作为国家体育保健医生的话，给运动员开这个生脉饮。如果寒的话就用参附汤（人参加附子），这个滋阴复脉。阴的问题，运动员运动以后出汗，汗把这个气带走了，要补气补阴，沙参麦冬五味子最好。

在这张处方里，方解认为生地为君，我认为甘草为君，不要紧。麦冬为臣，麦冬这味药甘凉，峻补真阴，补阴为主，虚寒的人稍微注意一点。麦冬甘凉，用它的种子，所以妇科用得非常多，在不孕的病里面，这个麦冬以子补子，有很好的补益作用。其实也是金生水，补的偏肺里的津液为主，金能生水。肾里的阴得到同时的补益，麦冬这味药配在我们的温经汤里，和牡丹皮来配，专门来治疗更年期绝经期出现的血虚燥热，用麦冬和牡丹皮来去这个燥热。性味都是甘，偏凉。这两味药合了人参桂枝通阳，生姜大枣和营卫。和营卫的药大家发现没有，桂枝白芍合一对，生姜甘草大枣是一对，生姜跟大枣单独两个配也可以合营卫。所以平时大家调配自己喝的饮品，如果脾胃不虚寒的话有酸梅汤，有生脉饮，如果脾胃虚弱就用生姜大枣和炙甘草，这个口感非常好，配夏天代饮品的话，还可以调和营卫，非常好的一张处方，酸梅汤好多人喝完以后胃还偏寒一点。阿胶补血，用炙甘草缓性，甘草之缓不使速下，就是你喝完这个药，不让药性往下走，借清酒之迅猛上行，同时配麻仁来滋阴润燥，同时有通便的作用。这个药里面，酒用了七升，水是用了八升，喝的时候只取了三升。久煎，你那么多的水，最后煮出900毫升。久煎则气不峻，气就没有那么快了，如果气太快了，就走到四肢上面了，头面上面了，或者往下走了。炙甘草汤，这张处方大家把它记下来。药往上行，走到膈以上，走到心脏上面去。

[答疑]

问：药量那么大，可以做膏吗？

答：可以，炙甘草膏，但是膏方一般补益的力量比较强，比较滋腻。冬天的时候慢慢去吃。因为膏方，酒在保存过程中会挥发，所以走这个性会差一点，但是也可以做。

问：可以拿酒送服膏方吗？

答：可以，但是少一点。别喝醉了。

问：正常开这么大量吗？

答：一般像我开，就减半。炙甘草30克了，生地我一般至少用50克，刚才是240克，至少一般也是120克。提前交代给病人，服了之后会有腹泻，但是吃完以后，因为心脏的阳得复了，阴血补足了,会很好。你们都可以服着试试。生地临床上,50～100克,我经常这么用。做膏方的话,就是所有的量乘10,600克炙甘草,生地就2 400克,你这个膏方熬出来慢慢吃,酒也要加倍。

第170条　脉按之来缓,时一止复来者,名曰结,又脉来动而中止,更来小数,中有还者,反动,名曰结阴也,脉来动而中止,不能自还,因而复动者,名曰代阴也,得此脉者必难治。

这条就是解释上面结脉和代脉。我们刚才讲过,都是来得缓,都是有停,这个停就分有节律的、没有节律的。有节律的是代脉,没有节律的是结脉,结脉临床上代表就是阴盛,气结,寒痰血瘀,咳嗽,这是后人注释的。还有气郁。临床看到的代脉代表的是脏器衰微,这个病就重了。所以大家记得,第一个跳的慢,中间停,这个停很有规律,就是代脉。《难经》讲,脉跳50次有一次止,就代表一个脏有不足了,有衰微的情况。结脉,有气郁还有寒瘀的情况。《难经》来看,代脉主要是脏厥,这都是《难经》的观点,这个可以参考,应该都对。这里面有一难,专门讲到损脉跟至脉,至脉就是跳得快,损脉就是跳的慢。代脉就是损脉里的一种,有一损二损三损四损五损。代表不同的情况,代表阴和阳,一个就是阴虚一个就是阳虚,大概是这个意思。它讲了,脉来动而中止,不能自还,因而复动者,名曰代阴也,得此脉者必难治。

古代在治心脏的时候,出现代脉的时候病就难治,因为西医在补阴的方面,补血的方法还是很快。中医里面,补血这些会来得缓慢一些。所以他讲,得这个病的人难治。难是难在急症的时候。比如大失血,一次就失了1 000毫升,我在医院实习的时候,一个肝硬化病患者,食道胃底的动脉破裂,有一个小的动脉,吐一口出来就是有八九百到一千毫升。吐完以后脸一下就煞白了,给他输血,那个血止不住,输了马上就吐。这时候有输血的措施,还一定要给他回阳。这时候回阳,我们用回逆汤,还有用止血的炮姜甘草汤。伤寒里的方,炮姜250克,炙甘草用250克,再加上血余炭30克,先把血止住再说。这个临床上我治过很多,先兆流产,鼻血,出血不止,还有好多脏器出血,确实这个药方疗效非常好。炮姜最好炒成炭,炮姜炭更好,炭,炒黑了才能止血。炙甘草,250克。血余炭30克。不管阳虚阴虚,郑钦安传承的这一支,唐步祺老先生,先止了血再说,临床上实际上我们还是要辨证的。像今年这两天的出血,现在是风火相煽,就根据运气来用药了。画图的话,我们把五脏六腑和五行放到里面来,像今年(2019年)己亥年,甲己化土,土运不及,已亥是厥阴风木,厥阴风木司天,少阳相火在泉。一个管上半年,一个管下半年,一年为风火相煽之象,喻示今年火灾多,我们老家也是到处起火,干旱。现在是5月底,那么5—7月马上转运了。3—5月是少阳相火,这个地方又多一个火,二之气,少阳相火。我们今年也是厥阴风木,也是阳明燥金,这段时间好多人出血。所以风火相煽,有两个火,土又不及,风又燥,那么还加一个燥,全是火象,所以这时候出血用白芍、黄芩、黄连、黄芩、黄连可以去相火的实火,加大黄,三黄泻心汤。我们都用炭,黄连炭,大黄炭,黄芩炭,比如用90克。它主要属于这种情况,前段时间3—5月的出血我们用这张处方。临床上我调过这样的病人,有个崩漏,大出血,血止不住,看了一下她的属相,属老鼠的,逢壬的年份,壬子、壬午,丁壬年出生,丁壬化木,风气就偏旺,这时候就要重用白芍。风火相煽就用这个来治疗,就是热性的出血;炮姜甘草汤是寒性的出血,阳虚的出血,这么来理解。

第65条　未持脉时,病人叉手自冒心,师因教试令咳,而不咳者,此必两耳聋无闻也,所以然者,重以发汗虚故也。

少阳感邪中所见的耳聋,伴见往来寒热、口苦、咽干、目眩,如果耳聋与叉手自冒心同见,就不是少阳感邪,而可能是发汗更多导致的,其发汗也可能不止一次,进而导致阳虚。其实重发汗,会令阴阳两个都虚了,只不过阳虚更多一些。所以这时候的耳聋是阳虚的耳聋。我们治疗的时候,急顾其阳——先给他温阳,扶阳。这个耳聋原因是什么?因为阳虚,阳气不到之处,精气不能上去,精气不能上注而耳聋。所以我们知道,耳为清窍,头面的七窍是属阳的部位,第一个需要有阳气,阳气上来以后需要有阴津,把阴津布散到耳窍的部位,清虚以灵。阳气在这里很充足,那么气就可以到这个地方,同时有阴津,就可以发挥听的功效。第一个要气,第二个要精。这个条文重点侧重气不够,气虚了。两个症状同时并见,我们知道是发汗过多,阳虚导致的耳聋。

第58条　发汗过多,其人叉手自冒心,心下悸,欲得按者,桂枝甘草汤主之。

桂枝甘草汤

桂枝去皮四两　甘草炙二两

上二味,以水三升,煮取一升,去滓顿服。

附方歌:桂枝甘草汤。

桂枝炙草取甘温,四桂二甘药不烦,叉手冒心虚已极,汗多亡液究根源。

发汗过多,第一,外亡其津液,在外,津液丢失掉了;第二,在内,气虚。气和液两虚,这个液可以用阴来代,为气阴两虚,这样更容易理解。气阴两虚而出现心悸。那么我们看下这张药方。

桂枝四两(60克)去皮,炙甘草二两(30克)。两味药以水900毫升煮取200毫升。把药渣去后,顿服,只服一次,200毫升,吃完就没有了。这个药方中,桂枝为君,甘草为佐,补阳气生津液,生津液主要是甘草的作用,桂枝是辛温,甘草是甘温,甘温相得,两个药配在一起相须用,气血和而悸自平。

我们看下桂枝这味药,桂枝配麻黄,麻黄汤,桂麻各半汤,这个气味上面就发挥了辛的作用,可以发汗,荣气外发,而微汗。配芍药之后,就是桂枝汤,收敛荣气,而止汗,是从了芍药性味的酸味,桂枝辛散,芍药酸收。如果配了甘草,补中气而养血,这个气味上就从了甘味,我们知道甘能补益、甘能缓。

最后一个问题,"叉手自冒心",就是发汗过多,病人出现心慌心悸,尤其心悸比较多见。手叉到一起临床上见的不多,叉手自冒心,因为手一和,这个气就和起来了,觉得心要跳出来一样。总的过程还是发汗过多。

第59条　发汗后,其人脐下悸者,欲作奔豚,茯苓桂枝甘草大枣汤主之。

茯苓桂枝甘草大枣汤

茯苓半斤　桂枝去皮四两　甘草炙二两　大枣擘十五枚

上四味,以甘澜水一升,先煮茯苓,减二升,内诸药,取三升,去滓,温服一升,日三服。

做甘澜水法,取水二斗,置大盆内,以勺扬之,水上珠子五六千颗相逐,取用之。

附方歌:茯苓桂枝甘草大枣汤。

八两茯苓四桂枝,炙甘四两悸堪治,枣推十五扶中土,煮取甘澜两度施。

这条59条,发汗后,脐下悸,欲做奔豚,茯苓桂枝甘草大枣汤主之。上次课我们讲到了58条,58条也是发汗过多,它的情况就表现为心下悸,即是心慌。有的人心慌表现在心前区,胸腔的这个位置,有的人是在胸下,就是胃脘这个位置。

如果是发汗多了以后,出现心下悸,在心下的位置,很多医家解这个心下,认为是胃的位置。如果是心呢？就是心口的位置。临床上我们不管是在心下还是心，这时都第一个考虑心，第二考虑是胃，我们临床上要灵活判断，不一定那么死板。这个心下悸，病机主要是心阳虚，导致发病。那么我们如何用方？58条用的是桂枝甘草汤，心阳虚。这个条文同样是发汗后，是在脐下的部位悸，脐下悸，在肚脐以下，我们知道脐下1.5寸是气海，三寸是关元。关元是小肠的募穴，它向后连到我们的肾。当你肾气被动到的时候，就会出现肚脐下的跳动，它欲做奔豚，其实就是没有发作起来，大家从字眼上区别出开来。豚就是小猪，在农村我们看到小猪跑，是一阵一阵地往前冲。在五行上来讲，这个豚就是属水，水畜，带有水的特征。要发作还没发作起来。它的病机里边也是心阳虚，这个我们可以称为本自病，即自己本身的病就发作在这个地方。而本条中心阳虚以后，水气凌心。也有医家解释：肾之阴邪，上干于心，就是水气往心脏来运行，这是因为五行里水来克火。所以在药里，不仅有桂枝、甘草，来扶阳，还增加大枣和茯苓，达到补土治水。桂枝甘草汤就是扶心阳就好了，扶心阳里面用的是桂枝甘草汤。所以两个的药方一样的，苓桂甘枣汤里面加了补土治水。

　　发汗导致的脐下悸，是水气，即肾的水邪上干于心，也有医家认为汗为心液，汗是心脏的液体，发汗多了以后就导致心液或者心阴虚了，其实汗的这部分，严格意义上来讲，应该是气和阴，阴和阳两个都会被伤到，因为当你出汗的时候，吐、下的时候，有形的液体丢失的同时会把气也丢失掉。心液虚，他认为肾气将动。那么奔豚发病的这个病势，是从少腹至心下，就是从关元穴这个位置一直到心下，在脐下这段，就会觉得有一股气往上冲，就是这种感觉。那么这感觉是什么，就是往上冲，冲起来了吗？没有，所以我们伤寒里面有，好像要发作，欲做奔豚的这个，似乎奔豚之状。如果真发作起来，另外有一个条文，桂枝汤再加桂，桂枝加桂汤，专门治这个奔豚已经发作起来了，就是他的那个气一阵阵得往上冲。这里就是有往上冲的趋势，而未发作起来，就像大家感冒前，我感觉好像要感冒，但这个感冒并不一定完全要发作起来。我们看下药方。

　　这里面茯苓用了半升，茯苓120克，我们也可以记做八两、桂枝是四两，去皮60克、炙甘草二两、大枣十五枚。伤寒的大枣基本用到的有几种剂量，大家比较熟的，第一种十二枚的，大部分的药方都是用到十二枚，桂枝汤里面，这个十二这个数，是一加二等于三，天三生木，木和风是结合起来的，所以桂枝汤里面治疗的是太阳中风，三之数。那么第二个就是十五，在这个条文中，一加五就是六了，天一生水，地六成之，六是水的成数。所以在这张处方里，取的是十五，入肾之数，补土来治水。那么在伤寒里还用到的二十五枚，还有三十枚。我们河图的数，相加起来，阳数啊，一、三、五、七、九加起来正好是二十五。所以当归四逆汤里面，大枣用二十五枚，这是一张温通阳气，入厥阴的一张，可以治疗厥阴有寒的处方。我们再把河图的二、四、六、八、十加起来，正好是三十，正好是我们用到的炙甘草汤。所以大家用药，中医讲医者意也，是在理上面、数上面、象上面，三位一体。你只要细细剖析他的话，医者意也（表5-5）。

表5-5　《伤寒杂病论》中大枣所用数量的依据

数　量	依　据	代表药方
12枚	一加二等于三，天三生木，木和风是结合起来的	桂枝汤，大部分《伤寒》药方
15枚	一加五就是六了，天一生水，地六成之，六是水的成数。入肾之数，补土来治水	苓桂甘枣汤

数　量	依　据	代 表 药 方
25枚	河图的数,阳数1、3、5、7、9加起来正好是25。温通阳气	当归四逆汤(入厥阴,治疗厥阴有寒)
30枚	河图的2、4、6、8、10加起来,正好是30	炙甘草汤

[答疑]

问：这时候不能用克了？

答：对，凡是用到这个，比如栀子十四枚，这时你不能按照西方的逻辑思维来，大家最好取数，当然大枣太大也不行，一般临床上我一般喜欢12个。但是后来发现我门诊上新疆大枣太大了，后来就要么减量。我算了一下，大概12枚相当于60克。你可以按照这个来折算，你让病人把大枣掰成12个就可以了。可以这么来用了。

问：在疾病初期，什么时候用生数，什么时候用成数？

答：一般这个我们用成数用得多，六、七、八、九、十。生数的，像木主生发，生发就是三，你调的成数，比如很多药里用的是3克，比如去风的时候，我喜欢用这个。比如柴胡汤用的是八两，那你就用八，用的就是成数。

我们看下药的煎煮。上四味，以甘澜水。有个特殊的名称甘澜水，用1 000毫升，大家先把这个剂量记录下来。先煮茯苓，减掉400毫升，剩下600毫升，然后把其他药放里面，取三升，就是900毫升，去掉药渣，服200毫升，分三次服。这个制甘澜水是怎么制的？当然古代用这个水，是泉水，山泉水最好的，像我们泡茶用的水，秉着阳气，我们也可以叫它阳水，用水2 000毫升放到大盆里面，用勺来扬之，是把水舀起来之后，再倒下去，就是水落到盆里水上面会有小水泡，这样到水面水泡的数要有五六千颗，大概要10～20分钟，甚至半小时，一直这么扬。不停扬的目的是什么？后世医家有研究，这样水会经过充分的氧化。古代的医家认为，用甘澜水煎取，不助水邪，把寒水的阴寒之气给去掉。本身就是水邪为病，让里面尽量多地秉阳气。所以我们饮食里有一道食谱，就是我们的粥，五谷的食材就是甘平，或者甘温的食材，熬成粥以后，这个粥有形，属阴，在这里面，还秉加热的过程，还秉阳的特性，就是阴中有阳，所以粥的这道膳食是非常滋补人的，尤其五谷的粥，小米、大米，还有黄米，豆类的粥，是比较滋补人的。这是阴阳的含义了。临床上我们遇到，用山泉水的话，这个含的阳气就很多，用井水就不行了，会加重水的寒性。这个你可以做实验，像夏天把井水打出来，温度至少要比水管里的水低7～8摄氏度，甚至10摄氏度。

药的功效看一下。这个药方是苓桂术甘汤去掉白术，加了大枣，倍茯苓，就是把茯苓的量加大，茯苓在苓桂术甘汤里的量是四两，在这里四两变八两。苓桂术甘汤这张处方治疗什么呢？治疗心下逆满，气上冲胸。苓桂枣甘治疗的是什么，脐下悸，就是肚脐下的跳动，心慌，这个心慌移到小腹的地方，就是少腹的地方，有跳动，欲做奔豚。苓桂术甘汤的水停在什么地方？水停中焦，所以我们药里用到白术，白术这味药专门入脾，燥湿利水，苦温的药，专门走脾胃。那么在苓桂枣甘汤里，用的是什么？这一条病机是水停下焦，用药是倍茯苓，把茯苓的量加大。综合来看苓桂枣甘汤这张处方里，有桂枝甘草汤，补阳气、生津液。我们知道它是由于发汗过多，导致气阴两伤、阴阳两伤的一个误治。在伤寒里，我们的经方家，采用的补阴方法并不是直接补阴,都是通过扶阳,来恢复脏腑的功能,或者经脉里面这个功能,用阳来生阴。怎么生阴的? 重点是把脾胃功能调整好了,你的津液不是不足,那我就让脾胃生成更多的津液,通过饮食、喝水,转换它就好了;你不是血不够么,血虚么,那么我通过增强脾胃,生成新的血,它是这么来补的。所以这个地方有补阳气生津液茯苓为君药,专门利水,像我在临床上,一般水邪重的,茯苓从 15 克开始加量,加到 30 克,加到 60 克、120 克,这么来用。大枣是个佐药,在里面培土治水,甘澜水不助水邪。这个是欲做奔豚的治法。如果是已做奔豚的,我们选方,就要用桂枝加桂汤。我们这里的桂枝是用到四两。桂枝加桂汤里桂枝就用到了五两,甚至可以加肉桂,不但可以用桂枝,还可以换成肉桂来用。桂枝加桂汤是另外一张处方,就是桂枝汤里再加桂枝,或者也可以把桂枝换成肉桂,功效会不同,我们讲到它的时候再细细分辨。

第 28 条 太阳病,发热恶寒,热多寒少,脉微弱者,不可大发汗,宜桂枝二越婢一汤,服桂枝汤,或下之,仍头项强痛,翕翕发热,无汗心下满微痛,小便不利者,桂枝去桂加茯苓白术汤主之。

🌿 桂枝去桂加茯苓白术汤

芍药三两　甘草炙二两　生姜切　白术　茯苓各三两　大枣擘十二枚
上六味,以水八升,煮取三升,去滓,温服一升,小便利则愈。

附方歌: 桂枝去桂加茯苓白术汤。
术芍苓姜三两均,枣须十二效堪珍,炙甘二两中输化,水利邪除立法新。

这条在宋本里是分出两条,在康平本是合成一条,我们先讲解后面这部分。太阳病,发热恶寒,热多寒少,脉微弱者,不可大发汗,宜桂枝二越婢一汤,这是前面一部分。后面这部分就与今天讲的相关了,服桂枝汤或下之,服桂枝汤代表用汗法,下之就是下法。

"桂枝去桂加茯苓白术汤主之",这条有争议,《医宗金鉴》里清朝的时候官方医家认为这个条文去的是芍药不是桂枝,应该改成:桂枝去芍药加茯苓白术汤。我自己根据后文来看,这个条文去桂枝也可以,去芍药也可以,我们可以灵活来变通它。

我们去的时候就是掌握一个原则,如果是阳虚的病人,我们就去芍药,如果是阴虚的病人,去桂枝就好了。我们知道有一条,太阳病发汗后,脉促胸满,我们用桂枝去芍药汤,胸阳不足的时候,芍药要去,因为芍药是酸凉的药,如果阳虚,还要用寒凉的药,就是雪上加霜。反过来讲,阴虚的病人,阴液不足的病人,桂枝是辛温的,这时候就是火上浇油,桂枝要把它去掉。我们可以按两个方法来解。

汗下以后,"头项强痛,翕翕发热,无汗",表还未解。心下满微痛,小便不利,大概也是胃脘的地方有轻微的疼痛。主证是小便不利。所以临床上我们会很关注病人的二便情况。小便不利这代表有里证。所以这个条文实际上是表不解,心下有水气,是根据这个来建立治疗的法则。那么我们看一下在伤寒前边,我们提到的几个条文,有的是还没提到的。在伤寒的治法里面,第一个,伤寒表不解,心下有水气,我们在治疗时候用到的是小青龙汤,表寒里饮,里面还有水气,这个水气化的就是饮邪。如果我们把这个条文当作去芍药的看法,这个已经经过汗下,汗下之后,表和里已经不足了。所以用桂枝去掉芍药。芍药是酸收,酸凉。无汗,加茯苓白术,这两味药加进去可以燥湿利水,表里两解。所以我们再回过来看,汗下以后去桂枝去芍药都可以。我们的原则是阳虚去芍药,阴虚去桂枝。在我们桂枝附子汤这个条文里,临床上看到有大便硬,如果大便硬说明已经有热,在桂枝附子汤里看到大便硬,小便自利的时候,把桂枝去掉。那么我们这个条文是小便不利,那么我们看看有没有阳虚的情况,比如说恶寒、恶风,如果有就去掉白芍,没有就留着。

方解看一下,用到了苓桂术甘,加的生姜和大枣,这几个配在一起,主要是解肌利水,同时有扶心阳的作用,在里面配到了桂枝,佐桂枝通津液,取汗。这个苓桂术甘汤的主要功效是什么?利水扶阳。桂枝跟炙甘草配在一起,就是振奋心阳的一张处方,再加上茯苓还可利水。有点像现代医学讲的强心利尿的作用,类似于西药里的地高辛,配上速尿啊,这一类的利水药。机制是一样,不同的是我们的药取的是天地中秉四时之气而成的药,有气、有性、有味而成的药。而西药是化合药物,是模拟起到这样一个功效的药物,它的代谢吸收会不同。因为佛家讲,四大假和,地水火风,我们生命的组成基本元素和万事万物组成的基本元素完全相同,那么天地之间属风的秉性的药物,可以治疗我们体内属风的疾病,像呼吸系统这类的疾病,这个是与合成药不同的地方,所以我们讲同气相求。

我们看下这张处方,芍药,原方用到是三两(45克),甘草是30克,生姜切,不用去皮,皮可以增强解表的力量,还可以利水,凡是药物里有带皮的,可以走到皮表上面,加强发表解表的功效,第二个解表还可以利水。药里面茯苓白术各45克,大枣十二枚掰开,上六味药是以水1 600毫升,8升,煮取900毫升,服200毫升。那么这个病好没好,就看小便利不利。因为这个病的主证,是心下满微痛,小便不利,病人恢复没恢复,一个是切脉,观察舌、面的症状,就是病人的病脉证里都能找到这个病好没好的依据。这是桂枝去桂加茯苓白术汤,或者把它变成桂枝去芍药加茯苓白术汤,两个都可以。这个应该是没有争议的。

第61条　伤寒若吐若下后,心下逆满,气上冲胸,起则头眩,脉沉紧,发汗则动经,身为振振摇者,茯苓桂枝白术甘草汤主之。

🌿 茯苓桂枝白术甘草汤

茯苓四两　桂枝去皮三两　白术　甘草炙各二两

上四味,以水六升,煮取三升,去滓,分温三服。

附方歌:茯苓桂枝白术甘草汤。

病因吐下气冲胸,起则头眩身振从,茯四桂三术草二,温中降逆效从容。

在宋本里,这条也是合的,成本的版本是分成四条了,我们把它合成一条,而玉函本(就是民间的坊间的版本,有一个《金匮玉函经》)分成了三章,我们这个是合成一章。这么读来,文义上下是连贯的,我们看下。

这里讲伤寒,是吐下以后,在上一个条文里我们讲过苓桂枣甘汤,苓桂枣甘汤是伤寒发汗太多,临床上大家用的时候,是不管发汗太多,还是下的太多,我们只要是气和阴(主要指津液)两伤。经过吐下的方法,尤其用发汗的方法,一般是不太会伤到血的,也不太会伤到精,你说我吐下一次,把肾里藏的精,心里藏的精,肝里藏的精给伤了,一般不会。只会伤到分布在皮肤啊,关节腔啊,尤其分布在表浅的水分。伤寒发汗太多,心下悸,叉手自冒心,这个是我们讲的用的桂枝甘草汤。如果是发汗过多引起的,脐下悸,欲做奔豚,就是气往上冲,还没发作起来,我们用苓桂枣甘汤。

那么经过吐法,误吐,在上的气和阴都被伤到,就是邪气陷到里面了。心下逆满,气上冲胸,大概的部位,是在我们的胃脘的地方。有个主症就是满,满是什么感觉?我们讲的脏和腑,脏是满而不能实,腑是实而不能满。我们讲过了,这个房间里充满了空气,这个气充满在里面的感觉就是满,就是这个感觉。大家有过这样体会,如果生气了,胃脘的地方,胁下的地方就会满,发胀,就是胀满。实是什么?我们知道腑的功能是传化水谷,这都是有形的食物,占据着具体的空间,比如这个房间里,人啊,书啊,有形的,是实,它不能满,在腑里面。"心下逆满",在心下的地方,腑的部位出现满,气的升降失常,它往上冲,气上冲胸。那么我们知道刚才苓桂术甘汤,从少腹有气跳动,想往上冲。这一条文讲,气想往上冲,冲到什么位置,从心口下冲到我们胸腔的位置。如果脉是浮紧之脉,说明表邪还没解,我们就分两种,有汗,就是桂枝汤;无汗,麻黄汤,就是表邪未解引起的气上冲胸,心下逆满。那么发汗以后,这个胸满和气冲,就可以得到平复了,就好了。但这里脉是反的是沉紧,这个是以脉来做定论了。脉沉紧,沉主里、主寒、主饮,这个是素有寒饮,就是素体有寒水聚在身体里了,也分两种情况了:第一种,若不头眩,没有头晕这样的情况,我们用瓜蒂散,把它吐出来就好了,把这个寒饮,或者饮化热,热饮,或者痰,这样的物质一吐出,邪气就解了。第二种,如果起则头眩,就是一站起来,头就晕,(西医里面讲的好多,像耳朵功能异常,我们讲前庭功能异常等都会引起头晕)中医讲这些是水气为病,这时候治疗不可吐,你这时候不能吐了,也不可汗。治疗失其正法了,出现误汗,就是动经,就是经脉里卫外的阳受损了,病人出现身为振振而摇,身体不自觉的摇动。这时候用方是什么呢?苓桂术甘汤。这是一张涤饮的处方,用来清理身体里的水分,扶阳利湿,温阳利水,药方的组成,茯苓用了四两(60克),桂枝用了三两(45克),白术用了30克,甘草用炙,是30克,这四味药用水1 200毫升,煮取450毫升,每次喝150毫升。仲景的药一般服200毫升的比较多,少一点,140或150毫升也会有,有的更少一些。

我们看一下方解。桂枝通阳镇水邪、镇水饮。茯苓利水而通阳,茯苓的利水是水从小便而走,服完这个药之后小便量会增多,小便次数也会增多。白术甘草补土燥湿,协桂枝以辛甘发散。白术、甘草配茯苓时,就有土中泄水,增强了脾胃的同时,也增加了利水的功能。所以这几个药配合在一起,可温上中两焦,治寒饮,镇下焦之逆气水邪。邪之出路,邪气有个地方出去。这张处方,它温中焦、上焦的功能要强于下焦,治逆气水邪。所以我们如果水气停于下焦,最好处方还是选择苓桂枣甘汤。如果中上二焦的水邪,如果是心胸这一带的水邪,用苓桂术甘汤效果是最好的。所以两个病症,不管是心下悸还是脐下悸,在选的时候,都有相同的茯苓、桂枝,还有甘草,所以这药用下去,都有效。只不过哪个效果更好,这就是用药精准的问题。

我们看一下它和另外一张处方玄武汤,相类似的地方。苓桂术甘汤,玄武汤。在康平本里叫"玄武",跟我们青龙白虎的二十八星宿对应起来,后世改为真武汤。北京有个真武庙,就是取这个意思。这两张处方主治的病症里都有一个身为振振摇的症状(表5-6)。

表5-6 苓桂术甘汤和玄武汤的对比

	苓 桂 术 甘 汤	玄 武 汤
病证	身为振振摇	身为振振摇,欲擗地
病因	麻黄汤误汗,邪气尚在太阳经脉	青龙汤误汗,邪气入少阴经脉

	苓桂术甘汤	玄武汤
作用	扶表阳	温里阳
方解	主桂枝辅甘草,不用芍药(怕水邪凝滞)	主附子辅生姜,用芍药(阳虚到极点,防止阳气外脱)

[答疑]

问:"身为振振摇"是感觉摇,还是不由自主地在摇?

答:都可以出现。都可以认为身为振振摇。

所不同的是,玄武汤还多了一个欲擗地,有可能倒地了,就是身体摇啊摇站不稳,要倒。水的特性是什么,没有长性,水往低处走,所以它一定会往地上倒的。水性轻,它摇是摇,但是不会动。

那么两个处方,苓桂术甘汤治疗麻黄汤之误汗,这个邪气尚在太阳经脉。而这个真武汤(玄武汤)是救治青龙汤误发汗,本不应该发汗,给他发汗了,用青龙汤来误汗了,邪气入了少阴,走到了少阴的经脉里了。这是第一个不同。

第二个不同,苓桂术甘汤,扶的这个阳侧重还是以表阳为主,桂枝可以走里,但在这个方里,用到的还是走表,里面还配到了甘草。那么真武汤,温在里的阳,温里阳以治水。这个是它们的不同。

在用药上,药方的组成,苓桂术甘汤是主以桂枝,佐以甘草、茯苓和白术。玄武汤,以附子为主,附子、生姜、茯苓跟白术是相同的。苓桂术甘汤不用芍药,是恐芍药的酸收、酸凉反凝滞,怕把水邪凝滞在里面,利水的时候,酸凉之性影响利水的功能。在玄武汤里要用到芍药,里寒阴盛,阳虚到了极点,若不佐酸收,恐阴盛格阳。阳已经很虚了,虚到阳要脱,不稍佐以酸收酸凉的药物,有可能这时阳气就外脱,而阴盛就可能把阳气格拒在外。苓桂术甘汤因为不存在阳虚到了极点,你用它反而影响利水的功能;真武汤是因为阳太虚了,你不用一点酸收的药,你不用点附子、白术、生姜,有可能阳气外脱。这是苓桂术甘汤和玄武汤不同的地方。大家在家里做菜做饭多体会啊,找菜与菜间的调和,这跟开药一样,找到最佳的剂量、最佳的配伍。下面我们讲栀子豉汤。

第69条　发汗若下之,而烦热胸中窒者,栀子豉汤主之。

🌿 栀子豉汤

栀子擘十四个　香豉棉裹四合

上二味,以水四升,先煮栀子得二升半,内豉,煮取一升半,去滓,分温二服,温进一服,得吐者,止后服。

附方歌:栀子豉汤。

山栀香豉治何为,烦恼难眠胸窒宜,十四枚栀四合豉,先栀后豉法煎奇。

如果用下法,发汗以后表还没解,下的时候,表邪就入里了。表邪入里有几种情况,一个是从实化为结胸,那么我们选方就是大、小陷胸汤。一个是从虚化,而为痞硬下利,用半夏泻心汤。另一个是烦热,胸中窒,我们知道表邪所陷轻或者浅,这个是用栀子豉汤(表5-7)。栀子豉汤就两味药,栀子豆豉,栀子这个药苦,苦能涌泄,大家可以做实验,如果苦味的药或食物吃得太多,会出现恶心呕吐的情况。那么它的寒能胜热。里面这个淡豆豉,是用黑豆发酵以后,带腐味,轻浮上行,它配合佐栀子,使邪热上越于口,一吐而病除。病除代表烦热、胸中窒好了,服这个药有的人是不会吐的,不吐也不要紧,使热消于无形,散于无形。有的人会吐,吐了以后,这个热散了,也是很好。所以吃药后,病人有的会出汗、下、吐,这些都是邪气解的表现。你拿不准这个药效果怎样,就问他,吐完以后感觉怎样,他说,我以前热,好了,以前觉得胸口地方堵塞,现在也好了——便知道这病就去了。

表 5 - 7　太阳病表邪入里

病　性	症　状	方　药
实	结胸	大陷胸汤 小陷胸汤
虚	痞硬下利 烦热,胸中窒,表邪所陷轻或者浅	半夏泻心汤 栀子豉汤

我们看一下,太阳病下之,下有几种情况(表 5 - 8)。

表 5 - 8　太阳病吐、下的几种方法

病　性	方　药
阳邪内结,有热	陷胸汤
因为寒,阴邪内结	泻心汤
如果是实证,未经下,而胸中多痰	瓜蒂散
如果是虚,虚热上扰,胸中烦	栀子豉汤

(1) 阳邪内结,有热,这是陷胸汤,陷胸证。用大黄、芒硝、甘遂。

(2) 如果是因为寒,阴邪内结,我们用泻心汤,其中有半夏、干姜、人参。

(3) 太阳病下的时候,如果是实证,未经下,而胸中多痰,那么用瓜蒂散来吐。

(4) 如果是虚,虚热上扰,胸中烦,就用栀子豉汤,往上反而吐之。

你们有没有过喝酒以后喝多的情况,喝酒喝多的时候,是阳明经热,标准的白虎汤证。喝得更多的时候会吐,吐完了就是虚了,虚烦,烦躁就是一个虚热的情况,栀子豉汤。这就是六经辨证里同样也有八纲辨证了。

所以我们讲过的这些处方,大家可以试验,像讲过所有的利水处方,苓桂术甘汤、苓桂枣甘汤、苓桂姜甘汤这几个处方,都可以试用一下。大家可能喝酒少,而酒客病,栀子豉汤用的很多。如果身体有寒,饮酒后寒热错杂,就会用的很多陷胸汤,就是在调中焦,寒热并用。

这个地方胸中窒就是,胸中有物,有什么东西呢? 有烦有热,主要是热邪,这个物应该是无形的,无形的气结在这里,你就觉得胸口堵了。就好像我们生气了,气结在这个地方了,也是胸中有物,有些人说就好像胸中压了一块大石头,也是窒,堵塞不通了,那么我们要分辨一下他的情况。

我们看下栀子豉汤的处方。栀子 14 枚，这个我量了一下，大概 10 枚相当于 15 克，14 枚相当于 22～23 克。提前和药房打好招呼，方子写栀子 14 枚，一般没问题。但是开药多了，比如开 7 付，药房数药就很不方便。这个还好数一点，因为栀子大，要是数杏仁，杏仁小，而且一个就分出两半了，就还得数，药房就更不方便了，最好还是按克数来开方子。香豉大概是 40 克（和家里做菜的豆豉不是一种），两味药以水 800 毫升，先煮栀子，得 500 毫升，再把淡豆豉放到里面，煮取 300 毫升，每服 150 毫升，分两次服，服两次就好了。那么这药服了以后起效的标准，就是吐，服完药后他吐了，代表着邪气去了。栀子的气味是比较清越，和香豉（淡豆豉）这个味道虽然腐味，但是闻起来有点香味，它能化浊为清，这个方解我们一会儿再看。我们先讲方的构成和煎煮方法。在《医宗金鉴》中有一条，把《金匮》条文加到里面去了，这个我们稍微讲一下，"下利后更烦，按之，心下濡者，为虚烦也，宜栀子豉汤"，在《金匮》呕吐下利这篇里。第一种情况如果是下利以后，按之不濡而痞硬，这个濡，就是软的意思，柔软。这个烦就是实烦。用药用大黄黄连泻心汤。第二种情况如果是下利后，热郁胸中，这热没有完全清完，余热于胸中，心下濡。虽热非实热，用栀子豉汤来清虚烦。

《古本康平伤寒论》第 68 条，这条是栀子豉汤的几个变法，还有栀子豉汤的病症。康平本合成一章了，宋本里是两章。

"发汗后，水药不得入口"，有个旁注就不要了，这是后人加的。"若更发汗，必吐下不止，发汗吐下后，虚烦不得眠，若剧者，必反复颠倒，心中懊侬，栀子豉汤主之，若少气者栀子甘草豉汤主之，若呕者，栀子生姜豉汤主之。"

"发汗后，水药不得入口"，这是代表胃气虚弱了，虚弱而不健，我们知道胃气虚有几种表现，一个不想吃东西，另一个吃了东西不往下走。胃的正常功能主降，和脾是一对，胃是主降，脾是主升，形成了一个小的太极。如果这个时候更发汗，你还用汗法，认为是发汗不到位，这就是误治了，必吐下不止。胃气上逆则吐。脾气下陷，正常脾应该升上来，下陷则利下，拉肚子。这时候拉肚子是什么，吃东西不消化，就是这个气升不上来，正常我们吃了东西以后，会生成新的气，这个气就转化成我们头面的气，包括五脏六腑的气，而多余的、我们消化吸收不了的转化成糟粕，通过大便排出去。"必吐下不止"。这是治疗失误，损伤了脾胃。紧跟着，"发汗吐下后"，经过这样的一系列误治之后，出现烦躁的情况，虚烦不得眠。这个烦我们要区分一下，临床上未经吐下的烦，你没有经过吐，也没有经过下，就已经有这个烦躁的情况，那么这种烦就是实证，实烦。而已经吐下之烦，吐完也好下完也好，气和阴已经受损了，出现的烦是虚烦。一般，热会烦，寒一般不会烦躁，寒是静，热是动。虚烦不得眠，上一条讲烦热胸中窒，这个烦讲什么，就是睡不着觉，喝酒吐后，如果这个人阴不足，烦躁的就比较重，虚烦比较严重，就开始睡不着。吐完以后有两种人，一种就是还能正常睡着，一种就是睡不着，你看他翻来覆去，这就是"反复颠倒"了。那么"心中懊侬"，这个烦是一个火象，所以烦我们知道一般烦都是心烦，心烦意乱。"躁"，烦躁，是足字旁，是身体在动，是身躁，心烦身躁。这个懊侬是什么情况？心中欲吐不吐，就是想吐又吐不出来，就是已经经过吐下了，没有东西可以吐了，烦扰不宁之象。总体来说，就是一个热象、虚象，气往上逆的象。

临床上反复颠倒，需要再鉴别一下。

一个是躁，躁动不安，躁无宁时，这个躁一直没有停止下来。这一般是三阴的死症。另一个三阳上的，三条阳经上的反复颠倒，是三阳的热证，这个躁动一直持续，尤其到了阴盛的时候,就会更重,阴盛已经格阳在外。颠倒是个动的象,阳的象,阴盛格阳。这个颠倒是三阳上的热,虚热,别的上面还好。可能睡着了就好了,这个象就没有问题了。

汗吐下以后,我们发现了这是我们治疗伤寒的大法,尤其汗法,是第一大法,但如果你失汗误汗,也会对身体造成新的损伤。邪热趁邪客于胸中,一个无可汗之表,就是没有可以发汗的表的情况,无可下之里,用汗法也不适合,用下法也不适合,邪热趁邪客于胸中,用栀子豉汤,顺其势,涌其热。主证就是虚烦不得眠。如果严重一点,若剧者,反复颠倒,心中懊侬。你看到其中任何一项,你都可以当成太阳经误下、汗以后的虚热。若呕如果伴随呕吐的情况,可加生姜,就是栀子生姜豉汤。如果是少气、气不足、气短,虽然有虚烦,可是气还不足,这是因为热伤其气,那么加甘草。

这就是三张处方:栀子豉汤,栀子生姜豉汤,栀子甘草汤。

我们看下栀子豉汤方子的组成。栀子味苦性寒。花是白色,果实是红色,形状也和心脏的形状很像,入水即浮。所以大家知道这是气分的药,气轻。白者入肺,红者入心。有轻浮向上之性,这些象总结起来就是一句:最善清心肺之热。这个栀子在中药学里,是可以清三焦的热,唐容川讲,这个药能从三焦油网下行,唐容川这个医家认为三焦有形,热从小便出。这个豆豉是香豉,黑豆发酵而成,这个药最善清虚除烦,就是因虚证导致的烦躁,它是最擅长治疗的。这个豆豉也是入水即浮。我们知道,豆为肾之五谷,豆类的东西可以补肾,这个说法是对的,引肾水上行,以交心肾,以上是栀子豉汤。

栀子甘草汤,这张处方加了甘草,甘草在这里起了补中益气的作用,独一味,补中益气的功能,甘草补中益气。

栀子生姜豉汤,生姜这味药辛温,降逆止呕。我们临床但凡看到呕吐的情况,首先就会想到用生姜。如果是虚证寒证引起的呕吐,生姜更是必备的药。我们在《金匮》呕吐下利这篇里面用的小半夏汤、大半夏汤、半夏干姜散,生姜都是一个专病专药的处方。这张处方里面甘草用了二两(30 克),栀子甘草汤。栀子生姜豉汤里面生姜用到了五两(75 克)。像六七月的天气,我们知道胃气虚,还有偏弱,所以生姜也是用的很多。

第71条　伤寒下后,心烦腹满,卧起不安者,栀子厚朴汤主之。

❦ 栀子厚朴汤

栀子擘十四枚　厚朴去皮四两　枳实浸水炙令黄四枚

上三味,以水三升半,煮取一升半,去滓,分二服,温进一服,得吐者,止后服。

附方歌:栀子厚朴汤。

朴须四两枳四枚,十四山栀亦妙哉,下后心烦还腹满,止烦泄满效兼该。

这张方里,没有用淡豆豉了。下后,满而不烦,有腹满的情况,但是没有烦躁。这种一般有两种情况:一则,如果是热气入胃之实满,一般有痞满燥实,燥粪,临床一般用承气汤。二则,如果是寒气上逆之虚满,我们用厚朴生姜甘草半夏人参汤主之。

满就是气充满的感觉。我们再辨下虚实,第一是按压后的反应,虚证的满,按压会减轻;实证的满,按压会加重。第二个就是进食以后的反应,虚满,进食以后满就会减轻,虚满补气了就会减轻;实满,吃完东西以后就会加重,所以不愿意吃东西。像我们生气这种胀满。我们讲一肚子都是气,吃不下东西了,实满。这个是满的情况。第二种,下后烦而不满。没有满的情况,但是烦躁。那么又分两种情况,一种是热邪入胸之虚烦。我们用竹叶石膏汤来清热。烦而不满的懊憹,欲吐之心烦,用栀子豉汤。

这个条文,我们再回过头来,烦满,心烦腹满,卧起不安。这个烦满,烦比较重的时候,烦盛就不得卧。满盛不得坐,坐不住,坐不下,因为气撑在里面。这种既无三阳之实证,也无三阴之虚证。病机是什么? 是热和气壅结在胸腹之间。胸腔腹部,有可能散布在气道水道的地方,正好是三焦分布的地方。用栀子、枳实和厚朴,栀子枳朴,涌其热气,在吐法里还加入了体现吐中寓和的方法。那么你用完这个药之后,胸腹和,烦自去,满自消了。

我们来看下这张处方,栀子厚朴汤。栀子十四枚,要掰开,厚朴用到了四两,用姜来炙一下,用60克,枳实要炒一下,用到了四枚,一枚差不多15克左右,差不多60克,上三味药用水600毫升,煮取300毫升,分3服,一次就是100毫升。吐了以后,这个药就不用再服了。栀子这味药清热,尤其是治上焦的心烦。如果是以解剖部位来划分三焦的话,胸以上,脏腑的话,主要是心肺,就是上焦。中焦就是脾胃,下焦就是肝和肾。厚朴和枳实破滞气,就是气结在里面,而治胀满,像这两天,好多病人有胀满的情况,我们分一下是虚满还是实满。如果是虚满的话,药里就要用厚朴,厚朴是辛温的药,枳实是苦寒的药。如果是实满的话,我们就枳实、槟榔下气而治胀满。把这个药合起来,治烦而胀满。临床上我们就好辨了,问病人,病人说觉得在胸口这或者是胃,腹部这块,我觉得肚子满,肚子胀,还觉得烦躁,睡觉睡得不好——栀子厚朴枳实汤。

第72条 伤寒,医以丸药,大下之,身热不去,微烦者,栀子干姜汤主之

栀子干姜汤

栀子擘十四枚　干姜一两

上二味,以水三升半,煮取一升半,去滓,分二服,温进一服,得吐者止后服。

附方歌: 栀子干姜汤。

十四山栀二两姜,以丸误下救偏方,微烦身热君须记,辛苦相需尽所长。

我们看这条文前半部分,是合成一条了。伤寒医以丸药大下之。身热不去,微烦者,栀子干姜汤主之。大家发现什么,厚朴是辛温的药,寒热并用,苦寒和辛温,现在和干姜来配,温性比其他这些还要强。那么我们看下这个条文,这条也有争议。那么我们先看一下,伤寒误治,它不致结胸或痞硬,还没有变成逆证。"医以丸药大下之",伤寒正治还是要解表,要用麻黄汤,用丸药下以后,就是伤寒误治。如果成结胸成痞证的话,我们就用陷胸汤或者泻心汤来治疗。身热不去,则表还在;微烦,则热陷于胸,就是表未解。总体来说,这个陷也是比较轻,不像大陷胸汤那个。所以《医宗金鉴》认为这个应该用栀子豉汤来治疗。不应该用栀子干姜汤来治疗。

我们先看下这张处方。栀子十四枚,和我们之前讲的一样,20克左右。干姜是一两(15克),用水3升半,700毫升。煮取300毫升,一次是分150毫升来服。服栀子豉汤,看吐了没有,吐了就不要再服。临床上有好多病人不吐,你看他烦的情况,心中懊憹的情况,看腹满的情况,如果这些好了,就不用再服了。

我们看栀子干姜汤方解,栀子清三焦的热,尤其是上焦的热效果最好,治疗上热。干姜治疗中寒。所以这个条文,我们如果反推,用药来推这个病症的话,应该有上焦热而心烦,中焦寒而腹胀或痛。这是寒热并存的处方。像这种人如果吃热性的食物进去,上焦的烦会加重,但是胃、中焦寒的情况会减轻。如果吃寒性的食物,中焦的这个寒会加重,上焦的这个烦会减轻。用方来测证,这个丸药大下,用寒热虚实来推,应该用哪一类药来攻下的? 这个丸药用的什么丸,我们来猜一猜,是寒性的还是热性的攻下药? 是巴豆还是大黄? 他应该用的是苦寒的药大

黄,伤其胃肠也。苦寒之药。如果冷食,吃冷的东西,病机是上焦热中焦寒,吃冷食以后,中焦胃肠胀满会加重,心烦会减轻。那么如果是热食的时候,心烦就加重,腹胀就减轻。因为这种寒热并存的病症很多见。我们参合第70条来看。"伤寒五六日,大下之后,身热不去,心中结痛者,未愈解也,栀子豉汤主之"。《医宗金鉴》认为这个地方的栀子豉汤,才是栀子干姜汤,觉得应该是放到这才对。我们来分析一下这个病机。身热不去,代表邪还在表,心中结痛,代表过下,用下法之后,过下,寒在里。如果用表里来看,表热,里寒,这个表里是以病变的部位来讲,是以上下为表里。所以寒热并举,用栀子之寒,干姜之热,清表热温里。近代民国医家黄杰熙认为,大下以后,气阴两伤,气跟阴两个都被伤到,因为正虚,邪气因入,结痛于心中。这个身热不去,所以还有表,所以故未愈解。所以它为心中的阴虚,认为是一个虚热的病症,还是可以用栀子豉汤。

临床大家用的时候,一般都要辨一下,一般都有误治的情况,你继续问一下,你用的是什么药,就是吃完以后出现心中结痛,或者胀满,是因寒还是因热。比如他说,我吃了安宫牛黄丸,你知道它了寒凉的药。徐灵胎认为什么,胸中窒,结痛,那么为什么不用小陷胸汤?他认为小陷胸汤是在心下痛,这个是在心上的部位,所以不能用陷胸汤。那么为什么这个地方不用泻心汤?他认为泻心汤是胸下痞。痞,是无形,痛为有形。所以你也不能用泻心汤,这是一家的观点。所以大家在记这条的时候,和前面72条结合,医已丸药大下之,身热不去,微烦者,有可能是栀子豉汤,《医宗金鉴》认为是栀子豉汤。那么我们看一下,如果是用寒凉的药物下,就用栀子干姜汤。那么下一条大下之后,身热不去,胸中结痛,你看下如果只是虚热的情况,虚烦的情况,那么我们就用栀子豉汤;如果是心中结痛,还有胀满,是寒的情况,表热里寒,那么我们用栀子干姜汤是可以的。

第72条 病人旧微溏者,不可与服之。

病人旧微溏者,不可与服之。《古本康平伤寒论》第72条,栀子干姜汤的后面。"不可与服之"。宋本是单独作为一条。病人旧微溏,代表里虚日久,久病,大家记住了,只要你有久咳、久利、久汗,就一定代表里虚。正气不足,里虚日久。虽有栀子豉汤证,比如酒后,吐,出现心中烦,心中懊恼,心烦不得眠,有这些证,但是还是不可以服。

临床上我们用的经验是,这时候栀子的量可以少一点,就是苦寒的药少一点。像淡豆豉这样的药是肯定可以用的,顶多就是把栀子去掉。用淡豆豉清虚烦的作用是非常好的,就一味药。其实张仲景已经告诉你,像下利日久的人会里虚,因为下利代表着气和阴两个都伤到了。那么我们加一个补中益气的药,可加甘草,为栀子甘草汤;阴不足,加点补阴的药,像人参这时候可以用了。你还可以用生姜,散寒温里。那么栀子豉汤是可以用的。

我们总结一下,汗吐下以后,如果病人出现懊恼少气,呃逆,烦满,心中结痛,这些都可以用栀子豉汤。或者不得眠,反复颠倒,心中结痛,都可以用栀子豉汤。刚才讲的就是你素有下利的病症不可以用,汗吐下以后,出现这种情况时可以用的。少气就加一点甘草。如果呕逆的话,加一点生姜。所以栀子豉汤治疗的主症,大家就抓几个,第一个虚烦不得眠,第二个心中懊恼,反复颠倒,第三个烦热胸中窒。这几个是主证。那病人来的时候,可能会说,我睡觉不好,你问一下,睡觉不好有没有虚证的情况,有没有烦热的情况,有没有胸中懊恼,就是我们刚才解释懊恼的情况,想吐不能吐,然后躁扰不宁,有没有胸口好像有东西堵在里面,你再看看舌象,脉象。虚证的脉,肯定要显不足的脉象,热象,一般来讲,这个脉就数了。那么虚可能是脉数而无力、脉沉等这样的情况。虽然我们讲,在这里面服栀子豉汤会吐,其实栀子这味药本身不是吐药。只是因为味苦能吐，以涌其热。味太苦了。所以会导致清里热。临床上我们认为栀子这味药的苦味不如黄连、黄芩等，栀子能吐主要是清热。像服黄连这样的药，也不会吐，虽然苦得很厉害。

我们看下仲景在用吐法的时候常用的这些药。如果是寒证的时候，我们需要用吐法的时候，一般会用到干姜或者是陈皮，辛温的药。如果是热证，我们要用栀子。如果是因为食物导致的，我们需要把食物吐出来，比如药里选平胃散，还有食疗方，这时候可以让病人吃盐，盐可以催吐，喝盐水可以让病人吐出来，小孩子吃东西吃多了，可以用。如果因水导致的，你要取吐法，可以五苓散加生姜这样的药，治水的吐。如果是痰涎，这个痰和涎不同，吐出来的痰是有形，这个涎是像中风病人，流的这个哈喇子，其实是脾里的精微物质，津液藏不住，那就用陈皮。如果是因为情绪，气导致的，那么用枳实，厚朴，临床上枳实厚朴这样的药用的非常多。再有要取吐的时候，你想病人服药后要吐的话，就要兼顾到他身体平素的禀赋。如果形气弱的人取吐法，我们要加补中益气之品，就是在上面所有的寒热虚实的基础上，我们再加上补中益气的药。如果是形气壮实的人，长得很壮实，那么这个普通吐药就弱一些了，可以配合瓜蒂，吐的力量更强大，中药里还有一个藜芦，这个用的很少，也可以取吐。再有在服药的时候，可以用酸米汤，这个用得不多。或者是白汤，热汤，或者是米粥，就是来增加来固护脾胃。吐的时候，服药以后最好一次就把它吐完了，这是最好的药效。身上微微得汗，这就是把热邪解了。快吐的话没有必要把这个药全喝完，不必尽剂（表5-9）。我们父母这一代人经历过的生活比较艰苦，他一看药剩下了，就一定把它喝完，像这种就不能再喝，一定要交代好。栀子豉汤的禁忌，如果是里虚的人，刚才讲的是旧有微溏，就是大便平时偏稀的人，如果再服苦寒的药就是不会取吐了，反而是加重下利。所以是不用了，里虚的人这时候用栀子豉汤就是谨慎的。以上是苓桂剂和栀子豉汤的条文，接下来我们再回到伤寒的条文。

表5-9 《伤寒》中的吐法用药

病 因	吐法用药	吐法服药前	服药过程中	服药效果验证
寒	干姜、陈皮			
热	栀子			
食物	平胃散，盐水（取吐）			
水	五苓散或生姜	兼顾禀赋	服白汤、米汤、酸米汤固脾胃	快吐、微微得汗、不必尽剂
痰涎	陈皮、瓜蒂散（取吐）			
气（情绪）	枳实、厚朴			
形、气弱	加补中益气			
形、气壮	佐瓜蒂、藜芦			

第44条 太阳病，脉浮紧无汗，发热身疼痛，八九日不解，表证仍在，其人发烦，目瞑，剧者必衄，所以然者，阳气重故也，麻黄汤主之。

太阳病脉浮紧，无汗，发热身疼痛，八九日不解，表证仍在。里面这个就是我们讲的勘注，这个勘注也不要，在宋本里就把这个加到里面去了。其人发烦，目瞑，剧者必衄。所以然者，阳气重故也，麻黄汤主之。本条文中太阳病脉浮紧，我们知道这是一个标准的太阳伤寒的脉，无汗,如果是八九天这个病邪还没解,依然用麻黄汤来汗解。那么发烦目瞑,出现这种情况,如果重一些的病人,出现剧者必衄,这是因为热,病机是热郁于营卫中的营分,或者是热盛于营,我们知道这个寒邪入侵营卫的营分里,会郁在里面而产生热。我们讲过中风的话,一开始就会发热。标准的伤寒会先有一个恶寒的情况,再开始发热。所以你们看临床上,好多孩子着凉了,受到寒邪的情况,一开始会有怕冷的情况,身上凉,紧跟着就发烧。那么这也是代表热郁于营,迫血妄行。就是热在经脉里的血分,就出现衄。临床上我们碰到不少这样的病人,热迫血妄行,通过流鼻血,热随血解。郁在里面的这个热,鼻血流出来以后这个邪气就解了。在这个地方,伤寒的发汗,我们要用麻黄汤。稍微注意一下,并不是讲的流完鼻血以后还是要用麻黄汤,是在衄之前一开始就用麻黄汤。这个条文要这么来看。

[答疑]

问:八九日不解,是没治吗?

答:有可能,或者治的不得法,药不胜病。或者治的过程的中,防护不到位,饮食不慎,病就没恢复,疲劳,或者情绪,也会让身体抵抗力不足。

第45条　太阳病,脉浮紧,发热,身无汗,自衄者愈。

我们看这一条和上一条,脉浮紧,身无汗,这都是一样,上一条有身体疼痛的情况,这一条就是有发热,只有这个不同。病症上讲都是伤寒的脉和证。所以我们还是应该用汗法,汗法是治疗太阳伤寒的正法。如果没有用汗法,若无汗,寒必郁于营,其实这个地方也不太确切,其实就是病在营分里,这是《医宗金鉴》的观点。出现这个情况,只有两个途径来解,要么从卫分解,就是出汗,要么从营分解就是衄,邪气就解了。所以我们也称衄血为红汗。所以自衄者愈,有的人自己就好了,不需要吃药。病症其实比上一条要轻一些。有的人不治而自愈。所以对于外感的人,大家在治疗时候,第一个下手的方法要增强身体的正气,我们讲的饮食起居情绪,尤其是休息,这个非常重要。有的病不治而愈。

第52条　伤寒脉浮紧,不发汗,因到衄者,麻黄汤主之。

宋本写的是"致衄",康平本写的是"到","致"更通顺一些。这个条文和我们刚才讲的44条,一样的。伤寒要用发汗的方法,如果不发汗,热就会郁在营分。在没有衄血之前,就要用麻黄汤。如果衄血了,脉还浮还未解,再用麻黄汤。如果脉微的时候,就不用麻黄汤了,如果热还没解,可以用桂枝汤或者是再加一点黄芩芍药汤。

伤寒,如果热多寒少,热随衄去,热就随着鼻血而去,这时候表就解了。这个衄扩展开来,有的人是流鼻血,有的人会皮下出血,小的出血点,这种也是可以的。很少数人会通过小便,小便也有出血情况,这时候邪气也解,大部分人是流鼻血。

伤寒,如果热少寒多,一般热不多的话,是不可能流鼻血。即使衄血了,但寒不一定解,热是解了,亦有表仍不解。这时候用药用什么,麻黄汤,重一点的,看身体的禀赋,脉有没有变微或是变沉,或者是麻桂合方,桂麻各半汤,我们就各个药方取三分之一合在一起来用。那么这个时候有血分的表现,可以稍佐黄芩黄连、犀角、地黄,这种清热凉血的药,配到里面来,它已经动到血分了。像犀牛角这类药已不允许使用,可用水牛角代替,一般黄芩、黄连、生地或者牡丹皮就已经有很好的疗效。

那么有的人出血很多,比如大衄以后,大家不要小看流鼻血啊,临床上碰到好几个,上医院以后要填塞,输了止血药,都止不住求治的。那么伤寒出现衄之后,一般麻黄就不可以用了。

衄家不可发汗。那么我们讲过有几种人是不可以发汗的，一种是衄血，衄的比较多的，不可以发汗，一种是亡血的人，就是失血，其实都是血不够了。还有淋家，因热引起，不可发汗，即小便有淋漓涩痛不可发汗。我们后面会讲到。

刚才有同学问到，如果是大衄，临床上讲一般衄血。以八纲辨证，先辨寒证还是热证。寒和热同样会引发衄血。如果是寒的，用炮姜甘草汤，炮姜甘草再加血余炭，基本上用下去只要中焦一暖就好了。血管就像水管，在东北或者内蒙古，寒冷的冬天会令水管冻裂了，那我用干姜、炮姜这样的药，把血管暖起来这血就止了，这部分其实现代医家了解应用的不多。因热导致的衄血用三黄泻心汤，黄连、大黄、黄芩，我们炒炭，同样的药，炒黑了、炒成炭都可以止血。炭药都止血，这是一个重要的炮制。那么这个时候，三黄泻心汤里用的是黄芩炭，大黄炭，黄连炭。如果药房没有就买回来自己炒黑了，古代都是给烧黑了。再加白芍，这时候整个方子药的剂量要重一点，入血分（表5-10）。比如白芍可用60克、90克，甚至120克，黄芩、大黄、黄连可用30~90克。

表5-10　衄血的处理

病　因	药　方
寒	炮姜甘草汤加血余炭
热	三黄泻心汤（炒炭）

第53条　伤寒不大便六七日，头痛有热者，与承气汤，其小便清者，知不在里，仍在表也，当需发汗，若头痛者必衄，宜桂枝汤。

《医宗金鉴》认为这个，不大便，代表已经有里实，就是腑已经有实证，里实已成。这时候应该用下法，各种承气汤。但是病人还有头痛有热。表还没解完，表未罢。我们治疗的正法还是用汗法，那么这个到底是要用汗法还是下法？这时候辨小便，看小便的情况。如果小便是没有问题，还用汗法，如果小便有变化了，小便赤，变黄甚至变红，一般黄，深黄，小便少，代表热已经入里。这时候即使有头痛发热的情况，那么我们这个病还是算里证了，因为小便已经产生热象，那么我们治疗的时候用承气汤。如果小便是清白，当然这个清、白，正常我们小便是淡黄的，淡黄也是代表邪仍在表。那么你要问了，有的病人喝水喝得多，小便就会清一点，喝水喝得少，小便就会黄一点，尚在表。即使有不大便之里，这个病还是属表，亦属表，这个时候我们治疗，还是桂枝汤。

若头痛，《医宗金鉴》认为应该是苦头痛，就是头痛的比较严重。苦头痛。代表热居于营，营卫的营，必做衄，肯定会出现流鼻血的情况，只要流鼻血了，营分的热就会解了。苦头痛，代表热剧于营。衄后营就解了。所以我们治疗的时候，其实应该方其未衄之时，他虽有苦头痛，在还没有出血之时，未衄之时。这时用桂枝汤还是麻黄汤？有汗用桂枝汤，无汗用麻黄汤。临床上我个人的习惯是看伤寒还是中风了，有汗无汗。现代很多人用退烧药，我们讲过这个问题，退烧药发身体正常津液的话，邪气还是未解，还是可以用麻黄汤。只要你发汗以后，不需要通过流鼻血的情况，这个病邪就都可以解了。汗之，则不衄而解。

[答疑]

问：那个不大便几日肯定是有热吗？有没有虚证？

答：在我们整个的伤寒，凡是谈到所有的症状，前提条件都是伤寒，广义的伤寒，一定是感受了天地的不正之气,六淫之邪,感受六邪之后,就是一个大的外感前提之下的症状。所以这个地方的不大便还是因为外感引起的不大便而出现的。

应对临床上多天不大便的情况,我个人的经验还是从表来治,如果它真的成了阳明腑实证,表证没有了,再用下法。不轻易用下法。还有的人长期阳明、太阳有病症,一直有中风或伤寒的话,有可能一直大便都不好。有些哮喘的孩子,不用刻意治便秘,还是治表,表邪解了大便也就好了。

第 102 条　太阳病不解,热结膀胱,其人如狂,血自下。其外不解者,尚未可攻,当先解其外。外解已,但小腹急结者,乃可攻之,宜桃核承气汤。

🌿 桃核承气汤

桃仁去皮尖五十个　大黄四两　桂枝去皮二两　甘草炙二两　芒硝二两

上五味,以水七升,煮取二升半,去滓,内芒硝,更上火,微沸,下火,先食温服五合,日三服。

附方歌: 桃核承气汤。

五十桃仁四两黄,桂硝一两草同行,膀胱热结如狂证,外解方攻用此汤。

太阳病不解,有几种传变的方式,第一是传阳明,第二是从太阳表传入太阳里,在表就是肌腠、经络,在里就是膀胱腑。此条为邪热随经郁于膀胱的营分。经脉是双向的,在外的郁热可以走到膀胱腑,膀胱的郁热也可以走到经脉。膀胱和经脉也分卫分和营分。热郁在膀胱的营分,病人就表现为其人如狂。其人如狂并不是发狂。其人如狂的症状就表示郁热内结,每个症状背后都有一个病机。这个如狂,是因为心有所扰,因为有热要发狂症,但是还没发作起来。若自下,如果郁热随着小便或大便(在膀胱一般是小便)而解,则愈。

判断病解可以看小便,营分热解,解的时候会发现小便颜色有变化。若不下,或下而未尽,则热引瘀血,下蓄膀胱。瘀血的来源,是热甚动了膀胱的血脉。有热不一定都会导致瘀血,但有人会出现热甚动血的情况。每个人情况不同。就像我们在讲《黄帝内经》的时候,讲到女子月经,正常人是 28 天一个周期,常态里有人会提前几天,有人推后几天。还有异于常人的,两个月来一次,3 个月来一次,当她身体其他方面是正常的,她依然是在正常的范畴,只不过是一种变法。蓄血结在膀胱就出现少腹急,可以用攻法用桃核承气汤。

这个条文里面,其外不解的时候,依然可以用解表的方去解它。因为病在营分,所以要用麻黄汤来解。如果邪不解邪热入膀胱的卫分,卫分之里,会导致膀胱气化不利,出现热与水结,用五苓散,从小便而解从气分解,表现在小便的尿量、颜色上。五苓散服完以后,会出现小便黄,小便量多。太阳病不解,如果血热入膀胱之营分,营分之里,会导致膀胱蓄血,热犯血分,热与血结,用桃核承气汤,从大便而解,从血分解表现为大便颜色变黑。

桃核承气汤是在调胃承气汤的基础上加了桂枝、桃仁。桃仁五十枚。50 这个数入脾,十个桃仁差不多 3 克,50 枚就是 15～18 克。桂枝(去皮尖)三两(45 克),大黄四两(60 克),芒硝二两(30 克),炙甘草二两(30 克)。用水 1400 毫升,煮取 500 毫升。去掉药渣后入芒硝,上火稍稍煮一下。先食温服,空腹吃,这样可以让药很快地走到膀胱,去把瘀血活开。温服五合,100 毫升。一天服 3 次。判断这个药起效的途径:病人微利。让病人观察一下大便的颜色变化。

桃核承气汤的功效是攻热逐血。君药桃核,桃花是红色的,其仁苦善入血分,泻血中的郁滞;大黄苦寒气烈油润。大黄虽然味苦,但是闻起来有点香,含油脂很多,入血分破郁降下之功最大。《医宗金鉴》认为应该是上面两个药配起来为君,两药配合,破瘀之功独胜。臣以芒硝,芒硝咸寒咸而软坚。临床上看到身体有燥有结比如长了包块,我们就要想到咸味的药,咸能软坚。在家里做菜的时候,比如花生,它不太好煮,我们可以提前腌一下,会让它变软。缓以甘草之甘,邪去不伤正。佐药桂枝辛温,引诸药入血分,消郁行结。桂枝赤色通血脉,能解太阳随经之邪。服药 100 毫升,量比较小,所以服药后只是微利。

从这个条文可以看出,一个病的转归通常来说是轻者自愈。其人如狂,若血自下(自大便而下),病就自愈了不需要服药。

需要治疗的,第一种"其外不解者,尚未可攻,当先解其外"。先解表,表解了,可能热也就解了。第二种,表已经解了,但出现了小腹急结,攻里宜桃核承气汤。

临床上,大部分像胃肠道、脑,属阳明的,病解都是从大便而解。服大黄、芒硝这些入阳明的药一般也是从肠道也就是大便而解。气分的药像桂枝、茯苓,一般是从气分也就是小便而解。但也有特殊,比如服麻黄汤,大部分人是从汗而解,但有人就从血分而解,比如出红汗,流鼻血,或者从皮下出一些小的瘀血点也会解掉。每个人解的方式不同。如果看到有人出现这样的情况,可以问一下他之前病的情况,像服瓜蒂散或一些峻猛的药,服完之后精神会很好,即使有上面这些情况,也知道你治疗的方向是正确的。这种药一般是下完即止,不一定要服完。伤寒是以平人为模型,但临床上很多人有宿病或者有伏邪的人,邪气就不会解得那么快。比如咳嗽,可能这次外感解了之后,还会遗留一些咳嗽,迁延时间会很久,这时就需要扶正。病急性的时候有一个病机,长期的病也有一个病机,比如有人的咳嗽是因为肺气虚、脾气不足,那就补肺气等(表 5 - 11)。

表 5 - 11　临床病解的几个表现

病　　解	具 体 表 现
血自下	通常从大便而解(轻者自愈)
解表	汗解
气分药 如茯苓、桂枝	通常从小便而解 小便多或黄(很少一部分会有疹子或鼻衄)
血分药 如大黄、芒硝	通常从大便而解(大便颜色变深)

注意询问病人以前的症状是否好转,精神是否好转,得以判断是否病解,方向是否正确。

第 121 条　太阳病六七日,表证仍在,脉微而沉,反不结胸,其人发狂者,以热在下焦,小腹当硬满,小便自利者,下血乃愈,抵当汤主之。

🌱抵当汤

水蛭熬　虻虫去翅足熬各三十只　桃仁去皮尖二十个　大黄酒洗二两

上四味,以水五升,煮取三升,去滓,温服一升,不下更服。

附方歌: 抵当汤。

大黄三两抵当汤,里指冲任不指胱,虻蛭桃仁各三十,攻其血下定其狂。

表证仍在，大家可以想到有发热、恶寒，身体疼痛或者汗自出。中风或伤寒不同表证不同。表证应该是浮脉，这时脉反而沉而微，有可能是邪入于里，病人可能会表现出结胸、脏结，用药为陷胸汤或陷胸丸。脉微而沉，则是外有太阳之表，内见少阴之脉，少阴感寒用麻黄附子细辛汤。太阳经郁热结于下焦血分，小腹硬满，这时可以看一下病在膀胱的哪个部位，如果是病在气分会出现小便不利，要不小便解得很多，要不就是小便少，或者小便频。但这个病人小便是正常的，膀胱蓄血的时候病人的小便是没有异常的，不结于气分，血蓄下焦，用抵当汤。

病机的核心有两个，一是有瘀血蓄积在下焦，发狂是蓄血而狂，桃核承气药力太弱不足以动其血，虽然有温经、行血的功能，但是活血的力量不够，所以此时要用抵当汤。抵者至也，乃至当不易之良法。临床拿不准的时候可以摸摸病人的小腹是否是硬的，有没有觉得小腹满胀。

抵当汤方子的组成，水蛭要熬一下，应该是烘干的意思。水蛭三十只，水都是用的数 3，一只大概在 2.5～3 克左右，三十只大概在 70～90 克左右。水蛭就是我们俗称的蚂蟥，野生的和畜养的会不同。虻虫一定要去翅和足，现在药房都不去，那药效就差一些了。虻虫三十只大概相当于 20～30 克。它样子有点像蜜蜂，但是比蜜蜂个头大颜色深，专门吸牛、马等身上的血。桃仁去皮尖二十枚 6～8 克左右。大黄二两（30 克）要用酒洗一下。用水 1 000 毫升，煮取 600 毫升，温服 200 毫升，不卜更服，吃完这个药一定要让瘀血下来。经方的治疗是很透彻的，一个病进来，不会让邪气伏在身体里面，药一定要能胜病。如果不下可以加药量，以取效为度。

此时要辨清楚是药力不够还是药开得不对，药力不够的话，病也是会减轻的，比如发狂减轻了，小腹的硬满减轻了，还有舌象、脉象。有瘀血的有两种人，一种是身体瘦肤色黑，瘀血化开之后就会长胖，比如畸胎瘤或身体外伤瘀血。加到一定量如果还不行，就要判断一下是否有问题，比如我曾经治疗一例手足寒，阳虚，回逆汤附子加量，有一点改善但是效果不明显，就要看一下是否是阳气郁在里面了，一问果然有情绪的问题，换四逆散：柴胡 8 克，枳实 8 克，白芍 8 克，炙甘草 8 克，服完之后手脚就暖起来了——两个药的方向完全相反。比如治疗小便不利，门诊有一个 8 岁的小孩，晚上起夜两次，小便不利，把他之前一年多求医的药方拿来看，都是在补肾，甚至鹿角胶都用上了。这个小孩其实是膀胱的蓄水证，太阳中风没有解，我给它开五苓散服完小便就好了。比如便秘，很多医生就去用攻下润肠的药，发现不起作用，其实是有太阳的表证未解，麻黄汤、桂枝汤，解完之后大便就自己恢复正常了。所以医生一定要总结自己的病例，看看你开药的方向对不对。开方开方，开的就是一个方向，一般看疑难杂症，病人已经遍访了很多医生，之前的医生已经试过很多条路都不通，剩下的路，别人想不到的，就看你是否辨证精准。比如以前我看过一个 10 岁的女孩，就是晚上抽，她抽动的样子就像虫子蠕动一样，蛔虫证厥阴病，乌梅丸，吃完就好了。还有一个 6 岁多的小女孩，发烧一两周不好，以前医生的方子里，都是天竺黄、寒水石、石膏这类的药。她妈妈讲，小女孩的耳朵上长了个小疹子，皮肤什么地方还有个小疹子，升麻葛根汤，1 剂热就解了。所以辨证在于精准，在这个基础上再看药服以后的情况，比如有瘀血的服完药以后大便会黑。

抵当汤的方解。功效是逐瘀破血。破血和活血程度不同，破血就是把瘀血打破，活血就是让血液运转起来。抵当汤比桃核承气汤的力量强的多。水蛭生水中善附人腿而吸血，其入于血中行于易阻之处，则善入而攻破之。《神农本草经》讲水蛭，除恶血，瘀血月闭，（月闭就是没到天癸绝的年龄就因为瘀血导致闭经）破血癥，（有一种癥瘕是因为瘀血导致的）现代人活血药用的多，尤其心血管疾病，像心梗。现在市面上开发的很多药，医院大面积在用的都是活血药，通心络、银杏、丹参、三七等。他们仅仅抓到了一种情况，还有其他情况比如血虚的需要补血；来自情绪的需要疏肝理气、调理情绪；还有的因为寒导致的要用桂枝这样的药，不应该一概而论。

水蛭属阴，善逐阴分或下半身的瘀血；虻虫属阳，它飞在空中，飞而着兽身吸血，嘴坚硬虽牛皮之厚亦可透之。牛虻吸附上去就不会动，人把它打死了，它的嘴还牢牢地吸附在牛或马的身上。牛虻其性飞扬，破瘀癥，逐瘀血，善攻阳分或上半身的瘀血。水蛭和虻虫，一个属阴一个属阳，一个管下半身一个管上半身，就像羌活（上半身）与独活（下半身）一样，两个祛风的药。阴阳划分的意义就在，看病症的阴阳属性，用药就可以同气相求。桃仁苦温，具有生发之性。所有的果实都具有生发之性，果实属水，水里面蓄了木，都是种子，我们播种才能发芽生长。桃仁入血善流通，《本经》讲它主瘀血血闭。大黄苦寒，很多人以为它只是能通大便，其实它能入血分，泄而急攻之，可以活血，荡涤邪热。本经讲它能下瘀血血闭，推陈致新。这几味药都是攻下瘀血峻利之品，蓄血瘀阻、血癥等，莫不能抵达，当然它最擅长的还是治疗下焦小腹的蓄血。

桃核承气汤和抵当汤的区别。两个药方中都有大黄、桃仁。桃核承气汤主治小腹急结，只是发紧一点，腹下有东西结住，外在的证候是其人若狂。狂的表现包括奔走、谵语、神昏、声高、气粗，最典型的就是阳明腑实证的弃衣而走、登高而歌，因为太热了，需要多说话把热散出去，登高是因为高处会凉快一点。静不下来，一切都是阳盛的表现。桃核承气汤蓄血更轻，郁结也更轻，热是结在膀胱。抵当汤，其人发狂，阳热很甚，少腹硬满，热结在下焦，比膀胱区域大，蓄血重，瘀结也重。桃核承气汤服100毫升，服完微利。抵当汤服200毫升，不下更服。有人说抵当汤可以治狂犬病，这个不靠谱。古书里面说，狂犬病是因为狗在惊蛰这一天嗅到了毒蛇喷出来的气，或者是触摸到青蛙嘴里含的泥巴，这些东西有毒，触碰到这些东西之后狗就会发疯，所以狂犬病是风，治疗应该用荆防败毒散，经方里就是桂枝汤再加一点特效药，比如黑紫竹根，湖南一带有，还有虎骨，都是祛风很强的药。这个病怕光、怕风、怕水，所以它是属寒。每年死于狂犬病的并不少。验证这个病好没好，用蒲扇来扇病人，如果被扇之后出现惊恐就说明还未愈。这个病好了之后终生不能吃狗肉。

第121条　太阳病身黄，脉沉结，小腹硬，小便自利，其人如狂者，抵当汤主之。

抵当汤主里，脉应该是沉的，不管是结还是微，一定是有瘀血。瘀血典型的脉是芤，因为有瘀血，脉中血的运行受阻，还有肤色黑，舌象上会有瘀点、瘀斑，可以根据瘀斑所在的位置，是在上、下、中、左、右，再来确诊。还有肌肤甲错。小腹硬、小便自利，和上面一条是一样的。其人如狂，比上一条轻一点。

这一条要看身黄的问题。身黄，如果脉大、腹满、小便不利，腹满和小便不利都是无形之气，兼头汗出，这种汗出来应该是黏黏的，这是湿热之证。用药就是茵陈类的，茵陈蒿汤、茵陈五苓散、茵陈术附汤等。如果身黄脉沉结，小腹硬，小便自利，其人如狂，就是抵当汤。临床上如果病人身黄，常规的思路是湿热，第二就是有瘀血，还有一类是脾胃虚，气血不能濡养，所以呈现出萎黄。湿热的发黄就是一般西医所称的黄疸。

湿热发黄里面因湿导致的黄，如果湿夹表邪，比如寒，用麻黄连翘赤小豆汤。如果是夹热，用茵陈蒿汤（包括栀子和大黄），长期酗酒（白酒）的，用茵陈蒿汤。喝啤酒的，用茵陈五苓散。茵陈这味药非常好，专门适用因湿导致的发黄，或者肝有热。如果是寒湿，这个寒是里湿，用茵陈术附汤。如果是夹水，水湿比较盛的，用茵陈五苓散。如果是脾胃虚导致的萎黄，小建中汤，很多肝病患者后期，病人身黄、肤色萎黄，可以用小建中汤固扶正气。"虚劳诸不足，小建中汤主之。"（表5-12、表5-13）

表5-12 身体发黄辨证

病因和病机	脉	证	治
湿热	大	无形之气(腹满,小便不利) 兼有头汗出(黏黏的汗)	茵陈类汤
瘀血	沉结、细涩、结代	少腹硬,小便自利,其人如狂 肤色黑,舌上有紫,皮肤粗糙	抵当汤
脾胃虚		姜黄(无光黄)	小建中汤

表5-13 因湿导致身黄的进一步细分

病 机	药 方
湿夹表寒	麻黄连翘赤小豆汤
湿夹热	茵陈蒿汤
湿夹里寒	茵陈术附汤
湿夹水	茵陈五苓散

第123条 伤寒有热,小腹满,应小便不利,今反利者,当可下之,宜抵当丸。

🌿 抵当丸

水蛭熬二十只 虻虫去翅足二十只 桃仁去皮尖二十五个 大黄三两

上四味,捣分四丸,以水一升,煮一丸,取七合服之,晬时当下血。

附方歌:抵当丸。

十五桃仁二两黄,虻虫水蛭廿枚详,捣丸四个煎宜一,有热尿长腹满尝。

小便自利,一般代表没有病在卫分,病在营分,病在有瘀血,法当下之,小其制为丸,缓缓下之。汤者荡也,丸者缓也。变汤为丸而尤不离汤,煮的时候把丸药煮着吃,取欲缓不缓,不荡而荡。中医的核心,医者意也。

抵当丸,水蛭二十只大概50克;虻虫(去翅足)10~20克;桃仁二十五个大概8~9克,比抵当汤多一些;大黄45克,也比抵当汤多一些。上四味,做成4丸。以水200毫升煮一丸,取七合,140毫升,一昼夜应该会有瘀血往下走,从大便走。

热结硬满,应病小便不利,小便反利,病在少腹之里,没有病在膀胱之里,瘀血蓄于少腹。

临床上所有的怪病、疑难病,大家应该首先想到:第一,痰;第二,瘀血。反过来,常人平时保养身体,服一点化痰的药,理气健脾的药,常规是可以的。像清窍不利、智力不好,好多都是因为痰,也可能因为瘀血。所以女子在五七35岁,男子五八40岁之后,一年当中有一小段服一点活血的药都可以,但是不能太久。活血的药破气,尤其重症病人很明显,吃一点活血的药,马上气就不足了,身体就虚了。化痰的药好一点。因为痰是水所化,所以化痰的药里面可以适当补充一点津液,但是临床来说化痰的药对人体不会有什么损伤,吃完以后身体会很轻盈。有的人会吐痰出来,痰就不会藏在身体里面,有很多人的痰出不来。前几天去看一个病人,中风,说话不是很利索,就给他用的大承气汤,再加上山楂、瓜蒌薤白半夏汤。像这样的人,身上肌肉很硬,这也是痰的表现,可以用化痰的思路。

瘀血的表现,第一,身黄,因为有瘀血,所以营气不周于身,经脉里的血不能代谢得很好。第二,肌肤甲错,原因在于瘀血瘀阻血脉。有瘀血的人,大便反易,但是临床上看也不一定,有的人大便反而不好解,这时我们更喜欢用大黄。如果大便容易解,大黄用量可以稍微轻一点,取大黄活血的作用,但它毕竟还有通下的作用。第三,肤色黑。皮肤的黑色是血色。有瘀血的人善忘,尤其脑部受过外伤的,血不荣智不明。为什么我们治疗高血压,不让病人去吃降压药,因为服用降压药之后,全身需要供应血的地方,尤其心、脑、肾,会供血不足。所以长期服用降压药的人,记忆力不好,拍片会看到脑里面有小的梗死灶,厉害的话就发作脑梗死了。因为血压升高是身体的自我保护,所以我们是降应该降的地方,降的同时还要保证重要器官的血液供应。还有心慌,很多女性的心梗,其实是心脏里面的血虚导致的,这个血虚可能是服用降压药导致的。还有消瘦,消谷善饥,胃口独盛。瘀久了局部可能会有发热的情况,这个不一定,小部分人会出现这种情况(表5-14)。

表5-14　病人瘀血的表现

症　状	病　因
身黄	营气不周于身,经脉里的血不能代谢得很好
肌肤甲错	原因在于瘀血瘀阻血脉
肤色黑	皮肤的黑色是血色
善忘	尤其脑部受过外伤的,血不荣,智不明
舌象有瘀点瘀斑	

总的原则上,饮食正常,但是吃不胖,因为内在的瘀血就消耗掉了,瘀血的地方也需要营养去滋养它。像畸胎瘤,西医的手术也可以接受,当然手术的损伤不讲。一般这样的病人都比较瘦弱,肤色较黑,手术之后能看到长胖了,皮肤也变白了,临床上看到好多例。

第157条　伤寒,大下后,复发汗,心下痞,恶寒者,不可攻痞,当先解表。表解乃可攻痞。

伤寒,汗法是第一大法,这条是先下后汗,治失其序。邪热内陷,心下痞结,法当攻痞。如果有恶寒,当先解表。附注里讲要用桂枝人参汤,桂枝人参汤是桂枝再加理中汤。下的话要用苦寒的药。桂枝人参汤解表的力量弱,临床上解表一般用桂枝汤就好,除非是之前用苦寒的药量很大,次数很多,否则我们解表只用桂枝汤就好。

第149条　太阳病,医发汗,遂发热恶寒,因复下之,心下痞,复加烧针,因胸烦。心下痞,按之濡,其脉浮者,大黄黄连泻心汤主之。心下痞,而复恶寒,汗出者,附子泻心汤主之。心下痞,与泻心汤,痞不解,其人渴而口燥者,小便不利者,五苓散主之。

大黄黄连泻心汤

大黄二两　黄连　黄芩各一两

上三味,以麻沸汤二升渍之,须臾绞去滓,分温再服。

附方歌: 大黄黄连泻心汤。

痞证分歧辨向趋,关浮心痞按之濡,大黄二两芩连一,麻沸汤调病缓驱。

🍃 附子泻心汤

大黄二两　黄连一两　黄芩一两　附子二枚炮去皮破别煮取汁

上四味,切三味,以麻沸汤二升渍之,须臾绞去滓,内附子汁,分温再服。

附方歌: 附子泻心汤。

二枚附子泻心汤,一两连芩二大黄,汗出恶寒心下痞,专煎轻渍要参详。

宋本中没有前面这部分——开头到"因胸烦"。后面这几条也是分开的。康平本这些内容是合在一起的,更合理,更清晰。这条讲痞证是怎么来的,痞证里面有兼证怎么治疗。

太阳病,发汗,方法是对的,但汗要得法。同样是发汗,汗的方法对不对,汗的多少对不对都很重要。我们讲过服桂枝汤和麻黄汤,分别怎么取汗,汗多少为宜,你只要有一个环节做得不好,就有可能出汗不彻或者汗太多,或者用错药,就有人服退烧药大汗淋漓,多脏器的衰竭。仲景为什么那么强调汗要得法,这个很重要。仲景的家族 200 多口人,死了三分之二,都是得的伤寒,有很多是失治、误治、治不得法,所以仲景一再强调要得法。临床上外感其实最难治,因为需要你辨证很精准,还有服法、后期的调护缺一个环节,就治得要么不对,要么疗效差。

汗不得法,病人依然发热恶寒,这时依然可以用汗法来解。如果误下,以为病人有阳明腑实,出现心下痞、胸烦,心下痞是因为误下导致的,胸烦是因为一误再误,又加了烧针。如果病人脉是浮的,代表病人的热比较浅,用药是三黄泻心汤,大黄黄连泻心汤。如果是心下痞、胸烦,同时出现恶寒汗出,(恶寒乃里寒)用附子泻心汤。如果是结胸,结胸和痞证的区别是结胸是心下硬痛,大结胸是结得更重,范围更广,也许是从胸到少腹都硬满,小结胸是心下这个部位硬满。痞证是满而不痛。

大黄黄连泻心汤,宋本中没有黄芩,这个不对,一定是有黄芩的,因为热在上焦,一定是三味药。大黄二两(30 克),黄连、黄芩各一两(15 克),都是用生的。黄连的颜色比黄芩还黄,味道也比黄芩苦。黄芩是清上焦的热,黄连是清中焦的热,清三焦的热用栀子。麻沸汤,是指水开了,温度很高,冒一颗一颗的小珠子,滚沸如麻之汤。用麻沸汤把药泡一下就好,仅得其无形之气。三味药都是苦寒之性,我们只取其无形之气,不重有形之味。气味俱薄,不大泻下。服完三黄泻心汤是不会拉肚子的,清其无形之邪热。泡茶时取其气,就要知道每一泡时间的长短是怎样,水温火候要掌握到什么程度。古代人比较讲究,用的水采的茶,采收的时节,再到茶的糅制,煮茶的器具,泡茶的人。喝茶也是,一般喝两三次就可以,喝茶太多了,会有很多水气病。尤其卖茶的人,这是职业病,五苓散很合适他们。

还有一种解释是,热药凉服,从阴引阳。比如回逆汤,对于阴盛格阳的病人,表现出发热、口腔溃疡等症状,阳虚到了极点反而出现热象,阳要脱了,就让病人把药放温了再服,不要热服,热服反而可能会出现阴阳格拒,吃了会吐,这是病太重的时候。还有病人阳虚太甚,有一个肾功能衰竭的,我给他开了 100 克附子,他服完感觉凉凉的,很舒服,这个人的热就是阳虚的热。

附子泻心汤,大黄、黄连泄痞之热,附子温表之阳,恶寒是表阳虚了,这个病机是外寒内热,这是寒热并用的一张处方。《金匮要略》中,三黄泻心汤治疗心气不足,吐血衄血。像今年(2019 年),三黄泻心汤用的机会就太多了。心主血,五行属火,火旺心脏的阴就会被伤到,阴被伤到之后心气也不足,火盛血溢外出。这是生活常识,家里烧热水的时候,烧得太热水就会溢出来。用泻心汤来泻火热而去瘀。这时服用就不能用泡的方法了,力量不够,得需要煮汤了。我治疗过一个崩漏的病例,就是风火相伤,火有相火,有君火,两个火都太旺了。比如2019年上半年是厥阴风木(司天),下半年是少阳相火,会有很多火热之证,都是实火。所以2019年出现吐血衄血,从运气上来讲可能是火热太盛,三黄泻心汤的治疗主证。用清热的药可以止血,辛温的药也可以止血。有位崩漏的病人,在医院出血止不住,出生在巳亥厥阴风木的年份,发病的时候正好是有两个或是三个火,叠加在一起,就发火热之病了。我给她开的三黄泻心汤,黄连90克,这时可以加重止血的力量,用黄芩炭,所有的药炒炭来用,黄芩炭、黄连炭、大黄炭,1剂服下去血就止了。这个药方治疗吐血衄血,取其质重下沉,凉血去瘀,并降胃气之上逆。这个方煮汤来服的时候,是凉血去瘀。上面这个条文里面,泡一下使用,是清其无形之邪热,就比较轻。

第157条的痞证是因为表未解而心下痞,需要先解表再攻痞,用到了桂枝人参汤或者桂枝汤,再加三黄泻心汤。第149条是心下痞兼表阳虚,所以是表里同治,药是寒热并用,用附子泻心汤。

149条是以里为主,157条是以表为主。同样是恶寒,情况不一样,149条的脉偏沉,157条脉偏浮。临床上如果定夺不了,先服桂枝汤,这样稳妥,不会走偏。如果先攻痞,就有可能误下,方向不对了。只要及时去观察病情,病人还是会给你机会去调整治疗方向的。

伤寒中表里同治、寒热并治的药方都是很精彩的。尤其我们这个时代的人,好多人的疾病都是寒热错杂,有的是上有热下有寒,左有寒右有热,都是纠缠在一起的,就像人的情绪都是很复杂的。

附子泻心汤的处方。大黄30克,黄连15克,黄芩15克,这些和前面的药方都是一样的。炮附子是两枚,一枚大概10~15克,两枚就是20~30克,需要单独煮。伤寒中所有的附子都是去皮的,所以临床用白附片。带皮的附子,吴家的传承认为它有利水的效果,同时还有一点解表的功能,但是因为现在都是用胆巴炮制附子,胆巴容易导致中毒,所以我又从之前喜欢用黑附片改成用白附片了。这个药方里,也是把其余药绞去滓之后,再把附子汁兑到里面一起服。(胆巴,也俗称卤水,其中含有大量的氯化镁、氯化钠和金属离子。因为对胃有强烈的腐蚀作用,使人体器官的蛋白质凝固,而且镁离子被吸收后能抑制心血管和神经系统,所以对人具有毒性)

第151条 伤寒中风,医反下之,其人下利日数十行,谷不化,腹中雷鸣,心下痞硬而满,干呕,心烦不得安。医见心下痞,谓病不尽,复下之,其痞益甚,甘草泻心汤主之。

🌿 甘草泻心汤

甘草炙四两　黄芩三两　干姜三两　半夏洗半升　大枣十二枚　黄连一两

上六味,以水一斗,煮取六升,去滓,再煎取三升,温服一升,日三服。

附方歌: 甘草泻心汤。

下余痞作腹雷鸣,甘四姜芩三两平,一两黄连半升夏,枣枚十二瓣同烹。

伤寒中风,应汗,下之则虚其脾胃,不化水谷,第一回出现下利日数十行。小孩子外感发烧为什么不建议用抗生素?退烧药不会导致孩子下利,但是如果小孩吃了消炎药或者输液之后,孩子不发烧了,但是会变成拉肚子,你就知道这是虚其脾胃了。第二会导致腹中雷鸣,就是肚子会一直咕噜咕噜地响,这也是脾胃虚寒、土不制水导致的。第三会导致心下痞硬而满。痞证,临床上病因最多的都是误下导致。痞的表现是满而不痛,心口的地方有一种胀满的感觉,是表邪乘虚陷入,与胃中虚寒之气相结,表现为痞塞不通。第四表现为干呕,代表胃气上逆。心烦不得安,是因为心阴不足,津液不足了。医见心下痞,谓病不尽,复下之。用甘草泻心汤。三黄泻心汤、附子泻心汤、甘草泻心汤,三个泻心汤之中,甘草泻心汤偏重于补中土之虚并散寒,泄客气之痞与热,有补有泻。也有医家说是胃虚,养胃于中。临床用泻心汤的机会非常多,但凡痞证,首先应该想到泻心汤,看看寒热的情况,虚的情况,孰多孰少,寒多就多温里,热多就清热的多一点,虚多就补虚的药多一点。甘草泻心汤就是补虚的力量大一点(图5-2)。

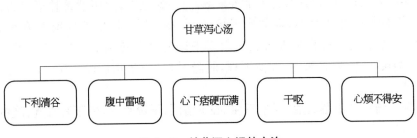

图5-2 甘草泻心汤的主治

伤寒中一共有5张泻心汤方。

甘草泻心汤、半夏泻心汤,是因为误下伤气。

甘草泻心汤是甘草为君,治疗虚热益甚,和缓,补虚为重。

半夏泻心汤是半夏为君,治疗虚热而呕,满而不痛,以满为主,辛散开结为重。

生姜泻心汤是治疗饮食不慎所致痞满,里面夹了水气、虚热,生姜泻心汤去热和水气,君药为生姜,涤饮辛散为主。

附子泻心汤治疗外寒内热,君药为附子,温表固阳为主。

大黄泻心汤治疗结热成实,大黄为君,清热泻痞为主。

5张泻心汤方都治疗痞证,大黄泻心汤以寒攻热;附子泻心汤以温攻痞;生姜泻心汤散饮邪;甘草泻心汤缓急;半夏泻心汤降逆(表5-15)。

表5-15 五大泻心汤用法

药 方	治疗重点	君药	治疗原理
甘草泻心汤	误下伤气,寒热纠缠,痞满不通	甘草	和缓补虚,缓急,补中泻痞 补中土之虚并散寒,泄客气之痞与热
半夏泻心汤	误下伤气,虚热而呕	半夏	满而不痛,满更重些 辛散开结为主,降逆
生姜泻心汤	因饮食不慎,虚热水气	生姜	涤饮辛散为主
附子泻心汤	因外寒导致的外寒内热	附子	温表固阳(温攻)
大黄泻心汤	因内热,结热成实	大黄	清热泻痞(寒攻)

甘草泻心汤的处方。炙甘草为君四两(60克)。干姜45克,半夏(洗)50克,大枣12枚。以水2 000毫升,煮取1 200毫升。去掉药渣之后,再煎取600毫升,每次温服200毫升,分3次服。

甘草泻心汤的方解。甘草为君取和缓之意,大枣佐甘草补中缓急,半夏之辛可以散邪,还可以降逆止呕,芩、连之寒可以泄热,干姜辛温其热可以散痞寒。后世医家讲,这是辛开苦降、寒热并用的一张处方,这个痞是因为寒和热纠缠在一起,产生了痞满不通的情况。所以这张处方合起来就是缓中降逆,泻痞除烦,寒热并用,但是总体来说还是以补中为主,补中泻痞。

《金匮要略》中也讲到甘草泻心汤,用来治疗狐惑。狐惑之为病,蚀于口就发为口腔溃疡,也会蚀于二阴。发病在肛门的话,就用雄黄来熏,前阴就是洗,内服就是甘草泻心汤。不过这个方里面不用炙甘草,用生甘草,温的作用减轻了,补虚的作用依然保留。黄芩也不是三两了,用了二两。狐惑这个病的病机从五运六气来讲就是湿热为病,现代医学所说的白塞氏病(风湿免疫类疾病)就类似狐惑,性似狐狸,时隐时现,一会儿是口腔溃疡,一会儿是外阴溃疡,或者是肛门。

第150条　伤寒汗出解之后,胃中不和,心下痞硬,干噫食臭,胁下有水气,腹中雷鸣,下利者,生姜泻心汤主之。

🦋 生姜泻心汤

生姜切四两　甘草炙三两　人参三两　干姜一两　黄芩三两　半夏洗半升　黄连一两　大枣十二枚擘

上八味,以水一斗,煮取六升,去滓,再煎取三升,温服一升,日三服。

附方歌:生姜泻心汤。

汗余痞证四生姜,芩草人参三两行,一两干姜枣十二,一连半夏半升量。

这条是汗后胃虚而致心下痞硬,里面兼有水和饮,为水饮搏聚所立治法。伤寒汗后气阴两虚,发汗、下利、失血之后,除了有形的津液被耗掉,还有无形的气,就是热量、温度也会消耗,所以我们说气阴两虚。像运动员,出汗比较多,常规补气补津液,我们都可以用生脉饮益气养阴生津。胃中不和,余热趁虚入里,或心阴不足,心火与胃中寒气搏结,导致心下痞硬。胃虚寒导致水谷不化,干噫食臭。胃虚寒之后土虚不能制水,水流两胁,就出现胁下有水气,腹中雷鸣下利而清浊不分,就用生姜泻心汤来散水饮之虚痞。

临床上治疗肠胃的疾病、心脏的疾病,用泻心汤的机会非常多。只要有寒热错杂的情况,只要有痞证的情况,通通适合。

[答疑]

问:痞是什么感觉?

答:痞就是痞塞不通,满而不痛,心下满,一般都是伤寒中风误下导致,堵塞在身体的中焦。天地否,正常的卦象应该是翻过来,人的身体应该是地天泰,上虚下实。这个正好反过来,阳在上,阴在下,上下不交通,出现症状基本都是在心下胃脘这一带,或者两个胁下,或者肠间。

问:高血压吃了这个药是不是血压就下来了?

答:如果是因为痞证导致的高血压就可以。如果是因为阳明有表证,外感,那用葛根汤。像老年人收缩压高,是因为阳虚不能潜藏,用封髓丹、桂枝加龙骨牡蛎汤。有的人是水气往头上冲,我们可以用苓桂剂(表5-16)。

表 5-16 高血压的几种病因和治疗方法

病　因	方　法
痞	泻心汤
阳明表证,外感	葛根汤
老人收缩压高阳虚不能潜藏	封髓丹、桂枝加龙骨牡蛎汤
水气上冲	苓桂剂

问:一般病人也不会说是痞,会说胀,但是不疼,摸着也没什么东西。

答:摸着还是会比一般人硬。

问:但不是实证的那种硬,没有东西嘛。

答:对,是无形的气结的。

问:这个位置会不断地变吗?

答:位置一般是固定的,就是心下痞。

问:如果没有误下,或者你不知道是否误下过,有这些症状的话,是否也可以用这些方?

答:当然可以。这就是伤寒高妙的地方。比如病人没有外感,是因为饮食,比如病人既爱吃热的又爱吃凉的,凉的和热的经常在一起吃,比如水果和吃饭夹杂在一起,寒热错杂,表现出痞的情况,依然可以用它。情绪,一阵高兴一阵不高兴,这也是寒热错杂。

问:舌苔上有什么表现吗?

答:有热象,有寒象,一定有寒的情况,也一定有热的情况。热象像苔黄,寒象津液多;舌质颜色红,或者淡,一定有寒热并见的情况。

生姜泻心汤的组成:生姜四两(60克)切一下。甘草三两(45克),人参45克,干姜15克,黄芩45克。半夏半升(50克)。黄连一两(15克),大枣12枚。用水2000毫升,煮取1200毫升,去药渣后再煎取600毫升,一次温服200毫升。

方解:心主火,凡火热之邪都要泻火,泻火即是泻心。气有余便是火。身体中有少阴君火、少阳相火,这都是身体需要的火。这地方讲的火是病态的火,就像我们讲的风邪一样。天地间有正常的风,也有发为邪气的风邪。

君药生姜辛温,温寒而辛散。臣以半夏,辛温,气燥烈,半夏一个很重要的功能为降逆气,这跟它采收的时节有关,我们在夏至一阴生这一天采收这个药。这两个药相合,可以散胁下、肠内之水饮,温降而下。芩、连苦寒清热泻痞。干姜和甘草,这是炮姜甘草汤,温里。如果用炮姜的话就可以治一切的血证,凡是属于阳虚的血证。人参甘草再配上大枣,补中而益气。

此方总体来讲,是以温散水饮之药为君,同时佐以寒热补虚之药,辛开苦降,辛温的药散痞散结,苦味的药降气,寒温并用,热得寒则清,寒得热则化。

这张处方临床治疗胃中虚寒、水饮不化,兼有热邪,虚结于心下。病机是寒热错杂。身体的局部可以有寒热错杂,腑与腑之间也存在寒热错杂,比如胆热胃寒。病变的部位上也可能上热下寒。还可能左热右寒。还可能在脏腑之间,比如胃热脾寒。

第145条　伤寒五六日,呕而发热者,柴胡汤证具,而以他药下之,柴胡证仍在者,复与柴胡汤,必蒸蒸而振,却发热汗出而解。若心下满而硬痛者,大陷胸汤主之。但满而不痛者,柴胡不中与之,宜半夏泻心汤。

🦋 半夏泻心汤

半夏半升　黄芩　干姜　人参　甘草炙各三两　黄连一两　大枣擘十二枚

上七味,以水一斗,煮取六升去滓,再煮,取三升,温服一升,日三服。

附方歌:半夏泻心汤。

三两姜参炙草芩,一连痞证呕多寻,半升半夏枣十二,去滓重煎守古箴。

结胸如果兼阳明里实,用大陷胸汤;结胸如果兼阳明不成实,只是有热,用小陷胸汤。痞硬兼少阳里实,用大柴胡汤;痞硬兼少阳里不实,用半夏泻心汤。

伤寒五六日,呕而发热,是邪传少阳,正治法应该是以小柴胡汤和之。呕也是少阳主证之一,呕和发热并见,我们可以再从脉象上确认一下是少阳证。如果呕而发热的时候用了下法,下过之后有几种情况,第一个是柴胡证仍在,还是有呕而发热,虽下未成逆,仍用柴胡汤来解。蒸蒸而振,汗出而解。第二种情况,下之后出现心下满而硬痛,发为结胸,用大陷胸汤。第三种是满而不痛,发为痞证,虚热气逆,用半夏泻心汤。

五个泻心汤同样都是治疗寒热错杂的病症,君药不同,侧重点不同,但都是主治寒热并见的痞证。

半夏泻心汤,七味药组成。半夏半升(50克),黄芩、干姜、人参、甘草各45克,黄连15克,大枣12枚掰开。服法和煎煮法和生姜泻心汤一样。

泻心汤与小柴胡汤相似,小柴胡汤也是寒热并用,但泻心汤多有小柴胡汤的半里证,而无半表。小柴胡是主治半表半里、寒热并见。泻心汤的方子里有黄芩、半夏,寒热并用的药,去掉了治半表的柴胡,加入了泻痞补中温寒的药,人参、大枣,干姜。因为这个病证是寒热互结,所以在煎煮的时候要把药渣去掉,使寒、热的药相合和,才可开解寒热之气。

半夏泻心汤功效,半夏辛温而燥,辛可散痞,所谓的泻痞其实就是散,温可去寒,辛燥可开结。芩连清热泻痞。人参、甘草、干姜、大枣补中气而温阳。全方合起来可泻痞开结,补中温寒。

半夏泻心汤和甘草泻心汤组成基本相同,半夏泻心汤多了一味人参。甘草泻心汤里的甘草从半夏泻心汤的三两变成四两,去掉人参,由泻痞开结变为补中泻痞。只是君药不同,作用就有所变化,君臣异位。临床确定君药主要根据病机,君药的用量会大一些。

第147条　脉浮而紧,复下之,紧反入里,则作痞,按之自濡,但气痞耳。

伤寒脉浮而紧,应该用汗法。反下,浮紧变为沉紧,发为痞证,此痞为寒邪内陷做痞。按之自濡,是不硬不痛,代表表邪入而不散,浮于心下。

第149条　太阳病,医发汗,遂发热恶寒,因复下之,心下痞,复加烧针,因胸烦。心下痞,按之濡,其脉浮者,大黄黄连泻心汤主之。心下痞,而复恶寒,汗出者,附子泻心汤主之。心下痞,与泻心汤,痞不解,其人渴而口燥者,小便不利者,五苓散主之。

🦋 大黄黄连泻心汤

大黄二两　黄连　黄芩各一两

上三味,以麻沸汤二升渍之,须臾绞去滓,分温再服。

附方歌：大黄黄连泻心汤。

痞证分歧辨向趋，关浮心痞按之濡，大黄二两黄连一，麻沸汤调病缓驱。

🌿 附子泻心汤

大黄二两　黄连一两　黄芩一两　附子炮去皮破别煮取汁二枚

上四味，切三味，以麻沸汤二升渍之，须臾绞去滓，内附子汁，分温再服。

附方歌：附子泻心汤。

二枚附子泻心汤，一两连芩二大黄，汗出恶寒心下痞，专煎轻渍要参详。

这条前面的内容都解释过了，现在解释其中最后一条。水饮内蓄，津液不利，病证容易出现渴、躁烦、小便不利，临床上看到这些情况应该想到是水的气化、津液出现了异常，用五苓散，水利而痞自除，津生而渴烦止，利水生津。只要水气一代谢掉，津液一生，口渴就止了。这个病机与前面不同，心下痞已经用过泻心汤，这个痞不解是水饮内蓄的情况。

第152条　伤寒服汤药，下利不止，心下痞硬，服泻心汤已，复以他药下之，利不止，医以理中与之，利益甚，赤石脂禹余粮汤主之。

🌿 赤石脂禹余粮汤

赤石脂碎一斤　太一禹余粮碎一斤

上二味，以水六升。煮取二升，去滓，分温三服。

附方歌：赤石脂禹余粮汤。

赤石余粮各一斤，下焦下利此汤欣，理中不应宜斯法，炉底填来得所闻。

伤寒误下，利下不止，心下痞硬，这个痞肯定是虚痞，正解是用泻心汤来解。这时再误下，病人利不止。利不止有两种情况，一种是中焦虚寒，用理中汤。如果是下利已经出现下焦的滑脱，误服理中，这时病在下焦，不是虚寒，而是不能固涩，利益甚，用赤石脂禹余粮汤，取其涩滑固脱。这是治疗的第一个方法，还有一个方法是，利小便实大便，比如加茯苓这样的药，苓桂剂，苓桂姜甘汤、苓桂枣甘汤等，就可以起到止利的作用。

赤石脂禹余粮汤只有两味药，都是矿物类的药，所以要打碎。都是一斤（240克），用水1 200毫升，取400毫升，分温三次服。这个药的功效是涩滑而固脱。赤石脂是红色的，色赤入心与小肠。禹余粮色白，入肺与大肠。金石类的药皆具金刚之性，坚韧，可平甘缓急，输泄大、小肠之利。质重可镇怯而入下焦。两味药都有固涩之力，赤石脂偏热，禹余粮偏寒。寒热调和，大便滑脱可止。用药的时候，用到了它的颜色、质地、药性、性味。

第154条　伤寒发汗，若吐，若下，解后，心下痞硬，噫气不除者，旋覆代赭汤主之。

🌿 旋覆代赭石汤

旋覆花三两　人参二两　生姜五两　代赭石一两　甘草炙三两　半夏洗半升　大枣擘十二枚

上七味，以水一斗，煮取六升，去滓，再煎取三升，温服一升，日三服。

附方歌：旋覆代赭汤。

五两生姜夏半升，草旋三两噫堪凭，人参二两赭石一，枣十二枚力始胜。

伤寒用汗法、吐法、下法，表邪解了之后，遗留了心下痞硬、噫气不除，用旋覆代赭汤。心下痞硬、噫气不除，是因为胃气虚。胃气虚了之后，浊阴不降，胃中属阴的水谷这些有形的部分降不下去,同时胃气上逆。

这张药方是泻心汤的变方,是生姜泻心汤去掉了芩、连、干姜,因为这里没有寒也没有热的情况,无寒热之邪。加入旋覆花和代赭石,补虚降气涤饮镇逆。旋覆的用药部位是它的花,所有的花都是轻清上浮的,唯独旋覆花的气是往下走的,"诸花皆浮,旋覆独降。"

旋覆代赭汤,旋覆花用三两(45克),人参45克,生姜75克,代赭石15克,半夏50克,大枣十二枚(60克),甘草45克,以水2 000毫升,煮取1 800毫升,去掉药渣再煎,取600毫升,日三服。

这张处方治疗的病机。伤寒吐、下,都属于治疗不当,总体病机是胃虚。胃虚的一个表现是升降失常,清阳不升,浊阴不降,表现为心下痞硬,噫气不除。旋覆花性味咸温,晨起有露水的时候开花,滴露而生。中药里面有一个百花露,就是晨起的时候每个花上面结的露水,补阴的效果很好。旋覆花主降逆气,本经讲它主结气、胁下满。代赭石产于山西代县,是生的铁矿石,色红而质重,色红入血分,质重降逆。本经讲代赭石主腹中邪毒气。这两味药相配,旋覆花从肺金的气分而降,代赭石从心的血分而降,两药相合,入胃中而降冲逆,平肝气,敛伏镇逆。臣以半夏以降寒水,凡是阴寒之邪,半夏辛温,主降,还可以化痰燥湿。人参、甘草补中气,像今年(2019年),脾胃之气弱,人参、甘草这样的药平时可以常服。生姜、大枣和脾养胃。生姜、大枣和甘草配,还可以调和营卫。大枣偕甘草,还可以补土。7味药相配,可以降浊阴,浊阴降了之后,痞硬就可以消了。清阳一升,噫气就可以除了。

少阴水气上凌,阳虚水气不化之后上逆,主治的药方是玄武汤。下焦滑脱不固,用赤石脂禹余粮汤。胃气虚,伤寒汗吐下之后的升降失常之痞,用旋覆代赭汤。同样是痞证,泻心汤之痞除了升降失常,还有寒热互结的情况,旋覆代赭汤主要就在升降的失常。

第362条 伤寒,大吐,大下之,极虚,复极汗出者,其人外气怫郁,复与之水,以发其汗,因得哕。所以然者,胃中寒冷故也。

这个也是伤寒误治,经过大的吐和下,虚其中。凡汗吐下,第一耗人体的气和阴,阴主要就是津液。平常只是简单地吐食物和水,不会伤到精血,只会伤到津液,同样属阴。吐下之余,定无完气。吐的时候气也会被损耗掉。第二一定会损伤中焦的脾胃,尤其是胃。这个条文讲的是,吐下之后虚其中,脾胃已经损伤了。这时复发其汗,阳从外亡,卫外的阳气已经虚损,出现胃中虚冷。这个条文就是让我们了解一下哕的病机。胃主受纳、主降,如果胃失和降,就会出现胃气上逆,会出现呕(声物并出)、吐(物出之声)、哕(声出无物,也叫干呕)。从病来说,哕要轻一些,只有气伤,胃中空虚唯气上逆。呕所伤较重,气和阴一起。哕证如果与三阳证同见,一般是为实为热,只需调和胃气,用调胃承气汤,或者大、小承气汤把胃气降了,实泻掉、热清了病就好了。如果与三阴证同见,病就比较重了,一般是为虚为寒,用理中汤、回逆汤、吴茱萸汤。久病的病人最怕出现哕的情况,一般是三阴的虚证(表5-17、表5-18)。

表5-17 气逆的鉴别

气 逆	症 状
哕	干呕,自胃出口,哕的人喝冷水之后照样作哕
呃逆	气从脐下冲上,出口作格,喝冷水就会出现嗝的声音

续　表

气　逆	症　状
嗳气	饱食太急,胃气上逆无食臭
噫	过食伤食,有食臭

表 5－18　哕的辨证和药方

	伴随症状	病　因	药　方
哕 久病病人怕哕 因为三阴虚证多	与三阳证同见	为实为热	调胃承气汤 大承气汤 小承气汤
	与三阴证同见	为虚为寒	理中汤(太阴) 回逆汤(少阴) 吴茱萸汤(厥阴)

　　几个常见症状需要鉴别一下,哕、呃逆、嗳气、噫气。哕就是干呕,气是自胃出口。呃逆,气从脐下冲上,出口作格。呃逆的人喝冷水就会出现嗝的声音,哕的人喝冷水之后照样作哕。嗳气是因为饱食太急,胃气上逆无食臭。噫气是因为过食伤食,有食臭。临床上如果不太好鉴别,还可以参考病因,以及伴随的其他症状,来辨别寒热虚实和六经辨证。

第六讲
辨太阳病下篇

＊＊＊＊＊＊＊＊＊＊＊＊＊＊＊＊＊＊＊＊＊＊＊＊＊＊＊＊＊＊＊

太阳病的上篇和中篇,我们讲了风伤于卫(上篇)、寒伤于营(中篇)。下篇是营卫两伤、风寒并见的情况,营卫齐病。风寒两伤、营卫齐病有几种情况(表6-1)。

(1)风、寒各半,用桂枝麻黄各半汤。

(2)风邪多、寒邪少,有化热的情况,用桂枝二越婢一汤,表热,方里有石膏;如果不化热,风多寒少,桂枝二麻黄一汤,皆为两解荣卫之法。

(3)寒邪外闭,风邪内郁,不汗出而烦躁,表寒里热,大青龙汤。

(4)风寒两伤,表里俱热,白虎汤,由太阳变成了阳明经热。

表6-1 风寒两伤代表药方

病　机	病　因	药　方
风寒两伤 营卫齐病	风寒各半	桂枝麻黄各半汤
	风邪多、寒邪少,化热	桂枝二越婢一汤(表热,石膏)
	风邪多、寒邪少,没有化热	桂枝二麻黄一汤
	寒邪外闭,风邪内郁,表寒里热	大青龙汤(不汗出而烦躁)
	表里俱热,由太阳变成了阳明经热	白虎汤

大青龙汤证如果没有烦躁,无少阴证之脉沉微,仍旧用大青龙汤误汗,就会出现变证,出现筋惕肉瞤,要亡阳,用玄武汤。设置玄武汤这张处方的背景是误服大青龙汤,误汗。太阳病下篇的代表方就是桂麻各半汤、大青龙汤,病机就是风寒两伤,经脉上的营和卫同时受病,我们根据风和寒邪气的多少来确定用桂枝汤和麻黄汤的多少。

第37条　太阳中风,脉浮紧,发热恶寒,身疼痛,不汗出而烦躁者,大青龙汤主之。若脉微弱,汗出恶风者,不可服之,服之则厥逆,筋惕肉瞤。

🌿 大青龙汤

麻黄去节六两　桂枝去皮二两　甘草炙二两　杏仁去皮尖四十枚　生姜切三两　大枣擘十枚
石膏碎 鸡子大

上七味,以水九升,先煮麻黄,减二升,去上沫,内诸药,煮取三升,去滓,温服一升,取微似汗,口一服汗出者,停后服。

附方歌：大青龙汤。

二两桂甘三两姜,膏如鸡子六麻黄,大枣十枚四十杏,无汗烦而且躁方。

标准的中风的脉应该是浮缓,身不痛,只是头痛,汗自出。这条反而现浮紧之脉,这是中风之病兼伤寒之脉。风和寒经常是合在一起,我们只是看是恶风甚还是恶寒甚。身疼痛,这是中风之病兼伤寒之证。不汗出而烦躁,是太阳的郁症,是风邪郁症。

风为阳邪,春之气。寒为阴邪,冬天的主令。阳热蒸于内则出现烦躁。阴寒郁于外就无汗。这个条文代表的就是风寒两伤,营卫齐病,合桂麻二汤。有烦躁,加石膏。病机是荣卫同病的实邪。如果烦躁但脉微弱,汗出恶风者,代表的是少阴的烦躁,非太阳的烦躁,太阳的烦躁脉应该是浮紧或浮缓的。少阴的烦躁不可服大青龙汤。脉微弱,主寒主里,里寒阳虚,烦躁是虚阳外越,阳气快要脱了,最后的一点阳气固摄不住,所以出现烦躁。这个烦躁和太阳的烦躁程度不同,病势很重。两个烦躁,一个实一个虚,一个在表一个在里。如果少阴的烦躁误服青龙汤,就出现厥逆,手足不温,恶寒,筋惕肉瞤。

太阳的伤寒,无汗,用麻黄汤。如果是伤寒无汗伴有烦躁,用大青龙汤,加个石膏。就像咳嗽,如果现了肌肤热、烦躁、鼻涕黄、痰黄,见了郁热的情况就加石膏。大青龙汤里面有石膏,小青龙汤里也可以加石膏。刚才给一位同学开了小青龙加石膏,但是她的咳嗽已经现虚象了,所以用了怀牛膝,还加了杏仁、厚朴,降气为主,发表的力量轻了。

第38条　伤寒脉浮缓,身不疼,但重,乍有轻时,大青龙汤主之。伤寒表不解,心下有水气,干呕发热而咳,或渴,或利,或噎,小便不利,小腹满,或喘者,小青龙汤主之。

🌿 小青龙汤

麻黄去节　芍药　细辛　干姜　甘草炙　桂枝去皮各三两　五味子半升　半夏洗半升

上八味,以水一升,先煮麻黄,减二升,去上沫,内诸药,煮取三升,去滓,温服一升。

若渴者,去半夏,加栝楼根三两,若微利,去麻黄,加荛花如一鸡子,若噎者,去麻黄,加附子(炮)一枚,若小便不利,少腹满者,去麻黄,加茯苓四两,若喘者去麻黄,加杏仁半升。

附方歌：小青龙汤。

桂麻姜芍草辛三,夏味半升记要谙,表不解兮心下水,咳而发热句中探。若渴去夏取蒌根,三两来加功亦壮;微利去麻加荛花,熬赤取如鸡子样;若噎去麻炮附加,只用一枚功莫上;麻去再加四两苓,能除尿短小腹胀;若喘除麻加杏仁,须去皮尖半升量。

伤寒应该脉浮紧、身疼,反而现脉浮缓,伤寒之病兼中风之脉。身不疼是伤寒之病兼中风之证。身轻代表邪气在阳,身体重代表邪气在阴。身重而有时轻,无但欲寐,代表病机是营卫齐病。这一条和上一条一起,构成营卫齐病的提纲。

大青龙汤,麻黄六两(90克)去节,桂枝二两(30克),甘草二两(30克),杏仁40枚(约20克)去皮尖,生姜三两(45克),大枣12枚(约60克)。石膏打碎,鸡子大约60克,临床可以根据病人烦躁的程度来酌情使用,烦躁重就多用一点,轻就少用一点。以水1 800毫升,这个特殊,仲景他含了数的用法。先煮麻黄,减掉400毫升,剩1 400毫升,去上沫,有麻黄的所有方,先煮麻黄去掉沫,把拔动肾根的部分去掉。纳诸药,煮取600毫升,服200毫升,取微似汗。这个药方服的时候大家注意一点,也是微微得汗就解了。一服汗者停后服,只要出汗就不服了,不需要服完,这是特殊的用法。

大青龙汤是伤寒里面麻黄用量最多的方子,寒和风来说,应该是寒重。青龙是取龙兴云雨之意。从天文学来讲,二十八星宿,东方是苍龙,西方白虎。太阳运行的黄道上面,我们人为给定了28个位置。南方是朱雀,中央的位置,在汉族的星象学上面没有,彝族的星象学上,中央是有一个黄豹。北方是玄武,也叫真武。药方里面有青龙汤,代表药是麻黄。南方朱雀,代表方是黄连阿胶鸡子黄汤,代表药是鸡子黄。西方白虎代表方是白虎汤,代表药是石膏。北方玄武代表方是玄武汤,宋本里叫真武汤,代表药是附子(图6-1)。

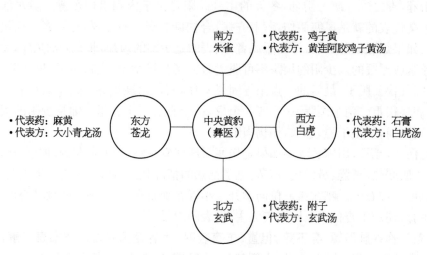

图6-1 五方与五药

东方是风木之象,大青龙汤中麻黄为君,桂枝为臣。麻黄治寒,桂枝治风。没有芍药,因为病症里边无汗,不用芍药之酸收。但烦躁,加石膏,以解其热。石膏这味药太好用了,临床上基本每天都在用,跟麻黄、柴胡、桂枝、大黄这样的药一样。

中医的处方,代表的是方向、方位、时间,药方是往哪个方向打,是处于哪个时间的节点。石膏是阳明的药,大寒辛甘之品,这是《医宗金鉴》的观点。民国名医张锡纯善用石膏,他认为石膏没有什么寒。临床一般还是分人,阳明热足够的话用石膏没有问题。尤其阳明经热,石膏用一斤两斤,240克、480克我都用过,效果非常好。有的人先天禀赋阳明这块偏虚偏寒,石膏你用几克也不行,用完病人就胃痛、腹泻,所以大家在用的时候要看病人的禀赋。但是只要病人现出化热之象,都可以用。如果担心石膏的寒伤病人的胃的话,药里面可以配上生姜、大枣、甘草。石膏之辛能解肌热。但凡烦躁的人,他的肌肤,皮肤的温度一般会高一点,尤其在阳明的大肠经和胃经上面。石膏之寒清胃火,甘生津液。石膏的甘味比较薄,不太喝得出来,辛味也比较淡。合起来可以保阳明、存津液、清热。麻黄汤主治之发热,热全在表。大青龙汤主治之发热,热兼肌。在肌肉层面,肌肉也是属脾土,阳明所主。

临证上要有一个观念,在治疗六经的外感时,不单石膏能退热。麻黄汤的病症里面也有头痛发热,所以不用石膏这样的药,同样可以退热。很多不熟悉经方的人,都不知道这个观念,但凡临床上看到发热,习惯一定要用石膏。经方学过之后就知道,表里寒热虚实都会导致人发热。六经里面,太阳的桂枝可以退热,麻黄可以退热,少阳的柴胡可以退热,太阴的藿香都可以退热。阳明的白虎,石膏可以退热,大黄也可以退热,附子也可以退热,观念要建立起来。石膏是中风伤寒要药,临床用得很多,只要用到石膏、大黄、黄芩、黄连这样的药,都是在治疗兼有热、温这样的病症。石膏合麻桂,就是青龙汤,合上知母、粳米、甘草,就是白虎汤。

在桂枝汤里面,不用麻黄,原因在于不要发汗太过,欲其不大发汗。麻黄汤里面一定要用桂枝,因恐麻黄发汗太过无制,桂枝可以敛汗也可以发汗,可以同时调和。汗多会亡阳。桂枝可以温补心阳,心脏的阳气一足,就可以止住汗了。好多人心阳虚,所以汗止不住。

第73条 太阳病发汗,汗出不解,其人仍发热,心下悸,头眩,身𥆧动,振振欲擗地者,玄武汤主之。

宋本把玄武汤改成真武汤了。这条是一个救逆之法,跟37条紧扣在一起,37条是误汗,这条是过汗。两条的证都属于亡阳,都是玄武汤敛阴救其逆。在太阳病的基础上,汗出热不解,如果是亡阳的热不解,发热是低热。标准的太阳伤寒或中风,尤其伤寒,一热起来热势很高,会一下子烧到39摄氏度以上,甚至40摄氏度。临床上高烧的这种,一般都比低烧好治。阳虚不能内守,就现心悸、心慌。如果是阳虚液涸失养于筋,出现身𥆧动,是像虫子在动一样,身上的肌肉有抽动、跳动的情况。还有一种解释,认为阳虚以后,水蓄不化,水气在肌肉导致𥆧动。阳微不能升,出现头眩,头晕眼黑。用水气来解释,认为是水气上犯清阳之位。也是两个解释。阳虚气力不支,还有一个解释,水气在肌肉,因而出现振振欲擗地。擗指耸动,身体站不稳了,肩就开始耸动,快要跌倒的样子。肩后耸起来了,站不稳战战兢兢的样子。耸动不已,欲堕十地。

这条讲的是太阳病发汗,汗太过之后出现的阳气虚的病症。玄武汤最早是用于治疗误用大青龙汤之后发汗太过,产生的背景是这样。

第106条 太阳病二日反躁,反熨背,而大汗出,大热入胃,胃中水竭,躁烦,必发谵语。故其发汗,从腰以下,不得汗,欲小便不得,反呕欲失溲,足下恶风,大便硬。大便已,头卓然而痛,其人足心必热。

熨背,就是用热的东西来敷背。太阳病二日本不应该躁,反躁,是因为不得汗,大青龙汤证。本应汗解,反以火劫熨背,太阳病误治。热甚火邪犯心,心主神明的功能异常。心脏是火,最怕热,所以心脏宜清。本应该用麻桂加石膏来解,反熨背,上半身汗出,下半身一般汗就出不来。只是一个局部的汗法,表未解,所以现足下恶风,大便硬。一般中风或伤寒,病人大便的情况都是变硬,出现稀便的少。大便已,头卓然而痛,仍然是表未解,足心必热,是因为热遂下。此条同时还有一个情况是里未和,欲小便不得,反呕欲失溲。治疗依然是用大青龙汤来解,需要兼顾伤津的情况,加一点补津液的药,比如石膏可以用量大一点,这些情况就都可以解了。

第26条 服桂枝汤,大汗出,脉洪大者,与桂枝汤,如前法。若形如疟,一日再发者,汗出必解,宜桂枝二麻黄一汤。

桂枝二麻黄一汤

桂枝去皮一两十六铢　芍药一两六铢　麻黄去节十六铢　生姜一两十六铢　杏仁去皮尖十六铢　甘草炙一两二铢　大枣擘五枚

上七味,以水五升,先煮麻黄一二沸,去上沫,内诸药煮取二升,去滓,温服一升,日再服。

附方歌: 桂枝二麻黄一汤。

一两六铢芍与姜,麻铢十六杏同行,桂枝一两铢十七,草两二铢五枣匡。

太阳中风,服桂枝汤。服桂枝汤,要不就是太阳中风,要不就是伤寒服过麻黄汤以后病还不解,再用桂枝汤。

服桂枝汤之后有几种情况,一是大汗出,病解。二是可能脉洪大,烦渴,表示表邪已入阳

115

明,用白虎汤。

这个条文讲的是脉洪大而不烦渴,代表病邪仍在太阳,这时仍用桂枝汤。再服桂枝汤如果仍不解,形如疟,日再发,就是一天发作一次寒热,一阵怕热一阵怕冷。标准的疟病就是寒热往来,发有定时,比如今天是上午九点发,明天也是九点发,后天也是同一时间。有的是隔一天发或者隔两天发,发作规律是固定的。这条的情况是早上发一次,下午再发一次,跟疟病的情况很像,但不是疟,形如疟,代表邪已轻,但仍然风寒为患,用桂枝二麻黄一汤。不用桂麻各半汤,是因为已服桂枝汤发汗过几次,不需要再发太多的汗,只需小发荣卫之汗,稍稍发一点就好。这条是风多寒少,解的时候是重解风而轻于散寒。

这张处方,桂枝汤里取了三十六分之十五,麻黄汤取了三十六分之八,大概比例是桂枝汤是麻黄汤的两倍。桂枝在桂枝汤和麻黄汤里都有,加起来是 25 克。芍药一两六铢,不是整数了,临床我们用 18 克。麻黄 18.75 克,我们按 18 克来。生姜 25 克,杏仁(去皮尖)10 克。炙甘草 16.25 克,四舍五入。大枣五枚。以水 1 000 毫升,先煮麻黄一两沸,去沫,纳诸药。现代人都讲究快,这种煎法很难接受,包括药房代煎,这样操作的话也会增加工作量,但是重病的话一定要严格按照条文来操作。煮取 400 毫升,温服 200 毫升。

第 24 条 太阳病得之八九日,如疟状,发热恶寒,热多寒少,其人不呕,清便欲自可,一日二三度发,以其不能得少汗出,身必痒,宜桂枝麻黄各半汤。

🌿 桂枝麻黄各半汤

桂枝去皮一两十六铢 芍药 生姜 甘草炙 麻黄去节各一两 大枣擘四枚 杏仁汤渍去皮尖及两仁者二十四枚

上七味,以水五升,先煮麻黄一两沸,去上沫,内诸药,煮取一升八合去滓,温服六合,将息如法。

附方歌:桂枝麻黄各半汤。

桂枝一两十六铢,甘芍姜麻一两符,杏廿四枚枣四粒,面呈热色痒均驱。

这条也是太阳的荣卫两伤,风多寒少,如疟状之寒热,一日发两三次。上面那条是一日发两次,日再发。其人不呕,清便自可,代表里是和的,没有受邪,里和未受邪。所以外感病,要问病人的大便小便情况怎么样。如果这时发汗,病就解了。不得小汗出,身必痒,用桂麻各半汤。临床上这张处方也用得很多,外感的邪气要解,病人会告诉你身上痒。还有的病就是以身必痒来表现的,好多人的荨麻疹、过敏,带有身痒的情况,正邪交争,阳气要鼓邪外出的时候,就差一点点了。你就帮他一下,把毛孔一打开,桂麻各半汤一用,汗一出,邪气就解了。

桂麻各半汤取了桂枝汤的三分之一,麻黄汤的三分之一,它俩的比例是一比一。桂麻各半汤,桂枝一两十六铢(25 克)。芍药、生姜、炙甘草、麻黄各 15 克。大枣一两(15 克,四枚)。杏仁二十四枚大概 12 克。桂麻各半汤依然是风多寒少,所以桂枝的用量依然大于麻黄。这里麻黄的用量比桂二麻一中的量要大,这里是一两,桂枝二麻黄一用的是十六铢,所以这个寒的情况比上一条要重一些。以水 1 000 毫升,先煮麻黄一两沸,去上沫,纳诸药,取 360 毫升,服 120 毫升。

第 28 条 太阳病,发热恶寒,热多寒少,脉微弱者,不可大发汗,宜桂枝二越婢一汤。服桂枝汤,或下之,仍头项强痛,翕翕发热,无汗心下满微痛,小便不利者,桂枝去桂加茯苓白术汤主之。

桂枝二越婢一汤

桂枝去皮　芍药　麻黄　甘草炙各十八铢　大枣擘四枚　生姜切一两二铢　石膏擘绵裹二十四铢

上七味，以水五升，煮麻黄一二沸，去上沫，内诸药，煮取二升，去滓，温服一升。

附方歌：桂枝二越婢一汤。

桂芍麻甘十八铢，生姜一两二铢俱，膏铢廿四四枚枣，要识无阳旨各殊。

桂枝去桂加茯苓白术汤

芍药三两　甘草炙二两　生姜切　白术　茯苓各三两　大枣擘十二枚

上六味以水八升，煮取三升，去滓，温服一升，小便利则愈。

附方歌：桂枝去桂加茯苓白术汤。

术芍苓姜三两均，枣须十二效堪珍，炙甘二两中输化，水利邪除立法新。

太阳病，发热恶寒，热多寒少，也是营卫兼病，风邪多而寒少。有两种情况，第一种脉浮紧或浮数，无汗，要用大青龙汤。如果脉微弱，代表正气不足了，没有现太阳的脉，这时不可大发汗，用桂枝二治风，越婢一治寒。用完药后，微微得汗，解肌表和荣卫。

看一下处方。桂枝二越婢一汤，桂枝、芍药、麻黄、甘草各十八铢（11 克）。这个数就变了，古人用 18，九数入肺；11，变成二，就是火了，这个也是个问题。这个折算是否还符合易经的理象数，理和象还是符合的，但是数就不吻合了。大家心里有这个数就好了。大枣四枚。生姜一两二铢大概是 16.25 克，取 16 克。石膏二十四铢（15 克），用绵裹。以水 1 000 毫升，最后取 400 毫升，温服 200 毫升。桂枝二越婢一，桂枝汤的原方取了四分之一，越婢汤原方取了八分之一，桂枝汤和越婢汤的比例是 2：1。

这张处方是大青龙汤的变方，以芍药易杏仁，怕杏仁辛温发散，取芍药之酸收，敛阴。越婢一用的是麻黄和石膏，取其辛寒之性，佐桂枝二则不发汗，乃和表荡清积热，寓微汗于不发之中。这个方与大青龙不同在于，大青龙是重剂，里面麻黄用了六两，石膏佐麻黄，为发汗解肌热的重剂。这个方麻黄才用了 10 克，量很少。

我们把上面三张处方梳理一下（表 6‑2）。

表 6‑2　三方的对比汇总

药　方	主　证	石　膏	桂枝：麻黄
桂枝二麻黄一汤	形如疟，日再发，汗出必解。没有热多寒少	不用	止汗作用多于发汗 2：1
桂麻各半汤	如疟状，发热恶寒，热多寒少 身痒	不用 热不在里 在表	有汗可止 无汗可发 1：1
桂枝二越婢一汤	发热恶寒，热多寒少，表邪寒少 而肌里热多 外有表邪，内有郁热在肌	用	桂枝汤：越婢汤 2：1

1. 桂枝二麻黄一汤　主治形如疟,日再发,汗出必解,没有热多寒少,没用石膏。换一个理解的方法,桂枝二麻黄一汤,止汗的作用多于发汗,因为桂枝汤二倍于麻黄。

2. 桂麻各半汤　主治如疟状,发热恶寒,热多寒少,身痒。临床上基本就是身痒、发热恶寒,或者只是身痒没有发热恶寒,或者只是发热恶寒没有身痒,都可以用它。也没有用石膏,因热不在里在表,令得小汗。桂麻各半汤则是有汗则止无汗则发,因为两个药是 1∶1,有汗代表风邪多,有汗可以止。无汗代表寒为主,无汗可以发。

3. 桂枝二越婢一汤　主治外有表邪内有郁热,主要郁热在肌肉上面,主治发热恶寒,热多寒少,表邪寒少而肌里热多,用石膏。桂枝汤与越婢汤的量为 2∶1。

麻黄汤和桂枝汤只是荣卫的药,重剂在服的时候一定要温覆取汗,一定要盖被子,这是麻黄汤,桂枝汤要服热粥,发荣卫。轻剂之后就不用温覆取汗了。

上面几张处方都不用盖被子也不用喝粥,就是和营卫。不管是发营卫还是和营卫,原则是重剂,风、寒重的时候,要取汗。风、寒不重时,调和一下营卫即可。

石膏这味药,发散表邪的作用比较轻,需要和麻黄、桂枝这样的药同用。性寒,也有医家认为它凉。寒能胜热。味比较薄,煮石膏的时候,辛味很淡,不像生姜、细辛这类药,薄可以走表。非芩、连苦寒之味厚,黄芩、黄连的苦,煮出来的药颜色都是深的,石膏煮出来很清。芩、连这样的药治表证的时候药力比较弱一些,它们走不到肌表。

第 162 条　伤寒,无大热,口燥渴,心烦背微恶寒者,白虎加人参汤主之。

这条在我们少阴篇里有一条,附子汤,条文是伤寒身无大热,不渴不烦,口中和,背恶寒,附子汤主之。今天这条,大家看下这个地方的伤寒,身无大热,是紧靠后面的口燥渴,心烦,它是代表热渐去表,已经离开表,开始入里,去表入里。伤寒身无大热,口燥渴,口渴,还有燥,心烦,这个代表热入阳明。就是在阳明所主的肌肉里所产生的热证,所以出现有燥渴、有心烦的情况,这个地方不太好辨的是"背微恶寒",我们知道一般恶寒都是阳虚,这个地方不一定是阳虚的恶寒,是因为阳明的内热,熏蒸于背,那么汗出肌肉腠理疏松,所以产生背微恶寒的情况。所以并不是阳虚,非阳虚恶寒。

临床上当一个人告诉你,背部有一点怕冷,我们还要看是否有伴随情况,是否还有口燥渴的情况,是否有心烦的情况,是否有阳明热证的情况,脉的情况怎么样?那么有可能是阳明的热证,这时候用方要用白虎汤。这时候单用白虎汤,白虎汤是清阳明的经热的一张处方,药方里加了人参,清阳明的经热,加人参生津,人参还有益气的作用,补气和补阴,生津益气。临床上背恶寒都容易辨,辨它是阳虚。少阴篇里这条也是:伤寒身无大热,跟这个是一样的,不同点是渴和烦是没有的,口中和。同样的背恶寒,我们要看下有没有口渴的情况,有没有烦躁的情况,有没有心里发烦的情况。如果是阳虚的背恶寒,用方就用附子汤,我们讲到少阴篇再讲。用药是完全不同。

第 38 条　伤寒表不解,心下有水气,干呕发热而咳,或渴、或利、或噎,小便不利,小腹满,或喘者,小青龙汤主之。

小青龙汤

麻黄去节　芍药　细辛　干姜　甘草炙　桂枝去皮各三两　五味子半升　半夏洗半升
上八味,以水一斗,先煮麻黄,减二升,去上沫,内诸药,煮取三升,去滓,温服一升。
若渴者,去半夏,加栝楼根三两,若微利,去麻黄,加芫花如一鸡子,熬令赤色,若噎者,去麻黄加炮附子一枚,若小便不利,少腹满者,去麻黄,加茯苓四两,若喘者去麻黄加杏仁半升。

附方歌:小青龙汤。

桂麻姜芍草辛三,夏味半升记要谙,表不解兮心下水,咳而发热句中探。若渴去夏取蒌根,三两来加功亦壮,微利去麻加芫花,熬赤取如鸡子样;若噎去麻炮附加,只用一枚功莫上;麻去再加四两苓,能除尿短小腹胀;若喘除麻加杏仁,须去皮尖半升量。

跟过诊的同学还有学过中药的同学,我们当时重点讲过这个方,临床上用的也非常多。我们讲中医《黄帝内经》基础的时候也讲过,我们内科医生有一句话,内不治喘,外不治癣。如果从伤寒来看的话,这都是太阳的伤寒的病症,那么我们选方都是麻黄汤为主的配方。喘证,哮喘,主要病机临床上看的话都是表寒里饮,标准的选方就是小青龙汤。所以这条要重点学习。临床上我们看到哮喘的病人,基本上只要不是病程太长,或者兼夹有别的虚证,比如他已经70岁,喘了30年,这时候你要治,只是肺的寒和饮的部分很好治,但是他虚的部分你需要给他一点点补起来,比如阳虚或者阴虚。这也是他的这个病顽固的一个原因。当然还有的人临床上抓他的病机没抓到,像干姜细辛这样的配方没有用进去,这个饮邪是化不开的。我们反复讲这个饮,这个饮就像下完雨之后地下一摊一摊的水,这种病人标准咳出来的这个痰是清稀的,里面夹了水,咳出来就是这样的情况,所以它也反复验证。所以病人在发作的时候,呼噜呼噜哮鸣声像吹哨子一样,为什么会响呢?因为里面有水,伴随气息的加重就出现这个哮鸣音,这个地方我们多讲两句。

看条文,伤寒脉浮缓,身不疼,但重,乍有轻时,大青龙汤主之。这个我们已经讲过了,这两条其实可以分开。

小青龙汤这条:伤寒表不解,大家一定要抓住这个表不解,这个表不解有几个意思,第一种,表邪没有解干净;第二种,是治疗了但是失治误治;第三种,就是现代医学,用了输液。这个饮邪怎么来的?有一种情况,就是你给他用了液体,把这个邪气就引到肺里去了。干呕,发热而渴。这个心下有水气,这个心下指的是我们的胃,标准的伤寒,心下指的是胃,还可以是什么?包括胸腔里面,就主要在肺里面了,也有可能在胁肋两侧。比如悬饮,悬饮里也用过小青龙汤这张处方。一张处方可以治疗很多病症。我们看水或者饮所居的位置。干呕,发热而渴,有几个或然症。第一个就是或口渴或下利,或哕,小便不利,小腹满,或喘者,小青龙汤主之。

我们看病机,太阳受邪时没有水气,太阳指的太阳的经脉,太阳的腑没有水气,病是在经脉上面。那么病里夹了水气,已经犯到了水腑。我们知道太阳是膀胱,已经伤到了水腑就是伤到足太阳膀胱经这条经脉。膀胱是个很特殊的脏器,《内经》讲,它是州都之官,津液藏焉。州都之官气化这个水就能出了,气化则能出。上化为津液,在我们头面的七窍,我们的皮肤,我们的关节,所有需要濡养的地方,都用津液去滋养,它多余的部分,就化为小便,从小便而走。膀胱的水腑同时还影响到三焦,因为三焦是一个身体的油网,唐容川认为它是身体的油网,称为决渎之官,水道出焉。膀胱是州都之官,三焦是决渎之官,就是打开水阀门的功能,是水的通道,是气的通道。大家记住三焦的两个功能,是运行水和运行气的。那么当膀胱这个腑受邪,受太阳经的邪气以后,三焦的水气也气化失常了,所以在体内,心下,这个部位容易进水气,心下有水气是这么来的。当三焦和膀胱受邪以后,在上焦就表现为咳喘,哕。在中焦表现为口渴,干呕,还有心下满。下焦小便不利,少腹满,或者是下利。当膀胱腑受邪,三焦的水运行也失常,就会在上中下三焦,有水气化失常的表现。

临床上所有的病尤其是疑难病,大家看到的时候,当你找不到下手之处的时候,第一个要考虑是不是水的问题。水气,水气病,水的病。水的病,就是在上在中在下都有可能表现,比如一个头晕,很多医生从很多角度考虑,可能从痰、从虚,从这些方面治疗,效果还是不好,你看一下,有可能是水气病。水气病一定有水的特征,饮食上面有水的病因,或者有生活环境的因素。还有从痰来讲,中医讲怪病因痰而起,比如说一个人记忆力不好,或者神志异常,昏迷等,你要从痰来下手。还有一个就是瘀血。一般这三种东西,我们正常人体都不应该有的。但是这个水指的是气化失常以后,在身体蓄积的多余的水,不是讲身体正常的津液,源头都是同一个东西,可是因为代谢失常以后在体内存积下来。

小青龙汤这张处方顾名思义:青龙,方向是东方,君药肯定是麻黄,麻黄为青龙。跟大青龙都是治疗太阳的表实证。它外发太阳的表实,这个实就是八纲辨证的阴阳表里寒热虚实的那个实证。所以六经辨证包含八纲辨证。"内"指三焦的寒饮,实际上是膀胱的寒饮,你要这么说也可以,因为它两个都包括了。简单说就是表寒,这个实主要是寒了,里饮。所以这张处方叫做汗法中的峻剂,发汗方里面,药比较峻猛。峻猛的原因是有细辛干姜两味药。

跟大青龙汤来比,作用的方位、君药都相同。两个处方发表之药同,都是以麻黄桂枝为主药,而治里之药则殊,在治里证的时候,用的药就完全不同,大青龙汤里面治里的药主要就是石膏,是表有寒里有热。小青龙汤是表有寒里有饮,所以它治疗在里的里饮主要是用细辛、干姜、五味子。

大青龙汤,主要是治疗太阳的表实,里有热,这个热可以理解为郁在皮肤上的热。小青龙这张方,就是太阳表实之寒饮。大青龙汤就是表实之热燥或里热都可以,这个热是在里的(表6-3)。

表6-3 太阳表实未解

病　　因	方　药	用 药 特 色
太阳表实未解 (麻黄、桂枝)	大青龙	里热、燥(石膏)
	小青龙	里饮(细辛、干姜、五味子)

我们看下这张处方一共八味药,药方也比较好记。麻黄、芍药、细辛、干姜、甘草(炙)、桂枝。麻黄节要去掉,这个节是敛汗的,所以我们标准的用法一定是把节去掉,各三两(45克)。芍药,我们一般用白芍。细辛干姜,甘草用炙甘草、桂枝,各三两(45克)。五味子,用的是半升,这个地方考证是用30克。半夏半升,用的是50克。这八味药用水2000毫升,一斗,先煮麻黄,减掉400毫升,减2升,去掉上面的沫,沫主要是麻黄煮出来的是发散的、拔动肾根的部分。再把其他药搁里面,取600毫升,去滓,温服200毫升。

我们看下加减法。

若渴,去半夏,因为半夏辛温偏燥,所以口渴去半夏加天花粉45克,天花粉有生津止渴的作用,避燥,生津。

若哕,出现干呕,去麻黄,因为麻黄发表,这时候呕吐的病人不宜再用,加附子是用炮附子,一枚差不多是15克。那么哕主要是有里寒,这个是用附子来散寒。

如果是小便不利,少腹满,去麻黄加茯苓,少腹满是因为膀胱的水气不化,就在小肚子里,主要是在膀胱里面,出现满胀的情况。去麻黄加茯苓,加茯苓四两(60克),茯苓就是利水,所以中药里面我们讲的就是辨,辨症状的加减,中医会讲到辨证论治,还有六经辨证等,还有辨症状来加减用药的,我们知道是单药单方的用。临床上你去看,伤寒所有的只要是小便不利一定是加茯苓,只要是恶寒一定是加附子,像口渴的话一定是加天花粉,如果有咳的话就是加细辛干姜五味子,或者是细辛五味子,这样的加减法。如果是吐、下,会加人参,这都是很固定的思路,有的时候对于中医的推广,这个加减法反而是更容易一些。如果是微利或下利的话,病人也是去麻黄。

所以大家学习完以后,不要满足于第一步,我们辨证还是要更精准一点,他出现这些或然证,或者伴随症状的时候,还要懂得加减法。麻黄去掉之后,你说,这张处方有点像小青龙汤,它其实就是小青龙汤的变方。那么去麻黄加芫花,芫花这味药峻下逐水,后世医家认为这个地方加减的不对,应该还是加茯苓,加茯苓的目的是利小便,实大便。就是因为水气气化不利以后,出现下利的情况,我们如果把这个水气气化了以后,从小便而走,这个大便就会从泄泻变为成型。古代医家认为:芫花是攻水的峻药,五分即可下利数十次,就是用一点点,就可以拉肚子一天跑很多次了,岂有微利就加芫花,一般在这里就不再用它了。这个观点有误。临床看到这种情况就辨一下:如果停饮的这种,那你加芫花;如果不是,是因为气化不利,那我们加茯苓。临床加芫花这种我个人也没有用过。

我们看一下方解。太阳的饮邪,水气病,我们讲过两张处方,一张是太阳的表虚我们用的是五苓散,是水蓄不行,中风有汗,是伤于风邪,汗出口渴等,也有晕,小便不利的情况,我们用五苓散。它是这个渗泄,或者我们称为淡渗,利水微发其汗,就是微微发一下汗,所以里面用到什么?用到了桂枝,微发其汗,那么水从下而去。服完五苓散以后,他的症状是两种情况,第一个,微微出一点汗,风邪就去了,第二个,小便的量就会增多,小便不好解的时候,就会很好解,比如说小孩,小孩膀胱伤于风邪的时候,它出现小便不利,可用五苓散。以上是太阳的表虚。下面是太阳表实,为伤于寒,伤寒无汗,这个水,水动而不居,水不是停在某一个部位,主要是在心下,心下会移动,用小青龙汤。辛温以下水,大发其汗。标准来讲,服完小青龙汤以后,这个喘、咳,就止了,一般不从小便走,水从外而出。五苓散是水从下出,小青龙是从外而出,这是两个处方的不同。

那么实际临床看到还是很容易区别的,因为:五苓散这是膀胱蓄水,小青龙汤这是心下有水,是完全不一样,水的位置不一样,一个是中风,一个是伤寒,那么治疗方法也不一样。药上也不一样。五苓散主要是桂枝,君药是泽泻,利水为主,兼一点点祛风。小青龙汤是发表,温化温散水饮,直接把地上一摊摊的水,用干姜麻黄这样的药温散水饮,像太阳烤一下水就干掉了,就没有了(表6-4)。

表6-4 太阳饮邪的治疗

病　因	病　机	病　证	治
中风	表虚 水蓄不利,中风有汗 口渴、晕、小便不利	膀胱蓄水	五苓散 微发其汗,水从下而去 淡渗利湿
伤寒	表实 伤寒无汗、水动而不居	心下停饮	小青龙 辛温以散水,发其汗 从汗而出

看下这张处方：小青龙汤。它的病机，抓住四个字：表寒里饮。从汗上来说，一般是表实没有汗的，表实无汗。用干姜、细辛，极温极散，干姜很热了，细辛发散，大家看，药里只要有细辛，就是辛味很重的，基本上药房都有细辛的味道。那么寒与水可从汗而解。本方用麻黄和桂枝解外（表证）。我们知道桂枝汤里有大枣，本方把大枣去掉了，因为性味太甜，甘太过以后令人壅满，大枣吃两个没问题，吃五个，吃十个你觉得肚子满了，这是因为它的甘味太过了。这方里面也没有用杏仁，去掉了杏仁，麻黄汤里有杏仁。因为没有喘，反过来讲，如果有喘，杏仁加到里面是可以的。方里有半夏，逐痰饮。半夏是温化寒痰寒饮的一个重要的要药，还有降肺气、降胃气的作用。呕吐、喘啊，都是气往上逆，这两天入秋了，所以门诊上我们用得最多的半夏、杏仁、厚朴、苏梗，这样一些降气的药，顺应四时的肺气，这个往下降的气机。逐痰饮，清不尽之饮，我们用干姜和细辛已经把痰的寒水化得差不多了，再用半夏把没有清理干净的水饮湿邪给它化了。这里面还要加五味子。在临床上五味子一般就是跟细辛、干姜配起来用，凡是寒痰、寒饮一般多喜欢这三味药配起来用。三味药，细辛有发散，五味子就是主收敛，五味子收肺气，也敛耗伤之气。我们讲久咳伤肺，咳嗽伤肺的气，咳久肺气一定虚。像老年人的久咳，你用的时候，一定五味子要加到里面去，以防发表的药太多，发表太过。第二个，敛肺气。这时候，和人参补气的作用就不一样了。人参是你缺多少气，我就给你补多少气。五味子是把这个气敛住，酸收的作用。两个比喻的话，就像教室里的空气，空气少了加空气，这是人参的作用，五味子像这个门一样，我把它关起来，把这个气敛在里面去。里面还有个药是芍药，酸收，不让它发汗太过，这点来讲和五味子有类似的方向，也是可以和缓，作用就是你咳嗽的时候，肺气会急，芍药可以让你和缓下来。里面配了最后一味药就是甘草，所以就是芍药甘草汤，抽筋等阴不足的情况可以用芍药甘草汤。咳嗽肺气一急，西医上解剖上来讲，气管处于痉挛状态，用它进去也就会和缓下来。甘草就是补土，补土来生水，补脾胃，土能治水，补土生水。所以这张处方配得是非常精当。

治水的方在《金匮要略》里还有几张处方。一个是越婢汤，越婢汤主要治风水，就是有风有水，风和水加在一起。小青龙汤就是治水饮。越婢汤风水主要是有热了，我们知道风为阳邪，小青龙汤这个主要有寒。那么越婢汤里面用石膏，小青龙汤里面加桂，用干姜，用桂枝，用药是完全不一样。这条小青龙汤，临床用的很多。

第39条 伤寒心下有水气，咳而微喘，发热不渴，小青龙汤主之。

此条文旁边有个旁注，是宋本加进去的，解释若口渴了，代表什么含义。实际上康平本正文没有。这条讲，发热不渴，这是因为有寒，表证未罢，还是整个病机上来讲，就是外有寒，里有饮，外寒里饮。咳，伴有喘的情况，这是因为水寒射肺，因为肺里有寒水，所以咳而微喘，即咳嗽带有喘息的情况。用药是小青龙汤。不渴的原因是因为寒邪，临床上看到口渴，一般不渴的情况都是代表阳不足，阳虚，阳虚的情况我们要看一下，是在表的阳，还是在里的阳。因为体内本身是有水的，不是因为津液不足不会出现口渴，即使渴也是喝得不多，喜欢喝热水，这是阳虚的渴。

第73条 下之后，发汗，昼日烦躁不得眠，夜而安静，不呕不渴，无表证，脉沉微，身无大热者，干姜附子汤主之。

🕊 干姜附子汤

干姜一两　　附子一枚去皮切八片
上二味，以水三升煮取一升，去滓，顿服。

附方歌：干姜附子汤。

生附一枚一两姜,昼间烦躁夜安常,脉微无表身无热,幸藉残阳未尽亡。

我们前面讲过栀子干姜汤,它跟我们的这个后面的联系起来。其实有个前提,伤寒,医以丸药大下之,前面有身热不去,微烦,栀子干姜汤主之。大下之后,复发汗,小便不利者,勿治之,得小便利必自愈,下之后,复发汗,必振寒,脉微细。紧跟着后面,下之后,发汗,昼日烦躁不得眠,夜而安静,不呕不渴,无表证,脉沉微,身无大热者,干姜附子汤主之。这条临床辨证上属于不好辨的情况了,因为有烦躁,但是烦躁一般代表阳热有余,其实这个条文病机上属于阳虚证。

我们看下这条。伤寒治疗正法应该是发汗,这里是用下法,复发汗,患者的症状出现振寒。下之,复发汗,必振寒,脉微细,代表表里皆虚,恶寒,脉微细,现了不足之证,内外之阳皆伤,所以到了晚上的时候,夜而安静,不呕不渴,如果烦躁,是阳热有余的病症,一定会出现烦渴的情况。因为是阳虚的情况,所以阳虚以后现的是脉沉微,身无大热。身上没有热了。他白天的时候,反而出现烦躁不得眠,昼日,烦躁不得眠。烦躁,这是阳虚,阳气浮越于外,阳气已经虚到极点。我们知道正常人的阳气,有在表的阳、在里的阳,里阳应该潜藏到我们身体里面去,尤其是潜藏到我们的肾、命门这些地方。当阳气充足的时候,是不会浮起来的,当它浮越出来的时候,病人就会表现为烦躁。我们用药用干姜附子汤。

我们看下处方。干姜附子汤,就是两味药。所以大家看,我们治疗重症的时候,药味反而不多,我们称之为大方,药味不多,量大,效专力宏,方向一定是很精准的。干姜是用一两(15 克),附子生用一枚去皮,大附子一般 15～25 克。干姜《医宗金鉴》讲的主要是温脾阳,附子主要是温肾阳。这两个合起来,散寒邪。其实除寒邪这个说法还不准确,应该是温里、温阳。这个药方和回逆汤,就差了一味药,甘草。它不用甘草,取的作用是什么,单刀直入,而破阴回阳——附子很热,单独服的时候,温通经脉的效果很好,很快,尤其是温通身体的十二经脉,性主要是走;有干姜以后呢,干姜可以守。临床上我们讲附子无姜不热,附子走而不守,干姜守而不走。没有姜,附子功效发挥不出来,或者是很快,两个药要配起来。有的人单服附片 5 克、10 克、30 克,像我们当初服到 100 克,热很快就过去了,守不住。一加干姜,这个热就会固在我们脾胃的中焦。用水 600 毫升,煮取 200 毫升。把药渣去掉,顿服,一顿服完,这个药不分 3 次服。

第61条　发汗若下之,病仍不解烦躁者,茯苓回逆汤主之

🌿 茯苓回逆汤

茯苓四两　人参一两　附子一枚生用去皮破八片　甘草炙二两　干姜一两

上五味,以水五升,煮取三升,去滓温服七合,日三服。

附方歌：茯苓四逆汤。

生附一枚两半姜,二甘六茯一参当,汗伤心液下伤肾,肾躁心烦得媾昌。

这条讲的是茯苓四逆汤,大家看芍药甘草附子汤下面,发汗若下之,病仍不解,烦躁者,茯苓四逆汤主之。前提一定是伤寒若吐若下后,就是伤寒一定经过了下和吐之后,我们可以称之为失治误治,表里两虚,阴盛格阳,所以出现这种烦躁。就是虚阳外越。我们用回逆汤,后人称为四逆汤,因为这两个字很像,在传写的时候这个回就变成四。你服完药后,手脚更冷,所以四逆这说法应该是不对的,应该是回逆才对。阴阳要离绝了,我们把这个阳气给回过来,叫回逆。回逆汤这张处方叫回阳救逆,壮阳生阴。壮阳这个词用得不太对,这是清代的医家他们说的,

仲景时代没有这么说,所以我们不用它也行,回阳救逆就好了。在这个方里,茯苓抑阴邪,抑什么阴邪,主要是抑水,佐人参,茯苓回逆汤主要加了茯苓跟人参,佐人参,扶正气,人参这味药补气,主要是补五脏六腑的气,人体的元气也补,是一个补气的良药,性是偏凉的。阳虚的病人吃完后,为什么会化热化火,因为性是寒的,偏凉的,寒凉的药,生津益气。

茯苓回逆汤的烦躁我们需要和大青龙的烦躁鉴别一下,大青龙的烦躁是:不经汗下,没有汗出的烦躁。茯苓回逆汤之烦躁是:经汗下后的烦躁。大青龙汤是实证,茯苓回逆汤是虚证,两个完全不一样。从脉象上来讲,大青龙是偏实证的脉,标准的应该是偏浮偏紧,茯苓回逆汤,脉偏沉偏微,沉微之脉。这是虚实寒热的不同,虽然症状是烦躁,所以临床看到烦躁要小心一点,有可能是阳虚的烦躁,有可能是阳热的烦躁。

我们看下处方。茯苓,药方用到了四两就是 60 克,人参用一两(15 克),临床上就是一支到两支,附子一枚,这时候也是用生附子,回逆汤里所有的附子都是生附子,还要去皮,破八片,它就像一个土豆一样,把它切一下,切成 8 片,一枚大概就是 15~25 克。后人称过。甘草用炙甘草 30 克,干姜 15 克。这五味药以水 1 000 毫升,煮取 600 毫升,去掉药渣,温服 120 毫升,日三服,这种药,一般我们在急用的时候,阳气已经很弱了,喝的药也是少一点,喝进去以后,脾胃的这个阳运化不了,怎样把这个阳气回阳救逆回来,让阳回头,把阳气拉回来,日三服。那么干姜附子汤是顿服,服一次就好了,200 毫升。

那么太阳病的正治法是用汗法,如果误治的时候就会出现坏病。如果误治,用了下法或者吐法,病就往两个方向转,一个是从阳,一个是从阴,主要看个人身体素体的情况。如果素体阳盛,比如男性,或者喜欢喝酒、吃热性东西的人,或者生活在热地方的人,阳盛就容易热化,就是往热的方向化。热化的时候一般会往三阳的方向传。如果是阳虚,比如说女性或者平时饮食偏寒冷,易寒化,就容易见到三阴之证。在坏病里面,三阳中最多见的是太阳的情况。三阴里最容易传到少阴。少阴、太阳是表里,这两经相互表里,就是真阳之本,就是在外的膀胱的阳,其根本是来源于少阴的阳。反过来讲,太阳的寒水,里面的水是从少阴来,所以成为真阴之标。刚才谈到的烦躁,坏病的烦躁就是这样的一个情况。我们再来看一下,烦躁的阳证和阴证的不同。

坏病的阳证烦躁,有几个特征。第一个,没有汗下,未经汗下,没有经过汗法也没有经过下法。阴证正好相反,已经汗下,它的阳虚一定有原因。在我们治疗的过程中,像阳证的这种,没有经过汗下治疗的脉是偏实的,所以我们讲脉是实大。刚才讲,还有可能是浮紧。这个经过汗下的脉是沉微,伴随的病症上面是口渴,还有热。未经汗下就伴随厥逆,四肢厥冷,所以烦躁在阳证这里面,烦为阳气太盛,烦为阳盛。这个阳盛了以后阴被伤到,燥是阴虚。如果再仔细辨的话,阴证的这个烦,就是阴盛;而燥为阳虚。所以这张处方的烦躁就是真阳将脱,就是阴证的烦躁。阳跟阴来比,阳更容易出现阴阳离决,因为阳气跑得快,阳为气,走得快,所以人死的时候,一般阳气先脱,尤其是年轻人。所以干姜附子汤生用的时候,力量是比较锐。茯苓四逆汤主治的病症没有干姜附子汤主治的病势重。

茯苓回逆汤:发汗若下之,烦躁,出现的症状就是一个烦躁。干姜附子汤,是昼日烦躁不得眠。阳要脱了,阳不能入阴了,阳已经很弱了,其病势更重,所以两种处方的君药是不一样的,茯苓回逆汤主要是茯苓为君。人参益气生津,补阴,为佐药。人参加干姜跟附子,姜、附,补气兼温阳。姜、附得茯苓,补阳兼泻阴,主要是利水,调以甘草。这张处方比干姜附子汤更要和缓,一个是去掉了甘草,一个是加上了人参跟茯苓,这个缓急就完全不一样了。茯苓这味药的性是甘淡,大家煮的茯苓,其实甘味也很淡,基本是没有什么味道的,长在松树下面,结于松根,也是一种寄生。功效是善敛阳气而滋阴,利小便,止泻利,大家记住它的功效就是什么,利水利小便,张仲景凡是遇到小便不利就用它。水气不利出现的下利,腹泻,汗多,心慌,这些都可以用茯苓,茯苓性很平和的,阳虚也好阴虚也好,都可以配到里面来用。临床上像这种重症的时候,茯苓就要多用了,所以这张处方,阴阳并补。

我们讲过伤寒里面寒热并用的方,像这种阴阳并补的方,性是比较平和,阴阳都兼顾到了,比如桂枝汤,也是这样。桂枝甘草,芍药甘草,两个一配,那么临床上这张处方的主治可以止利,腹泻下利,利小便,小便不利,还可以愈心悸,烦躁,这是茯苓回逆汤。

第83条　太阳病,先下而不愈,因后发汗,其人因致冒。冒家汗出自愈,所以然者,汗出表和故已也,里未和,然后复下之。

太阳病的治法,正法是汗法,麻黄汤,如果用下法,就是失治误治。这条先下、复发汗,这代表表里俱虚。别人的治疗方法,可以作为你的参考。汗,伤津液伤气,下也是一样,伤脾胃、伤腑、伤脏。表里俱虚,出现什么,其人因致冒,冒就是昏,昏昏沉沉,头脑不清醒。在治疗的时候,条文讲冒家自愈。这个表邪还没解的时候,用汗法,汗出自愈。如果我们还是用桂枝汤来解,这时候不管伤寒也好,中风也好,汗出表和。如果是里未和,用卜法,复卜之,卜之里和而愈,用调胃承气汤。所以临床上大家治疗的时候,如果表里证都有,最好是同时治,如果不能同时治,最好的方法是先治表,临床上重病患者来的时候,我们一般会看,要么从脾胃下手,看胃气的情况,能不能吃饭、有没有胃口,如果没有的话,都得要对它让步,或者治疗时一定要兼顾它。如果有表,解表,如果有的人血压高,有阳明的表病,颈项发僵,有头晕阳明的情况,汗出,恶热怕热,我们也是先治表,有可能这人还有里虚的情况,比如这个人阴血不足,我们需要补阴,那也是下一步来治,当然你治的时候要兼顾一下,比如麻黄这样的药,怕发表太过,好多时候我就喜欢给他配上丸药,顾护一下脾肾来治疗。

第55条　凡病若发汗,若吐,若下,若亡津液,如此者,阴阳自和则必自愈。

凡病,就是指所有的病,包括六经里的每一经的病,所有汗吐下的方法,哪怕你亡津液,只要你治疗得当的话,就会自己恢复。就是自己自动恢复正常了。施治得宜,就是治疗方法是对的,吃完药立马就会好。如果施治失宜,对病人用药把握不准,不当,这个病人病就不会好。好多时候,大家用药的时候没把握,可以先等一等,阴盛格阳,阳盛格阴的时候,你再观察看一下,到底是哪个,尤其这种有假象的时候,他的病一定会再发展,发展的过程中,一定会显出这些象来,那么这个时候,要抓主症。比如阴盛格阳,出现这种烦躁发热,脉一定是偏不足的,还有像呼吸,一开始你摸觉得热一点,他发烧了,久病的病人,你要再摸,就会发现呼吸是冷的。热也是,小腹一定是凉的,小便是自利的,饮食不进,即使口渴,也是喜欢喝热水。那么用药你可以投石问路。我们云南名医吴佩衡,像这种阴盛格阳,辨证不太容易辨得清楚或者比较难辨的时候,给患者先服一点上好的肉桂服3克,服完3克,很快很多病人就表现出阳虚的这种病症来,还有的服完以后病没有加重,反而减轻了。比如发烧,服完肉桂后,病还减轻了,你知道了,你这个辨证是对的。那么反过来讲,阳盛格阴的情况,像夏天,阳热太盛出现中暑,患者大热的情况没有表现出来,阳盛格阴反而表现的手脚冷,正常的应该表现为大热,口大渴,脉洪大,阳明白虎汤或承气汤的病症。那么这个时候你给他服一点点玄参这类的药,或者喝一点凉水,喝完以后,反而他的那个热势,一下子表现出来了。像古人的话,你给他服一点承气汤,比如增液承气汤,少量的一点服进去之后,热势表现出来,舌苔变得燥有芒刺,脉是大的,身大热,这时候就好治了,白虎汤、承气汤等,这样的药就可以放胆用下去了,就把那个假象去除掉了。还有方法,这时候用针,急救的时候针都可以用,人中啊,急救的回阳九针,你可以下针下去,是阳虚还是阴虚,之后马上表现出来了,你可以这时候把它逆转回来。像出现这种失治,病不愈的情况,但是没有出现各种坏病,坏逆,就是不好的这种情况出现,那么阴阳自和,邪气跟正气都衰弱了,这病自己也会好。所以有的时候治病,十去五六,治完以后,感觉正气来复就好,教给大家的顾护正气的方法:早睡,调畅情志,饮食一定要清淡少吃,休息——经过这些方法,阳气来复以后,这个病也会愈的。

第84条 太阳病未解,阴阳脉俱停,下之必先振慄,汗出而解,若欲下之,宜调胃承气汤。

这条讲太阳病未解,一定是未解的脉。反而出现什么,脉是阴阳俱停,沉浮不见,摸脉反而摸不到。两种情况,一种是三阴的这种情况,三阴的脉阴阳都见不到的时候,这是三阴的死症。太阳病没解,脉也摸不到了,已经转三阴,三阴是死症。如果是阳证,那么发汗,就用桂枝汤。这时候阴阳脉不见,中风伤寒,桂枝汤或者桂麻各半汤。桂麻各半汤更好,就是邪气已经很轻了。如果病要欲解时,我们用下法下之,我们用调胃承气汤来调和胃气,大黄、芒硝、甘草三味药。患者出现振慄,正邪交争,出汗之前,寒战,一出汗邪气就解了。

第104条 伤寒,腹满谵语,寸口脉浮而紧,此肝乘脾也,名曰纵,刺期门。

伤寒的脉浮紧,是太阳的表实或者太阳表寒证,在表的寒证,这个腹满谵语,腹满,出现神昏谵语,是有这个太阴阳明的里热,上面的从太阳,脉浮紧表现的还是从太阳。这是从太阴、阳明,这个时候我们可以不用药,而用刺法,伤寒里为数不多的几个刺法。讲此肝乘脾,名曰纵,刺期门,这里《医宗金鉴》后面和上面的文义不符,这个刺法跟解释的腹满谵语是不对应的,就是治疗的这个方法。那么出现这种情况,我们可以针刺,如果针刺不是刺期门,如果用药我们用什么,这时候出现的太阳太阴阳明的桂枝加大黄汤,太阴篇的处方就好,如果用药就用它。如果我们用针法的话,也可以,比如说风池风府再加天枢,这么来配,也跟桂枝加大黄意思是一样的,这是102条。

第105条 伤寒,发热啬啬恶寒,大渴欲饮水,其腹必满,自汗出,小便利,其病欲解,此肝乘肺也,名曰横,刺期门。

肝跟肺,这个纵横关系,一个是木跟金的关系,一个是木跟土的关系,金克木,木克土,一个是纵,一个是横,是这么来的。期门穴是肝的募穴,这个募的意思就是肝的阴气募集在胸腹部的位置,对应的就是俞穴,背俞穴,五脏六腑的阳气,肝的阳气输到背部,就是肝俞穴。一般募穴治疗腑病,属阴的病;背俞穴治疗属阳的病,脏的病,两个可以前后配起来。伤寒发热,啬啬恶寒,是没有汗,无汗之表,这种情况,汗出就解,那么这个时候用麻黄汤就可以了。如果不解,还有水气,我们用小青龙汤来解,这个伤寒发热、啬啬恶寒,是无汗之表,那么汗出表解,用麻黄汤,如果不解,用小青龙汤。用小青龙汤的标准,当遵《医宗金鉴》,大家用的时候抓住表寒里饮的病机就好了。大渴欲饮水,腹必满,停饮之满,《医宗金鉴》认为这个满,是因为有饮邪的缘故。如果饮邪还在,就是表寒里饮,用小青龙汤。服后小便利满可除。关于利水峻剂,我们讲过的十枣汤,大戟、芫花、甘遂,加十个枣,服完停饮、停水去后,病就解了。第105条也是,反过来讲,如果病不解,此肝乘肺,名曰横,刺期门,《医宗金鉴》没有进一步解释。在治疗饮邪疾病的时候,可以用针刺的方法。在疾病早期,可以用祛风的、散寒的穴位,风池、风府、外关、太阳穴等来治疗。如果还有饮邪的话,可以加上水分、水道等利水的穴位来治疗,作用类似于小青龙汤。如有停饮之满,水气较重,可加身体利水的重要穴位阴陵泉,此外针刺三焦俞、膀胱俞、也可下水。

中医关于治疗五法的分类,出自《素问·异法方宜论》,经典中指出因为地域不同,气候、物候不同,不同地域人群的饮食有差异,从而导致人的禀赋不同,所发生的疾病不同,因此选用针刺、灸焫、砭石、毒药、导引按跷五种不同的治疗方法。在中国南方,痹症多,用针治疗最好,脏寒生满病,可用灸法。西部地区水土刚强,其民华食而脂肥,饮食肉多,邪难伤其形,而病多生于内,在六腑方面疾病较多,所以"毒药"(中药)多产于陕西、西北一带。东方鱼盐之地,喜欢吃海鲜、咸的东西,容易长痈疡,所以治病多用砭石。虽然经典中讲不同的疾病选用不同的治疗方法,但是也可以用一种治法来解决不同的疾病,比如针刺,治疗时只要医者辨证精准,选穴恰当,手法到位,针刺同样可以达到用药的疗效。

当然,需要注意一点,有的人群适合针灸,有的人群也不适合针灸,或者针灸疗效差,譬如西方人扎针效果好,是因为他们本身气足、肤色白、毛发重、金气旺,所以针刺疗效也会相对较好,而有的病人气虚,扎针的效果就会差。

第11条　太阳病欲解时,从巳至未上。

这一条也比较精彩。如果用一日来对应四时的话,巳午未这个时间,它是一日中的夏天,阳气最盛的时候,太阳是为盛阳,日中是阳气最盛,故病从巳午未而解(图6-2)。太阳经气最旺的时候,因为是寒水之气,寒得火的时候病就解了。所以有的人喜欢夏天,有的人喜欢冬天,有人喜欢春天,有人喜欢秋天。比如抑郁症的病人,因为整个身体处于类似冬天的状态,所以喜欢春夏,夏天最舒服,情绪很好,一进秋天,人就不好了。反过来,阳热之余的人天冷了舒服,到了夏天燥热得不行。反过来讲,有的人阳虚就喜欢夏天,太阳寒水,他就到巳午未时病解。太阳寒水如果从五行上来讲这是寒水,巳午未这是属火,太阳病解的时候,水气之病遇到火气而解,阳主时而解。在十二地支里,有对冲原则,巳亥冲、丑未冲、子午冲,所以太阳病发病最重

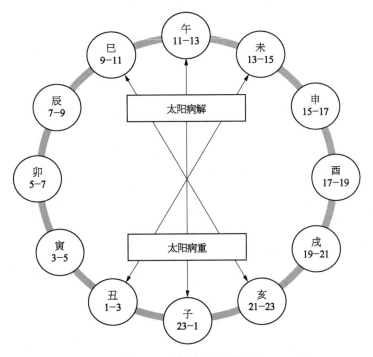

图6-2　太阳病解与病重

127

的时候,就是晚上的 9 点到凌晨 3 点。根据这个原理,我曾经在临床治疗过一个新疆的女孩,她得的病是肾萎缩,有一侧肾已经萎缩了。她每天晚上到了 9 点以后身上就特别冷,到了子时,冷的最厉害,一看这个对冲原则知道了,这就是太阳病,这就是阳虚,用药可用桂枝加附子汤,温里阳的药,附子要重用。服药后她萎缩的肾就一点点长了,重新恢复。就是抓这个病机,抓到的话,她的身体就能重新修复。

我们学完这个,大家回家要把太阳病上、中、下三篇熟读,记住代表方。大概你方向知道了,到时候查一下都来得及。太阳篇太重要了,因为太阳为六经之首,外感邪气也是从太阳进去最多,所以太阳用方最多,条文用得最多,临床上用的也是最多。掌握了太阳病篇,伤寒也就掌握了一半多了。

第七讲
辨阳明病篇

接下来我们看阳明篇。人体分为三阴三阳,阳主表,阴主里。在三阳里面,太阳就主表,为表中表,阳明主里,为表中里。从开枢阖的角度来讲,太阳主开,阳明主阖,少阳主枢,半表半里。所以少阳的药柴胡,地上长一半,地下长一半,专门解半表半里的邪气,在少阳病里面用少阳的药,柴胡这味药用进去以后就可以起到枢纽的作用。阳明病也是,把阳明的药,葛根、石膏、大黄用进去,就是能走到阳明里面去,阳明土里。

阳明一共有三个病,有表病,表病就是在皮肤、肌腠、络脉里面;还有一个阳明的经病;还有阳明的腑病。阳明外候肌肉。肌肉的问题也从阳明考虑。内候胃中,阳明对应六腑胃和大肠,有一个从化,我们讲过从化,阳明最多见的就是胃的问题,大肠问题也多见,可做一个参考。接下来看阳明的六经标本问题(表7-1)。

足阳明,属燥金。主肌肉,行前身。表中里,部明堂,鼻同额,两目眶。

两阳相交丽,阳明燥金,主表中之理,内候胃中,外候肌肉。其脉行身之前,额、目、眉眶、鼻同乳间,皆所属。

其本燥,其标阳,化从中,治清凉。表宜解;里宜清;腑症成,下之灵。

阳明本燥标阳,症分经腑。其治法在表宜解肌,在里宜清热,在腑宜攻下。

秋分后,立冬先。卯酉岁,主司天。

秋分后六十日,阳明主气。岁逢卯酉,阳明司天,应少阴在泉。

临床上很多高血压病人,都是阳明表病,都是葛根汤证,非常多。临床上我观察过,所以葛根汤是治疗高血压的最常用第一张处方,这个在中医界基本没有人这么提出来,临床上我们证实了,尤其第一期跟诊同学,昨天我们也有很多病人,一看大多是这个情况。

我们来看阳明经病,包括表病和经病在一起,身热烦渴,目痛,眼睛疼痛,鼻干,不得卧。应该这么来写:身热烦渴,目痛鼻干不得卧。阳明中风或者阳明伤寒的时候,很多人感冒表现为睡不着觉。反过来讲,有的人睡不着觉,就是阳明有长期的外来的邪气,在表的疾病。阳明经病,经脉上面的疾病,身大热,大烦渴,脉洪大,大汗出。阳明的经病无恶寒,反恶热,怕热。

阳明的腑病,走到腑里去了,主要是胃、肠,潮热,这个潮热是什么热,一阵比一阵高,就像海的潮汐一样,一浪高过一浪,尤其到了下午,阳明主时的时候,谵语。更年期那个也是潮热,那个热势没有那么高,是虚热。这个是实热。手足腋下,濈然汗出,汗也是一阵一阵的出,腹满痛,一定有肚子疼,大便硬大便难,这是阳明的三病,表病、经病、腑病(表7-2)。

我们太阳病就是表跟经基本就是合在一起讲了,还有膀胱腑,膀胱蓄水,蓄血,蓄水就是五苓散,蓄血就是抵当汤。

表 7-1　阳明燥金是动病和所生病

经络	循行	图示
足阳明胃经	起于鼻之交頞中,旁纳太阳之脉,下循鼻外,入上齿中,还出挟口环唇,下交承浆,却循颐后下廉,出大迎,循颊车,上耳前,过客主人,循发际,至额颅;其支者,从大迎前下人迎,循喉咙,入缺盆,下膈,属胃,络脾;其直者,从缺盆下乳内廉,下挟脐,入气冲中;其支者,起于胃口,下循腹里,下至气冲中而合,以下髀关,抵伏兔,下膝膑中,下循胫外廉,下足跗,入中指内间;其支者,下廉三寸而别下入中趾外间;其支者,别跗上,入大趾间出其端。	起於鼻　鼻兩旁　交頞中　循鼻外　入上齒中　還出挾口　過客主人穴　循頰車穴　從大迎穴　至額顱　循髮際　旁約太陽脈　之睛明穴　喉嚨膈上脘　入缺盆穴　下乳內廉　屬胃　中脘　絡脾　下脘　循環交　下伏脐　環唇下交　卻循頤後　承浆穴　下人迎穴入氣街中　下膝髕中　抵伏兔穴　入中指外間　下髀關穴　循脛外廉　下足跗上　尋而別　入大指間出其端　入大指間出其端　起於胃下口正當幽門之分按此道髃內從屬胃感循行腹裏下合氣衝穴而出行於外前支脈之入缺盆此支脈之復裏髃足陽明內行之脈也

是动病	所生病
是动则病洒洒振寒,善呻,数欠,颜黑,病至则恶人与火,闻木声则惕然而惊,心欲动,独闭户塞牖而处。甚则欲上高而歌,弃衣而走,贲向腹胀,是为骭厥。	是主血所生病者,狂疟温淫,汗出,鼽衄,口喎,唇胗,颈肿,喉痹,大腹水肿,膝膑肿痛,循膺乳、气冲、股、伏兔、骭外廉、足跗上皆痛,中趾不用,气盛则身以前皆热,其有余于胃,则消谷善饥,溺色黄;气不足则身以前皆寒栗,胃中寒则胀满。为此诸病,盛则泻之,虚则补之,热则疾之,寒则留之,陷下则灸之,不盛不虚,以经取之。盛者,人迎大三倍于寸口;虚者,人迎反小于寸口也。

经　络	循　行	图　　示
手阳明大肠经	起于大指次指之端,循指上廉,出合谷两骨之间,上入两筋之中,循臂上廉,入肘外廉,上臑外前廉,上肩,出髃骨之前廉,上出于柱骨之会上,下入缺盆,络肺,下膈,属大肠。其支者,从缺盆上颈,贯颊,入下齿中,还出挟口,交人中,左之右,右之左,上挟鼻孔。	

是 动 病	所 生 病
是动则病齿痛,颈肿。	是主津液所生病者,目黄,口干,鼽衄,喉痹,肩前臑痛,大指次指痛不用,气有余则当脉所过者热肿;虚则寒栗不复。为此诸病,盛则泻之,虚则补之,热则疾之,寒则留之,陷下则灸之,不盛不虚,以经取之。盛者,人迎大三倍于寸口;虚者,人迎反小于寸口也。

表7-2 阳明病概览

分 类	病 位	病 症	药 方
表病	皮肤、肌腠、络脉	身热烦渴、目痛、鼻干 不得卧睡不着	葛根汤
经病	经脉	身大热、大烦渴、脉洪大、壮热有汗 不恶寒、反恶热,心烦不眠 口渴欲喝冷饮	白虎汤
腑病	胃和大肠	潮热谵语、手足腋下濈然汗出 腹满痛、大便硬	大、小承气汤 调胃承气汤

我们来看下阳明病的兼症(表7-3)。

表7-3 合 病 与 并 病

		病 证	药 方
合病	太阳阳明	太阳之表未罢,邪传阳明	桂枝加葛根汤(有汗) 葛根汤(无汗)
	阳明少阳	阳明之邪未尽,兼见寒热往来 胸胁疼痛、口苦而呕,目眩耳聋	柴胡葛根汤、柴桂葛根汤(兼阳明表病) 柴胡汤+白虎汤(兼阳明经病) 大柴胡汤(兼阳明病)
并病	太阳阳明	太阳病汗、吐、下,利小便后,亡其津液。胃中干燥,太阳邪气乘胃燥转入阳明	小承气汤
	少阳阳明	少阳正法应为和解。若发汗、利小便,则亡其津液、胃中燥热,邪传少阳后,复传阳明。大便燥结	麻子仁丸 又名脾约丸
	正阳阳明	胃家实	大、小承气汤 调胃承气汤

　　三阳病:太阳阳明,这个像我们吃的橘子,把它分成三部分。阳明兼有太阳病的情况,邪传阳明,太阳之表未罢,在太阳的邪气还没解。所以一定有太阳的表证情况,一定会见到太阳的头痛、恶寒、怕冷,或者有汗或者无汗。有汗,就是桂枝加葛根汤,无汗,就是葛根汤。在《金匮》里有一篇,辨痉病湿暍,暍就是中暑,在这个三病里面,痉病就跟阳明病很像了,所以《金匮》里面的用方,治疗痉病的,就是这种角弓反张,抽搐,比如发烧,发烧以后抽的这个病,我们也是用这样的方去治疗。葛根汤,刚痉用葛根汤,柔痉用桂枝加瓜蒌汤,这是阳明兼有太阳的。

　　太阳之邪已罢,只有壮热有汗,口渴里饮,心烦不得眠,这个表现的是阳明的经病,经病我们用白虎汤。白虎汤代表药是石膏。如果邪气传到少阳,复传少阳,就是在阳明没有解传到少阳去了,一定会兼见寒热往来。病人就会告诉你,我之前还怕热,一开始在太阳,还怕冷没有汗,到后来怕热不怕冷了,到后来我冷一阵热一阵,一听这就是走到少阳了。胸胁疼痛,少阳的经脉它就是走到人体的侧边,口苦、呕吐,我们用药就是柴胡类方,柴胡加葛根汤,或者柴胡加白虎汤。柴胡加葛根汤就是少阳兼了阳明的表病。柴胡加白虎汤,就是少阳兼了阳明的经病,如果兼了腑病用什么药,大柴胡汤,小柴胡汤去人参、加枳实、白芍、大黄。还有柴胡加芒硝汤,这类都是。

阳明的腑病也有三类,我们看一下。腑病一定要下法,下之。也是三类,太阳、阳明、少阳。

太阳阳明腑病,发病就是太阳病经汗、吐、下,或者利小便,它是亡其津液把津液伤到了,这个阴液很重要。所以临床上一个高明的医生,在用药的时候一定是阴阳两个都要兼顾到。那么亡其津液胃中干燥,太阳的邪气乘胃燥而转入阳明,病人表现出小便数大便难,这就是脾约证,代表方就是小承气汤。小便反数,大便硬,这是太阳阳明。

如果是阳明的正病,我们称为正阳阳明。就是两个阳明,表现为胃家实,代表方就是几个承气汤,大承气汤、小承气汤、调胃承气汤等。

少阳阳明,病到少阳时,正治法应该是使用和解的方法,如果用和解的方法,病就解了。如果是发汗利小便亡其津液,胃中煤热,这个邪气要复转阳明,出现大便的燥结,这就是用麻子仁丸。少阳阳明这个,应该是麻子仁丸,也叫脾约丸,这两个是同一个药。

这是阳明腑病的三个分类。

第 173 条　阳明之为病,胃家实是也。

这是阳明病的提纲,精确来讲就是阳明腑病的提纲。大家还记得太阳病的提纲吗? 太阳之为病,有个"之为病"就代表这个病的提纲。凡是所有的阳明病,阳明的腑病就是胃家实。脉浮,头项强痛而恶寒,这就是太阳病。凡是谈到太阳病,背后可能包含了这层意思。这条把它记下来,这是重要的条文。

阳明外候肌肉,内候胃。如果是邪气,太阳经的邪,或者这个邪气直中,传其经,就发为阳明病的外证,我们称之为表病和经病。肌肉、皮毛、络脉、经脉。如果是传其胃,那么就是胃家实。那么这个邪气是不是从太阳来,这个都不重要,重要的是只要邪气到了阳明经,表现为阳明经的外证,就发为表病和经病。传到胃、肠里,胃家实,表现为阳明的腑病。所以阳明就这三病,表、经、腑。阳明之为病,胃家实是也,所以这条讲的是阳明的腑病。

第 180 条　伤寒三日,阳明脉大。

伤寒一日,是为太阳,太阳的脉应该是浮的。那么标准的传变,二日阳明,阳明的脉就是大。三日是少阳,少阳的脉是弦脉。这个三日脉大,没有兼浮,也没有兼弦,那么这个邪气已经从表入了里,也没到少阳,它邪热入胃而成内实,所以是胃家实。阳明脉大的原因是什么,因为阳明这条脉的气血特征就是多气多血,所以当它受邪的时候,正邪交争,这个邪气也是最多最盛的,邪盛于中,所以脉就是大。所以大家做一个治疗,放血疗法的时候,我们称为刺血疗法。就是你可以放血的经脉,一定要选血多的经脉,所以阳明病是最适合放血治疗的。所以反过来讲放血治疗也在阳明经上多。阳明这条经脉太重要了。

阳明是主土,是为后天之本。我们看一个人身体禀赋怎样,看两个,一个看先天,看父母遗传给的怎样,当然脾胃也跟父母遗传有关。另外一个是后天,看一个人身体怎样,要看一个人胃口怎样,能不能吃东西,吃了东西能不能吸收。阳明弱的人,这个病就不太好治了,你治的时候就会迁延缠绵。比如有湿气的人,好一点了又反复,还有经常反复外感的人也是阳明薄弱,反反复复感冒不好,也有这个特征。下针时,阳明这条经脉下针的时候也可以下的最深,身体的肌肉,大腿小腿,肌肉最饱满丰盛的就是在阳明这条经脉上,反过来看,如果一个人阳明的气血弱的话,经脉上肌肉就不饱满。所以临床有一个病,治疗痿证,就是肌肉痿缩没有力量,下针的时候独取阳明。这是阳明脉背后的几个特征。

第178条　本太阳，初得病时。发其汗。汗先出不彻，因转属阳明也。

发其汗，汗出不彻，因转属阳明。这条是讲阳明病和太阳病的一个关系。太阳病如果汗不如法，就是发汗、中风，你给他用麻黄汤，伤寒你给他用桂枝汤，你给他治疗的方法不得当，或者不应该汗，你用了汗法，汗不如法，未尽之邪，就是没有完全发出去的邪，转属阳明。邪在经，就为阳明的外证，包含了表病和经病。邪在腑为胃家实，为腑实证。接下来我们看阳明病的中风和中寒。

第184条　阳明病，若能食，名中风。不能食，名中寒。

中风就是能食，就是吃东西能吃。中寒则不能食，吃东西没胃口，吃不下去。那是因为风为阳邪，寒为阴邪。风是春天的这个气，当它发为邪气的时候，依然有阳的特性，寒为冬天的气，有阴的特性，发为邪气也带有阴的特征。阳能化谷，所以你看许多得高血压的人，胃口怎样，很好，能吃也能喝，为风邪。那么寒邪是什么，阴邪不能化谷。所以大家藏东西，藏谷物的时候，藏冰箱，我们用的是寒的特性。给它冷到极点，就可以保存下来。这是阳明病的中风和中寒。

第175条　问曰：阳明病外证云何，答曰：身热汗自出不恶寒，反恶热也。

阳明证的这个外证和内证的发热怎么鉴别？

外证，身热汗自出，不恶寒，反恶热。内证的热是潮热自汗，大便难。

我们来看看这个中风。太阳的中风，恶风，汗自出，脉是浮缓，发热是阵阵发热，就是一阵一阵的，这种发热能停下，发热有休止，就是会停止下来。

所以小孩子发热时，要辨别是太阳中风还是阳明中风，看看发热的情况。太阳的热就是有停止的这种。阳明的热，身热不恶寒，反恶热，怕热。这个热的原因，是阳明之热发于肌肉。像吃热性的东西、喝酒等，也会引起阳明热证，怕热。它的发热是蒸蒸而热，用手摸上去的时候，这个热透手有汗没有停止，一直是热的状态。阳明的热，热气透手，蒸蒸有汗，无休止，尤其到阳明主时的时候，到下午，申酉戌，这个热就一直起来，不会有停。不像太阳的热，小孩子的烧，烧起来，会有休止这是一般的太阳的热。

出汗的特征也是跟这个很像，也是汗自出。但严格来说，出汗部位不同。阳明的这个汗，偏肌肉的汗，偏阳明经脉上汗多。太阳经的汗是什么，太阳经脉上背部的汗多，太阳主表，皮毛上的汗多。脉上面，阳明的脉浮大，太阳的脉浮缓（表7-4）。

表7-4　太阳中风与阳明中风

分　类	症　　状	脉
太阳中风	恶风，汗自出（皮毛、经脉），发热是阵阵发热，发热有休止，会停止下来	浮缓
阳明中风	汗自出（肌肉、经脉），身热不恶寒，反恶热，热气透手，蒸蒸有汗，无休止，尤其申酉戌当令时	浮大

第176条　问曰：病有得之一日，不发热而恶寒者，何也？答曰：虽得之一日，恶寒将自罢，即自汗而恶热也。

太阳病会有恶寒，阳明病是恶热。太阳的表邪只要没解，一定有恶寒，我们有一句话：有一分恶寒,就有一分表证,太阳在表的邪。病有得之一日,不发热而恶寒者,何也?是太阳表邪未尽,所以还有恶寒的情况。这种恶寒的情况是什么?持续的时间很短,易传阳明。太阳之表未尽,所以故恶寒。易传阳明而不能久持,就是持续的时间不会太久,如果他传到阳明去这个恶寒,就会自愈了。恶寒将自罢,当自汗出而恶热。

我们再来看看这个中风伤寒,在太阳和阳明不同的表现。太阳中风就是发热恶风,汗自出,饮食是正常。太阳伤寒呢,恶寒无汗,也有发热,但发热要比这个晚一点。那么阳明的中风呢?身热汗自出,不恶寒,反恶热,吃东西能吃下去,而且胃口很好。阳明的伤寒呢?汗出,恶热,不能食,吃东西吃不下(图7-1)。

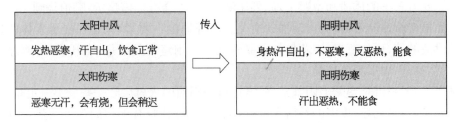

图7-1 太阳和阳明中风和伤寒的区别

阳明病临床很多,很多医家没有认识到而已。很多糖尿病病人的早期,实际很多人表现的都是阳明中风,身热,汗出,吃东西能吃,如果早期在发现的时候从这个地方就把它解决掉,那是最好。所以糖尿病这个病相比较而言,比高血压难治一些,是虚实都有,阴阳都有,涉及的身体脏腑也多,肾三焦胃肠都有关系,这个难治一点,血压这个就好治一点,虽然也与遗传有关。

第177条 问曰:恶寒何故自罢。答曰:阳明居中,主土也,万物所归,无所复传,始虽恶寒,二日自止,此为阳明病也。

这条讲阳明病发病的一个特征是,即使是外感,一般恶寒会很快就止了。止的原因在于阳明五行属土,主胃,土的特征是万物土中生,万物土中灭,它是万物所归的地方,所以当有外邪也就是六淫的时候,传到阳明以后就无所复传了。万物归土之意。所以始虽恶寒,开始会有恶寒的情况,是因为太阳的表未解,到第二日恶寒自罢,是太阳之邪已经全部传到阳明,所以恶寒就没有了。

第174条 问曰:何缘得阳明病。答曰:太阳病,发汗,若下,若利小便,此亡津液,胃中干燥,因转属阳明,不更衣,内实大便难者,此名阳明也。

病脉证治来讲,上一条讲的是阳明的病、证,主要特征有恶寒,但是很快恶寒就止了。这一条是讲病机、病因。中医的疾病是以症状来命名,比如呕吐、头痛、咳嗽,后面都是有病、脉、证、治,这一个系列的理法方药,都涵括在里面。

太阳病的正解是汗法,如果发汗得法,应该是汗出以后邪气就解了。如果汗、下、利小便,下主要是指攻大便,也包括用吐的。如果误治,邪没有去,就会亡津液或伤津耗液。津液被伤到之后,未尽之表邪随其燥,这个燥是内在的,不是外来的,由津液不足导致阴伤而燥,主要是胃中干燥,所以一般人在汗下利小便之后会有口干想饮水的情况,是身体的一个自我救治。这样的情况下胃中干燥,病就转到阳明了,就产生了阳明的三证:大便难、胃家实、脾约——根据症状不同、归经不同,就发为这三种情况。

脾约主要在太阳和阳明,胃家实是正阳阳明,大便难是少阳阳明。统一的治法都是下法。这三个证来比,脾约(太阳阳明)比少阳阳明(大便难)轻,大便难(少阳阳明)比胃家实(正阳阳明)轻。正阳就是两个阳,阳明和阳明。一般来讲,阳明主要在胃和肠,看津液干燥是在哪一块,有的轻的只是在胃,有的在肠,有的是胃肠都干燥。经脉的合并上来讲,正阳阳明主要是阳明。

临床上,像脾约、大便难,都是素体津液不足,比如经常出汗的人,像跳舞的、高温作业的、像炼钢工人、厨师,身体就容易亏津。有的孩子为什么得中风、伤寒的时候容易出现高热惊厥,容易出现抽的情况,也是因为素体津液不足,尤其在经脉、皮肤上的津液不足。一发热,津液不足的人就容易出现抽搐,中医讲就是痉。为什么我们一再讲尽量不要用退烧药,因为退烧药发的是人体正气的汗,正常的津液。热随着津液排出以后,热会一过性地降下来,所以退烧药都是吃完以后半个小时就退烧,但是药效一过又会烧起来,邪气没解。反复地这样出汗以后,津液就亏了。就看孩子的体质和禀赋了,如果津液不亏,不会有抽搐痉挛,哪怕烧到40多摄氏度也不会。如果素体津液亏,就会出现抽的情况。出现抽也不要紧,只是在提示素体的情况,此时可加补津液的药,比如葛根、天花粉。还要看是属于刚痉还是柔痉,有汗没汗,刚痉无汗,用葛根汤;柔痉有汗,用瓜蒌桂枝汤。

胃家实,一般来讲是禀赋上阳气素盛,素体胃肠阳明的火就会旺一些。不一定是禀赋上阳气就比别人足,容易化热,更多的是后天饮食,比如爱喝白酒,有郁积的多余的热,所以喜欢冬天不喜欢夏天,喜欢喝冷饮、吃凉的东西。阳气素盛,加上胃肠有宿食,未经汗下入胃而成实。治疗上以攻热为急,燥是因为热盛。胃家实第二种情况是已经汗下,为夺津致燥,治疗方向是润燥滋阴为主。

脾约及大便难和胃家实不同,脾约和大便难是因为素体津液不足。虽然同样是燥和热,情况不同,有的是虚热,有的是实热。像津液不足就是虚热,去热的同时还要补虚,补津液。还有素体血虚的,像老年人,老年人津液和精血都不足了,这都是属阴,所以老年人容易出现大便难的情况,麻子仁丸就很适合,里面有润燥的药。

不同的证,治疗上侧重点会不同。临床上像大便难,有很多药是可以一起用的,比如芒硝、大黄、枳实、厚朴这样的药,只不过根据它的孰轻孰重,再根据病人其他的情况结合来用,比如老年人精血不足,就加生地,润燥的,就加杏仁、麻仁。如果是以热为主的,就以大黄为主。根据这个,药方就有三承气汤、脾约丸、蜜煎导,像老年人和小孩以燥为主的,我们可以用蜂蜜来外治。有土瓜根,有猪胆汁等。

第172条　问曰:病有太阳阳明,有正阳阳明,有少阳阳明,何谓也。答曰:太阳阳明者,脾约是也。正阳阳明者,胃家实是也。少阳阳明者,发汗利小便已,胃中燥烦实,大便难是也。

这三证是阳明可下之证的提纲。邪都是太阳之邪。伤寒里面所有的条文,前提都是以外感来立论,咳嗽也好,胸痛,甚至是腹泻、腹痛,都是首先有外感的基础。之后很多人的病不是外感导致,但是出现了相似相类相近的病症,我们也可以用《伤寒》《金匮》的方来治疗。《金匮》更多偏向因外感而导致的内伤疾病,伤寒基本都是因外感而进去的疾病,临床上很多内伤疾病都是因为外感进去,首先是从这里来治疗它。

太阳之邪,趁胃燥热传入阳明,特征是不更衣,不上厕所无所苦,这是太阳阳明,我们叫脾约。治疗上,《医宗金鉴》认为应该用小承气,我认为不合理,应该用脾约丸。有的人好几天不大便,比如像老年人,不更衣无所苦,他自己没有什么不舒服的。

但是正阳阳明,标准的阳明腑实,7天不大便这个人就得接近发狂了,就开始神昏谵语了。太阳之邪趁胃有宿食与燥热结,不大便内实满痛,有疼痛了觉得肚子满,发为正阳阳明,标准的胃家实,大承气汤。

第三种，太阳之邪已到少阳。太阳之邪，一般是风邪，这个邪就包括了六气，风、寒、暑、湿、燥、火，比如燥、热、风，这些属阳邪，本来就容易化热。还有阴邪也容易化热，比如寒邪，因为体质属热，所以寒邪进到身体也很快容易化热。就像一杯冷水，身体热的人喝进去之后一下就转成热水了。太阳之邪已到少阳，治疗时法当和解，反汗利小便，伤其津液，少阳之邪复甚为燥，转属阳明，这就是少阳阳明，特征就是大便难。用方《医宗金鉴》认为应该用麻子仁丸，我觉得应该用柴胡类的，比如大柴胡汤。大柴胡汤就是少阳阳明的主治处方，里面把党参去掉，加了枳实和大黄。还有柴胡加芒硝汤，就是小柴胡汤里再加芒硝。柴胡汤也是，天天在用（表7-5）。

表 7-5　阳明合证及用药

邪 气	病 证	合 证	用 药
太阳之邪	乘胃燥热传入阳明 不更衣，无所苦，不大便	太阳阳明证 （脾约）	脾约丸
太阳之邪	乘胃有宿食与燥热结 例如宿食，出生年份影响身体禀赋易燥 不大便，内实满痛	正阳阳明证 （胃家实）	大承气汤
太阳之邪	已到少阳法当和解 反汗利小便伤其津液，大便难而涩	少阳阳明证	大柴胡汤或 柴胡芒硝汤

得阳明病一定有一个前提，体内有宿食，跟饮食积滞有关系。临床上发现还和出生的年份有关，比如卯酉阳明，属兔和属鸡的，身体就容易燥化，在上是燥在下是火，而且是虚火，这是阳明燥。还有寅申，少阳相火，属虎和属猴的也容易热化，就是属火属燥的人。因为今年年份热，你在这一年出生，所以你身体中调控热的这部分开关就打开，你要跟年份相吻合。比如现在是秋天，你在秋天出生，你的经脉系统、内脏系统自然就跟随着外界的气候，所以你一生下来就带有燥的特征，而且是伴随你终身。比如辰戌太阳寒水的人，属龙属狗的，寒就是伴随一生，很少有人能跳出来。只有一种人，通过修行体质发生改变了，长相也变了。所以我们生下来五行是什么，会有一个趋势，比如肤色白，一辈子都是白的。有的人天生肤色黑，但是后天也可以调整改变。

第 195 条　阳明病，脉浮而紧者，必潮热发作有时，但浮者，必盗汗出。

在六经里边，自汗是阳明证，盗汗是少阳证。这个我体会不多，但是它说了，我们做参考。所以它这个地方的"必盗汗出"应该是"必自汗出"，应该有传写的错误。阳明经病应该是脉洪大，阳明表病就是在皮毛、络脉、浮络、孙络，很表浅的地方，脉应该是浮大。临床上以右关为准，你摸到脉浮，又是大的，阳明病就定下来了。经病在经脉上的病，脉就变洪大了，浮转洪。如果是入腑，阳明的腑病，脉是实大。大是阳明的一个特征，因为阳明是多气多血，所以脉是比较大的。

脉浮而紧，阳明病见太阳伤寒脉，标准的麻黄汤的脉，所以知道这个阳明病是从伤寒而来，如果还有太阳的情况，治疗的时候用葛根汤，以脉为准。

若脉不浮紧，阳明病的症状主要是自汗出。脉不浮紧，但见潮热发作有时，一般这个潮热都是在下午申酉戌阳明主令时热势最盛，一浪高过一浪，这种是从中风而来。如果还有表证，用桂枝汤，桂枝加葛根，因为已经兼了太阳和阳明的情况。

刚才有同学问，脉大的特征是什么，我个人体会，第一个是有力，脉浮起来了，跳的力量比其他部位要大。第二脉要长一点。所以也有讲阳明表病是脉浮长，它的脉超过了自己的本位。正常情况，寸关尺，是 6 分、6 分、7 分，一共 1 寸 9 分。超过本位，比 6 分要长了。一般来讲，脉象核心的观点是，我们要抓它不同的地方，独处藏奸。像这种，你一搭，关部就是比其他地方长，就是阳明，临床验证都是很准。根据同身寸，正常人的脉象是 1 寸 9 分。如果以关为界，关前为阳关后为阴，属阳的就是 9 分，阴就是 1 寸。如果是三分法，就是 6 分、6 分、7 分。

第 226 条　阳明病，脉迟，汗出多，微恶寒者，表未解也，可发汗，宜桂枝汤。

《医宗金鉴》认为这里有脱简的情况，在"汗出多"后面还应该有"发热"。如果没有发热的情况，这个人阳明病脉迟、汗出多、微恶寒，从八纲辨证来讲，这是表阳虚，选方应该是桂枝加附子汤。所以有的时候，辨证就是在一个点上，表里寒热虚实，完全是两个界限。临床在辨证的时候，普通的疾病好辨，在精细的地方，尤其是很多疑难病，很多人碰到的时候不知该从哪个地方下手，尤其是阴和阳，阴阳这个总纲怎么来区分。昨天门诊有一位女士，头晕，胃脘的地方胀满，问诊的时候问到这个情况什么时候开始的，她是一位校长，压力比较大时这个病就开始发作，所以她这个病肯定是和情绪有关，和少阳的关系最密切。少阳主肝胆，这是一个。第二个，她每次发病，是从胃脘开始不好，从六腑来讲，和胃有关，阳明。条文里有，干呕，吐涎沫，头晕，吴茱萸汤，阳明和厥阴同时治疗的一张处方。再加少阳的小柴胡汤。我给她用的是四逆散，柴胡、枳实、白芍。她这个病已经找了很多医生看了，这时六经的分辨要很清楚，最后脉象上再确认一下。像这种，没服药，你大概也会知道她的预后情况会很好。

太阳表邪如果经汗法解了之后，不发热，这代表表邪已解。汗之后仍有汗多脉迟，发热微恶寒，代表表邪仍未解。虽然到了阳明，一定有阳明的情况，比如目痛、鼻干、发热、不得眠，阳明中风，或者阳明伤寒无汗而喘，尤其很多是不得眠。虽然有这样的情况，可是汗后还有脉迟、发热、微寒，表邪未解，治疗的时候还是从表而解。初入阳明之邪，从表而解，用药是桂枝汤。我个人觉得，这时是桂枝加葛根汤更好，因为已经有阳明的症状，条文的名称也是阳明病。两个方就差葛根一味药，葛根专门入阳明。

药物的归经、引经，归经是指这味药的形状、五行属性是什么，比如它属土，长得比较敦厚，就可以归到阳明土，或者脾，就是归到足阳明胃、手阳明大肠、足太阴脾。如果颜色，比如葛根的鲜药是白色，可以归肺。到后期偏黄、偏一点点青色，入肝，归脾。五味上来讲葛根是甘，甜味的药，所以肯定是归土。一点一点地，都归到里面了。归的点很多，我们抓最主要的特征，它的功效哪个最主要，这个最主要的功效归哪条经，我们就以这个为主。很多药在讲归经的时候讲得比较乱，历代医家争议很多，我们按这个思路来，就不会乱。引经药，就是有了这个药，它就把其他药物带到这条经脉去，比如像葛根，它入阳明，它引阳明。桂枝汤，你想让它走到阳明这条经脉，加一个葛根就能走到这儿去。以前我治疗一位病人，前额疼痛，之前的医生也用麻黄等各种药了，但就是不好，就缺葛根，葛根加进去之后，前额疼痛就好了。有些引经药，像桂枝走太阳，柴胡走少阳，所以很多时候我们会把这味药加到里面去。好多药并没有引经的功能，大家临床用的时候要把这两个作用区分一下，只有很少的药有引经的作用。

第 227 条　阳明病，脉浮，无汗而喘者，发汗则愈，宜麻黄汤。

阳明病脉应该浮大，一般会有汗出。脉浮代表依然在表，无汗而喘说明表有实邪，由此可以判断太阳之邪尤在表，所以从太阳伤寒而治，从麻黄汤。

临床看到这个的时候,无汗而喘,喘得不明显,稍稍有,如果喘得厉害,我们就换另一张处方,麻杏石甘汤。中风之邪传到阳明,自汗即止,中风之脉为浮缓,缓去而实在。伤寒之脉浮紧,传到阳明发热甚,紧去而浮在,寒邪已经解了一部分,表仍在。如果入腑,迟脉一定会变成数,浮必实。这里的脉迟不太好理解,这是《医宗金鉴》的观点,浮缓的缓去了之后迟还在(表7-6)。

表 7-6　阳明表病传里

脉　证	阳　明　表　病		入阳明腑
中风之脉 (浮缓)	传阳明 自汗止	脉缓去而迟在 (《医宗金鉴》)	脉迟必数,浮必实
伤寒之脉 (浮紧)	传阳明 发热盛	脉紧去而浮在	

阳明表病,容易出现目痛、鼻干,身热不得眠,无汗而喘,还有前额痛、头晕,这是阳明表病主证。所以阳明感冒和别的经脉感冒不太一样,像少阳感冒,寒热往来,很清楚。阳明感冒热势会比太阳高,最高的热应该就是阳明的热,因为多气多血,太阳次之,少阳第三,少阳发热也就在 38 摄氏度左右。太阳也会到 39 摄氏度,甚至有时飙到 40 摄氏度。症状上来讲,有的人就是睡不着觉,前段时间有个病人,初中的小男孩,睡不着觉,阳明表病,用葛根汤来解。

第236条　脉阳微而汗出少者,为自和也,汗出多者,为大过。阳脉实,因发其汗,汗出多者,亦为大过,大过者,为阳绝于里,亡津液,大便因硬也。

脉阳微是指寸浮,无力而微,阳脉实就是浮而有力。脉是有力还是无力,是区分实和虚的一个点。脉阳微而汗出少,这个汗出少也是不足之象,脉也是不足之象,症也是不足之象,这是脉症相符,虽然弱了一点,因为发汗了,津液相对不足,但自和,身体自动就痊愈了。如果汗出太多,就代表太过了,脉是不足之象,症却是有余之象。如果脉实汗多,代表发汗太多,阴阳两伤,气阴两伤。无论是汗吐、泻下,只要有失津液、大汗出的情况,即阴阳同时被伤到,这是重症,所以治疗的时候一定会加人参。人参这味药,甘、微凉,同时补气、补阴。像西医补液和补血的方法就比较快,比中医来得要快,中医还需要胃里面的阳把药物进行转换,西医输液或输血直接从血液就补了,尤其像失血的病人,边输血脸色马上就红润了,很快。

第190条　阳明病,法多汗,反无汗,其身如虫行皮中状者,此以久虚故也。

这条的病机是胃气素虚。如果阳气旺的话,邪气入到阳明这条经脉或者肌腠的时候,一定会鼓邪外出,会汗出。此条反而无汗,是邪郁太阳之表,及阳明的肌腠,不能宣发作汗。胃气素虚的人,汗都出不来,正邪交争在皮肤上面,像虫子一样,虫五行属木,禀风木之气而生,所以虫子最多是长在春天,阳气一生发,开始有虫子了。所以在皮肤上有这种感觉,一般代表有风,第二个情况是有水。风和水,最容易让病人说我这个地方像有虫子在爬。上周我看一个病人,是感觉肌肉里面有虫子在爬,就是风邪一直没解,治疗用葛根汤,微汗,走肌表,所以药量要用得稍少一些。

胃气素虚的人在治疗的时候还需要补益脾土,常用的药就是生姜、大枣、炙甘草,调和营卫同时补益脾胃,适合一年四季泡茶喝的组合,有类似桂枝汤的作用,当然解表的力量弱一些,但调和营卫的功能很好。胃气素虚的问题,也可以先补益,经方里就有桂枝人参汤,就是桂枝再加上理中汤。如果只是胃气虚,胃阳没有那么不足,可以把里面的干姜换成茯苓就好。这样的病人,外邪解了以后,一定建议他调理一段脾胃。如果不调理,隔一段还会发,这就是为什么有很多慢性病,就是没有彻底地纠正过来。所以今年鼻炎,明年鼻炎,后年还鼻炎,说明病人身体有不足的情况,第二个可能邪气未解。有的时候看起来好像服药的时间要长一点,但效果不同。比如冬病夏治,有的同学夏天坚持艾灸,你就可以到冬天看看身体情况。

小孩子的情况一定要兼顾食积。为什么发热不容易退下去?好多孩子夹有食积。第一个看舌苔,苔只要一厚,一定是有食积。第二个看肚子,肚子一般会鼓胀,然后胃口不好了。舌苔厚而白的话也是有食积,白是因为冷的东西吃多了。一定要加消食的药。小孩子脾胃的这块一定不要忘了,这个是核心。

第186条 阳明病,初欲食,小便反不利,大便自调,其人骨节疼,翕翕如有热状,奄然发狂,濈然汗出而解。

太阳中风传入阳明之后,应该是小便数,大便硬。现在小便不利、大便自调,这代表津液未伤,大便自调代表胃自和,所以不成里实,病自愈。如果太阳表邪未解,就出现骨节痛,翕翕如有热状,这个表邪是比较轻的。如果出现奄然发狂,汗出而解,几个特征,第一,太阳受邪不重;第二,阳明受邪也不重。几个情况都代表邪比较轻、浅,所以表解的时候奄然发狂,就是突然一阵,然后出汗,出汗的过程中正邪交争,出现一时的精神状态有点狂躁,一出汗,邪气就解了。

第179条 伤寒,发热无汗,呕不能食,而反汗出濈濈然者,是转属阳明也。

太阳之邪易传阳明。太阳的邪不会出现呕,也不会出现不能食。呕不能食是太阳之邪已传阳明,如果无汗,代表太阳阳明之表尚在,我们用发汗的方法,只要一发汗,邪气就解了。如果出汗了,濈濈然汗出,就要用下法,不可用汗法。濈濈然就是汗出绵绵不断,尤其到了下午3点以后阳明主时的时候。

第163条 伤寒,脉浮,发热无汗,渴欲饮水,无表证者,白虎加人参汤主之。

伤寒脉浮,发热无汗,如果是表不解,就用大青龙汤。大青龙使用于表寒里热。如果传入阳明,已无太阳表证,渴欲饮水,太阳里面不会有渴、想喝水的情况,太阳中风膀胱水蓄的时候也会口渴,但是不会渴得那么厉害,喝水不会那么多,五苓散证。这条里面是白虎加人参汤。无表证这一点讲得很好,白虎汤解热不解表,如果有外感,像恶风、恶寒、身疼、头痛等,不可以用白虎汤。白虎加人参汤里面加了三两人参,加人参的原因是津液被伤到了(表7-7)。

表7-7 口 渴

病 症	方 药
脉浮,发热无汗	大青龙汤(表未解,表寒里热)
渴欲饮水	白虎加人参汤(表已解,传入阳明)

第169条 伤寒脉浮滑,白虎汤主之。

🌿 白虎汤

知母六两　石膏碎一斤　甘草炙二两　粳米六合

上四味,以水一斗,煮米熟,汤成去滓,温服一升,日三服。

附方歌：白虎汤。

阳明白虎辨非难，难在阳邪背恶寒，知六膏斤甘二两，米加六合服之安。

太阳证罢，悉传阳明，表里俱热，但未成胃实，没有大便秘结的情况，没有入到腑。

脉浮滑，浮代表表有热，滑代表里有热，推测它的症状，阳明证应该有发热汗出，在表的热。在里有烦躁、口渴想喝水，应该是想喝冷水。白虎汤解表里俱热之证，未经汗吐下，所以不加人参。是否加人参，标准是津液有无被伤到。

白虎汤这张处方，只要看到阳明在经脉上有热，尤其长期酗酒喝白酒的人一定有阳明经脉的热证，所以我老讲，喝酒喝到神昏谵语、脉洪大身大热口大渴的时候，就是典型的阳明经热证，白虎汤证。我在门诊上只要看到这样的人，面红，脉有浮或滑或数，舌质红，整个阳明有热，饮食胃口旺的情况，白虎汤里面我用石膏会用得很多，有的用到240克、480克，长期服，石膏质重。

白虎汤的处方，石膏一定要用生的。如果是用煅的石膏，一定要标出来，煅的石膏有敛肌、治疮、收涩的作用。石膏打碎一斤（240克）。知母六两（90克）。甘草炙的30克。粳米六合，查了一下差不多120克，不一定确切。以水2 000毫升，米熟汤成。如何判断米熟？看米中间的两道横杠出来就熟了。温服200毫升，口三服。

石膏味辛，有医家认为它寒，本经说它凉。每个人情况不一样，有的人对石膏的寒很敏感，一吃完就很快拉肚子，有的人没那么明显，所以介于寒和凉之间，程度不同，用两个解释都可以。辛能散，解肌热，寒能胜胃火，辛走外，寒治里。石膏是两擅内外之能，可以治疗皮肤上的热、肌肉上的热，还可以治疗肠胃里面的热。火和热也是程度不同。

石膏为君药。知母苦能泻火，润以滋燥，臣药。甘草和粳米都是甘味的，调和中州脾胃，土中泻火。粳米偏甘偏凉，甘草甘温，稼穑作甘，苦剂得之平其苦，得到甘味之后就没那么苦了。寒剂得之缓其寒。所以秋天喝粥最好的不是小米粥而是大米粥。昨天门诊，一位红斑狼疮的患者，吃羊肉之后皮肤上发狼疮的红疹，满身全是。羊肉就是一个在胃的热，病人身体偏寒，发疹子和这个季节（9月11日）有关，给他开了石膏，告诉他一周红斑就能退，再来就剩两个了。甘草和粳米用为佐药，大苦大寒之药得到甘草和粳米之后就没有损伤脾胃之虑了，大烦大渴可以除。张锡纯有一本《医学衷中参西录》，他就喜欢用石膏，治疗发热他甚至单方用石膏煎汤来喝。我试过，效果不是那么明显，但石膏这味药是非常好的，像秋天用的机会就更多。

黄杰熙对这张方子的解析。白虎为西方的金神，取之名汤，秋金得令，炎暑得解。石膏味辛，微寒，色白而润泽，称其为石中之膏。我们说膏方，只要是膏方，一定不是干枯的。在五行之中，石为金药，白为金色，本为清肺金之药，它为什么能清阳明的经热呢？是因为手太阴肺和手阳明大肠相表里，一个是在脏的经，一个是在腑的经，一个是在上的经一个是在下的经，一个是在里的经一个是在表的经。足阳明五行上属土，为肺之母，清金即是可以清阳明燥金之热邪，所以这个药，阳明病和太阴的热都可以去掉，阳明胃和大肠中的热都可以去掉，这个药服完之后皮肤也会觉得很凉快，肺主皮毛。整个胸腔里也会觉得凉凉的，肺一定要凉。自然界里面，越往高的地方走，空气越稀薄，气候越凉爽。肺就是这样，它要凉，要润，要温。如果是寒，整个肺的环境就不对了。吃完以后胃里也会有很清爽的凉的感觉。石膏又具有辛散的作用，所以它清热一定是借肺主皮毛透露外出。

临床上我用石膏的指征，身热不用说，躁，有烦躁的情况，因为有热，经脉、皮肤上有热，就躁动不安。皮肤有燥有热，皮肤摸上去干干的。石膏是君药。知母配伍石膏，可以清火滋阴。石膏质地较重，偏寒，有坠大便之能。知母润滑，有滑大便之能，苦寒伤胃。所以缓以甘草之甘，用石膏又怕拉肚子，可以把甘草的量加大，比如素体就是容易拉肚子的人，把甘草、粳米加进去，就缓这个药的性。粳米补胃汁，胃里面的津液。药力入胃，因为粳米的黏和甘草的缓，使药不致速降，吃完药它不会很快就降到肠里面，在胃里逗留比较久。一个食物，最好的保温方法是做成汤，如果我们想把药物寒凉的性保留在胃里面，那就用米和甘草，把药缓缓地散在胃里面，所以叫"恋胃逗留之功"。使药力从阳明经脉、肌肉，邪热缓缓从毛窍而出。有一次我去见一位长辈，他爱喝酒，一看就有阳明热的情况，口渴、躁动不安，我就买了两斤梨给他马上吃，梨偏凉，像这种情况，吃十个八个梨，跟白虎汤的功效很像，用食物来解。寒伤脾胃，如果这个人素体偏寒凉，我们就再加生姜，如果还再寒凉，就加干姜。干姜跟石膏配，正常情况下不用梨来代石膏，因为虽然梨可以清热、补津液，但是解表的作用梨没有。石膏辛，可以解肌热。

讨论：

此时热在气分，放血不太好，应该放气，应该用针刺，用泄法一泄热就解了，针大椎、曲池这样的穴位，针下去热一下就出来了，很快。

同学问：如果没有石膏，用梨和花椒可以吗？

老师：花椒辛温，主要是走到中下焦，尤其下焦，所以在《金匮》里面它治疗脏寒腑满、脐周的疼痛，用大建中汤，里面用到川椒，一般解表的时候川椒反而用得没那么多。临床用小偏方，用辣椒来代一部分解表的辛药。

第231条　病人不大便五六日，绕脐痛，烦躁，发作有时者，此有燥屎，故使不大便也。病人烦热，汗出则解，又如疟状，日晡所发热者，属阳明也。脉实者，宜下之。脉浮虚者，宜发汗，下之与大承气汤，发汗宜桂枝汤。

这是典型的阳明腑病。我们判断在哪个病位，要找到依据，不管是舌象、脉象、病因，或者发病的机制。说是有风，一定要有风的情况，说是在太阳，一定要有太阳的依据，所以给了我们提纲。比如：太阳之为病，脉浮，头项强痛而恶寒。几个要联起来看，只有头痛没有恶寒，也不一定是太阳病。这几个点都有了，那一定是太阳病。

这一条，不大便五六日，不是素体这样，而是这几天才有的，因外感而来。绕脐痛，脐周疼痛，烦躁，发作有时。阳明主时的时候就烦躁，一年四季就是秋天，一日当中就是申酉戌，下午的3到5点最明显，这时就不看膀胱经的循行时间了，这代表有燥屎。这个症好抓，如果病人说他平时天天都有大便，最近已经有五六天没有了，肚脐周围疼痛，烦躁，一到下午就重，阳明腑病，已经在腑上了。烦热，汗出则解。如果是发热如疟，就是一阵热一阵冷，发作时间是很固定的。如疟但不是疟，只是一阵寒一阵热，在阳明主时发热。热一定是潮热，一阵热高过一阵就像海水的潮汐，一浪高过一浪连绵不绝，出汗的时候是濈濈汗出，这是典型的阳明腑病。这时候根据脉来看，如果脉是实的用下法，邪入里了用大承气汤。如果脉浮虚，邪还在表还是桂枝汤。所以一直辨到最后，你还要再看具体的情况，是实还是虚，是在表还是在经还是在腑。如果还在表，还是桂枝汤来解，或者桂枝加葛根汤。

第240条　太阳病，若吐，若下，若发汗后，微烦，小便数，大便因硬者，与小承气汤，和之愈。

太阳病经过汗吐下，尤其是误下之后，如果出现入里的微烦，是一种虚烦，我们解决是用栀子豉汤。看是哪一种情况，确定是用栀子生姜豉汤、栀子甘草豉汤、栀子干姜豉汤。临床上，我只要看到病人有烦,尤其是虚烦,就用栀子豉汤,尤其淡豆豉用得多。如果小便数,大便硬,津液下夺,结热未甚,入里未甚,代表邪已经渐渐入里了,用小承气汤。所有的承气汤,调胃承气汤、小承气汤、大承气汤、厚朴七物汤、厚朴三物汤,就是在于药味多少、加减不同、剂量不同,你有哪一个主症,我就加这味药,没有就减,根据病势的轻重不同。它们的趋势、用药都是一致的。

小承气汤的处方,大黄四两(60克),跟大承气汤中大黄的用量一模一样。不同的是厚朴,厚朴这个用了30克。枳实三枚,大概一枚是1.5～2克,三枚6克左右,水800毫升,煮取240毫升,分温二服。大家做医生开药,开到极致,最后这些也要精确到这个程度,这个药吃多少,放多少水。平时门诊上一般的病人就没有交代这么细了,因为药方的方向对的话,出入没有那么大,但如果是重病、疑难病,取最佳的疗效,要这样来做处方。

初服者当更衣,不尔者尽饮之。吃完第一次药就应该上厕所了,如果大便没有得下,就把药一次都喝了。如果已经大便了,就不需要再服了。

这张处方是大承气里面减去枳、朴的分量,去掉芒硝之软坚。如果大便秘结了,有化燥,解出来像一个一个的石头,那一定要加芒硝去软坚润燥。小承气汤,大便的秘结没有那么严重,没有燥邪,所以不需要芒硝。枳实和厚朴是气分的药,破气而去腹之痞满,痞是用厚朴来去它,枳实来治满,邪去正安,见害惩治,你有这样的危害,我们用这样的药去惩治它,制约它。大黄去实而清热。阳明胃家实而不甚者,用小承气汤。最后热清实去痞满消。阳明热邪壅结未甚,未到化燥的程度,用小承气汤。小承气和大承气最大的区别就是有燥没燥,没有燥,所以小其治,曰小承气。

临床一般六经辨证是最全的,尤其是外感。鼻炎的治疗太阳桂枝汤用得多,麻黄剂一类加减,还有小青龙汤、大青龙汤。局部用药可加苍耳子、辛夷花等特效药。

阳明证还可以加白芷。太阳,小青龙,寒证为主细辛肯定要用,如果鼻塞严重麝香也可以用。

少阴篇,少阴感寒用麻黄附子细辛汤,附子这时可以用。虚寒为主,可以用桂枝加附子汤、麻黄附子细辛汤这些都很好。玉屏风散,黄芪、白术、防风。黄芪补心肺之气,我用得很多,有时一斤(240克)都用过。有的人吃黄芪化热可以加知母,二者相配热就没有那么明显。

最早给大家发过一个熊继柏先生讲感冒的文章,老先生讲感冒已经很全了,如果放到六经这个体系,还可以补充有的方比如葛根汤是阳明的中风或伤寒,还有少阴的像麻黄附子细辛这样的治疗思路和方剂。

我们所有的疾病,比如临床上的头痛,你把它放到六经里来看,是怎样一个情况。有的再结合脏腑的辨证,脏腑辨证也是一大块,我讲的最核心也就是这两块,讲脏腑的虚实,表里,寒热,那么我们再论它的时候,像这块的话,很多医学的生理部分可以与之结合起来。比如说《上古天真论》讲人体的衰老,生长发育的这个过程,那么到了这个特定的点,就会有身体这样的一些变化。比如说五十岁,在天年里讲,五十岁肝衰了,六十、七十、八十、九十都有不同衰老的表现,只要年龄到这,普通人来讲都是呈现这样一个生理状态,那么我们《上古天真论》讲女子七七四九,也是在同一年,它就出现特定的天癸绝,地道不通,形坏而无子。这是她的生理,那么再把这个辨证的方法和生理结合起来,这个诊断就很精确了。那么为什么我们好多人犯肩周炎,叫五十肩。因为在这个特定的时间,男子也好女子也好,这个肝血不足,肝已经衰了,衰老是形态上也一样衰老。这时胆汁始减,肝叶始薄,肝会变薄。这个衰老是什么? 形体上衰老了、功能上衰老了，气血衰老，都同时衰老。像这样的人，继往这个肩一定长期有伏在里面的风、寒，或者湿气，到了这个年龄，正好逢外感和内虚夹杂在一起，肯定发病了。为什么有的人不会发肩周炎？像我们练功，颈肩上面，基本上一辈子不会发病，除非你是外伤。因为我们这个筋已经练得很软了，不会有问题。大家在用的时候，把这个放到这个体系里，再讲它的时候，像有的你可以借鉴过来用。很多人辨证，尤其在疑难病的时候，别人想问的点，可能考虑到三经或者四经，但是没有考虑第五条经，或者第六条经脉。很多人就不知道这个问题。这个时候，如果比较全就好了，下手就很准。

所以我们临床判断医生的水平，第一看他对生理的认识有多少，对正常人是怎么认识的，第二个看他处理一些尤其是外感疾病时六经辨证水平怎样，第三，脏腑疾病这块，现在懂得人更少。历代医家对这块的研究也比较少，还有就是看你对疑难疾病的认识，别人诊断不了的疾病你能诊断，别人处理不了的问题你能处理。

第238条　跌阳脉浮而涩，浮则胃气强，涩则小便数，浮涩相抟，大便则难，其脾为约。麻子仁丸主之

🌿 麻子仁丸

麻子仁二升　芍药半斤　枳实炙半斤　大黄去皮一斤　厚朴去皮炙一尺　杏仁去皮尖熬一升

上六味。蜜和丸如梧桐子大，饮服十九，日三服。

附方歌： 麻仁丸。

一升杏子二升麻，枳芍半斤效可夸，黄朴一斤丸饮下，缓通脾约是专家。

这条是脾约证主治的药方，跌阳脉是胃经的脉在冲阳穴的部位。在我们脚背最高的地方，摸这个脉，脉第一个是浮，涩脉是往来不畅如轻刀刮竹，你们指下慢慢体会。现在有不少同学已经跟诊了，涩脉感觉是轻刀刮竹，就像水管一样，里面血少，你摸到的时候往来就是不流利的，这个脉的特征就是浮起来一搭就有，兼有涩象。浮在这里代表的是胃气强，涩代表的是有小便数的情况。就是直接用脉来推断病症。那么阴阳相抟，就是胃强小便数，胃气强就热盛而溢，因为小便多，津液就不足了。胃气强代表热盛，大便则硬，大便就会难。那么这个时候其脾为约，这个约就是受约束的意思。我们的脾正常的情况下，饮食入了胃以后，胃要输到脾里边去，所以脾要为胃行其津液。受这个邪气的约束以后就不能为胃行其津液了，这个津液就不能输布到全身，这一条称为脾约，用麻子仁丸。临床上我们有很多经验，比如糖尿病，这个病也是脾不能为胃行其津液，所以口渴喝水，这个津液不能由脾输布到全身，不管输布到肺还是通调百脉。所以病人还经常现口干，喝了以后不能解渴。

阳明我们讲过三阳阳明，正阳阳明胃家实，我们用大承气汤。太阳阳明大便难，这个大便难是因为脾不能为胃输布津液，所以治疗的时候，不当下不用下法而润之，用麻仁丸。麻仁丸这药，泄胃中之阳。胃气强，把多余的气泄掉，补脾之阴，我们讲气有余便是火，气多余了就变为对身体有害的，发为邪气了。麻仁丸养阴润燥，清热通幽。这个阴已经不足，脉浮涩，所以我们不敢再行承气法。

我们看下麻子仁丸。麻仁用 50 克，芍药用得多 120 克，枳实是 120 克，大黄 240 克，厚朴一尺 250 克，杏仁 250 克。这个地方杏仁我再考证一下，君药的话应该不止 250 克，和后面的不太配比。这六味药用蜂蜜合成丸，如桐子大，可能重量在 10 克左右。服 10 丸，一次吃 10 颗。你服 10 丸，一天服三次，见佳以和为度。就是以润下的作用为度。这张处方，大家记得小承气汤,它是由小承气加上麻子仁跟杏仁,这两味药润燥,利肺和肠的气。所有的这种果实类的都有润燥的特性,利肺和大肠之气。芍药和营敛阴,敛荣血,从土中泄木,另外认为是一个泄肝的药。这个药做的时候做成丸药。我们知道蜂蜜这个性,和缓诸药之性。第二个意思就是微和胃气,你不是胃气强吗? 我们稍稍的和一下这个胃气。里面大黄用量不多。第二个给做成蜜丸,我们泄胃肠的火,不能泄得太过,比如你用大黄,用了太多马上苦寒就败胃。人吃完以后,很快就没有胃口了。所以是泄这个有余的胃火,但是不能太过所以做成丸药,微和胃气润肠通便,所以这个药其实是挺平和的。临床上我们适用于气血不足的病人,老年人的便秘,小孩子的便秘,我们用的都比较多。那么有大便难的情况,但是摸脉,还是有不足的象。那么麻仁和杏仁两味药主要是润燥,还有软坚的作用。那么在这个药里,还有两味药:枳实,厚朴,导固结之滞。导滞,我们讲,大便固结,滞塞不通在肠中。大黄,就是推陈出新。所以这张处方我们临床用的很多,可以做一些备在家里,家里有老年人大便难的用起来是非常好的,即使大便是通利的,如果不是腹泻的话,也可以常服这个药,小量服。我们讲,五脏满而不实,里面的气满而不实,不能有实。六腑是实而不满,六腑以通为补,就是要补胃肠,最好的办法就是保持胃肠通畅,以通为补。像大黄这样的药,反而是补益胃肠,当然用得不能太多,这是麻子仁丸。这个药可以自己做,非常好的药,临床上我们经常用。中成药他们有做的,麻仁软胶囊,跟这个很像,但这个配比不一定是经方的配比。包括蜂蜜啊这些加工,还是不如自己做的这个药的药效好。

第 240 条　太阳病,若吐、若下、若发汗后,微烦,小便数,大便因硬者,与小承气汤,和之愈。

这次讲伤寒吐后腹胀满者,与调胃承气汤,把这个补上。(因为在宋本里,把这个分成两个了。)那么这条伤寒吐后出现了腹胀满,代表了表邪已尽,胃中壅热一定有堵塞不通的东西,所以出现腹胀满。那么我们在治疗时候,要下其热,把这个胃中的壅热去了,和之。因为没有大便的硬痛的情况,所以我们用调胃承气汤,微和胃气。不硬痛所以不用大、小承气汤,在《至真要大论》病机十九条里讲,诸胀腹大,皆属于热,热证比较多。

调胃承气汤,药方看一下,整个阳明的腑实证药里面,腑病的药,基本就是大黄用的很多。大黄四两(60 克)去皮酒洗,酒洗的目的是让它的气更锐,尖锐的锐,让它走得很快。然后是甘草 60 克和芒硝 60 克。这几个承气汤煎煮的方法,大家一定要留心。调胃承气是三味,以水 600 毫升,煮取 200 毫升,去掉药渣以后,再纳芒硝,芒硝最后放,火上再微煮一两沸。服的时候,稍稍微服,服的很少,不要全部服了,可能服三分之一。小承气汤的煎煮,三味药同时煮,水 800 毫升,煮取 240 毫升,喝的时候喝 120 毫升。那么喝完以后,就要上厕所,如果不上厕所再服,这是小承气汤的煎煮法。

我们看看调胃承气汤,它的命名是调和承顺胃气之意,它跟大、小承气汤不同,非若专攻下。

《内经》里讲,同样用寒药,热因于内,治以咸寒,火因于内,治以苦寒。同样是用寒药,这个五味不同,有咸寒的有苦寒的。我们这个调胃承气里,君药是大黄,君大黄之苦寒。大黄这味药闻起来很香,气是香的,大黄的性是寒性的,味是苦味的。乘芒硝之咸,芒硝这个味道很咸,它也是寒性的,二味并举攻热泻火。那么这个药用下去之后,我们怕药力走得太快,恐其速下,佐甘草之缓,只要有甘草这药力就缓下来了,所以回逆汤用到了附子干姜和炙甘草,还有干姜附子汤,没有甘草的,药力就更猛。恐其过下,服完药后,又怕下的太多,过下,稍稍温服之,其力不在峻在和,不要走得那么峻猛,而在和也。

那么我们三张处方来比的话:调胃承气清胃热,像胃火旺多食易积,平常正常人吃一碗,他能吃三四碗，胃里有热有火，我们用调胃承气同样可以治疗他。那么小承气汤是清小肠之热，大承气清大肠之热。

我们看下方解。大黄苦寒富含油脂，油润而气烈，气很香，所以这个气走得很快。它两个功能，入气分清热，去有形之实邪。入血分泻火消瘀，有很好的活血作用。大黄这味药，有瘀血有郁热用大黄效果最好。因火热而导致的出血吐血，我们用泻心汤，用三黄泻心汤里的大黄，同时可以有消瘀血的作用。芒硝，消瘀血，咸寒，五味是咸，五行上属水，上解热结之润燥，有很好的润燥的作用，凡是身体有这种燥，燥结的情况，比如我们讲，长得结节、包块这种，你们看到凡是有燥的特性，芒硝都可以加到里面去。大家在家做菜有经验，如果这个菜比较硬，比如花生，我想让它变软，我就用盐，咸的东西来腌制它，腌完以后，会变软。同样的，你身体长得这些有形的包块也是如此，咸味的药在消结节治疗中经常配到里面来用。芒硝，大青盐，都可以配到里面。这两味配到一起，清邪热之壅结，攻邪热泻火，刚才讲过了。甘草，味甘，补中。

所以这个处方调胃承气汤，调和承顺胃气之意，还有另外一层意思是什么，调胃指的是甘草，甘缓逗留之性，跟十枣汤一样，十枣汤用大戟、芫花、甘遂三味峻下逐水的药，但是我们在顾护正气的时候，用了十个枣来煮汤。那么调胃承气也是，我们用甘草的甘缓，逗留，让这个药性留在胃里来清胃里的热。这是调胃的意思。那承气的意思是芒硝跟大黄，攻下清热软坚，邪热清而下夺。胃气则调，诸气皆顺，故曰调胃承气。这张处方，可以清胃里的热，同时胃调，胃气一调大便也会通。可下有形之燥结。倪海厦讲，这个时候像一些肠梗阻的梗阻部位比较高的，可以用调胃承气。这个方里面，没有用枳实、厚朴，此方无枳朴，所以清热力量比较强，清热之功胜于大承气。泻下之急，泻下的功能不如大承气。从病机来讲，枳实跟厚朴，一个是去痞，一个是去满，调胃承气泻下的作用没有大承气强。在病症里没有痞和满的特征。这是调胃承气汤（表7-8）。

表7-8 三承气汤比较

名　称	药　方	煎　服	功　能
调胃承气汤	大黄四两,去皮酒洗 甘草二两 芒硝半升	以水600毫升,煮取200毫升,去掉药渣以后,再纳芒硝,芒硝最后放,火上再微煮一两沸。服的时候,稍稍微服,服的很少,不要全部服了,可能服三分之一	清胃热
小承气汤	大黄酒洗四两 厚朴去皮二两 枳实炙三枚	三味药同时煎,水800毫升,煮取240毫升,喝的时候喝120毫升。那么喝完以后,就要上厕所,如果不上厕所再服	清小肠热
大承气汤	大黄酒洗四两 厚朴炙去皮八两 枳实炙五枚 芒硝三合	上四味,以水一斗,先煮二物,取五升,去滓,内大黄,更煮取二升,去滓,内芒硝,更上微火一两沸,分温再服	清大肠热(痞、满、燥、实)

阳明篇里大家要记住的几张处方。阳明表病的葛根汤，这个很好记，因为是在麻黄汤的基础上加了葛根。桂枝汤的基础上加了葛根，就是桂枝加葛根汤，这是阳明表病。阳明经病白虎

汤大家要记住这个是经常用的。阳明腑病用的就是几个承气汤。大、小承气汤,第三调胃承气,再加上一张麻子仁丸。基本上阳明篇这几个灵魂的核心处方就记住了(表7-9)。

表7-9　阳明证主要处方

病 位	症 状	处 方
阳明表病	目痛、鼻干、卧不宁、头晕	葛根汤、麻黄汤＋葛根 桂枝汤＋葛根
阳明经病	身大热、口大渴、汗大出、脉洪大	白虎汤
阳明腑病	胃家实	麻子仁丸、调胃承气汤 大、小承气汤

第201条　阳明病,不吐不下,心烦者,可与调胃承气汤。

这条也是讲调胃承气汤。

阳明病,背后讲胃家实是也,这是讲阳明腑病。如果讲阳明表病,就有目痛,鼻干,卧不宁,头晕,这些情况。阳明经病,就有身热,口渴,口大渴,脉洪大,这样的病症。看到阳明病的时候,背后就要意会到这个含义。太阳病也是这个,太阳病的提纲就出来了:脉浮头项强痛而恶寒。再看是太阳中风,还是太阳伤寒,背后可能都有这个意思。这是六经辨证的体系,如果再放到脏腑辨证的体系里,这个太阳就要转换成什么? 比如说他的腑:膀胱、太阳的小肠,你要把它转换到这个层面。太阳与之表里的就是肾,还有心,跟这个会有关联。我们辨的时候,主要是太阳,还有再加上五运跟六气,那么就是寒跟水,这个木火土金水的水,就是它的五行,这是它的六气,五运六气。再看看天地的六气,结合起来。那么你这个就放大到整个的时间上面。就把所有的天地的这个象,包括外感常见的,还有脏腑的疾病就全都联系起来了。

阳明病,不吐不下,心烦,可与调胃承气汤。阳明病没有经吐下,如果是心烦的这个情况,代表的是热盛。实烦,胃中有郁热。心烦,心烦是因为这个引起的,那么我们用调胃承气汤。

第243条　阳明病,发热汗多者,急下之,宜大承气汤。

阳明病,发热汗多者急下之,宜大承气汤。阳明病背后就是胃家实,这个发热汗多,阳气蒸于内,恐阴液暴亡之于外,这个时候治疗应该是急下存阴,用下法,存我们身体的阴液阴津,保津液为急,用大承气汤。

此病病机为阳明里实,胃家实,发热汗多,是里热炽盛,里热太盛了,这个时候阳气熏蒸于内。里热太盛了,蒸腾胃中的津液。大家也有这样的生活体验,比如,你吃热性的东西,像秋天这两天,你要去吃羊肉火锅,去吃油炸的东西,它这个热会蒸腾胃中津液,你会觉得口干。这是因为这个热把胃中的津液消耗掉了。所以治疗时,急下存阴,不再夺实,这个时候我们的目的,不是为了攻下大便,这时候不再是先急下大便,因为有热,夺实可缓。就是大便秘结不通,你要攻下大便,都没有那么着急。但是救阴不可缓,要保持身体津液,不能有等待的情况。所以叫急下存阴。所以老年人便秘,可能十天,二十天,不解大便,临床上我们都见到过,他无所苦。因为有实的情况,可是没有阴液被耗掉没有化热。大便秘结在里没有化热。像年轻人,要是3天不大便,马上口里开始发臭,马上化热的情况,津液不足的情况,一旦化热,津液要是不足了,那就很快就出现神昏谵语。老年人,津液不会被伤到,这时候治疗没有那么急。

我们看下这张处方。大承气汤：大黄四两，跟小承气一样，厚朴去皮 120 克，枳实 10 克，芒硝三合差不多 30 克，另包起来，这四味药，上四味以水 2 000 毫升，煮二物：厚朴和枳实，取 1 000 毫升，去滓，纳大黄，再煮取 400 毫升，再去渣滓，内芒硝，最后把芒硝放里面去，更上微火一二沸，就是水开一两次，一两分钟的事，很快。分温再服，服两次。

我们看下这张处方的方解。先煮枳实、厚朴，再煮大黄，1 000 毫升水煮到 400 毫升，最后放芒硝。

我们的这个大承气汤，如果总结病机就 4 个字：满、实、痞、燥。一般我们顺口说的是痞满燥实，这个实是因它燥火熏蒸，津液枯涸，燥屎在大肠。

这时候大便堵在大肠里。那么临床常常出现两个症状，第一个就是腹痛，这种人，你摸他肚子是拒按的，你一压上去疼痛会很厉害。这种痛是一种实痛，不是虚痛。几天，三五天。药用大黄，来攻积泄热，这是实。第二个腹满，满是气滞于中。腹部，胁肋部，满急，撑胀，是肚子发胀，我们用厚朴，专门消气壅，就是堵在里面的气，壅结在里面的气，这就是气滞于中。痞呢，胃轻于下，临床上常见心下满，痞塞，硬，坚，药用枳实，破气结，临床上痞和满经常会连在一起。我们知道，痞是满而不痛。这个也是一个满，这两个不是特别好分，一般都经常伴随一起。如果气壅塞不通时间久了就会结块，形成痞块，像我们昨天碰到的一个，就是痞块，所以这个还是气，会消，状态好了就摸不到了，会按压疼，就是有实证。就是气堵塞在里面不通。这种痞块，会消散。燥，这个主要是燥屎在大肠，津液枯这个也是在燥的地方，就是燥火熏蒸，出现津液枯涸的情况，会出现干燥的情况，燥是这么来。实，主要是有形的东西，堵在里，那么就是燥粪。临床上病人会出现口燥咽干，肠中燥屎干结，我们用药用芒硝，芒硝润燥，软坚。实主要是有形的东西，主要是燥屎在肠里，那么燥呢，燥火熏蒸，津液干，枯涸，就是里面水分不够了。痞满燥实，大家记住了。

所以它四味药：大黄厚朴枳实芒硝，这几张处方，讲过的当场要把它记下来。好我们来看一下，大承气，顾名思义，亢则害，承乃治。有燥，有痞，有满，有实，过就发为对身体的害。我们用承气汤，顺承它这个气的正常的升降，正常的虚实。那么诸病皆因气，秽物不去，因气不顺。大便秘结不通，是因为气之不顺。所以重点是下一句话：攻积之剂，攻有形的积滞，必用气分之药。所以承气汤方分大小，方有两个，大承气汤，小承气汤。厚朴倍大黄，这是气药之君，厚朴其实是下气，作用在气分的，这是大承气。如果大黄倍厚朴，大黄是厚朴的一倍。气药为臣药，厚朴是次要的，这是小承气。大承气顾名思义，欲令大泄下，小承气微和胃气，胃肠之气。大承气汤药味多，药味比这个多一个，药性更猛。至大其服。小承气汤味少，少一味，三味药。性缓，至小其服。

大、小承气汤，除了药味不同，剂量不同，还有一个不同是煎法不同。煎法妙义，张仲景的方，大家对这个煎服一定要留心：大承气汤是用水一斗，这个不用再记了，刚才讲过。枳朴取五升，去掉药渣纳大黄，再纳芒硝，这个顺序的目的呢？生者气锐而先行，熟者气钝和缓，所以大黄这时要取攻急泄热的功效，大黄一定要后下。这张处方煎煮的方法，张仲景是想要发挥什么样作用呢？张仲景欲使芒硝，先化燥屎，先把这个燥粪软化下来，大黄继通地道，通肠道，然后枳朴，止其痞满。煎药的次序，大家看这个，芒硝在最后，所以最早来化燥粪，先把燥粪软化下来，大黄用进去继通地道，通肠道。枳实厚朴去其痞满，芒硝是最先，大黄是第二，枳实、厚朴是最后。煎药时候正好翻过来，先煮枳实、厚朴，再煮大黄，最后煮芒硝。这么一个顺序。而小承气汤则三味同煎，同时煮，不分次第，药不分先后，一起煮就好了。这是仲景的微和之意，没有芒硝。厚朴的剂量，小承气里是大黄的一半，在大承气里厚朴就是大黄的两倍。大家开药的时候,药味的多少,剂量的多少,煎药方法的不同,这个要注意。

第230条 阳明病下之,心中懊恼而烦,胃中有燥屎者,宜大承气汤。

这一条后边加了附注,若有燥屎者,可攻,腹微满,初头硬,后必溏者,不可攻之。这是宋本里有的,你看这个整个条文的话,写到这里就很好,后面就不用写了。

这条,阳明病下了以后,心中懊恼而烦,这个烦如果是虚烦,那么我们用什么?栀子豉汤。栀子干姜豉汤和栀子豉汤的标准不同,就是干姜有寒的情况,就是你下了以后伤到他的阳,我们用干姜。如果没有,只有烦的话,用栀子跟淡豆豉就好了。如果下了以后还有少气,已经出现虚,不足的情况了,我们用栀子甘草豉汤,是这么来分的。如果里面还有痞的情况,用栀子枳实(表7-10)。

表7-10 阳明病

病 症	药 方
阳明病(心中懊恼而烦)	
虚烦	栀子豉汤 若有寒:栀子干姜豉汤 若短气:栀子甘草豉汤 若有痞满:栀子、枳实、甘草、豉汤
实烦 舌质:红、绛、灰黑 苔:芒刺、黄、厚 津液:少 脉:有力、数、大、偏沉	大承气汤

如果有燥屎,用大承气汤。这个烦就不是虚烦而是实烦了。我们知道大承气汤主治的病症是痞满燥实,大家想一下,如果反推舌象和脉象,你们觉得是一种什么样的情况?舌质红,甚至红深一点是绛,甚至是灰黑,红到了极点,出现假症状。苔是厚的,颜色黄色,黄主热。我们讲,舌头上如果热的太重了,会有什么?芒刺,就是舌上面,就是舌乳头,看得很明显,就像长刺了。津液是多是少?少津。这是反推。脉象是实的、有力的、数的、大的。实证的脉,脉是偏实的。在表还是在里?浮还是沉?这个时候浮沉,偏沉的多,如果你这个脉是数大有力,那这个就是表,表热的情况多。那标准的还是沉。如果热到极点,由里而透表,你轻轻一搭也会有,重按下去越有力。如果是虚证的这种,你沉下去一摸,脉象没有根了,虚证,这是我们推的舌脉象。

第239条 得病二三日,发汗不解,蒸蒸发热者,属胃也,调胃承气汤主之。

刚才谈到大承气汤的舌脉,如果是出现了假象,如果阳盛格阴,或者是真热假寒。刚才那种,相对来说,你辨证时候好辨。真热假寒,如果显得是假象,比如应该身大热,这时候反而怕冷,微微怕冷,口没有渴得那么厉害。你摸脉时,脉的假象应该是什么样?脉是沉,脉就伏进去了,可能还略有力。舌象是什么,苔就从红绛再到灰黑了。热象反而不明显了,因为这时候阳太盛了,阴已经快要亡了。手脚正常应该热,这时候反而微微有点冷,四肢冷。

这时候大家怎么辨,第一个,按压他的腹部。第一个腹部如果有实,病人没有神昏谵语,神志还清楚,按压了,腹部应该疼痛,或疼痛加重。第二个,把手放在腹部周围肚脐周围,因为他这个里面是真热,所以放的时间长了会灼手,手会觉得热。呼吸也是,你把手放在他的鼻尖,一开始,冷一点,因为出现这种厥逆的情况。你要再放的时间长一点,热就蒸手了,这个热气就出来了。

这个时候,辨证最不好辨了,用药一反,你要用上四逆辈,就麻烦了。马上这个阳过亢了,阴就亡了,人就死了。你可以用一点药来试,比如轻轻地加点调胃承气,量小一点,服一口两口,一般这种,只要服一两口,那个热势马上出来了。脉一下转洪大,舌象上也出芒刺,舌苔也厚,你就好辨了。

如果是真寒假热,就应该是回逆汤这种药方,病人反而出现低烧,四肢没有那么冷,然后口还有点干,想喝凉的,这时候用药。辨证也是一样辨,用上好的肉桂服,服完以后,马上出现寒象,马上四肢冷得很厉害。周身恶寒,小便清长,脉无力,都出来了(表7-11)。

表7-11　急证假象诊断及处理

急　证	具体表现症状	辨　证　方　法	处　置		
			观　察	药	针
阳盛格阴真热假寒	本应身大热,反而怕冷,微微怕冷口渴但不厉害;脉沉,脉就伏进去可能还略有力;舌苔从红绛再到灰黑,热象不明显了;阳太盛了,阴已经快要亡了;手脚正常应该热,这时候反而微微有点冷,四肢冷	① 按压腹部如果有实,病人没有神昏谵语神志还清楚按压腹部应该疼痛,疼痛加重。② 把手放在腹部周围,肚脐周围,你放上去,因为里面是真热,所以放的时间长了会灼手,手会觉得热。③ 呼吸,把手放在他的鼻尖,一开始,冷一点,因为出现这种厥逆的情况。你要再放的时间长一点,热就蒸手了	首选观察病的本身,一般可以区分	可以用一点药来试,比如轻轻地加点调胃承气量小一点,服一口两口,热势马上出来了。脉一下转洪大,舌象上也出芒刺,舌苔也厚,就好辨了	四关穴人中足三里
阴盛格阳真寒假热	该是回逆汤这种药方,病人反而出现低烧,四肢没有那么冷,然后口还有点干,想喝凉的	与上相反		服肉桂,服完以后马上出寒象,马上四肢冷得很厉害,周身恶寒,小便清长,脉无力	

[答疑]

问:老师,如果用肉桂阳盛格阴的话?

答:那病一下加重了。这时候你的方向一点都不能反。实在是保险起见,这时候可以用针。补泻要是不清楚,你就要平补平泻的方法。不是有厥逆的情况吗,像人中啊,我们可以用上去。用了以后,你再观察看一下,那个真相很快就显出来。

第241条　得病二三日,脉弱,无太阳柴胡证,烦躁心下硬,至四五日。虽能食,以小承气汤,少少与之,微和之,令小安,至六日,与承气汤一升,若不大便六七日,小便少者,虽不受食,但初头硬后必溏,未定成硬,攻之必溏,须小便利,屎定硬,乃可攻之,宜大承气汤。

脉弱,无太阳柴胡证,那么他讲太阳,没讲药。因为后面讲的柴胡证,讲的少阳。因为太阳病里面,我们知道有太阳有伤寒,用方有桂枝汤、麻黄汤的不同,所以他就不讲。少阳药是什么？专门以柴胡来主,他前面就提,没有太阳少阳证。所以这个病属阳明。三阳病里,没有太阳没有少阳,那就是阳明了。

脉弱,所以应该用微和的方法。微和令小安,微和的方法用小承气。脉弱,阳明病有里实的情况,因为脉弱,我们只能用小承气,微微的和一下胃气令小安,至五六日以上,与承气汤一升。如果大便还没有下来,则里实的情况没有好,那么我们用什么？不大便六七日,小便少者,虽不受食,但初头硬,后必溏,未定成硬。那么我们还是用什么？小承气。攻之必溏。须小便利,屎定硬,乃可攻之。就是你大承气用的时机。

这条实际上在讲阳明病的可攻不可攻,就是什么时候可以用攻下的方法,什么不可以攻的这个节度。如果能吃东西,能食,就是热之食,大便秘结,而结在肠间。那么胃火自盛,那么不可以胃强而轻下,不能因为他的胃气还强,还正常,那么你就轻易地用下的方法,如果不能食,不能食东西。你看到不能食,有的是因为有燥屎,不可以为肠中有燥屎而轻下。什么时候可以下呢？可下之证为小便利,屎定硬,大便肯定是硬的,这时候,乃可攻之。所以大承气用的时候还是要谨慎。

所以大家看这个,燥粪,如果大便没有秘结,不硬的话,我们不可以攻的,只有等这个屎硬了,条文里说,虽然不大便六七日,不受食,这时候你如果大便没有硬,还是不可以攻它。那么这个条文是讲这个。

第202条 阳明病,脉迟,虽汗出,不恶寒者,其身必重,短气腹满而喘,有潮热,手足濈然汗出者,大承气汤主之。

这个脉迟汗出,不恶寒,不怕冷,有几种情况。热困于体,出现身重,一般来讲阳明证身重的少,因为热还是属阳,但是有的时候也会有。热壅于上短气而喘,热聚于中腹满潮热,热结于下大便硬。这时候手足濈然汗出。那么我们用下法,大承气汤。本病主症大家抓的时候,一定是潮热、腹满、手足濈然汗出。这个潮热应是在阳明旺时发作,就是在申酉戌时下午的3点开始到9点,就跟大海里的潮水,涨潮的时间,如潮之涌泄。像少阳证的寒热往来,发热的时间是不固定的,在一天当中的某几个时间可能就是寒热往来,就一阵热一阵冷。太阳还有什么？恶寒,一定伴有恶寒情况,热也是时间上不一定。像阳明这个,第一个就是在阳明主时的这个时间段,尤其阳明腑实证。第二个是热势一浪高过一浪,就是一阵高过一阵,一直要到过了戌时,过了晚上9点以后,如果你不治疗的话,这个热就开始退了。这个手足濈然汗出,中医讲呢,脾主四肢。而胃谓之和,胃中燥实,此热蒸腾达于四肢,你摸病人的手脚,不出汗,热。代表大便已硬,这个热势很盛,把津液已蒸了。有汗出,同时肠中胃中津液已经不足,表现为手足濈然汗出(表7-12)。

表7-12 阳明病热证

主 病	病 因 病 机	症 状
阳明病(汗出、脉迟、不恶寒)	热困于体	身重
	热壅于上	短气而喘
	热聚于中	腹满潮热
	热结于下	手足濈然汗出,大便已硬

第203条　若汗多,微发热恶寒者,外未解也,其热不潮,未可与承气汤。若腹大满,不通者,可与小承气汤。微和胃气,勿令至大泄下。

🌿 大承气汤

大黄酒洗四两　厚朴炙去皮半斤　枳实炙五枚　芒硝三合

上四味,以水一斗,先煮二物,取五升,去滓,内大黄,更煮取二升,去滓,内芒硝,更上微火一两沸,分温再服。

附方歌：大承气汤。

大黄四两朴半斤,枳五硝三急下云,枳朴先熬黄后入,去滓硝入火微熏。

🌿 小承气汤

大黄四两　厚朴二两　枳实三枚

上三味,以水四升,煮取一升二合,去滓,分温二服。

附方歌：小承气汤。

朴二枳三四两黄,小承微结好商量,长沙下法分轻重,妙在同煎切勿忘。

阳明病,如果汗出,汗多,伴有微发热,这里面一定有恶寒。所以我们讲,有一分恶寒,就有一分表证。这是外邪未解,先解外。葛根汤,或者桂枝加葛根汤。第二个特征是什么,其热不潮,热没有像潮水一般发作于午后,也没有一阵一阵高,这时候不可以与承气汤。承气汤你就不能用了。如果里急,腹大满,肚子满,不通,与小承气汤,小承气汤微和胃气。大、小承气汤,最大的药的不同在于芒硝,芒硝主燥,是热积在里面,还没有化燥我们就用小承气汤。那么痞也好,满也好,实也好,大承气汤都比小承气汤的病证要重。从药反推证,你就可以判断这个证的情况——大承气汤的主症,病势更重,痞满燥实,尤其是燥,是大承气汤特有的。当然这里面的气药,大承气汤里的厚朴是倍于大黄,所以大家开药时,大承气汤,一定厚朴是大黄的两倍,二比一。如果是小承气汤,反过来,大黄跟厚朴是二比一。煎药的时候是同煎,还有先后煎不同。

第204条　阳明病,潮热,大便微硬者,可与小承气汤。

大便微硬者,可与小承气汤。那么就是讲,如果有潮热,大便只是微微硬,我们还是用小承气。这条是仲景示人不可轻下。你用药一定要知道,什么时候可以下,什么时候不可以下。有潮热,这个还不是标准,最终要看大便,不大便几天,有没有燥的情况。痞满燥实最好都俱备了,再用它。

临床上碰到这种情况的经验,小承气先用,看看燥粪的情况怎样,大便下的如果不够全,大便如果是像羊粪一样,羊在五行上属火,解的大便都是一颗颗的,那么如果是标准的阳明腑实证,用下法的话,解出的大便也是一颗颗,非常硬的那种。如果看到这样的情况,证明里面有燥了,已经化燥。如果下的还不够,包括潮热还没解,那你用大承气,可以这样来用。或者你用大承气汤,剂量小一点,下一次看看,下了以后,这些情况好了没有,看看燥粪下了没有,如果还没有,病症还在。这时候大便没有稀溏,如果一稀溏,说明就下得过了,或者下得早了。我们就以大便为观察的对象。

[答疑]

问：如果不是实热,会有这种羊屎一样的大便吗?

答：会有的。

问：那就是说，有这个燥粪肯定是实热。

答：一般实热多见，也有其他情况。

问：不管什么体质都可以用这个吗？

答：一般是这样。像这个像羊屎一样的，提示有燥，那是不是有热就不一定了。比如像老人，不解的时间久了，刚开始解的时候，一部分大便也会有这种，但是后面一定变软了，说明他不一定是真正的有实。可以用麻子仁丸。

问：那用错了会死人吗？

答：一般不会。

第205条　若不大便六七日，恐有燥屎，欲知之法，少与小承气汤。汤入腹中，转失气者，此有燥屎也，乃可攻之，若不转失气者此但初头硬，后必溏，不可攻之，攻之必胀满，不能食也，欲饮水者，与水则哕，其后必发热者，必大便复硬而少也，以小承气汤和之，不转失气者，慎不可攻也。

这一条不是回答大家提的问题了么，有六七天不大便了，你想知道他是否有燥屎，少与小承气汤，汤入腹中，转失气者，就是放屁的意思，代表此有燥屎，乃可攻之。若不转失气者，此但初头硬，后必溏，不可攻之。攻之必胀满，不能食也。欲饮水者，饮水则哕，其后发热者，必大便复硬而少也，以小承气汤和之，不转失气者，甚不可攻也。就是，有这个大便不通情况，我们治疗方法，用小承气汤来试，如果失气，那么代表大便硬。肠中燥热已盛，其气不外宣，就是用小承气以后就开始不断失气。如果不转失气，服了小承气，没有放屁的情况，胃中虽有热，而未至于燥，初硬后溏。刚解出来的干一点，后面的就普遍稀了，尚未成硬。像这种还是不可以攻。所以小孩子出现这种便秘，第一个要考虑，首先是外感，有外感的时候，邪气还是在表，不管是太阳表，还是阳明表，是用解表的药。实在看到这个秘结的程度，三五天没解了，可以加点石膏，这样的就好了，或者枳实槟榔，就足够了，不需要用到大黄。临床上不用。小孩子用完以后，马上胃气受伤受损，胃口就不好了。

这时候不可以攻，如果是攻下的话，这时候就苦寒伤阳出现胀满，这时候胀满就是虚寒的满，不能食。这个不能化水，阳虚以后就不能化水，就出现喝水呃逆。其后发热者大便再硬，就是什么，大便所硬不多，所以讲，必大便复硬而少。还是用小承气汤和之。其后发热，不可攻。我们再用这个的时候，一定谨慎。

第209条　阳明病，谵语发潮热，脉滑而疾者，小承气汤主之。

滑脉，临床一般主身体有食积或者有痰，还有就是，正常女子怀胎，怀胎三个月四个月以后变滑脉了。这是因为气血满的情况。脉疾代表数。所以这个代表可攻下之脉证。这个滑以候食，代表大便硬。脉，有可下之脉证，但是无硬满之实证，无大便硬满之实证，也无濈濈汗出，就是手脚出汗代表胃里的热已经蒸腾到手脚，代表津液已被耗掉，代表大便硬。也没有小便数。小便多的时候，大便一定干。小便和大便的津液所出不同，但是源头一样。所以临床上我们治小便和大便的关系的时候，有一个方法叫利小便，实大便。如果你的小便多，大便一定就干了；如果大便稀，水状的多，那么小便一定少，就是津液走两个不同的通道。没有小便数，也没有大便硬等燥实的情况，所以用小承气汤，就是还达不到大承气的情况。

所以我们看，有潮热，也不一定就可以下，有谵语，这时候一定就有神昏的情况了。脉也现可下之证了，但是没有大便的硬满实的情况，还是不可以下，用小承气。

第210条　因与承气汤一升，腹中转气者，更服一升。若不转气者，勿更与之。明日又不大便，脉反微涩者，里虚也，为难治，不可更与承气汤。

阳明病服小承气。服小承气有几种情况，第一种腹中转失气，就是出现失气多，放屁多的情况。另外一种情况，不转失气，就是没有失气放屁的情况。这时候如果肠中转失气，肠中的燥屎已经硬了，我们讲里热很盛，气转而为下。这时候，更服一升。实际上这时候可以服大承气了，那么他用的是小承气，更服一升。这时候下，再下他就好了。如果不转失气，这时候就不要给了，勿更与之。微涩之脉代表里虚，已经里虚了，难治。代表不容易治疗了，不可以与承气汤。这时候难治是难治，但是还是可以治，就是不大便，脉是微涩。脉微代表阳气不能充，无以运行。微，细，涩，这些都是不足的脉，阴血不足的脉，这个微就是似有似无，你摸的时候好像有，但是你要再看的时候没有，阴血不足，无以润之。气和血都不足了，微涩。临床反推，阳微不可下，无血不可下，津液不足血不足，不要轻易下。像这种，有大便难，可是气也不足血也不足，脉显微涩之脉，我们临床看，还可以先补后下。那么先补气血，八珍汤，看气和血的情况，哪个虚得重，虚到什么程度，比如阳已经很微了，那用什么？理中汤合四物汤，加点润燥的药，加点麻仁、杏仁啊，这样的药都是可以的。临床碰到这种，不用着急解决大便的问题，先补气血，先扶正，扶正再驱邪，不着急。

第208条　伤寒，若吐若下后，不解，不大便五六日以上，至十余日，日晡所发潮热，不恶寒，独语如见鬼状，若剧者，发则不识人，循衣摸床，怵惕而不安，微喘直视，谵语者大承气汤主之。

伤寒，若吐若下后，提示你不管用了西药，发烧药，或者攻下的药，这时候代表津液已经被伤到了。这时候津液已伤，表仍不解，你用了吐和下，伤寒是解不了的，正常来讲。

那么邪因入里，不大便五六日以上，至十余日。这时候因为表邪进去了，表邪已罢，就是表邪因为阳明的气血，就把这个表邪解了。里热渐深，可是它又引起了里热，这个日晡所发潮热，不恶寒，用大承气汤，荡尽余邪，就把入里的邪去掉，存津液，把阴津保护起来。

所以你看，在整个伤寒里面，我们扶阳气去邪，邪气去了，像外来的风寒暑湿燥火之邪去了，阳气就恢复了。补阴津靠什么，把身体的热邪燥邪和实给去了，津液就自动恢复了。所以伤寒里面去看，补气血的方法都是通过间接的方法，没有用到黄芪，整个伤寒里没有用到一味黄芪，在卒病论，后面的《金匮》里才用了，没有用到当归，到厥阴篇才用到。熟地这样的药在伤寒里是没有用到的。你把邪气去了，阳气来复，阴液阴血就会自己升起来。像你脾胃不好，我把脾胃功能恢复了以后，脾胃正常的升降，转输这个气血，就能正常生成气血，是通过间接的方法。

[答疑]

问：伤寒若吐若下，不就是误下了吗？邪气罢，就应该是入里了吧。

答：是入里了。

问：那表邪怎么又解了呢？

答：这时候如果是走到里面去了，这时候有可能表邪会解。因为阳明的特征是多气多血，身体的正气，你的气血也会鼓邪，也会正邪交争，在入里的过程中，因为入里分的气血、脏腑、经脉全都鼓动起来，把这个表邪就解了，但是里热就盛了。但是临床上我们看的，一般还是不太容易解，还是会在。只不过是现在里热的症状最重。到最后，所有的病解完以后，还会留一点表证的情况。我跟大家讲过,我一个朋友的孩子得阑尾炎,因为吃了隔夜的冰箱的肉饼,加热以后吃的,还吃了蛋糕,结果孩子发腹痛。之后到医院,一查是急性阑尾炎,就把阑尾切了,结果孩子出了手术室以后发热,这时候是邪入里了,表证还在。结果用了美＊退烧药,随后就开始大汗不止,紧接着孩子昏迷,送到ICU。然后我一看,这个发的是痉病,瓜蒌桂枝汤,天花粉用到了60克。当时孩子情况比较重。西医查了有电解质紊乱,属于津液缺失。用这样的方法一点点解,把津液补回来。最后一点点好了。好了以后在额头出了小疹子,就是阳明的邪从饮食进去,又一点点从表来解。所以一般还是会解,从表解。

这时候出现日晡所发潮热,不恶寒,这就可以下了。如果这时候未下,应该下了没有下,就独语如见鬼状,就开始不认识人了。循衣摸床,怵惕而不安,这代表阳亢阴微,孤阳无依,神明扰乱。这时候看看脉,脉滑为实,这时候下,用大承气。如果是脉涩,这个脉再定一下,脉涩为虚,难下则死,这时候代表身体的阴津阴液已经明显不足了,服大承气汤,也是一服利,止后服。像这种药,就得一副一副开了,老老实实地,开完一次以后,还得诊脉再开。重病都是这样。古代的医家都是,你要在病人旁边守着,从药的开药再到煎煮,再到服药以后的情况,再到调理。

第197条　阳明病,本自汗出,医更重发汗,病已瘥,尚微烦不了了者。以亡津液胃中干燥,故令大便硬。

本来阳明病就会有出汗的情况,医生再发汗,津液已经被伤到了,这时候,病已经好了,病虽然好了,但是津液被伤到了。亡津液,胃中燥,微烦不了了,就是身体烦躁。会出现大便硬的情况,因为津液不足了,就会大便干。后边有附注的解释,宋本里的,讲了小便和大便的关系。刚才说了,因为津液伤到了,小便少了,这个是正常的,大便也会硬。隔几天,津液来复以后,大便硬自己就会缓解了,那么小便也会恢复正常。小便和大便的关系是什么?我们讲二便水谷分行的道路,在我们人体,脐上一寸的地方,有一个地方叫水分。一点五寸,有一个经外奇穴,叫阑门穴。水谷从这个地方分开了。水,就走水的通道,谷物、糟粕就从这个地方往下走。此通则彼塞,小便多了,里面的津液就少了,如果是此塞则彼通,反过来,大便里面水分多呢,小便里的津液和水分就少。所以这个条文后面解释:不是大便硬,如果同时小便也少,小便就会滑到肠胃里去,大便就慢慢变得不干,说的是一个道理。

第225条　阳明病自汗出,若发汗,小便自利者,虽硬不可攻之,当须自欲大便,宜蜜煎导而通之,若土瓜根,及大猪胆汁,皆可为导。

🌿蜜煎方

食蜜七合

上一味,于铜器内,微火煎,当须凝如饴状,搅之勿令焦著,候可丸,并手捻作挺,令头锐,大如指,长二寸许,当热时急作,冷则硬,以内谷道中,以手急抱,欲大便时,乃去之,已试甚良。

又大猪胆一枚,泻汁和少许法酢,以灌谷道内,如一食顷,当大便出宿食恶物,甚效。

这条接上面那条,那么大便硬,没有满痛的情况,虽然大便干,无满痛之苦,不可攻之。那么我们等待津液还胃,水分再回到胃里去,自欲大便,自己就想大便了。像许多老年人和小孩,这个燥屎已到直肠,难出肛门,已在最底部了,我们治疗的时候就润,润窍降燥。我们用药就是蜜煎润燥,猪胆汁清热,土瓜根宣气通燥。这3个处方是属于润药外治,属于比较滋润的药,中医的外治法。蜜煎就是把蜂蜜加热一下,不要把它烤焦了,给它搓成小条,塞到肛门里去。还可以找西药的开塞露或者灌肠剂,一般开塞露就行。猪胆汁用的时候,把水挤掉,把猪胆汁挤到瓶子里,再挤到肛门里去,也是隔一会,大便就能润燥排出来了。土瓜根也是这样,煎汁。猪胆汁,这味药苦寒,还有点清热的作用,像蜂蜜,性比较平,寒热都可以用,润燥而已,寒热不明显。像这种没有热也没有寒,那么我们讲,病人素体是尺中脉弱,阳气素虚,就是身体的气本来就虚弱。

[答疑]

问:怀孕的时候可以吗?

答:可以,但是这个不解决根本问题。怀孕的时候应该给她补脾,因为怀胎的时候,中医讲,有形的胎儿影响脾胃的升降,所以你补脾就好了,脾胃旺的就不会有这个问题。所以在农村,怀胎了还依然劳作,中医养胎有个好方法,就是经常要劳作,要动起来。动起来的时候,就带动我们的脾胃,它的阳能就可以运转了,导引就是通过肢体的运动,把脾胃升降的这个功能恢复过来。阳气,这个气一定是要舒,要条畅,所以只要手脚一动起来,脾胃就不会弱了。所以在农村,胃口不好的病人,一般还是少,除非本身胃这块薄弱,那么产妇也是、怀胎的也是,小役四体,不能完全闲下来。元气素虚的人,可以用这个方法。

临床我们治疗的时候,一般外治的同时还是要配合内因,一般还是要找找内因,要是素虚的人,可以给他用一些补气的药;尺中脉弱,像肾阴阳不足的话,还是可以给补肾药,像肉苁蓉这些;阳虚,还可以用硫黄,我们有一张药方叫半硫丸,半夏跟硫黄配在一起,专门治疗这种命门火(阳)衰导致的大便秘结不通,再配合外治。

第 242 条　伤寒六气日,目中不了了,睛不和,无表里证,大便难,身微热者,急下之,宜大承气汤。

伤寒六七日,目中不了了,如果是睛和的这个,代表是阴证。如果目中不了了而睛不和,睛不和就是眼睛不能活动,眼珠不能动了,这是睛不和。目中不了了,黑眼珠朦胧,看东西视物模糊不清。视物朦胧,就是黑眼珠朦胧,睛不和的原因是肾水为胃火所伤,胃里太热把肾里的水蒸干了,所以产生热,热结神昏危恶之候。这时候没有现其他证,惟身热,也是身微热,仅大便难,只有这两个症状,还是大承气。其实这里有主症了,目中不了了,而睛不和,就是看东西让病人说,我眼睛看东西模糊,看不清楚,眼珠也不太会动,这个就是热已经很盛,把肾中的水,津液也灼伤,耗干了,枯涸。治疗是什么,泄热,泄阳救阴。

所以在阳明有三个急下证,急下三法,以救津液,就是你这个水分被热消耗掉,在三种情况下我们要救这个津液,第一种,是汗多,出现的阳明腑实的,这时候赶紧下,赶紧用下法,汗多津越。第二个是腹满,津结于内,结于肠中,胃肠本身就是燥,偏热,这时候津液还结在这个里面,就把这个水分都蒸干了。第三个就是我们讲的目睛不慧津枯于中,我们知道肾是属水的,连肾里的津液都因为热把水分给蒸干了,这时候一定要急下,挽救津液,急下存阴。这个地方阴主要就是津液,因为我们普通的汗下,一般直接伤到阴血的这种,伤到血和精不太容易,就是吐一吐,拉一拉,或者出出汗,不会因为这个直接导致血虚了,一般不会啊,精虚了,也不会。最容易伤到的就是津和液,津和液主要分布在皮毛,官窍、骨节间。津和液不同,津就是分布得浅表一些,液就是脑啊,关节啊,这些地方,像西医讲的关节液、脑脊液,这些就是属于液的范畴。汗下主要伤到这两个东西(表 7-13)。

表 7 - 13　需要急下的三种症状

主　证	症　状
阳明证	汗多,阳明腑实,汗多津越。 腹满,津结于内,结于肠中,胃肠本身就是燥偏热。 目津不慧,津枯于中

第 233 条　病人小便不利,大便乍硬乍易,时有微热,喘冒不能卧者,有燥屎也,宜大承气汤。

阳明病中如果小便自利的人,就是小便正常解,量也正常,大便就容易出现干硬。反过来,如果小便不利小便少了,那么大便就不硬了,津液就到胃肠里去了,所以有一句话,大便的硬与不硬,不在热不热,就是不在于是否是身体有热导致的大便硬,而是在于竭与不竭,就是里面水分有没有,水分没有了津液没有了,大便就肯定硬。水分有了大便就不硬,不是因为有热或没有热,热只是一个原因。

本条文讲小便不利,大便有时候容易,乍难乍易,那么代表的就是热将要结,热要结在这个肠胃间,但是津液未竭,就是津液没有伤到,或者伤得不重。那么热入里就会出现有时微热,就出现微微的热,如果热到肺里,热乘肺出现喘,热乘心出现冒。热并于阳不能卧。冒就是头晕,所以讲热结变硬,大便是干燥的,那么虽无满,就是没有满的症状,没有疼痛的情况,但必定有燥屎,所以用大承气来下。这是这条。

但是临床上讲,津液的枯竭产生的原因,第一个肯定是因为热,所以我们用到的大黄是苦寒的药,里面用到芒硝润燥,这个痞满燥实去了以后,津液就自生了,津液自还。你喝下去的水,这个津液就不会被消耗掉。然后饮食里的水分都可以被身体吸收利用。

第 231 条　病人不大便五六日,绕脐痛,烦躁,发作有时者,此有燥屎,故使不大便也。

那么这条也是我们用大承气汤的指征了。

肠胃中有燥屎,几个情况,第一,病人不大便五六日,这个一定要跟平时分开,你要问这个病人,平时有没有这个情况。像老年人不一定是有燥屎,只是大便不通,大便难,不一定是有燥粪。第二个一定有绕脐疼痛,像老年人没有疼痛,虚证,你按压他,还觉得好一点。第三病人的烦躁,那么老年人虚证的话没有烦躁,发作有时。这个烦躁怎么来的呢?是因为燥屎,这个垃圾堆在身体里,大家看这个农村,那个垃圾扫了以后,会堆在一起。那么堆在一起,这个杂物里面会慢慢产生热。燥屎会热,上攻则烦躁。这时候用下法。

阳明腑实证,我们肯定用下法。我们要分一下,在伤寒里分三类,有太阳阳明、少阳阳明、正阳阳明——都是下,药方不同。正阳阳明的腑实,就是三个:调胃承气汤、小承气汤、大承气汤。大家下来对比一下。我们学过的三张处方,药味不同,功效不同,还有所主治的这个病、脉、证、治,你从这个点上抓住这个来区分他。病有什么不同,脉有什么不同,证有什么不同,病机有什么不同,就可以区分开了。我们后面还会讲很多条承气汤的用法,所以大家也不用着急。

第 232 条　大下后,六七日不大便,烦不解,腹满痛者,此有燥屎也,宜大承气汤。

这一条是对 231 条,明其治,下之未尽,仍当下之。用大承气汤的几个指征:阳明腑实。在 231 条中讲到,肠胃中有燥屎,有以下几个特征:第一,不大便五六日,既往没有这个病。第二,有绕脐的疼痛。第三,疼痛发作有时。231 条讲,这是有燥屎的秽热上冲,而导致烦躁。

大承气汤的四味药,针对痞满燥实,痞对应的药是厚朴,满对应枳实,燥是芒硝,实是大黄。满是实满。

第221条 阳明病下之,其外有热,手足温,心中懊憹,饥不能食,但头汗出者,栀子豉汤主之。

阳明病有阳明中风,有阳明伤寒。治疗的时候,腑实证我们用下法。如果仍在表,我们还是解表,如果是阳明中风,用桂枝加葛根汤。如果是阳明伤寒,用葛根汤。如果在表误下,身热未去,手足温,这时阳邪郁蒸,一般来讲这就是阳明的中风。风为阳邪,阳邪郁蒸,郁于胸膈,出现心中懊憹、饥不能食、但头汗出,用栀子豉汤。

栀子豉汤就两味药,我们在太阳篇里讲过这张处方,也是因为误下,下之后热未去,是一个虚热,用栀子来清热,用淡豆豉来清虚烦。

临床见得很多,阳明证不一定需要下,素有阳明中风就是风邪长期伏在身体里面不解,郁热就会一直在,像酒客就有这个情况。只要长期喝酒的人,尤其是喝白酒一定有热邪。当然这个热邪和风邪的郁证不同,酒客是偏湿偏热,热也是阳邪。所以临床上但凡碰到长期饮酒的人,都可以考虑栀子豉汤这系列的处方,像栀子大黄汤、栀子豉汤、栀子甘草豉汤、栀子生姜豉汤、栀子干姜汤。看具体情况,热一定是在的,只是看他的正气足不足,再来加减变化。像实热,比如云南土气比较厚,吃的东西也是,实证很多。阳明土实,很多人肌肉都很结实,所以动脉硬化也很多,阳明篇的这些处方都是用得很多的,像栀子豉汤这一类的处方用得很多,像肉食吃得多的,可以加山楂,山楂是非常好的消肉食的药。还有阳明腑实的承气汤。这时候可以合方。热不仅郁在中上焦,在肠胃、肌肉里面全都有。只要你看到一个人,肌肉长得非常实,特别硬,一般都有这个问题。这样的人一般都恶热。正常人的身体一般都是冬温夏凉,一个好的房子也是这样。

第198条 伤寒呕多,虽有阳明证,不可攻之。

伤寒有太阳伤寒、阳明伤寒、少阳伤寒,伤寒的三阳证有一些人会出现呕证,三阳都有。呕证出现的时候一般都是风寒之表未解,一是胸中阳气为寒所郁,整个病机实际上还是胃失和降,只要胃气上逆,就会出现呕证,所以治疗的时候,我们不可以攻下。

三阳的呕,临床的症状是不一样的。

太阳的呕证一般都是干呕,恶寒发热。

少阳的呕证是喜呕,寒热往来,热势是一阵热一阵冷。少阳主病的提纲就是口苦咽干目眩(表7-14)。

表7-14 三 阳 之 呕

病 证	经	证
三阳之呕	太阳呕证	干呕、恶寒发热
	少阳呕证	喜呕、寒热往来
	阳明呕证	呕多、恶热不恶寒

呕也是一个枢,少阳主枢,门的开阖的枢纽功能失常了,正常人的胃气应该有升有降。从五行的属性来讲,木主升,金主降,季节上来说是春天主升、秋天主降。升、浮、降、沉,火气是浮

在上,水气往下走。中焦的脾胃在中央,气机的升降同时都有。在脏腑的每一对相配的表里关系里面,都有升降。肝主升,胆的气主降。小肠主升,心主降。心包主降,三焦主升。肺主降,大肠主升。肾主升,膀胱主降。胃主降,脾主升(图7-2)。

每一对脏腑,它们的经脉在气的运行上面,有升降的关系。所以临床治病的时候,要考虑这个升降的问题。

记这个,跟经络联系起来就好记了。

足之三阳经是从头走到足,所以气都是主降。

足之三阴是从足走胸,气主升。

手之三阴从胸走手,心、肺、心包,气主降。

手之三阳从手走头,气主升。

每一对脏腑本身就是一个升降,形成一个太极,一个圆。

在腑里面,胆和胃主降的作用最强,它们的功能一失常,呕吐的情况就会增多。所以一般的呕吐在腑上,我们主要就在胆和胃上来下手,在经脉上也是从这两个来下手。脏上面,最主要是肺主降。像这几天,秋天了(2019年10月9日),气要降。很多人咳嗽,除了外感之外,或者夹杂外感,大家要考虑降肺气。咳喘,你要加上降气的药。呕吐上来说,你要加上降胆气、降胃气的药,像半夏、厚朴这样的药。

心的气是往下走的,像失眠,很多是因为心气不降,像黄连阿胶鸡子黄汤、酸枣仁这些药,都是从这个方向来下手。

慢性的溃疡都是虚证,像口腔溃疡,是属于脾胃的虚阳浮上来了,也是阳气不能潜藏的疾病,需要潜阳,所以用封髓丹,砂仁这味药就是走脾胃为主。

肾在五行属水,经脉的气是往上走,但作为脏腑它主降,肾阳不能潜藏,很多人下巴会长痘。还有失眠,很多人是因为心和肾主降的功能、调和水火的这条路有问题。

所以在治疗的时候,脏腑中升降的关系千万不能乱,很多人在治病的时候不会考虑到这一点。

第三个是阳明的呕证。阳明呕多,且比太阳和少阳的发作起来要厉害得多。胃气不降,气逆在上。阳明是恶热为主,即使是恶寒,也是很快过去,因为阳明多气多血,很快就转为热了。呕的时候不可攻之,因为这时候气已经往上走了,你再往下攻,这个气就怕上吐下泻。一旦吐泻交加,很容易阳气就会脱,亡阳亡阴。呕吐和下利的时候,除了有形的阴以外,同时伤无形的阳,所以有一句话叫:吐泻之余,定无完气。所以在经方里面,只要看到下多,或者吐多,尤其是下多的,肯定要加人参。呕多的话加半夏。这是最急的两个证,碰到任何疾病,当有吐和泻的时候,先把它们止住。西医也是这样治疗,是伤寒中急症中的急症。

第183条　阳明中风,口苦咽干,腹满微喘,发热恶寒,脉浮而紧,若下之,则腹满小便难也。

这个条文是同时病有三阳的症状,太阳的发热恶寒、脉浮而紧,标准的阳明中风应该是脉浮而长,或者脉浮而大。还有少阳的口苦咽干,还有阳明的里证,腹满微喘。如果用下法,表邪(主要是风邪)下陷,里热郁结,腹更满,小便难。

这条是提示我们,第一,有表的时候一定要解表。标准的阳明中风,治疗就是桂枝加葛根汤。第二,临床上的病症经常会有兼夹的问题,这是伤寒另外一个大的话题,合病的问题。太阳和阳明合病，如果是表邪重，以表为主，比如上面条文里的症状，发热恶寒、脉浮而紧比较重，腹满比较轻，微喘，就用桂枝加葛根汤。如果是里重，就用桂枝加大黄汤，这是以腹满微喘为主证，发热恶寒脉浮的情况比较轻。如果是阳明和少阳合病，用大柴胡汤。大柴胡汤是以少阳为主，口苦咽干、寒热往来为主，同时有腹满、大便难的情况，用大柴胡汤。如果是阳明为主，就要用阳明的方，比如大承气合柴胡汤（表7-15）。

表 7-15　阳 明 合 病

病	症	方
太阳阳明	表邪重：发热恶寒、脉浮紧为主，腹满轻、微喘	桂枝加葛根汤
	里邪重：腹满、喘重，脉浮也轻	桂枝加大黄汤
少阳阳明	少阳重：口苦咽干、寒热往来重，夹杂腹满大便难	大柴胡汤
	阳明重	大承气汤合柴胡汤

第217条　阳明病，脉浮而紧，咽燥口苦，腹满而喘，发热汗出，不恶寒反恶热，身重，若发汗则躁，心愦愦反谵语，若加温针，必怵惕烦躁不得眠，若下之则胃中空虚，客气动膈心中懊恼，舌上胎者，栀子豉汤主之。若渴欲饮水，口干舌燥者，白虎加人参汤主之。若渴欲饮水，小便不利者，猪苓汤主之。

这条是承接183条，互发其义，以明其治。我们在读经的时候，要前后呼应起来。每个条文不是孤立的，一定是一个整体。183条表证居多，戒不可误下。此条表里混杂，脉证错杂，不但不可误下亦不可误汗。前半部分跟183条基本一样，也有脉浮而紧，咽燥口苦，腹满而喘，发热汗出，不恶寒反恶热，身重，以阳明发热的特征为主。脉浮而紧，误发其汗，夺液伤阴，或者加温针，愈助阳邪。本来就是风，再加个外在的热，病人就出现谵语、烦躁、怵惕、愦乱、不眠。此谵语不是腑实的谵语，是阳热有余了。

不管是中风还是伤寒，阳明这条经脉的特征是很容易就化热，尤其是素体有热的人，口干、想喝冷水、怕热，即使是伤到寒邪，也很快就转成热邪。一般男性这样的体质比较多，女性体质属阴，这样的不太多，伤到阴邪的时候还是表现为阴邪。这就是男子和女子气血的不同，男子以气为本，女子以血为本。讲《内经》的时候我们讲过，男子怕热的多，女子怕冷的多。当一个女子身体足够好的时候，血也不虚，不怕冷，说明先天的阴阳比较平衡，气和血的情况都比较好。如果一个男子素体的阳气是充盛的，他还不怕热，身体就比较好了。实际上也是冬暖夏凉，会有很多应验，比如皮肤的温度高不高，吃的东西偏不偏，像体热的人就喜欢吃凉的，像很多西方人素体阳明就偏热，就喜欢喝冰的东西，气也偏旺，毛发偏重，所以扎针的效果很好。大家给人做调理的时候，如果对方素体是怕冷的，慢慢调到不怕冷，说明阳气就充盛了，再补阴血，就慢慢一点点在恢复了。

脉浮而紧，误发其汗的时候，如果是腹满恶热，这时如果误下，胃就会空虚。用攻下的方法时，一定会伤到胃气，因为像大黄这一类苦寒的药，苦寒伤阴，下完之后胃口肯定就不好了。如果素体阳明有热，胃气过旺，吃饭要吃两碗三碗，因为热太盛了，用这样的药正好把热去了就恢复正常了。如果是素体胃气弱的人，下完之后胃口一下就不好了。有的人甚至不用大黄，用一点石膏，寒性还没有大黄的大，一下脾胃就败掉了，脸色马上变黄，甚至胃痛。所以大家下的时候一定要兼顾到病人的胃气。

客气邪热扰动胸膈，心中懊恼，这是用栀子豉汤，这是热在上焦，用栀子豉汤清虚热，撤去膈热。上焦的热最容易待的地方就是胸、膈，部位就是肌肉、经脉，比较表浅的地方。如果是渴欲饮水，口干舌燥，表示太阳表邪已解，即使没解完也是已衰了，阳明经热正盛，或者有燥，这是热在中焦，是因为中焦更多地连到阳明的胃和肠，用白虎汤。又因为有伤阴的情况，所以加人参，白虎加人参汤。这时就不要加党参了，加林下参或者是太子参、沙参、玄参，有补阴的作用。党参主要以补益肺脾的气为主，补阴的作用没有那么强。野山参则是气和阴两个并补。白虎加人参汤清热滋阴。如果是渴欲饮水，但同时小便不利，这是阳明饮热并盛，用猪苓汤利水滋阴，这是热在下焦（表7-16）。

表7-16　阳明病误下、误汗

病　因	证	治
阳明病误汗误下后	热在上焦：心中懊恼，舌上有苔，在肌肉、经脉表浅处	栀子豉汤清虚热，撤去膈热
	热在中焦：渴欲饮水，口干舌燥，太阳表邪已衰，阳明经热正盛（燥热），胃肠经脉	白虎加人参汤清热滋阴生津
	热在下焦：渴欲饮水，小便不利，阳明饮、热并盛	猪苓汤利水滋阴

大家要把伤寒贯穿成一个圆，我们可以横向看，就是六经都放到里面，比如一个渴证，可以放到太阳、阳明、少阳、太阴、少阴、厥阴这六经里面看渴证分别是什么情况。还有纵向看，比如看在阳明里面的渴都有哪些情况。这样整个六经辨证的体系就成为一个纵横交错的网。最后你还可以定位病、脉、证、治。

《金匮》里面每一篇，比如痉湿暍病脉证治，或者咳嗽、疝气病脉证治。这个病它有什么样的症状，如口渴，每一条口渴的情况还伴随不同的症状。一个病有主症有次症，主症是什么这个是最重要的。治病的时候先抓主症，像发热，太阳、阳明和少阳的发热就不一样。还有脉，标准的脉是什么样，太阳中风脉浮缓，太阳伤寒脉浮紧，阳明中风脉浮而长。从八纲的角度，表是什么样里是什么样，这个病是属表还是属里，比如阳明中风属表，阳明腑实属里。阳明经热，看相对哪个来说，相对表来说就属里，相对于腑证来说，属表，或者在表里之间。它的寒热的情况怎么样。虚实，大承气汤治疗的就是实证，栀子豉汤治疗的就是虚证。最后再落实到阴阳，阴阳是总纲。

三阴三阳就是一个阴和阳，在阳里面再划分出三阳，阴里面再划分出三阴。一直在贯穿这个病脉证，最后到治疗，我们所选择的处方，它的主治，比如桂枝汤，它治疗太阳中风，整个方的功效是什么，主要可以治疗哪些问题。它可治表也可治里，治表的时候可以治太阳中风，解表、祛风、调和营卫，在里可以调和阴阳、调和气血，所以我们讲它是天下第一方。它的主治里面，具体落实到病证，它可以治疗头痛、汗出、恶风、发热，但凡是太阳中风的情况它都可以治疗，可以治疗脉浮缓，还可以治疗表里不和、气血不和、阴阳不和。如果再把西医联系起来，它可以治疗荨麻疹、过敏性鼻炎、过敏性哮喘、产后受风、产后出汗、失眠、补虚，这样你就贯穿起来了。

还可以再把六经和六气联系起来，风寒暑湿燥火。天地之间的六气，时刻不能忘。再把五行联系起来，木火土金水。在天化为六气，在地成形，成的五行。在人的身体上，则用五运六气来对生理现象进行体现和观察。五行的系统里面，最大的五行就是五脏，还有五色、五味、五气、五音，《阴阳应象大论》里面所有的内容。六气就是六腑。再把经脉联系起来，五脏再加一个心包，就是六脏，六腑，三焦是有名无形，可以变成五腑。每个脏腑的功能是什么，再放进去。

这套六经系统，它把外感为主的疾病和脏、腑、经、脉、外络的肢节，比如肝主爪甲，就联系起来了。在这套系统里面，就把天底下所有的东西都阐述清楚了。比如太阳寒水，就联系到膀胱、手太阳小肠，以及膀胱相联系到的脏腑的肾、小肠联系的心，就贯穿成一个整体。在这个里面，三阴三阳的开阖枢、升降，六气的特征，五行之间的相互关系，再给贯穿起来，这就是一个完整的中医的体系。贯穿始终的是一个象，用象的方法使天人相应起来。天地大宇宙，人身小宇宙。

把六气归到阴阳总纲，六气就是一气。风和热是什么关系？热和湿是什么关系？热和燥是什么关系？热和寒是什么关系？用天地之间的现象来观察它。风，阳气升散而泄，这是阳气升到一半；阳气全升的时候就化为热，热中包含暑。阴气半降的时候，是燥，全降的时候就化为寒。湿是在其中间。六气，就是天地的阳气在变化的时候的六种形式。五行也是，木跟火是什么关系？跟土、金、水是什么关系？每一行之间，间隔的每一行之间，它的纵横的关系又是什么？就联系起来了。最后六气就变成一气了。昨天是寒露，气候特征是什么？这段时间运气的特征是什么？再考虑一下人先天的禀赋，把《内经》里面的《本脏篇》《阴阳二十五人》《论勇》《论痛》，再结合《异法方宜论》，地域不同饮食不同，所导致的疾病发生的种类和特征就不同，所以我们选用不同的治疗方法。这些不同的治疗方法解决不同的疾病。来一个病人，你要考虑得远一点，除了当下这个问题，你要考虑总体的健康水平，还有年龄因素，30岁和40岁，年龄特征分别是什么，只要是这个年龄，我们普通人跳不出这个范围，"跳出三界外，不在五行中"，不是这样的。即使你是身体修炼得道了，你还在三界里边，无非你是修炼得好，40岁现的是20岁的身体状况。有的人却是，20岁的年龄有40岁的身体，现在这种情况很多。还有性别的不同，导致的阴阳气血的不同。还有地域职业。你把世间的365行都看一看。比如飞行员，高空作业，一定是气浮在上面的多，降得不够，所以降气的药一定适合他们，导引、站桩就非常适合他们。像教师这个职业讲话多，那肯定需要补气、补阴，生脉饮就很适合。厨师的工作环境很热，要考虑这个。这样就把一个人看得很全了。再看总体的情绪，是处于阴的状态还是阳的状态。容易内向、外向？悲伤，还是喜悦？再看家族的情况。西医也讲，如果一个人的父亲是高血压，他就也容易得高血压。看看这个高血压是什么引起的？是阳明经病，还是阳明表病？有阳明表病的人，一辈子都适用葛根这样的药。还有要看整个家族的家庭关系，等等。所以中国古代看病人，尤其重病人，一定要到病人家里去看。去看家庭关系、饮食结构、起居等。

所以《上古天真论》这一篇很重要，把几个总纲给列出来了。《素问》的前十篇很重要，阴阳五行的总体法则给出来了。很多病和饮食有关，喜欢肉食痰湿重；喜欢吃水果寒凉重；喜欢喝茶水气病，还有寒水的问题。还有穿衣的问题。昨天有个学生说自己得了疝气，肝的经脉上有寒，和穿衣厚薄有关。再从病因学上来看，先天的特征什么样，五行属于哪一行，年龄属相上，六气、三阴三阳上又是什么特征。还有居住的环境怎么样。本来这个人没有寒湿的情况，但是他家住在一楼,这个地方又比较寒湿,他一定会受影响。一个人平素的身体状况是什么样你把握了,这次急性发病又是什么样,比如吹空调,一般都是吹在颈项、肩这些地方,从肢节来说好多都是在皮肤、肌肉,皮肤就是在太阳,肌肉就是在阳明。我门诊还碰到一位,他吹到脚的大拇指了,足太阴脾经,说那个地方麻木,西医查也查不出来什么(表7-17)。

表7-17 中医诊病理论体系应用

具 体 说 明 和 应 用	理 论 名 称
太阳、阳明、少阳、太阴、少阴、厥阴(病、脉、证、治)	六经辨证
证可以分为八纲: 表、热、实、阳 里、寒、虚、阴	八纲辨证
太阳　　　寒　　　水 (六经)　(六气)　(五行) 　　天　　　　地 　　　五脏	五运六气 脏腑辨证
三阴三阳	开阖枢、升降
先天禀赋、地域、饮食、年龄、性别、职业、情绪、家族 本次具体发病原因	病因

太阳病有烦热,无汗而渴,小便利,这是表寒里有热,用大青龙汤。太阳病有烦热,无汗而渴,小便不利,用小青龙汤,这是表寒里饮。去掉了半夏,加上了茯苓、瓜蒌根(天花粉)。太阳病,烦热,有汗而渴,小便利,用桂枝白虎汤。太阳病烦热而渴,小便不利,五苓散,这是太阳膀胱有蓄水,入了腑。我们讲过小便利不利的情况,第一小便好不好解,第二小便的量多不多。

阳明病的渴,常见的有几种。第一种,烦热,无汗而渴。口渴的时候,我们一定要看看出汗的情况怎么样,还要看看小便的情况怎么样,小便利的我们用葛根加白虎汤,这是阳明的经有热。小便不利用五苓散,加清热的药石膏、寒水石、滑石。如果阳明病有汗而渴,小便利的用白虎汤,和上面比就是一个有表一个无表,这是完全在阳明经上的热。阳明病,烦热,有汗而渴,同时小便不利,用猪苓汤。

少阳病,寒热往来,无汗而渴,小便利,用小柴胡汤,去半夏加天花粉。少阳病,寒热往来,无汗而渴,小便不利,用小柴胡汤加茯苓。伤寒里面,但凡见到小便不利,一般都是加茯苓。如果是发汗过多,出现口渴,加天花粉。

太阴属三阴中阴最盛的,所以太阴无渴证。

少阴的阳邪,烦、呕、小便赤而渴,这个赤不一定是红色,就是小便黄,代表热。用猪苓汤。少阴的阴邪,下利大便稀,小便白而渴,用真武汤。

厥阴的阳邪,这个地方的阴阳,是指寒热,消渴,用白虎加人参汤。厥阴的阴邪,凡是谈到阴阳的时候,你要看看这个地方的阴和阳指的是什么,有可能是寒热、表里、气血、虚实等,一定有一个参照的点,属阳明,渴欲饮水,阴邪转到阳明上面,少少与之则愈。厥阴的阴邪已经转属阳明的情况,只要给病人喝一点水就好了。

这一条前面的部分跟上面一条基本相同,不同的地方是,汗出不恶寒反恶热,身重,这四个情况都是阳明的病症,汗法、下法、烧针皆不可用(表7-18)。

表7-18　渴的六经辨证分析

病	证	治
太阳病	无汗而渴,表寒里热,有烦热,小便利	大青龙汤
	无汗而渴,表寒里饮,有烦热,小便不利	小青龙汤,去半夏,加茯苓、瓜蒌根(天花粉)
	有汗而渴,烦热,小便利	桂枝白虎汤
	烦热而渴,小便不利	五苓散
阳明病	无汗而渴,口渴(要同时关注出汗和小便的情况) 烦热,小便利	葛根加白虎汤 阳明的经有热
	无汗而渴,小便不利	五苓散 加石膏、寒水石、滑石
	有汗而渴,小便利	白虎汤
	有汗而渴,烦热,小便不利	猪苓汤
少阳病	无汗而渴,寒热往来,小便利	小柴胡汤,去半夏加天花粉
	无汗而渴,寒热往来,小便不利	小柴胡汤加茯苓
太阴病	无渴证	
少阴病	渴,阳邪,烦、呕、小便赤 小便赤不一定是红色,就是小便黄,代表热	猪苓汤
	渴,阴邪,下利,大便稀,小便白	真武汤
厥阴病	消渴,阳邪(阳是指热邪)	白虎加人参汤
	渴欲饮水,阴邪,属阳明,阴邪转到阳明,只要给病人喝一点水就好了	水

注:
(1) 小便不利(包括更多的是小便过少,不好解,也包括小便过多)小便过少不好解可能是因为有热、风,或者汗过多耗掉津液,所以小便不利。口渴、但不欲饮。
(2) 小便利:说明有津液,小便利,但代谢不好,口渴不欲饮。
(3) 天花粉:苦、甘、寒。用于发汗太多,热证导致出汗过多,出现口渴,效果最好。
(4) 葛根:甘、凉。阳明引经药,生津止渴,解酒。侧重湿。
　　葛根有一点祛风解表作用,天花粉无祛风解表,但解热要比葛根强。
(5) 太阳病:刚痉葛根汤,柔痉瓜蒌加桂枝汤。临床上重的时候两个药可以同时用。
(6) 葛根:无治疗咳喘作用,天花粉有治疗咳喘的作用。葛根可以治项背强几几,天花粉没有。
(7) 沙参、麦冬:补阴作用更强,清热作用不强。
(8) 半夏:气化不好,燥湿化痰(解渴作用不明显)。

我们来看猪苓汤。猪苓汤,猪苓要去皮,现在好多都不去皮,买回来可以自己去掉。五味药,以水800毫升,先煮四味,取400毫升,去药渣,纳阿胶,烊尽,就是搅一搅,冲化掉,温服140毫升,每日3次。

这张处方治疗少阴的阳邪,这里所谓阳邪,就是阳明和少阴的经脉里的水热,所以这里有补阴的药,旨在益阴,不专利水。小便不利,有利水的药,但还是重在补阴。伤寒治疗表虚,最怕阳虚,最忌亡阳,就怕汗不止,阳气脱。在里的不足最怕亡阴,阴液、阴津、阴血的不足,或者是已下过多。阴虚的人,这个阴虚就包括津、液、血、精,大家在用下法攻伐的时候,不管是通利小便还是攻大便,一定要注意阴不足的情况,注意补阴。所以讲大便不可轻动,小便禁下通。用完通利小便的药之后小便很多,会亡阴,这个很麻烦。

西药治疗腹水、胸腔积液,用很多利尿的药,用完以后,人的阴津、阴液就消亡掉了,病人就会出现血虚、精亡、口渴、津液不足了。你只要看到病人用过这些药,就要先给他补阴。这里面阿胶是补血的,素体阴血就不足。中医来讲,出现像腹水、积液等,也是身体的精微物质,只不过不能正常地气化和利用,就渗漏出来了。治疗的时候,不是要把这些东西渗漏出去,不是下,而是转化,再重新吸收利用起来。当然如果太多的时候,离经之血、津、液,就变为湿邪了。水分我们身体是需要的,但是当水分不在正常的部位运行的话,就变成水气,变成疾病、病气。跟风一样。体内正常是需要风的,春天需要风,可是当风太盛的时候,就成为邪气了。所以我们在治疗的时候一定要兼顾到这个问题。像西医在治疗的时候,在利尿的同时还在补充电解质,让人长期服钾,这样来弥补,可是这样补不容易。临床我们看到很多腹水的病人,抽完腹水,很快肾气就竭了,阴被伤到,或者病根没去,又很快长回来。

这个方子里,阿胶养阴而滋燥,质地黏腻,属阴。典型的猪苓汤证,舌质应该是红的,津少,苔少或有裂纹,脉偏细数。滑石性滑,去热而利水,针对的是热证的水。佐以茯苓。茯苓入脾,猪苓入肾。整方疏热渴,滋阴润燥,利水不伤阴,因为有阿胶这样的药去滋润。

我们在讲六经的渴证时,太阳篇的经典方是五苓散。五苓散和猪苓汤,只有一两味药不同。太阳为寒水,所以加桂以温之,暖肾行水。像这种天(10月9日),冷的时候你服一点桂枝,服完之后很暖和,但是现在天气燥,服完之后就容易化热。所以阳盛的时候不能用桂枝,桂枝下咽,阳盛则毙,就像油锅里你还加一把火。承气入胃,阴盛则亡,本来就是阴寒证了,你还用苦寒的药,本来天就很冷了,你还要雪上加霜。这是阴阳的法则。猪苓汤治疗的是阳明和少阴的渴,这两条经脉都涉及津液的代谢和运行。阿胶、滑石以润之,滋养无形以行有形之小便。滑石摸上去就是滑滑的,像山药,山药本身含的津液很多,补阴,尤其是脾胃之阴的效果最好。

第218条　阳明病汗出多而渴者,不可与猪苓汤以汗多胃中燥,猪苓汤复利其小便也。

汗多而渴,这时已经有燥了,胃燥。这种小便不利是水干了,乃水涸之小便少,非水蓄之小便不利。五苓散的小便不利是因为膀胱里有风,气化不利,这时有水,只需要把膀胱的气化功能恢复过来,把邪气去了,小便就正常了。如果是这个条文讲的,汗多而渴,胃中有燥,这个时候是没有水,所以小便少了。这种非水蓄之小便不利,如果再用猪苓汤,更利其小便,益竭津液而助燥。这种情况,直接润燥补水就好了。猪苓汤治疗的小便不利,是水还有,只是还有热邪,以及阴不足的情况,主要是阴血不足,水热为患,这是猪苓汤的主治病症。

这条是讲,如果已经汗多,津液不足了,再利小便,就是雪上加霜,反使津液立亡。

第189条　阳明病,脉迟,食难用饱,饱则微烦,头眩,必小便难,虽下之,腹满如故。

脉迟为寒,脉数为热,这就是一个阴阳法则。这地方的寒是中寒,脾胃的寒,不能化谷,不能吃东西,没有胃口。虽饥欲食,食难用饱。吃下去以后不能运化,虽然有食物堵着,还是觉得没有饱,健运失度。

脾胃主运化,运是输送布散到全身,《素问》的第二十五篇讲了饮食入于胃,整个气血的转化过程,重点就在脾胃。天地的六气,它的生长化收藏,脾胃对的是化。万物土中生,就会由它来运化、转化。化生气血,重点在脾。胃的功能主要是受纳,加热一下,真正转化要靠脾。我们平时说脾胃虚,如果没有胃口,是胃气不足、胃阳不足。如果是吃完以后不能运化,这个主要就是在脾了,脾虚。清阳不升,故头眩。

浊阴不降,小便难。食物里面的水分,当吸收、代谢不需要的多余的部分,就变成浊物,从小便而走。虚寒,胀满,这个满是虚满,不是实满。像阳明腑实的实证的满,我们用枳实。这个时候,虽下之,腹满不减。

虚证和实证的满很好鉴别,吃完东西以后是更满还是减轻,如果是虚满,吃完东西以后生成新的气血,尤其是生成新的气之后,满就消了。如果是实证的满,本来里面的气就很多,是因为里面的气堵塞了,那你吃完以后这个满就会加重。还有一个判断方法,实满你用手按压,病人肯定会疼痛;如果是虚满,按上去以后你手上的热会帮助他减轻。

如果是虚寒水湿不能代谢,就会变成谷疸。治湿是不可下的,像这种虚寒的湿,治疗办法主要是健运脾胃,脾胃得到补益之后,湿自己就化了。谷疸就是因湿所导致的腹满身黄,是因为食物而引起的。这种虚满,治疗的话用茵陈术附汤,有化湿的药,白术苦温燥湿,附子温阳化湿。核心是阳能化湿,需要阳气,这是一个大的方向。

还有很多小的治法,比如夹有热,清热利湿;如果是因风而导致的湿,风能胜湿,用一些祛风的药;还有茯苓、泽泻这样的药,淡渗利湿;芳香化湿像藿香、佩兰这样的药;如果是寒湿,用苦温燥湿,像白术。这是治湿的几种大的方法。

第185条　阳明病,若中寒者,不能食,小便不利,手足濈然汗出,必大便初硬后溏。

刚才提到的谷疸,有学者解释是胰腺(有问题),这个说法肯定是不对的。《金匮》有黄疸病脉证治的一篇,有黄疸、酒疸、谷疸、女劳疸、黑疸五种。黄疸主要是湿,有外来的气候的湿,也有内在的湿。酒疸是喝酒引起。黄疸这一系列的病都是湿引起,只是病因不同。谷疸是因食物引起,吃的东西里面偏湿的东西太多了。房劳不节,女劳疸。黑疸,这是肾虚之后引起的黄疸。所以这个说法肯定不对。

我们看一个学者的学术观点对不对,要放到经典里面来看,如果解释得符合阴阳五行的法则,就是对的。如果不符合,就肯定是错。比如体质,真正的体质应该是内经里面讲的,你的五脏,生下来脏腑的大小如何,位置高低如何,脏腑的质地怎么样。就像脾,如果一生下来脾就是弱的,嘴唇的质地就会比较松弛,两边的高低,位置长得不正,歪嘴。脾长得脆,嘴唇就是薄薄的。长得结实的,就表示脾先天比较强。比如肾的情况,只要看一个人的耳朵,都不用看他的肾的情况。耳朵的位置高低怎么样,质地怎么样,前后的角度怎么样,高下、偏正、缓急、大小。所有的脏腑,总的来说,长得小的,功能好。在小的基础上,如果里面是很充实的,再大,就更好了,总体来说质地上要致密。就像皮肤,皮肤很致密的话风邪进不去,就像纱窗一样,它那个纹理很密的话,邪气进不来。

阳明病,不大便,能食,小便自利,手足濈然汗出,典型的承气汤证,用下法。如果是中寒,不能食,小便不利,手足濈然汗出,不可下,大便初硬后溏。一开始因为寒,可能也会出现大便不好解的情况,但都是一开始稍微硬一点,后面肯定是稀软的。这是寒热不同。

第235条　太阳病,脉缓浮弱,其人发热汗出,复恶寒,不呕,但心下痞者,此以医下之也。如其不下者,病人不恶寒而渴,小便数者,大便必硬,不更衣十日,无所苦也。渴欲饮水,少少与

之，但以法救之，渴者，宜五苓散。

太阳病，脉浮缓，是典型的中风脉。浮缓而弱，发热恶寒，是中风的证。如果此时误下，就会出现心下痞，就是胃脘的地方满而不痛，痞证。如果不下，病人不恶寒而渴，小便数者，大便必硬，这是虚燥，还没到实的情况，这时不可下。燥的特征就是大便硬了。若渴欲饮水，必胃中干燥，从外在表现要看到内在脏腑的状况。少少与之，补充一点胃阴。平常的饮食结构里面，粥和菜汤就很好，大家做饭时菜不一定要那么多，但一定要带个汤。人体气化吸收水分的时候，汤是最好吸收的。

如果是小便不利而渴，用五苓散。这个小便不利是水停不化，水已经有了，但是化不开，病在膀胱。昨天门诊一个小孩，尿床，就是表邪未解，所以需要起夜，白天小便也很频，给他用五苓散，气化膀胱的水。

第 199 条　阳明病，心下硬满者，不可攻之，攻之利遂不止者死，止者愈。

阳明病出现心下硬满的时候，如果是胃家实，我们用下法。如果是虚证的心下硬满，不可攻。这就告诉你要分虚实。虚证的硬满，攻之利不止者死，正气脱而死。利自止，代表邪气退了，犹可自愈。所以很多时候就是看你自己正气的情况怎么样。你可能误治了，你还有正气，邪气退了它自己还能停下来。

第 213 条　阳明病，下血谵语者，此为热入血室，但头汗出者，刺期门，随其实而泻之，濈然汗出则愈。

如果是伤寒，女子伤寒，经血适至，就有热入血室之证，可以刺期门。男子伤寒，如果出现下血，大便或者小便里带血，谵语，亦为热入血室。在女子，血室主要是指胞宫，在男子为精室。热蓄阳明，不得外越上蒸，邪气的热不能通过出汗发散，出现头汗。临床会看到有一些人，吃点东西头上的汗就出得很多，就是有热，热蓄在上面出不去，如果能出去好多就从头汗来表现出来。还有阳明中风的病人，平素的体质就容易出汗，好多人一到夏天汗出得很多，治疗也是刺期门。期门是肝的募穴，募就代表五脏六腑的阴聚集到的点。脏腑里边气血分为阴和阳的话，背俞穴就是五脏六腑的阳气输布到背后的点，募穴就是阴，募集到前边，在胸腹的位置。

临床上所有痛证急性发病的时候，都是阳气闭塞不通，不管是心梗的疼痛，还是胆绞痛、肾绞痛、胃绞痛，背俞穴下一针。五脏六腑都有背俞穴，一针下去，阳气一通，疼痛就止了。如果疼痛没有全解，再加上前面的募穴。俞募，阴阳一调和起来，基本疼痛就去了，比西医的止痛药来得还快。

阳经都是在外，唯独阳明经在前侧，在阴侧，因为它多气多血。阳明的经脉从缺盆下乳内廉，胸腔是旁开 4 寸，到腹部是旁开 2 寸，挟脐下到气街中，就是到腹股沟。血室的脉是起于气街，至胸中而散。气街就是气汇集的地方，一个比较大的干道，街是赶集的地方。

当妇人经血来，热入血室的时候，就会出现似结胸。男子在热入血室的时候，伴有下血。热入血室，是但头汗出。男子和女子都有谵语的情况。女子是从阳明的里，是从月经里走的。男子是从阳明外，走到阳明这条经脉的头部，是头汗出，所以这时候针刺期门。经络循行的时候，女子和男子的体质、气血不同。在男子就是谵语、头汗出；在女子就是谵语，同时有似结胸的情况。

第 196 条　阳明病，口燥，但欲漱水，不欲咽者，此必衄血。

阳明属胃，开窍在口，当阳明有热的时候，就口燥。但欲漱水，不欲咽，是觉得口干，但是喝的时候只是漱漱口，不想咽下去。因为病机不同，病人的表现各种各样。这是虽燥而不渴，热在经不在腑，在血分不在气，所以迫血妄行，出现流鼻血的情况。比如小孩，吃了王氏保赤丸，里面有巴豆，热、燥，就迫血妄行，往下走就出现便血，跟这个病机是一样的。热在经血，迫血妄行，而导致衄。

第 229 条　阳明证，其人喜忘者，必有蓄血，尿虽难，大便反易，而其色必黑者，宜抵当汤下之。

蓄血，长期的瘀血。有瘀血的人有几个特征，第一，色黑，离经之血变成瘀血，色是黑的，所以肤色一定黑。第二，肌肤甲错，皮肤就像鱼鳞一样一层层的，尤其小腿的地方，阳明经上。第三，消瘦，比如得畸胎瘤的病人，就是这个瘀血的特征。还有一个就是，口燥而不渴，想喝水但是喝不下太多。还有喜忘，记性不好。你们刚才说自己记性不好，很多是精血不足了，脑为髓海。因为女子的身体，一辈子消耗最大的就是怀胎、生产，还有哺乳，消耗了之后，我们说"一孕傻三年"，是有道理的。瘀血的部分，有的人也会有，要看看有没有上面几个特征。

瘀血，血病于下，乱而喜忘，乱可能指的是情志，一般有瘀血的人情志也会异常，要不就是伴有谵语，或者突然出现异常的情绪，说着话突然断片了。怪病，中医治疗的时候常考虑两方面，瘀血和痰，一切的怪病都找找有无这两个原因。

从六经上来讲，要找阳明，特别是腑，跟肠的关系很大。血和糟粕共病，瘀血和粪便共病，大便色黑，用方抵当汤。如果蓄血在膀胱，就要看小便之利与不利；如果蓄血在肠胃，就要验大便的黑与不黑。临床上碰到过很多，因为瘀血而导致的神志异常，服药以后就会出现大便黑，比如癫痫，外伤引起的。

一提到外伤，大家首先要想到有瘀血，女子年过五七（35 岁），男子五八（40 岁）以后，活血的药短期服一点是可以的，丹参、三七，但不宜时间太长。时间长的话，活血了以后可能会出现出血。化痰的药也可以间断地服用一点。只要脾胃一弱，或者肉食吃得多，或者不吃肉但是脾胃弱，都会生痰，陈皮等这样的药都是很好的。

第 246 条　病人无表里证，发热七八日，脉虽浮数者，可下之，假令已下，脉数不解，合热则消谷喜饥，至六七日，不大便者，有瘀血，宜抵当汤，若脉数不解，而下不止，必协热便脓血也。

我们讲过了，《伤寒论》凡是提到处方方剂的条文，大家一定要记下来。

这条讲的是抵当汤。前提：病人无表里证，无表就是没有太阳证，无里就是没有阳明证。这个时候发热，没有提到恶寒，发热无恶寒，虽然脉是浮的，这时候不可汗。我们讲，三阴也好三阳也好，如果有外感的话，有在表的症，我们的治法就是汗，无论感受到的是风寒暑湿燥火。用汗法，一定要见到表证。有一分表证才可以用汗的方法来解。一般临床我们判断表证的方法就是看有没有恶寒。有一句话：有一分恶寒，就有一分表证。所以太阳病的提纲：脉浮，头项强痛而恶寒，最后会有一个恶寒。

如果你见到一个脉浮，我们不能判断他一定就是表证，因为久病或者虚证，都会显出这个浮象来。头项强痛，也未必有外感，但是伴随主症里有恶寒的话，一般我们就可以断定有表证。所以我们一般会问患者，如果他发热，问他是不是怕冷。那么这种怕冷，是一开始怕冷伴有发热，还是一阵热一阵冷，比说少阳的寒热往来，或者是阳明的，一开始有恶寒但恶寒很快就变成但热无寒，很快就转了。

这个条文的脉浮而数前提条件就是病人无表里证，这个时候不可汗。我们治疗的时候，如果发热，在阳明篇里讲过如果发热伴有大便硬，发热应该在阳明主时的申酉戌时，这种热应该是潮热,如果有这种情况这个时候可以用下法。条文提的是这个情况。假令已下,如果不是阳明的腑实证你用了下法,他讲了脉数不解,数在这里代表的是热证,那么这个热还没解。合热则消谷喜饥,这个地方又开始转了,这个前提条件是之前有脉浮数,脉浮已解而数无解。所以,这个地方代表表热去里热还在,里热未解。

但这个地方的解释,跟我们临床倒不是那么贴切。一般临床上讲,如果在表的热用下法,热去的这种情况不是特别多,因为浮象已经不在了,浮的情况有可能不是用下法下了,有可能是患者经过休息,或者喝了热汤,或者是吃了一些食物比如辣椒这些,这个浮象可以解去。那么数未解则代表里热未解。所以这个里热,这个时候非热结在胃,就是不结在阳明,而是结在血分,热结在血。

所以整个病机,到了没有热,至六七日,不大便。有两种情况:如果是不能消谷善饥,这个时候是代表胃是实热,这个时候用大承气汤。如果是消谷善饥,他能吃,这个时候代表什么?条文讲,不大便,也有大便难的情况,这个大便色必黑,这是辨证的一个重点。就是在胃家实或热结在血分的时候,两个都可能出现大便难的情况。那么消谷善饥时的大便颜色一定是黑的。这种黑就是瘀血的象,这时候是有热结有瘀血,这个时候我们治疗用抵当汤。里面有大黄、水蛭、虻虫、桃仁。所以,在患者出现脉数的时候我们还要看一下,这个数脉代表的热象是热在表,还是热在里。热在里我们还要看是热在血分,还是胃肠之间。所以我们看,虽然有大便难的情况,还要看看有消谷善饥,或是没有消谷善饥,再来判断是结在胃肠还是结在血分。最后再看大便的颜色,颜色黑不黑,如果黑色这个热是结在血分,有瘀血。

那么我们讲抵当汤这张处方,标准的是治疗膀胱的蓄血,太阳经,所以这张处方出现在太阳篇。那么到了条文的最后,而下不止,必协热便脓血。如果是脉数不解、瘀热不解,这个瘀热也是瘀在血分。如果是热结、色黑,那么这个瘀血从大便解,因为有大便难,所以用药可以用抵当汤来治疗。

如果是下利不止,大便还有结的情况,患者就会出现瘀血结在我们的粪便里面。临床就会有另外一个病症,利下不止,痢证,痢下赤白,下利。下利跟我们的普通的泄泻,拉肚子不同。那这个不同的点主要就是在大便的颜色和形状,下利的特征一定要痢下赤白,脓血,里面一定要带脓带血,颜色有可能是红的有可能是白的,所以中医把痢疾单独列为一个疾病。通常来讲,痢疾一般是在血分的疾病。脓多还是脓少,颜色是红还是白,赤多白少血分受病多些,白多赤少气分受病多些。可以再用舌脉佐证来分它的寒和热。像我们这条瘀热结在里面,这个脓血要多一些颜色肯定是红一些,那么在伤寒里就有几张处方了。比如白头翁汤,专门治疗这个痢下赤白这个药方。

所以整个伤寒里所有的处方,前提条件都是因为表证进去的,外感的疾病就是传变快,有表可以及里,由气分可以到血分,由三阳可以到三阴,从轻症到重症,可能还出现死症。我们伤寒里所有的处方可以治疗所有的外感,这是一个情况。第二个,所有的外感引起的内伤疾病,我们伤寒里的这些方都可以治疗。这就是为什么很多高血压,很多医生都认为是内伤的疾病,可是放到伤寒的六经的这个体系,发现是阳明的表病进去的病,那我们依然用葛根汤这样的处方去治疗它。再比如心脏病,依然是从外感进去的,我们依然可以用桂枝汤治疗,比如很多肾病、肾炎、肝炎,都是因为外感进去,那我们还是按照这个治疗。这个条文里需要掌握是抵当汤,抵挡汤这个应用可以参考前面阳明篇里229条,有蓄血的症状,包括哪些情况,比如我们讲的喜忘,色黑,肌肤甲错,舌质暗,有瘀斑,等等来进行用药(表7-19)。

表 7 - 19　病人无表无里，脉浮数，下后

证					方
脉数不解	大便难	表	/	/	/
		里	不消谷善饥	胃家实	大承气汤
			消谷善饥	热结在血分（大便必黑，有瘀血）	抵挡汤
	下利不止痢证，血分受病	热	热利下重		白头翁汤
		寒	少阴病，下利不止，便脓血者，腹痛，小便不利		桃花汤

从第 247 条这条开始，是讲伤寒的阳明篇里常见的问题。阳明主肌肉，和脾胃在五行里归土，是表里关系。在这个阳明，在五行里属金。主燥气，那么和它表里的属太阴，太阴是湿，六气里属湿五行里属土。我们整个三阴三阳，太阳在六气是寒水。阳明五行里是燥金。少阳是相火。太阴湿土。少阴君火。君火跟相火，一个是虚火一个是实火，君火以明，相火以位。我们看到日光灯这种就是君火，像太阳，还有燃烧的柴火就是相火。相火是实火，一般少阳是这种；虚火是什么，少阴的君火。最后是我们厥阴，厥阴风木。

在我们《内经》里面，有关于运气的七篇，这里有个标本的概念。大家在学《内经》的时候学过一个标本，就是病急、病缓，这么来算标本。医患之间也可以算标本。那么五运和六气里的标本呢？它的三阴三阳为本，那么它的六气为标。阴阳的属性，太阳阳明和少阳，太阴少阴和厥阴，为本。那么标就是六气，六气就是风寒暑湿燥火。在这里，每一条经脉里都有一个标本的关系。

太阳寒水就是，太阳属阳，寒属阴，所以太阳寒水这个病容易从标从本，就是有寒的情况，有热的情况，太阳属阳，阴阳属性属阳，寒属阴，有阴的情况属热属阴，病发一般会出现两种情况，一种是热证，一种是寒证的多，这叫从标从本。

少阳相火，少阳属阳，火也是属阳，所以它的病从本，少阳的病，基本就是从热证化阳证的情况多，这叫少阳相火从本。

太阴湿土，太阴是本，湿在这里讲是五气的中气，总体来讲也是属阴，所以太阴湿土的病，一般来讲也是从本。

少阴君火，少阴属阴，火属阳，所以这个标本来讲，就会出现两端，一种是阴证，一种是阳证，或者是寒证或者是热证，所以少阴君火这个也是从标从本。

在六经里来讲，阳明燥金和厥阴风木是非常特殊的两条经脉。在这条经脉里，我们看阳明这个阴阳属性是属阳，这个燥气阴阳属性是不太好确定的，这个是第一个。第二个，厥阴跟阳明，在我们医学这个体系里，它经过太极生两仪，两仪生四象，就分出了太阳和少阳，太阴和少阴。阳明和厥阴这个主要起到了一个"开阖枢"的作用，主一个阖。所以它的病就是厥阴跟阳明，不从标本，从乎中，阳明的病。厥阴也依然如此，风的特性，厥阴是属阴，风的阴阳属性虽然从四时来说是属阳，可是它的病特征来说，不从标本，从乎中。这就是我们六经的标本中气，所以它的病都有这个特征。

所以太阳里有热证,也有寒证,寒水的证。少阳里面从本所以少阳容易热化。少阴是寒热就是表现出寒跟热的特性,所以少阴篇有黄连阿胶鸡子黄汤,也有回逆汤等处方。那么太阴湿土从本病容易湿化。今天我们会讲到这个条文,临床上黄疸,这个病在六气里讲,主要就是湿。太阴跟阳明的关系最密切。先记下来,到后面再解释。记住:三阴三阳是本,六气是标,临床发病时,三阴三阳的标本关系是这么建立的(表7-20)。

表7-20 三阴三阳的标本关系

三阴三阳的标本从化						
本(三阴三阳)	太阳	少阳	阳明	太阴	少阴	厥阴
标(六气)	寒水	相火	燥金	湿土	君火	风木
标本关系	从本从标	从本	从乎中气	从本	从本从标	从乎中气
阴阳离合	开	枢	阖	开	枢	阖

第247条 伤寒发汗已,身目为黄,所以然者,以寒湿在里不解故也,以为不可下也。

那么伤寒的正治法就是——太阳的伤寒用麻黄汤,在阳明的伤寒我们用的是葛根汤——发汗是正治。我们看伤寒发汗已,治疗方法是正确的,发汗。

临床出现身目发黄,我们讲已经发汗了,这个汗是什么,表有寒里有湿,这个病机是怎么推的?是身目发黄来反推的。正常情况伤寒发汗了,邪气解了寒也去了,身体就不会有恶寒,也不会有发热,也不会有头痛,也不会有肢节疼痛,更不会有身目发黄。那么患者出现身目发黄,我们推断,第一是表邪未解,第二是里有湿。那么这个黄的原因是什么呢?是表寒里湿,郁而发黄,这种黄,临床上叫黄疸。黄疸三特征:身黄、目黄、小便黄。正常来说一个人素体脾胃虚弱,会皮肤黄,颜色稍微暗一些的黄。到黄疸的时候,出现目黄,就是眼睛眼白的部分,结膜的部分发黄,小便黄,正常人小便应该是淡黄,这个黄颜色比较深,有的像茶,浓茶的颜色,这个是黄疸的情况(表7-21)。

表7-21 黄 疸

病	治			说 明
(湿+水) (湿+寒) (湿+热)	表实	汗之	热	麻黄连翘赤小豆 (上半身肤黄,表寒里热、无汗)	茵陈蒿为特效药,各方中酌情加减,几个药方可以合方
			寒	麻杏苡甘汤	
	里实	下之	热	承气汤	
				茵陈蒿汤(中部黄,多从大便走)	
			寒	茵陈术附汤	
		清之	热盛	栀子柏皮汤 (下半身黄,无表,里证)	
	小便不利	利之		茵陈五苓散(多从小便走)	

那么这种表寒里湿，郁而发黄，治疗的时候，治则就是发汗、利小便。我们讲经脉里的十二皮部，一般受邪都是从这进去的，这是表。而这个里，就是指肌肉、经脉、经筋，不是讲六腑之间。

第 250 条　伤寒瘀热在里，身必发黄，麻黄连翘赤小豆汤主之。

🌿 麻黄连翘赤小豆汤

麻黄二两　连翘二两　杏仁四十个　赤小豆一升　大枣十二枚　桑白皮一升　生姜二两　甘草炙二两

上八味以潦水一斗，先煮麻黄再沸，去上沫，内诸药，煮取三升，去滓，分温三服。

附方歌： 麻黄连翘赤小豆汤。

黄病姜翘二两麻，一升赤豆梓皮夸，枣须十二能通窍，四十杏仁二草嘉。

伤寒表邪未解，可能你用麻黄的量小了，可能正好天气又逢湿，比如长夏的季节，那么郁而化热。那么有湿邪。这种湿，无论外感来的或者内伤的，不管是感受天地的湿邪，或者是内生的湿。

比如内生的湿，我们讲，从病因来讲情志不节，比如思虑过多，思伤脾，《内经》里讲的，当脾虚的时候，就不能正常化湿，不能正常运化湿邪，就会生湿，这个是情志上面导致的湿。还有肢节这个原因，比如久坐，久坐伤肉，当伤到肌肉的时候，这个气血运行也会受影响，时间久了之后导致湿。

春夏要养阳，秋冬要养阴，人体的阳气，每天需要有运动尤其是四肢。我们知道脾胃主四肢，四肢动起来的时候，全身的阳能可以正常的运转。很多久坐的人，当你不动的时候，像坐办公室的人，脑力劳动的人，动手动脚走路不多，整个气血是运行不畅的，阳气流通得不太好——所以我们常说，孕妇怀胎的时候，要时时小役四体，古代在农村，妇女一般不太容易出现难产。那么这是对阳气的保养，所以要动，阳主动。每天大家的户外运动不能低于两个小时，至少两个小时，早一个晚一个。比如走路，比如静坐。动则养阳，静则养阴，静坐，我们身体五脏六腑的阴，来补养它，跟睡觉一样。两个是不同。当然阴和阳又不分开，你阳气正常动则生阳那么你的阴也能生，反过来你打坐的过程中也是能升阳，静极能生阳。这是起居。那么饮食上，过食生冷寒凉的东西，这就是产生湿的源头。还有什么？禀赋，比如太阴湿土，辰戌太阳寒水，丑未太阴湿土，属牛的人、属狗的人，先天的禀赋就是带有湿的特质，所以他别的方面都注意的很好，但是还是会有湿，就是得天的这个气，就带有这样的倾向，这就是湿的原因。

所以有的人得伤寒了不会发为黄疸，有的人可能夹杂很多，又爱思虑又不怎么运动，饮食又喜欢生冷，又是属牛的属羊的，那肯定发。所以你们去看，这个黄疸，在西医里有肝病，肝病多见，像很多肝病或胆病的病人，你观察他们的体型和体质，他们一定有得湿的这个倾向，这是我们讲到的湿的原因。

这个地方还有热，所以湿跟热和了。湿热郁蒸外搏肌表，这个湿邪跟热邪主要在外了，身必发黄。寒邪还没解，虽然还有化热的情况，实际这个里面还有寒未解，所以我们治疗它的时候，解表清热利湿。药用麻黄连翘赤小豆汤。这是我们这张处方，实际它紧扣上面那条，第247条，讲这个病机。

我们来看这张处方。麻黄，麻黄要去节，麻黄节有止汗的功效，麻黄是发汗的功效 30 克。连翘二两（30 克），杏仁去皮尖，差不多一个是 0.6 克，我们称过，差不多，四十个差不多是 20 克左右。这里面有两个药我没有考证,赤小豆是一升,桑白皮是一升,这个需要再核实一下,如果按照其他药的配比来说,这个方的名称叫麻黄连翘赤小豆,那么这个药也应该是二两左右。这是推测,大家先以二两来用。桑白皮在里面主要是清热的作用,桑白皮这个药有清肺热的作用,这个应该是成药了,那么我们推测它的剂量也应该是 15～30 克,一升。临床我们看,这个热象重不重,肺热重不重,如果不重就用的轻一点,如果重就重一点,还是需要再考证一下。大枣十二枚(60 克),生姜是二两(30 克)。炙甘草也是二两(30 克),连翘是 30 克。教材上有一个旁注,连翘,用的是连翘的根。临床上我们用的是连翘,连翘根用得少。这个地方应该用连翘的机会多,因为病机讲,表有寒,热也在表,所以用了连翘,可以来解这个表热。我们有一张处方,银翘散,用了金银花、连翘。

这个处方实际是我们麻黄汤的变方,有麻黄、杏仁、炙甘草,去掉了桂枝,桂枝这味药是辛温,去桂之辛热。桂枝这味药可以单独服了试,你如果单服桂枝,服一小段时间就会出现嗓子疼,咽红便秘,这个热的情况。所在这里把桂枝去了,加了赤小豆,姜枣,姜枣是甘辛。赤小豆这味药是甘性的药,大部分我们吃的五谷都是甘味的,比如大米、小米、小麦都是甘味,所以这个东西可以补益我们的脾胃,可以常服,久服,甘补益脾胃,甘能缓,甘能补,所以甘的性都是平性。或者是小麦的话,性温,准确地说是微温,像小孩子吃的母乳,母乳也是甘温不是那么太热,比如像羊奶,这个热就太大一些,所以吃完很多人就容易化热。像牛奶,现在好多都是花白牛奶,性甘凉,所以小孩子喝多了以后生湿,影响他的胃口。《千金方》里古代代替母乳的这种都是黄牛的奶,因为黄牛秉的这种性温一些。这个甘能去寒湿,加了连翘、桑白皮以清肌肉之郁热。桑白皮是甘味的,连翘是辛味苦味,用这两个药配在里面,跟我们的麻黄性味不同,来清里面的郁热。赤小豆有很好的利湿作用。所以这张处方是表里两解,在表解表散寒,在里清热利湿,所以这张方同时可以治表病里病,治里主要在肌肉里,表里两解之法。临床上这张处方用的很多,像很多黄疸刚刚病起的时候,是表有寒化热,里面有夹湿的情况,我们一般就用它。

好,我们看下黄疸,这个病主要是因湿导致,根据湿是夹水还是夹寒,还是夹热的不同,我们治疗时侧重点不同。

表实我们用汗法,表实汗之。就是在表有实邪,我们用发汗的方法,代表方就是麻黄连翘赤小豆汤。那么还有另外一张处方麻杏苡甘汤。如果偏热的,用麻黄连翘赤小豆汤。如果偏寒的用麻杏苡甘汤,麻黄杏仁再加薏米,这是我们临床治疗的。

治黄疸的湿,有一味专用的药:茵陈。这需要大家在临床用的时候看黄的情况,一般有多黄,身体就有多湿,可以加到里面用,这是加减变化。

如果里实,里实下之,所以用承气汤那一类的,或者茵陈蒿汤,里面用到大黄,大黄的量加大。

那么如果是热盛,用清法,热者清之,代表方:栀子柏皮汤。

如果是小便不利的我们用利小便的方法,代表方:茵陈五苓散。

如果这里夹寒,它在里寒,里实,还有两味药,寒湿的黄疸,我们学《金匮要略》学过了茵陈术附汤。白术加附子,只有这张是偏湿偏寒的。

第 248 条　伤寒七八日,身黄如橘子色,小便不利,腹微满者,茵陈蒿主之。

临床上黄疸病人很多,看你能不能碰得上。实际上像小孩子刚出生,新生儿黄疸,一般都是偏湿,偏夹有水,茵陈五苓散就很适合,你可以用它来外洗,小孩子刚出生的不太适合吃药,也可以给妈妈吃。还有茵陈术附比较适合,或者通过补脾胃,健脾利湿的药,比如参苓白术散,给妈妈吃的这个，里面有四君子汤，茯苓白术炙甘草，再加一些利湿的药，或者用小建中汤，理中汤，都可以，这个是退黄的比较好的方法。最简单的方法这时候不用药了，艾灸一下就好。灸什么地方呢？灸小朋友的肚脐，中脘，足三里，或者阴陵泉，或者太白，灸一般一个穴位就够了，比如腑会中脘。这时候要管好妈妈的嘴，生冷的水果要少吃了，一般长夏的季节容易发。

伤寒七八日，身黄如橘子色，小便不利，腹微满者，茵陈蒿汤主之，我们讲了黄疸的出现是因为湿跟热的关系，湿胜于热，黄色为晦暗一些，我们称之为阴黄。大家看这个阴阳的法则。如果是热胜于湿，黄色如橘子，就跟我们吃的橘子皮，就是很鲜亮的那种橘子皮，色黄如橘色，就是阳黄。我记得我们当时实习西医的时候，到了消化科，碰到了一个病人，这个病人身黄、目黄、小便黄，目黄和皮肤黄的颜色就非常晦暗，根据西医的检测指标，我认为应该是有肝炎。我们当时还做了病案讨论，带教的老师跟我们实习生讨论，判断出来以后，这个人最后查了乙肝的指标，查了两对半这个指标，都没有查到肝炎的情况。但是从胆红素升高的比例，包括排除别的疾病，排除胆的疾病，应该还是肝炎，就是从物理指标上来推断。最后我坚持我的观点再查，查出来是丙型病毒性肝炎。我记得最后的病案分析也是很有意思，西医的这个病案分析也是蛮精彩，可以找很多证据，排除哪些问题，然后这个临床表现，尤其试验室的指标，哪些和哪些配合，最后你可以判断。当时老师说，你要说常见肝炎不是乙肝吗？查了两对半还是没有这个问题，所以这个可以排除，但是我最后还是坚持我的观点，查出一个丙肝。但最后西医治疗这个的时候，没有什么好办法，输了一些活血的药（丹参注射液），西医没有退黄的药。如果放到今天来看，就是阴黄，茵陈蒿汤，或者茵陈术附汤就好了。

我们刚才讲的是表寒化热，有这个在肌肉里的湿。那么这条讲的里热就要盛一些，一个是盛一个是深，所处的部位就是深一些。处方方面，我们治疗用茵陈蒿汤，茵陈为君药，清热利湿，佐以大黄，使以栀子，所以这张处方排湿的渠道是从大小二便走。茵陈蒿汤，君茵陈，苦略寒，清热利湿，化湿的作用更强，清热的作用没有那么明显其实是利湿，所以寒热的黄疸我们都可以用它。佐大黄，荡涤脏腑，推陈致新，清热利湿，还可以活血。使栀子，栀子这味药清三焦的热，上焦中焦下焦都可以清，所以三药配合这个实热从大小便泻出。这张处方用下去，一般还是走谷道，从大便把热泻下去了。如果是茵陈五苓散，是从小便走，从小便走的多，这个小便会很黄，一排完以后，湿一走完以后黄疸就退了。但是用药，每个人的禀赋不同，很有意思，有的人服完以后，应该从大便走，但还是从小便排，所以人体是很有意思的生命体。就是有常有变。大家了解常，再知道变化的部分。

这张处方（茵陈蒿汤的方在 228 条后面）里面茵陈用了六两（90 克），栀子十四枚大概 20克，大家把它掰一下，跟大枣一样，把它掰开了。大黄三两，临床上栀子我们不用掰，大家可以掰了试一试看看药效是否有差别，这应该由中医的科研来完成。比如麻黄去节与不去节的药效差别，麻黄先煮，去上沫与不去上沫这个功效上的差别。应该去做一些这样有意义的探索。这几味药，以水一斗二升，2 400 毫升，先煮茵陈，减掉一半，减茵陈 1 200 毫升，纳二味，把剩下的两个栀子跟大黄放到里面来。大家发现没有，这个里面大黄是同时下的。那么取三升，煮取三升，伤寒这个没有煮的时间，是按剩下药量的多少来算，煮取 900 毫升。去掉药渣，分三服，一次就是 300 毫升，所以伤寒里大部分药服用 300 毫升。后面有一个附注，在《古本康平伤寒论》第 228 条，服完这个之后，小便当利，这是仲景的一个观察，附注就讲了，尿如皂荚汁状，色正赤，一宿，腹减，黄从小便去也。这是后加的，不是条文里的。

第 249 条　伤寒身黄发热者，栀子柏皮汤主之。

栀子柏皮汤

肥栀子擘十五个　甘草炙一两　黄柏二两

上三味以水四升,煮取一升半,去滓,分温再服。

附方歌：栀子柏皮汤。

里郁业经向外驱,身黄发热四言规,草须一两二黄柏,十五枚栀不去皮。

伤寒的身黄发热讲到了三张处方,前面的两张,第一个麻黄连翘赤小豆汤,第二个茵陈蒿汤。这个是什么? 如果从表里的情况来看,伤寒身黄发热,临床大家碰到黄疸这样的病你看一下,很多人病起的时候,一开始还是有表证的情况,有怕冷,或发烧,经过西医的治疗很快烧就退了,隔两天这个怕冷的情况就好了。只要但凡给你提示这个发病的过程,一定是从外感进来的从表进,大家不要忘了这个,所以伤寒这个方你时刻可以想起来应用。第二个在病因里来说,联系到六气,风寒暑湿燥火,会有以下三种情况。

(1) 没有汗的这种表叫无汗之表,这就是我们的麻黄连翘赤小豆汤。

(2) 沉实的里证,走到里去了,这时候用药用茵陈蒿汤。

(3) 还有一种是没有表证,里证也不明显是什么,这个里主要是阳明腑实的里了,这时候用药用栀子柏皮汤。

治疗的方法,上面第一种麻黄连翘赤小豆汤用的是汗法,第二种茵陈蒿汤,用的是下法,这个栀子柏皮汤用的是清法,清热的方法。

我们看下这张处方,栀子,大家要小心,张仲景方里用到的栀子数有不一样。这里用了 15 枚,茵陈蒿汤用了 14 枚,14 跟 15,在于这个数,取这个数,1+4,是 5,天五生土,地十成之,所以茵陈蒿汤,这张湿方跟我们的脾土,脾胃的关系更大。1+5 是 6,天一生水,地六成之,一六之数,是肾的数。所以从此药方中看出,关于湿,如果从脏腑上偏于肾,五行上偏于水,这个有不同。当然这是我解的,所以药里面,几味药,栀子 15 枚,称一下 21.5 克左右,近 22 克,这时候失去了数的意义了。所以像用到这个,你可以让病人数,比如药店是自己开的,那这个药我自己来抓,就可以抓 15 个,按个数来,不按大小。甘草,甘草是炙的,用一两(15 克)。黄柏二两(30 克),黄柏这个药也可以清热燥湿,这个湿主要是在下焦,所以跟肾也很有关系。

所以说这个身黄的情况,这个麻黄连翘赤小豆汤的这个黄,主要在上半身,皮肤上面的黄更明显。像栀子柏皮汤的这种黄是下半身腿上的黄更重,没有表证。那么像茵陈蒿汤,在身体的中部,这种情况更多。如果你遇到一个病人,既有无汗之表,也有沉实之里,那么还有表里兼有,可以合方把三个药方合起来用。当然这几个方虽然说要合,但是你看栀子,甘草,这个前面也有,无非就是加了黄柏,茵陈蒿汤里面,加了一个茵陈栀子和大黄,加到这里同时可以用。所以这就是用药的思路,可以广一点。这三味药以水 800 毫升,煮取 300 毫升,服的时候,把药渣去了,服多少,一次 150 毫升,分温再服,分两次服,煮取 1 升半,去滓,分温再服。我们临床上要成为一个高手、一个大家,要注意这些细节,栀子 14 枚或 15 枚,煎药 300 毫升,喝的时候一次 150 毫升,包括用的水,这些都是需要注意的。比如麻黄连翘赤小豆汤,用的是潦水(降注雨水谓之潦)。伤寒论里面用的很多水都不一样,甘澜水,潦水,等都不一样。这样的水我没查,大家可以查一下。不同的水,阴阳属性不一样。我们讲的多的是井水,泉水,井水是属阴,阴水,泉水是阳水,大家喝的时候肯定是泉水最好,你要解暑清热,井水最好。比如大家泡的茶,肯定是泉水最好,山泉水最好。

这个水经过地气上为云,天气下为雨,由于刚刚降下来,没有经过太阳的照射,这里面含阳的成分应该少一点。阴阳的属性,比泉水含的阳要少一点,但是比井水阳多一点。此外,雨水的性肯定是什么?降。所以这个是我们用它来,在麻黄连翘赤小豆汤里,一个解表,一个让湿从小便走,当然这是我们现在解释的,大家可以再查查潦水的功效是什么。

刚刚谈到泡温泉,温泉这个水,是一般温度都高了,阴中之阳,地底下的,又热。大家泡的时候最好不要兑自来水里的冷水,你要它自然的温度放好了,冷却了再泡,你试试,两种水泡出来身体感觉不一样。我自己体会过,这种纯是温泉的水泡出来之后身体的经脉是非常通畅,如果这种掺了冷的这种水,一开始觉得很舒服,最后你会觉得阴阳这个气就会乱。用一个词就是:乖乱。就是这个气走的不是特别舒服。你们可以体会一下,就是阴和阳混在一起,你们可以做实验,拿井水和泉水混在一起,喝完以后肠胃就不舒服了。就是胃识别这种阴阳混杂这种水不太容易。到底是要降还是要升,要气化还是要利走,不太好识别。有一次我口特别干,这个饮水机里的水,一样放了一半,喝了好几杯,喝完以后肚子就不舒服了。临床上我们用它来取吐,比如吃东西中毒了,吐法,把这两种水掺在一起,因为本身那个食物进到胃里就不消化,不吸收,你再加一个阴阳气完全相反的水,很快就吐出来了,再加点盐,盐也可以催吐。

第194条　阳明病,被火,额上微汗出,而小便不利者,必发黄。

我们一直围绕着阳明病的发黄黄疸这类的疾病,到了《金匮要略》里就单独列出一个病来,叫黄疸。

我们看这条,阳明病无汗,我们知道阳明病有表病、有经病(经脉上的病)、有腑病,三大类的病。阳明的表病无汗,我们治疗的正治应该是葛根汤发汗。有的人治疗用艾灸的方法,火劫,这时候就不适合了。因为我们艾灸,温通的作用很好,解表的作用相对就很弱了,所以我们外感伤于寒邪的时候,用艾灸的方法是不太对的,这时候用艾叶来泡泡都比艾灸的方法要好。火劫有火,那么热盛津干,津液就消耗掉了。额上微汗出,这时候我们要看小便的情况。小便如果是小便利,这时候已经被火伤到你身体的津液了,小便还利,病就燥化和热化,病人就会出现口干,舌燥,必烦渴,烦躁,这时候变成阳明的另外一个病,经脉上的病,我们用药就用白虎汤。小便不利大家知道了,凡是得黄疸病,身黄的人,身黄目黄小便黄的人,一定是小便排的不那么通畅。我们知道治湿的方法在《内经》里就是两个,最主要的是用阳来气化它。繁体字的"濕",上面是太阳,下面是水,这个太阳在上面照,水气在下面,水气往上蒸,地气上为云,变成汗,在身体需要的时候变为津液,地气下为雨,就变成了水,变成了雨,雨在人体就是小便。

所以湿邪的人,一般来讲如果小便是通利的,就不太容易发黄疸,能正常出汗能正常地小便就不太可能会得黄疸。所以我们化湿最重要的方法就是温阳化湿的方法,这是一个大法,比如说运动,增强体内的阳能就可以帮助化湿。这是小便不利。小便利的人,津液就会出现不足的情况,热证的情况就会很明显。如果是小便不利,这时候湿就瘀在里面了,从湿化,茵陈蒿汤,身必发黄,这是这一条。

第193条　阳明病,无汗,心中懊恼,身必发黄。

阳明表病如果得汗这个热就可以解了,如果是无汗,代表热不得越,就是热没有给他疏导出去。所以我们讲过中医治疗这种外感的发热,发汗,是发邪气的汗,称为邪汗。像退热药、消炎药这些,发的汗是正常人体的津液。但是随着用退烧药,汗出来以后这个热也会随之出来一些。临床上来讲,一般如果体质好的病人,邪气会随着津液排出去了,所以西医的这个退烧药,有的小孩子用了,烧也就退了,他也就好了。但是大部分的孩子,邪气的汗没有出去,所以退烧药药效过了以后,半个小时以后又烧起来了。当然身体再好一点,如果不用退烧药,自己也能好,而且他自己正邪交争这种出来的汗最好。因为用药,还涉及一个发汗发多少的问题。比如我们用量来计算,假设要发 30 毫升的汗还是 50 毫升的汗?医生用药对这个病人的禀赋都要考虑得很周全,比如说病人只有 30 毫升这个邪气发出的汗,你给他用麻黄用多了发了 50 毫升的汗,这就过了。临床上大部分包括我们自己用药很多都会犯这样的错误,就是你不太好了解这时候病人整个的身体情况,从他的先天禀赋、饮食的情况、他家里居住的环境、孩子的情绪情况、近期饮食起居,你都要了解,最后才能判断,这个孩子到底要用多少麻黄。这个就是比较难,这点对医生来说是最考究的东西。就是你知道这个是因寒而进去的,阳明的表病,你也很容易诊断,可是最后用药这个时候,其实很难。但是如果是他身体的正气,把邪气给驱逐出去。正气存内,邪气不可干,正邪交争发出来的汗肯定是不多不少。就跟女子怀胎,生产的时间,跟天地的这个时间,就是这个孩子该几点几分降生,如果没有经过人为的干涉一定是瓜熟蒂落的时候,就等那个时机,那个时机是早一分钟也不可以,晚一分钟也不可以,但是如果你经过人为的干预,就对孩子会有影响。总体来说,晚一点问题不大,就是这个瓜熟了,晚点摘不要紧,可是你摘早了,这个生长就还差　点点,人的禀赋,人的差别好多时候就是差那么一点点。所以中国古代,中医推崇道家,一定是道法自然,应该什么时候就什么时候是最好的。比如说我们的婚育年龄,你这个结婚的年龄应该在哪个时间。比如女子,二七十四,天癸至,月经就来了就能正常怀孕了,能正常排卵,可是到了 20 岁的时候,阴气才完始,就是整个阴精、阴血长成。身体发育,按照现代医学来讲,青春期这个身体的发育才完整,所以从这点来说,女子婚育的年龄最小不能小于 20 岁。正好经过三七(21 岁),这是一个最佳的年龄,就是结婚的年龄。那么生育 21,22 岁是最佳的年龄,这个天地之机也是最佳。大概是这么一个情况。

热不得越,小便不利,第一个没有从汗来解,第二个,没有从小便来解,小便又不利,这个湿不能下泄。就是没有从汗走,也没有从小便走,心中懊恼,走了第三条线,心中懊恼,这代表湿热郁于里。因为无汗,还有在表的寒,所以这张处方,表有寒,里有湿热,应该用麻黄连翘赤小豆汤,因为还有无汗情况。这是我们发黄的治疗。

若经汗下,若小便利大便硬,即小便很通畅,大便干大便难,伴有心中懊恼的情况,用调胃承气汤,这个湿热从大便而走,用大黄、芒硝、炙甘草。如果心中懊恼,伴随的是大便不硬的,大便软,用栀子豉汤,实际上这时用栀子柏皮汤更好,《医宗金鉴》里讲了栀子豉汤,这个临床也好区别用药,有心中懊恼,有烦的情况,那么栀子加淡豆豉肯定是可以的。如果湿比较盛,我们再把黄柏加到里面来,栀子甘草黄柏三味药,再和上淡豆豉,根据具体情况再选择这个药的加减。

第 200 条　阳明病,面合赤色,不可攻之,必发热色黄者,小便不利也。

这条比较简单,阳明有表病,有经病,有腑病,那么在这个地方,面色的改变一般是阳明的经病比较多,阳明经病的代表方就是白虎汤。阳明的经热,我们讲面当色赤,颜色是红的,治疗手段是白虎汤,所以治阳明经热的时候不可用攻法,用清热的方法。如果这时候,用攻下的方法,若攻之,发热,色黄,小便不利。若小便自利,则不发黄。

临床上治湿我们有一句话,叫治湿不利小便,非其治也。治湿从利小便治,这是第 200 条。

第 228 条　阳明病,发热汗出者,不能发黄也,但头汗出,身无汗,剂颈而还,小便不利,渴引水浆者,身必发黄,茵陈蒿汤主之。

茵陈蒿汤

茵陈蒿六两　栀子十四枚　大黄二两

上三味,以水一斗二升,先煮茵陈,减六升,内二味,煮取三升,去滓,分三服,小便当利。

附方歌:茵陈蒿汤。

二两大黄十四栀,茵陈六两早煎宜,身黄尿短腹微满,解自前阴法最奇。

第228条阳明病,"发热汗出者,不能发黄也",指出如果出汗,那么黄就发不起来。

阳明病,头汗出,就是阳明之热不得越。身无汗,剂颈而还,就是正常汗,如果全身都出了,阳明热得泄了。如果只是头汗出,身上没有汗,这个汗也是到剂颈,即颈项的地方没有汗,这说明阳明的热不能外越。同时有小便不利,这是湿热在里,渴引水浆,口渴想喝水,代表热灼胃,只要有口干的情况,代表胃中津液不足了,有热。这时候这几点合起来,最后是身必发黄,茵陈蒿汤。

临床我们从症状来讲,有一种汗叫黄汗,黄色的汗,就跟黄柏的汁一样。那么这个病发的时候,汗出浴水,比如汗出,皮肤毛孔开了,汗还没干掉,就进到水里游泳,这种比较多见的,或者被雨淋,这时候出的汗就是黄汗。临床上像这样的情况,反过来推,知道我们生活的起居习惯,在出汗以后,不要着急很快去洗澡,不要去游泳,这是一定要注意的。因为皮肤毛孔在开的时候,一定要小心,这是黄汗。

第181条　伤寒脉浮而缓,手足自温者,是为系在太阴,太阴者,身当发黄,若小便自利者,不能发黄,至七八日,大便难者,为阳明病也。

这条讲的是疾病的转归,普通发病的规律是一日太阳,二日阳明,三日少阳,四日太阴,五日少阴,六日厥阴,是这么一个从阳到阴,从表到里的传变过程。这个是从太阴转属阳明的一个病症的描述。三阳在表,三阴在里,所以大家临床治病的时候,要阴证转阳证。反过来讲,如果失治误治,那么就从三阳转三阴了,所以从表里上来说,在治疗上要由里透表,治得不当,就由表入里了。

我们看下这个条文,伤寒脉浮缓,我们知道这是伤寒中风的标准脉,伤寒的脉应该是浮紧的脉。经脉上来讲,如果是太阳的伤寒是脉浮紧,到了阳明的伤寒脉表现为浮大,浮长。那么手足热这是太阳。手足自温这是太阴。那么伤寒脉浮缓,如果限于手足热这个病就是在太阳。这个病人伤寒脉浮缓,可是现的是手足自温,他的手是温温的,没有那么热,那么我们知道,有可能是恶寒有发热的情况,但是这个太阴,病在深,所以发热热不起来,所以手脚的温度稍微低一点。

但是临床上我们一般不靠这个判断太阳和太阴的差别。太阴的一定有太阴的症状,比如腹满而吐,食不下等太阴主证的病症。那么在这里描述的证是太阴,显的症状是太阴的症状;显的脉象是太阳的脉,浮缓的脉;因此邪是从太阳转太阴。如果是小便自利,身发黄,不从太阴湿化而发黄。身黄如果小便自利就不发黄,如果小便不利,身黄伴有七八日,大便难,转到阳明。怎么理解这个条文呢?伤寒脉浮缓,伤寒的病显的是中风的脉,脉浮缓应该是在太阳,可是有手脚自温,显了太阴的病。太阴的病里面,如果是身黄小便自利,这时候就不发黄了,就是没有从太阴湿化,如果你反过来说若小便不利,这时候身必发黄。这时候治疗用什么:茵陈术附汤,就是太阴湿化的这种发黄的治疗方法。

可是病人显得又是什么,从太阴转,透出阳明里面去,七八日,大便难,主症又变成大便难,就是从身黄转为大便难,就是从太阴透到阳明来了。所以六经的经病会有传变,传变的规律可以是顺经传,就是之前讲的：一日太阳,二日阳明,三日少阳,四日太阴,五日少阴,六日厥阴,这么来顺传。也可以越经传,比如说,太阳不传阳明,直接传到少阳,太阳直接传到太阴,可以这么来传。第三种还可以表里经传,比如说：太阴跟阳明,太阴传到阳明,阳明可以传到太阴,就是表里经相关的关系,脾胃互为表里,所以这个经就可从太阴传到阳明来,这是传变的一个条文。

在这条文里重点大家要知道,有些症状显出来的是别的经脉的疾病。比如说,我们讲太阳病,太阳病里面,标准的是"脉浮头项强痛恶寒",如果出现少阳经的病变,比如说胸胁满,正常来讲太阳的经脉没有分布到我们胸胁的地方,如果是头项强痛伴有胸胁满,这就是太少合病,可以用到小柴胡汤合上桂枝汤,这么来治疗,或者柴胡合上麻黄汤,可以这么来治疗。这个实际上是我们还没有讲过的合病和并病,这个之后我们提到的时候再讲。这个就是传经的传变规律。

第182条 伤寒转系阳明者,其人濈然,微汗出也。

这个也是讲传变的规律的,我们知道伤寒有太阳伤寒,阳明也有伤寒,少阳也有伤寒,就是三阴三阳都有伤寒。伤寒如果一旦现了濈然汗出的症状,(这个还可以补一个,就是手足的濈然汗出)我们知道这个是胃家实,是阳明腑实的表现了。这个濈然汗出伴随潮热,一浪高过一浪,我们称为潮热,像海水一样,发作的时间是阳明主令的申酉戌这三个时辰。过了下午申时以后,下午五点到九点。手脚的汗就一阵阵的出,热势是越来越高,这是胃家实的表现,那么伤寒转属阳明,代表的就是阳明的腑证。

第117条 太阳病吐之,但太阳病当恶寒,今反不恶寒,不欲近衣,所谓吐之内烦也。

这条是讲吐证的,阳明的吐,把这几条联系起来了。刚才这几条都是在讲发黄,还有传变,传经的规律。从这条开始讲吐,有阳明的吐证。

太阳病吐之,他讲了太阳病当恶寒,今反不恶寒,不欲近衣,所谓吐之内烦也。如果用吐法,表解就不恶寒了,表邪解了就无汗了。如果在里也有膀胱的蓄血,就不恶热了。吐之以后表里都不解,就是恶寒也不解,里热也不解。内生烦热。这是太阳吐,吐证以后邪气未解,余热还未清,用竹叶石膏汤,继续去这个气分的热。竹叶石膏汤,后面我们再讲这个方子的方义。这里面讲,不欲近衣,吐之内烦,在吐以后,会有烦热。

烦热的情况,我们在讲过的太阳和阳明篇里常见的有这几个情况(表7-22)。

表7-22 几种烦热的辨证与方药

主证	伴 随 病 症	六经辨证	八纲辨证	方
烦热	无汗,热在表,表寒里热	太阳表	实	大青龙汤
	有汗,热在里,口大渴,身大热,脉洪大	阳明经	实	白虎汤
	有汗,大便硬	阳明腑	实	承气汤类
	吐下以后心中懊恼,心烦热,欲吐不能吐,因为没有东西,想吐也吐不出东西来	阳明	虚	栀子豉汤
	太阳证,不欲近衣,吐之内烦,吐下以后,表不解仍恶寒,里热也还有	阳明	虚+实	竹叶石膏汤

注：温病卫分：银翘散;气分：麻杏石甘汤/白虎汤;营分：清营汤;血分：犀角地黄汤。

第一种情况，热在表，病主要是烦热、无汗，这时候治疗用的方就是大青龙汤，大青龙汤是表寒里热。

如果是烦热，伴随的情况是有汗，在阳明热在里，用药就是白虎汤。

烦热如果是吐下以后心中懊恼，心里边烦热，欲吐不能吐，想吐也吐不出东西来，因为没有东西，用栀子豉汤。

如果有汗，大便硬，阳明腑实的可用承气汤类。而除了有汗，还有口大渴、脉大、身热这些情况，可用白虎汤。

如果是有汗，大便硬，同时伴有烦热的情况，用调胃承气汤。

所以大家看到烦热的时候要想想：第一个它是在哪条经上，第二个它的虚实的情况。像大承气汤这是实证，白虎汤是实证，到了栀子汤，变成虚证了。为什么虚呢？因为经过了吐下，这个阴已经被伤了。调胃承气汤这个是实证。这是烦热的这条，前面两条，是《医宗金鉴》宋本给连起来，康平本分开了。在《古本康平伤寒论》第115、116 条，在《医宗金鉴》的 165 条，把它合起来了。165 条最下边，中间这条。有 2 个旁注，一个是关上脉细数，宋本里加到里面去了，还有以医吐之过也，此为小逆，加到里面去了，这个是不对的，读不太通了。

第 115 条 太阳病，当恶寒发热，今自汗出，反不恶寒不发热，脉细数者，以医吐之过也。

第 116 条 一二日吐之者，腹中饥口不能食，三四日吐之者，不喜糜粥，欲冷食，朝食夕吐，以医吐之所致也。

把它合起来。在《医宗金鉴》的解释里，它认为在三四日吐之不喜糜粥，之后有个四五日吐之，欲冷食，他认为这个病是一点点加重的，后面应该有个五六日吐之，欲冷食，就是身体这个胃阳的损伤一步步来的，那么我个人觉得这个不用加，不合理。

看这条115。太阳病，恶寒发热。汗出以后，太阳病如果不恶寒也不发热，之前有的症状就没有了，那么脉就应该要恢复正常了。这时候汗已出来，而本条文中病人出现了细数的脉。

那么我们也讲过平人的脉，脉要一息四至，不浮不沉不缓不急。春天脉要弦，夏是洪，秋是毛，冬是沉。这个洪，对应《内经》里的钩脉，是正常的脉。一息四至，这样一个节律的变化，这其实讲的是气的升浮沉降。现在秋末到冬时，脉要沉下去，才应四时之脉，而脉跳的快慢就不变了。部位上来讲，肯定春夏在表，秋冬脉要靠里一些。这是平人的脉。

脉细数，脉细代表胃虚，数脉代表是热，所以细数的脉同时显现，代表一个虚热的象。这个虚热是因为什么呢？是因为医治吐。我们讲过了，汗吐下，（下的话，主要是大便，小便也可以）尤其是吐，中医讲主要是损耗我们身体的气和阴，就是阴阳两个同时都被伤到了。这个阴主要就是津液，除非你吐的是血，要不然不会直接伤到阴血或者阴精，吐一吐，把肾里的津液给带走这个不太可能，除非是漏精或者是崩漏。气跟血、跟津液是不分开的，就像一杯水，水没了，这个气也就没了。气阴两伤的病就显出细数的脉，代表了虚和热。这是前半部分。

大家看 116 条，"一二日吐之者，腹中饥"，是正气未衰，伤胃未深，即胃的阳没有伤得那么重。"腹中饥，口不能食"，有饿的感觉，代表胃的阳气虽然伤到了，可是胃阳尚存，依然还在的。所以判断胃阳的情况，就是你知不知道饿，如果你还能感觉到饿代表胃里的阳气充足。可是能不能吃得下去，吃了以后能不能吸收，这是脾的阳来决定，这两个阳细分的话各有不同。一个是管胃口有没有、胃气有没有、能不能吃，可是吃下去以后能不能运化就需要脾阳，有饥饿的感觉可是吃不下去，你的脾阳已经受损了。这是一二日。那么到了三四日的时候，这个时候胃中已经是虚热津液不足了,这个前提条件都是因为吐。胃中虚,津液不足,不喜糜粥,就是你给他喂粥的时候不想喝,"欲食冷食"这提示有热,因为热想吃凉的东西。反过来说,如果是寒就想吃热的东西,可是吃完以后朝食夕吐,这个代表胃里的阳已经虚了。胃阳虚胃中虚冷,早上吃进去的东西,胃里的阳不能运化它,不能把它腐熟,到了傍晚的时候就吐出来,临床这种一般是得胃癌的人,胃阳已经虚损了,或者一些贲门癌、胃瘤的病人,就会现出这种早上吃东西下午吐,吐出来的东西,吃的什么样吐的什么样。就胃里没有一点阳气来腐熟它、运化它。

那么所有的原因都是医家吐之过也,所以我们吐药虽然效果很好,像瓜蒂散这类的,但是用的时候,还是要小心。吐的病主要就是胃气上逆。

第234条　食谷欲呕者,属阳明也,吴茱萸汤主之。

看这一条后边有个附注:"得汤反剧者,属上焦也"。而《医宗金鉴》166这条,就把后面这个注加到正文里去了,是不对的。

这条相对来说病机比较简单,食谷欲呕,吃东西就想呕吐,属阳明。我们知道,食物的运化要靠脾胃的升降,胃是主降脾是主升,升降的一个关系,这是一个圆的运动,这是六气的运动,脾是主湿,胃是阳明燥金主燥,所以在我们脾胃,要有燥湿的调停。你没有这个水分津液,胃里就偏燥了。那么你没有胃的这个燥气的话脾里就偏湿了。所以中焦的这个关系,一个是升降是要正常,还有燥湿要调停,这是脏腑之间的关系。

所以食谷欲呕,胃气上逆了不主降,主升了,这就是属阳明,指的是阳明的腑,不是阳明的肌肉,这是代表胃中寒,寒可以引起胃气上逆。热也可以引起胃气上逆。

胃中寒不能受纳故呕,用药用吴茱萸汤。这个处方的药味很简单,吴茱萸、生姜、半夏、党参四味药。吴茱萸这味药专门入肝、胃,治疗温中降逆,而止呕。

吴茱萸是个辛温的药,专门入厥阴,所以标准的吴茱萸汤证:干呕,吐涎沫,用吴茱萸汤。很多女子经期的呕吐都是因肝胃有寒或者肝寒犯胃,表现出肝经有寒的情况、胃失和降呕吐的情况,我们用药就是用吴茱萸汤,这是因寒导致的呕吐。有的人是欲呕,有的是还没有呕吐出来,只是程度不同,病机上是一样的,临床上用的机会非常多。

第118条　病人脉数,数为热,当消谷引食,而反吐者,以此发汗,令阳气微,膈气虚,脉乃数也,数为客热,不能消谷,以胃中虚冷,故吐也。

这一条118,大家看中间这条,病人脉数,数为热,当消谷引食,而反吐者,以此发汗,令阳气微,膈气虚,脉乃数也,数为客热,不能消谷,以胃中虚冷,故吐也。也是围绕刚才呕吐来讲的。这条的重点就是脉数,脉数的原因是发汗以后阳气微,膈气虚,病人现了脉数的情况,若消谷善饥,能吃得下东西,这个脉数代表胃中有实热。

今天这里讲,脉数如果是消谷善饥就是胃中有实热,如果脉数病人反而表现吐的吃不下东西,代表胃中虚冷,这种数应该是数而无力,虚证。原因是因为发汗后,同时伴有脉数,这个脉数是因为呕吐导致的并不是胃中有热,所以我们讲叫客热,不是自己本身有的,像客人一样。总体来说,现的症状就是两个,第一个发热,第二个是呕吐跟脉数。

第188条　阳明病,不能食,攻其热,必哕。

第188条,就在旁边78页。还有旁注:以其人本虚,攻其热必哕,附注:所以然者,胃中虚冷故也。这些都不要,原文就是阳明病,不能食,攻其热,必哕。

我们讲过阳明病在表病上有两种,一种是中风,一种是伤寒。中风是能食,吃东西不受影响,如果是伤寒、中寒则不能食,这里是阳明病不能食。攻热必哕,哕就是呃逆,打嗝。总体病机是因为有寒。所以虚虚实实,寒证应该去寒不应该清热。阳明病不管它现的是经病表病还是腑病,从表现的不能食来看,病机上来看是中于寒,素体是胃阳不足,不能用清热的药来治疗,如果是攻热,必哕。

第220条　若胃中虚冷,不能食者,饮水则哕,脉浮发热,口干鼻燥,能食者,则衄。

下一条,220条,大家翻到85页。若胃中虚冷,不能食者,饮水则哕,脉浮发热,口干鼻燥,能食者,则衄。本条文为不能食,不得水饮。我们知道,水的特性是寒,本身就是寒,这时候再得寒胃气就不降了。这时候讲的胃中虚冷的情况,有呕吐的情况下用一张处方,吴茱萸汤。如果没有呕吐,我们药用理中汤,我们后面会讲到,理中汤加丁香,吴茱萸,大家看,吴茱萸可以配到里面去,来取温散胃中的寒,同时还主降,这是这个条文。

脉浮发热,口干鼻燥,若能食,则衄。这里的衄血为鼻子出血,如果口干鼻燥,是因为热导致的出血。那么我们药用三黄泻心汤。反过来,如果不是脉浮发热,口干鼻燥,不是显得这个燥和热的象,我们用药,一般寒证的血证,一般用炮姜甘草汤(表7-23)。

表7-23　衄　血

证	方
脉浮发热,口干鼻燥,若能食,则衄。热证+血证	三黄泻心汤
寒证+血证	炮姜甘草汤

前两天,有一个冠心病患者,做了两个支架,他长期服阿司匹林和硫酸氢氯吡格雷片,这两个药从西医的角度来讲,是抗血小板聚集,抗凝血药,从中医的角度来讲,就是活血药。病人吃完以后,就出现鼻衄不止,鼻出血不止。一看呢,他这个冠心病是因为水饮,这人平时喜欢喝茶,还有一个阳明的表病,就是长期的鼻炎不好,所以这是表有寒里有水饮的一个病。西药用的是活血药来治疗这个心脏,用中医的辨证来看,那么方向就不对了,出现鼻衄不止。西药有伤阳的情况,导致因阳虚而生的寒,出现的出血不止。也是用了很多方法,西医用了堵塞,用了止血药,都不行。我给他用了这个方,用下去之后,很快血就止了。所以冠心病,西医常规服用的抗凝的药,认为血管会堵塞,是因为血液流通的不通畅了。所以我要防止这个血液凝固起来,所以他称为抗凝药。尤其你放了支架以后是长期服终身服。放到中医里不是,如果你是因为瘀血导致的心脏病可以长期小量服,也很多方法,当归、三七、丹参都比它好,对身体没有损伤。如果不是因为瘀血导致的,我们中医称为胸痹。很多心脏病患者的心脏问题我们称为胸痹,有的是因为血虚、气虚导致的心脏的不适,胸闷、心痛这些情况要补气补血。还有的是阳虚的情况要用温阳的药,像桂枝附子汤这类的药。那么还有的人是痰湿重要用瓜蒌薤白半夏汤这类的药方来治疗。这个方向不是那么简单的,你去看西医所有病人一来都是一个思路,降压,心脏,都是用活血的药抗凝的药,再加一点降血脂的药,不是这么回事。很多人血脂高是脾虚了,那么你要给他补脾。有的人是有水饮,你要把水饮利了,有的人是痰湿重,要用些山楂这样的药,你要给他分开,同病异治。西医现在在治疗层面离我们中医还是有很大的差距的。

第363条　伤寒哕而腹满,视其前后,知何部不利,利之即愈。

第363条,伤寒出现哕的情况有两种,一种不腹满,就是有打嗝,呃逆的情况,但是没有腹满的情况,这种代表正气虚,虚寒的情况。我们用药用吴茱萸汤。如果是腹满,伤寒哕而腹满,我们看满在什么地方,这有两种情况,如果是小便不利导致的腹满用五苓散,如果是大便硬大便难导致的腹满用承气汤。就是哕,同时再看腹满虚实的情况,分清虚证、实证。实证里再分,大小二便的前后不同(表7-24)。就是这个条文。

表 7-24　哕

	证		方
虚	不腹满	正气虚,虚寒	吴茱萸汤
实	腹满	小便不利 大便硬、大便难	五苓散 承气汤

这类病人,不腹满,本身表现就是虚的,没有腹满,这也是虚证,还有一种病人腹满了也是虚证。所以满里分虚实,满和不满,再分,虚,实,就是两个了。满相对来说,表现的是有余之证,那么如果在这里面,满里再分虚证和实证,就是这实际上是太极分两仪,两仪再分四象,四象可以继续再分,虚实虚实,这就是计算机的二进制。10/01 这么不断分。满里分虚实,满和不满可以不断地分。临床上我们看到这种情况,还会参考舌脉来看看,来定这个虚实。

第 206 条　夫实则谵语,虚则郑声。

这个就是用声音来辨虚实。虚证表现郑声,实证表现的谵语。一般临床上,阳明的实证里谵语出现的特别的多。那么阳明的虚证有的人表现的是郑声。那么谵语这个病机主要是阳明热盛上乘于心,说话的特征是颠倒错乱,言出无伦就会没有逻辑。郑声主要是精神衰弱不能自主,特征主要是语言重复。大家确认这两个。声音大小方面,其声是微短,这是(谵语)代表邪气实,这是(郑声)代表正气虚,虚实不同。

郑声和谵语,谵语很多是在阳明腑实里特别容易出现,还有临床上很多昏迷的病人,一般是实证热证的这种特别多。虚证的一般就出现郑声,说话反反复复就说一句话,重复过来就老在说这个问题,谵语就是颠倒错乱,语无伦次,没有头绪,声音音调也比较高。一般像这种谵语就伴有神昏了,神昏谵语,像这种郑声神气就很弱了。

所以临床上我们有一句话叫阳明主脑,脑为阳明之腑。凡是大脑的疾病,临床上我们在治疗的时候,大家从六经辨证上要考虑到阳明,从脏腑上要考虑到胃肠。所以很多人的精神类的精神错乱都可以从阳明的条文来找相应的治疗。所以现代医学也有这样的说法,脑是人体第二个肠胃(肠胃也是第二个脑),大脑的疾病很多也从阳明下手。

[答疑]

问:脑子里长瘤子。

答:也可以从这个地方考虑。

一般肿瘤整体是属阴了,因为阳化气,阴成形,成形的东西肯定还是属阴,在这里面再来分了,是什么原因引起的,大家治疗的时候不要想着一定要把这个肿瘤消灭掉,你要看这个病人表现的是什么样的一个病脉证,一个什么样的情况。然后我们再来确定治疗的方法。往往临床上我们这个病脉证来治疗的时候,有很多病人的肿瘤消了,就是不药而愈,没有专门用那样的一些药,你要找到病因病机是什么。

学习六经，一个是在表的病，以中风、伤寒为代表，大家把三阳的中风、伤寒的代表方、代表的条文要记熟。阳明篇又多了阳明的腑病。太阳篇也有腑病，太阳膀胱腑的蓄水、蓄血。阳明篇有腑的三种，代表方就是承气类，大、小承气、调胃承气。到了《金匮》里面，又多了几个承气汤，都是这几个方子的演变方。这几个方子代表的条文，还有药物的加减，要区分出来。阳明中风的代表方是桂枝加葛根汤，阳明伤寒是葛根汤。你能区别出来，基本上条文就算过关了。

第214条　伤寒四五日，脉沉而喘满，而反发其汗，津液越出，大便为难，表虚里实，久则谵语。

伤寒四五日，代表这个病已经从表到了入里之时。一二三日是在三阳，到了四日就开始入阴了。但是也不一定，有的人一直就在太阳，有的人一直就在阳明，甚至有的人一辈子就在太阳，但是有这个入里的趋势。病入里，脉从表病的浮脉变成沉脉，治疗的时候要兼顾到在里的病，不论是太阴、少阴，还是厥阴，要加入里的药。比如进入少阴的伤寒，麻黄附子细辛汤，加了附子。这时如果误汗，会出现两个情况，一个是津液越出，代表表虚。只要一发汗，在营卫里面的血、津、液，主要是津和液，血是属阴的部分，发汗的时候不会发出来，这时属阴的部分就弱了。同时，在里就出现大便难，代表里实，胃中的津液也不足了，汗出胃干。时间久了以后，久则胃热，谵语。谵语就是言语颠倒、语无伦次，代表的是实证、热证。这时治疗分两步，在表的发表，用桂枝加葛根汤，下之，用小承气或增液承气，增液承气就是加了补阴的玄参、麦冬，是时方，也不离经方的意思。这个病已经变得复杂一点了，表里都有，有虚有实。临床上碰到这种情况，可以先解表，然后再解决里实的情况。也可以同时解决，比如到了太阴的时候，还有中风，腹满而吐，可以用桂枝加芍药。如果是偏实的，就用桂枝加大黄。基本方还是桂枝汤。

第209条　阳明病，其人多汗，以津液外出，胃中燥，大便必硬，硬则谵语，小承气汤主之，若一服谵语止者，更莫后服。

这条是紧接着上面这条来讲的。上条讲发病的过程，此条详上条以明其治。服小承气汤之后谵语止，慎不可后服。凡是汗、吐、下法都是中病即止，不能过。过犹不及，这时候哪怕是病去了十之六七，十之七八，都可以等正气来复。就像发烧，等到正气来复自己就可以把邪气驱除出去，烧自然就退了，大家要相信身体本身的修复功能。

第214条（上半条）　汗出谵语者，以有燥屎在胃中也，须下者，过经乃可下之。下之若早，语言必乱，以表虚里实故也，宜大承气汤。

汗出谵语者，以有燥屎在胃中也，这里有个旁注：此为风，这个不一定。他认为有自汗的情况，有风的情况，这是因为条文中有"汗出"。中风有汗出，伤于风邪，风为阳邪，如果是伤寒就无汗。

在阳明的时候，中风就表现在病人能食胃口很好，如果是伤寒就不能食。这一条是太阳风邪所伤，有个前提条件是素有燥屎，这个人长期就有阳明腑实的情况，表现出自汗谵语。阳明正常中风应该是汗出，恶热不恶寒，这一条是风邪传到阳明的经，入了阳明的腑。治疗时可下，大承气汤。用承气汤的时候，一定要四个主证都具备——痞、满、燥、实。燥我们前面讲过要判断燥屎的位置，是在胃、小肠还是大肠。不大便五六日，我们要看燥粪是结在什么地方，我们可以用小承气汤来试，如果转屎气，才用大承气汤。如果四证里面缺一个就不用大承气，换别的药。比如有痞、满、实，但是没有化燥，就用小承气。如果只是在胃中有结就用调胃承气。这个时候如果下得早就会热不去，肠胃间的热去不了，且虚其中，胃气受损，热邪上干于心，语言必乱。

第 212 条　阳明病，谵语有潮热，反不能食者，胃中必有燥屎五六枚，若能食者，但硬耳，宜大承气汤下之。

"宜大承气汤下之"这句应该放在"胃中必有燥屎五六枚"之后，这才是下法的依据和应用。

阳明腑病，几个代表症状，潮热、谵语不一定是必见的症状，当然临床上你可以把很多精神类的疾病归为谵语，很多精神病人都有阳明腑实的情况，有长期的大便秘结不通。脑为阳明之腑，现代医学也讲肠胃是第二个大脑，或者大脑是第二个肠胃。临床上精神类的疾病，我们可以参考阳明腑病谵语来治疗。还有胃中有燥屎。《伤寒》中"心下"指的是胃，说胃的时候经常指的是肠。不能食用大承气汤。若前面都一样，但是能食，能吃东西代表胃气是和的，只有大便硬，宜导之，猪胆汁、蜂蜜，都可以用。只是大便堵着不通，但没有化热的情况，没有燥和实的情况，普通的药就可以导出用不着大黄、芒硝之类的，临床用得比较多的是蜂蜜。开塞露也可以用，但是佛家讲，我们身体是四大假合的，地水火风，整个宇宙的万事万物也是秉着四大的特性，所以我们同气相求，这些东西你吃了以后人体是容易消化吸收的，可以代谢。凡是合成的东西，人体就不容易代谢，所以蜂蜜比开塞露更好一点。

第 356 条　下利谵语者，有燥屎也，宜小承气汤。

同样是谵语，我们有的用小承气，有的用大承气。下利分虚证和实证，寒和热，这个地方的下利谵语肯定是实证热证，实热的情况。

怎么判断寒热？看下利的情况。第一看大便的性状、颜色，热证一般颜色偏黄，寒证就清稀一些。第二气味，气味比较臭一般是热证，如果是寒证气味就很淡。第三，虚跟实就看大便排完之后，如果是虚证下利之后身体就更弱了，实证下利之后反而会舒服一些，泻后实会减。只有一种情况，实证到了极点的时候，热结旁流，大便热、实、燥，就像羊粪一样，（羊是五行属火）热到极点，下不来，病人就会表现出下利，拉的是清水，但这个清水也是热的，气味应该要臭一些。别的普通的实证下利，都是排便比较多，腹泻完之后人都会很舒服。

下利谵语，脉滑大，兼有宿食，舌质颜色应该红一些，苔要厚一点黄一点，下利之物必稠粘臭秽。比如有的人喜欢吃热的东西，体质又是容易热化的，实证就容易热化。有的人是平时吃冷的东西，比如冷饮，尤其是喝冰的东西，或者吃一些黏滑生冷的东西，他的积就是冷积。同样是大便燥结，这种就变成冷的。用药的时候，热的用大黄，寒用巴豆。伤寒里面有用到巴豆的处方三物白散，《金匮》里面有三物备急丸，大黄加巴豆、干姜。冷的东西下利出来不臭秽，是清冷的。整个消化道里热与宿食相合，这可用小承气，还没有化燥。

这个条文和上一条相对比，判断代表是不是偏燥的，不在于大便解出来硬不硬，而在急与不急、臭不臭。虚证和寒证的，大便肯定不急，5 天、10 天、20 天不解，肚子也不会难受。热证很急，一天如果燥粪没解出来，腹痛、谵语就会逐渐加重。有的人常年腹泻，或者常年有燥粪，但如果是寒的话，也不会出现腹痛，不会不适，也不会有谵语。如果是燥粪，小承气汤或大承气汤证，大便一定是臭的。如果是虚证和寒证就不臭。所以你们看小孩的大便也是，但凡你闻到偏臭的，那肯定是消化不太好了，偏热偏实。如果闻着很清稀，即使大便很干也是虚证。发酸的是有食积引起的，有宿食，时间一久就会化寒化热。就像一堆垃圾堆在那个地方，时间久了一定会有寒热的变化。碰到这种情况，就要用一些消食导滞健脾的药，轻一点的就用健脾消食的药，重一点的要破结，像枳实、槟榔这样的药，轻一点的用山楂、炒谷麦芽这一类的。再重一些，就可以用攻急的药，比如大黄、巴豆这样的药。小孩子一般不太会用得到像大黄这样的药，用的话量要小一点，因为小孩子为稚阳，初生之阳，需要顾护阳气。

第 207 条　直视谵语，喘满者死，下利者亦死，发汗多，若重发汗者，亡其阳，谵语、脉短者死，脉自和者不死。

这条跟上条一样，也在谈阳明病出现神志异常，这里边多了一个重症，直视。五脏六腑之精上注于目，当精不能上注于目的时候，神不守心就失神了，这时病就很重了。一般人在走之前，瞳孔的对光反射会有障碍。如果五脏六腑之精能够上注于目，神和气在的话，用光去照一个人的眼睛瞳孔会变小。如果一个人直视，或者用手电筒去照射他的眼睛没有反应，这个人就失神了。加之喘满，就比较重了，这时的喘是虚喘，阳上脱，气短不足以吸。在下是下利，阴下脱。阴阳两脱，这是死证。

这个条文的发病过程，是太阳或阳明病发汗过多不解，又误发汗。这个发汗多不解，有可能是医生失治或者误治，发汗的方法不对，用药不对，汗出了但是邪气没解，比如误用退烧药。退烧药引起发汗过多的情况特别多，医生如果再复发汗，患者就会气津两伤，邪热传入阳明这时一定会有胃热的情况。气和津一旦不足，身体就会出现热证，患者会出现谵语，这时脉短则死，脉自和不死。这个地方有两个证，谵语是阳证，脉短是阴脉，这个短相对于长而言，寸关尺三部脉都有自己的本位，寸关尺是 6 分、6 分、7 分，脉短不及本位，比如关部脉不及 6 分，只有 5 分或 4 分，代表气衰，证显的是阳证，脉显的是阴脉，脉证不符了，这时我们以脉为主。

诊断用药，有舍脉从症，有舍症从脉，因为有的病人的症状是假象，有时脉象会显示假象。临床的体会是症状的假象多一些，因为症状很多，比如阴盛格阳，当一个人阴寒到极点的时候，反而会显示出假热的情况。比如面部稍稍红一点，口干想喝一点水，手脚的温度反而是热一些，显示的都是假象。正常阴盛阳虚的话，应该手脚会很冷，不想喝水，没有发热的情况。这时候我们要舍掉这些假象，根据脉象来判断。脉偏沉偏微偏细都是不足之象的脉。反过来就是阳盛格阴，一般都是到了阴阳格拒，就是到了极点的时候就会显示出假象。重寒重热这种极致的时候。像阳明腑实，普通的这种大家很好辨认，到了极致的时候，人的精神有一点萎靡不振，阴盛格阳反而显示有一点躁动不安。阳盛格阴的情况，阳明腑实很盛，这时反而会显示出手脚冷，舌质好像也暗一点，苔也没那么黄和厚，不想喝水。正常热盛的时候是很渴，想喝冷水，假象，这时要把症给舍掉。一般这时要加腹诊，腹部的诊断这时很准确，把手放在病人少腹的地方，阳盛的病人搁的时间越久手的感觉就越热。如果是阴盛手就越来越冷阳气快要脱了。还可以探病人的呼吸，阳盛格阴，一开始会觉得呼吸很微弱，手放在鼻孔下面，一会儿就觉得热盛灼手。这时可以用药试一下，如果是阴盛格阳的情况，可以用上好的肉桂，一下就手脚冰冷，口也不干，热势也开始退。如果是阳盛格阴的情况，少用一点小承气，用完之后热势一下就出来了，舌质变红，苔黄、苔厚，甚至长芒刺，脉也从沉变洪大，脉盛口渴，神昏谵语，全都出来了。如果细细去看，都不用舍，脉里就可以找到真相。像阳盛格阴，虽然脉现的是沉，可是久按以后会发现脉沉但是有力，重按有根。阴盛格阳，虽然脉显的是浮象大象，但是重按以后是无力、没有根，显的是阳虚的象。

第 224 条　阳明病，中风，脉弦浮大，而短气，腹都满，胁下及心痛，久按之气不通，鼻干不得汗，嗜卧，一身及面目悉黄，小便难，有潮热，时时哕，耳前后肿，刺之小差，外不解，病过十日，脉续浮者，与小柴胡汤，脉但浮，无余症者，与麻黄汤。

条文中"脉续浮者，与小柴胡汤"，应为"脉续弦者"，这是判断病在少阳的一个证据，所以可以用小柴胡汤。

阳明病，中风。中风的症状，头痛、自汗出、鼻鸣干呕、瑟瑟恶寒渐渐恶风。"浮大"是阳明脉,脉弦浮大,既有少阳的脉又有阳明的脉,阳明和少阳兼有的情况。腹满是太阳和阳明都有的情况。胁下及心痛,久按之气不通,这是少阳的证。胁下是少阳经脉循行经过的地方,是少阳的症状,太阳不可能跑到那儿。有的症状极具自己六经的特征。鼻干是阳明证,阳明这条经脉循行经过鼻子。不得汗是太阳证。嗜卧是少阴的但欲寐。面目悉黄是太阴证。小便难是太阳腑证。潮热是阳明证。哕,耳前后肿是少阳证,耳朵前后是少阳经脉经过的地方。是一个阴阳错杂、表里混淆之证,这个时候用针刺的方法。针刺之后病就会转,它是哪条经为主或者以哪两条经为主,病就会往那个方向去走。我们视其病势所向,趁机而施治。如果实在还有两经、三经的,那我们就用两经或者三经的药。或者表里兼有的,我们就用表里同治的药。

针刺怎么刺呢? 这么多症状一定有主症,比如病人说现在觉得胁下及心痛的情况最重,有耳前后肿有干呕,以少阳为主,从少阳来治。一般不是说你一定要用到阳明的药阳明的病才会好,你在调少阳的时候,少阳和太阳、阳明,还有三阴,都是一个整体,所以你调一个地方,其他地方的病症也会迎刃而解。

针刺之后,病势发展显出的脉象是弦,就是病在少阳,用小柴胡汤。如果是脉浮没有其他的症状,就在太阳,条文给的是麻黄汤,我们讲过,即使是伤寒,经过汗吐下之后,我们最好是用桂枝汤。

临床上,怎么判断是太阴、少阴,或者是太阳,一般来讲,抓主症,主症只要有,就可以断定这个经有这个问题,这个时候六经的提纲要很熟。比如太阳之为病,脉浮,头项强痛而恶寒。阳明之为病,胃家实是也。阳明的腑病一定会显这个象。到了少阳口苦咽干目眩,这是少阳的腑病。少阳的经病,或者表病,主要是往来寒热,一听到病人说我一阵热隔一阵又冷,往来寒热,这就是主症。胸胁苦满,默默不欲饮食,心烦喜呕,一定有少阳的情况,不管现代医学讲的是什么病,都可以放到这里面来考虑。

第191条　阳明病,反无汗,而小便利,二三日呕而咳,手足厥者,必苦头痛,若不咳不呕,手足不厥者,头不痛。

阳明病出汗会多,这一条显的是反无汗,小便多,是因为寒气内攻。寒邪上逆的时候,就显出二三日咳而呕,手足厥冷,手足寒是寒气聚于四肢。寒气上逆,出现咳而头痛。

阳明病容易热化,这条讲的是,也有呈现寒的情况。也有可能阳明本身伤于寒了,比如吹空调。吹风扇,就是中风。

第192条　阳明病,但头眩,不恶寒,故能食而咳,其人咽必痛,若不咳者,咽不痛。

阳明病当恶热不恶寒,若伤寒伤于寒邪,吃东西就吃不下去,胃口不好不能食。如果是中风就能食。临床上,很多男性尤其喜欢饮酒的,伤于风邪的概率很高。阳明本身多气多血,风又为阳邪,所以就容易化热,表现出来胃口很好,所以他虽然受风了有外感,他自己不觉得。这是长期有伤于风邪的情况,能食胃口很好。如果阳邪化热或者夹火就会出现咽痛。如果不咳嗽、咽不痛,代表无热。

临床上咽痛也是,我们要分虚证和实证。在六经辨证里边,八纲辨证一直穿插在里面在用,不是孤立开来的。实证的咽痛,局部肯定会红肿,热。虚证的红就是微弱地有一点颜色发红,但肿得没那么厉害,也可能不肿,热势没那么高。咽痛的虚证时间会很久,实证就是几天,比如吃了火锅,吃辛辣的东西,伤于风邪了,伤于热邪了,就是实证的咽痛。划分一下虚实,再划分一下寒热、表里。这个表里是相对的,比如太阳经的表,可能指的是太阳经脉上的肌肉、皮肤、络脉、浮络,相对于经脉来说,这些就是表,经脉为里。如果经脉为表,腑,比如太阳的膀胱、太阳的小肠就为里。少阴的咽痛也分虚实,少阴这条经脉的循行也夹到咽喉,也分虚实,像黄连阿胶鸡子黄属于虚。桔梗甘草汤,平时防雾霾最好,顾护正气,清咽利嗓,补益中气。很多人用清热解毒的药,你本身又没有这个毒,为什么要去清这个毒呢? 这是从外来的,比如空气里有灰尘、污染这些。黄连阿胶鸡子黄汤,轻一点的用半夏苦酒汤,这些都是治疗咽痛的。

怎么辨是阳明咽痛还是少阴咽痛? 看兼证,一般的病不可能只现一个咽痛。如果只现一个咽痛可以结合一下舌象,看看体质的属性是偏少阴君火的子午,属鼠和属马的就容易走到少阴。阳明燥金,卯和酉,属兔和鸡的人,就容易走到阳明。还跟年份有关,比如今年是卯年或者今年是酉年。有的人一辈子都不会发咽痛。病走常道,这个需要去总结。阳明病有阳明病的症状,少阴病有少阴病的症状和脉,你结和他的脉、病、证,再结合禀赋,天地的时机、气机,比如这两天(2019 年 11 月 6 日)是立冬前,长夏,有湿的情况,所以这两天要考虑到有湿的问题,考虑到秋天燥的问题,燥、湿。还有已经进入深秋,马上入冬了,有寒气了,这两天考虑六气的话考虑燥、湿、寒这三个。从六经来讲,是阳明燥金,燥的情况会比较多,容易燥化。比如咽痛,这个时候就不太会考虑少阴的问题了。

第 78 条　病人有寒,复发汗,胃中冷吐蛔。

病人素体有寒,胃寒复汗,胃中冷甚,吐蛔。蛔虫是感风木之气而生,所以春天才会有毛毛虫。按五行来分,春天生的是带毛毛的虫,秉风木之气,所以繁体字"風"的里面是一个虫字,虫动的情况。吐蛔,如果病人素体有蛔,才会吐蛔。如果素体没有的话不可能吐出来。现在我们吃的食物太干净了,寄生虫不是很多,但是有类似蛔虫发作的病症,但是没有显出虫子来,甚至有虫子的动作。我之前治疗过一例晚上入睡后抽动的小女孩,抽的动作就跟毛虫在走一样,背弓起来一伸一张,这是虫证,用乌梅丸治疗痊愈了。

这一条怎么治? 胃寒,用理中汤来送服乌梅丸。这个病机不在蛔虫,在胃寒、胃中冷上面。胃寒伴有吐蛔的情况,如果吐出蛔虫来了,乌梅丸就可以用了。如果没有蛔虫,理中汤就好了。要保险一点,老师说了,有时虫是看不见的,那就还是理中汤送服乌梅丸就好了。

第 68 条　发汗后,水药不得入口,若更发汗,必吐下不止。发汗吐下后,虚烦不得眠,若剧者,必反复颠倒,心中懊憹,栀子豉汤主之。若少气者栀子甘草豉汤主之,若呕者栀子生姜豉汤主之。

🌿 栀子豉汤

栀子十四个擘　香豉四合

上二味,以水四升,先煮栀子得二升半,内豉,煮取一升半,去滓,分为二服,温进一服,得吐者,止后服。

附方歌:栀子豉汤。

山栀香豉治何为,烦恼难眠胸室宜,十四枚栀四合豉,先栀后豉法煎奇。

🌿 栀子甘草豉汤

栀子十四个擘　甘草炙二两　香豉四合

上三味,以水四升,先煮栀子甘草,取二升半,内豉,煮取一升半,去滓,分二服,温进一服,得吐者止后服。

🌿 栀子生姜豉汤

栀子十四个擘 生姜五两 香豉四合

上三味，以水四升，先煮栀子生姜，取二升半，内豉，煮取一升半，去滓分二服，温进一服，得吐者，止后服。

附方歌： 栀子甘草豉汤、栀子生姜汤。

栀豉原方效可夸，气羸二两炙甘加，若加五两生姜入，专取生姜治呕家。

这条后面的部分我们已经讲过。前面第一句，也是胃中虚冷，不得误汗。胃中虚冷，本因误汗，水药不得入口，若更发汗胃逆更甚，吐得就更重了。所以临床诊病的时候，一定要了解病人素体的禀赋，平时的饮食、起居、情志习惯，所以古代看重病一定要到病人家里去看。去到病人家，他们家庭关系是怎样的，一目了然。先在病人家吃一顿饭，看看饮食习惯是怎样的。如果全家人都胖，看看他吃的是什么；如果全家人体格都偏清冷，那看看他们家的房间是否偏冷偏寒偏湿，再看看年龄，出生的五运六气的情况。还有的跟职业有关。像飞行员、空姐气降不来，降气的药、引火归原的药都适合他们，像肉桂、半夏、厚朴、杏仁、怀牛膝、矿物类的药，龙骨、牡蛎。厨师，职业环境热。农民容易感受风、寒、湿。白领，久坐，耗神，眼睛的问题，气血暗耗的多、思虑多。如果是搞销售的，男的，喜欢喝酒，酒客病。我们凡人脱离不开职业和环境的影响，只有圣人才不受影响。

第187条 阳明病，欲解时，从申至戌上。

这条要记住。大家学伤寒，头要记住，尾要记住，代表方要记住。如果想把所有的内容都掌握，最好的方法是每天读一遍。伤寒大家刘渡舟老先生，天天讲伤寒，自己每天还要读一遍。据说他到晚年，每天诵读功课一个是伤寒论，一个是金刚经，每天一遍。读书读书，是这么来读，不用特意背，读久了就记住了。

六经的病欲解时，都是6个小时，3个时辰。申酉戌，是从下午的3点到晚上9点。阳明病病剧的时候也是在这个时间，病解也是在这个时间，这是常态，所以阳明的潮热，都是从下午3点开始，一浪高过一浪，最高是晚上七八点那会儿。最剧的时候潮水就该退了。根据阴阳对冲的原理，寅卯辰，寅、申相冲，卯、酉相冲，辰、戌相冲，寅是早上的3点到5点，所以阳明病的发病，两种情况，一种是腑病，是到了下午3点开始加重，还有很多其他的阳明病，病重可能是在寅时开始，到辰时。像很多高血压的病人，也是这个时间，所以很多高血压的病人是阳明病。一般病解的时候，不论是表病、经病还是腑病，解的时候都是在这个时间。比如感冒，如果你这次是太阳病，那么巳午未，从上午9点到下午3点容易病解，这个时间你会觉得身上很舒服，邪气快要解了。如果是阳明病，下午这个时间身体的感觉就很正常。因为伤于寒邪、伤于风邪，身体就像被什么东西笼罩了，气血的运行被困住了。

《医宗金鉴》这本书，前面开篇的部分要读，六经的每一条提纲要记下来，还有中风伤寒主治的处方，最经典的条文要记下来。还有经病腑病的要记下来。还有的是特殊用法，比如抵当汤，就那么几条，你用的时候翻一翻都来得及，法则掌握了就好。三阴病的提纲也是如此。还有病的欲解时。这样六经就在你的心里面了。还有六经从化、标本的问题，从标从本，不从标本。

六经辨证的体系掌握了，再跟五运六气结合起来，体系就很完整了。很多外感病，没有跳出这个体系的。很多内伤病也在六经的体系里面，就是伤寒或者中风引起的。如果这一套已经掌握得很清楚了，再结合一下脏腑辨证、经络辨证。经脉循行所经过的地方的病症，都按这条经的病来治。这就是我们治疗的思路。整个纵横交错，小的人体的宇宙放到大的宇宙里面，就很全了。

第八讲
辨少阳病篇

足少阳,相火经。行身侧,职主筋。脉循胁,络耳根。标本同,表里均。和为贵,虚实伦。腑属火,火宜清。

少阳相火,行身之侧,主半表半里。邪入其间,阴阳移,寒热交,禁汗吐下三法,治宜和解。

邪火分虚实。腑症宜清。

司天岁,在寅中。小满暑,主气存。

小满至小暑,少阳主气。岁逢寅申,少阳司天,应厥阴在泉。

辨少阳病脉证并治(表8-1)。少阳主春,把《内经》的内容联系起来,太极生两仪,两仪生四象,少阳为春,太阳为夏,太阴为秋,少阴为冬。四象分法,春分和秋分是一年四季最舒服的两天,太阳照射地球,白天和晚上一样长。到了主春的时候,阳气一半在上,一半在下,其气半出地外半在地下。少阳的时候,天地的气就是这样,人身的气也是如此,所以少阳主半表半里。地上为三阳,地下为三阴,阴阳交界的地方是少阳。《医宗金鉴》的总论里讲,半表者为在外之太阳也,半里者为在里之太阴也。开阖枢里,太阳和太阴主开,少阳主枢,由它来统管什么时候开、怎么开、开多少。当邪气进来,入到少阳的地面,就是阴阳相移,寒热交作,邪正相搏。开阖枢来讲,太阳为开,阳明主阖,少阳主枢,少阳为枢纽,在开阖之间可以调节开和阖。在三阳里面,少阳是居于半表半里之间,太阳和阳明之间。三阴里面,太阴主开,厥阴主阖,少阴主枢。少阳和少阴为枢,少阳为阳枢,可以调三阳之间的开阖。第三,少阳这个阳枢还可以调节三阴之间的开和阖,比如太阴和厥阴之间的阖,少阳也可以去调整,这是阳的力量。所以我们身体的生发,是从子时开始,子时是从胆,胆在三阴三阳里就是少阳。一年是从春天开始,春天也是少阳所主,少阳的力量很强。所以如果我们说桂枝汤是天下第一方的话,小柴胡汤是背后可以调控整个宇宙的枢纽,所以小柴胡汤用的机会比桂枝汤更多。有的时候太阳之间的开和厥阴之间的阖也是一对开阖,少阳也可以调整。所以少阳的正治法是和解,代表药是柴胡。太阳是汗法,阳明腑实用下法。太阳里面也有吐法,吐法跟汗法其实很像。

柴胡这味药,也是秉春之生气,长得像竹子,入药是地上一半地下一半,也是在半表半里之间。现在用药基本都是用的它的根,效果要差一点,标准是茎和叶要用,根也要用。古代用的是茎和叶,用的是竹叶柴胡,四川产的梓潼柴胡是最好的。我们现在用的都是北柴胡,用的都是根,这个就会竭肝阴,会伤肝的阴血,如果用茎叶就不会。

少阳的正治法是和解,但是少阳也有汗吐下法。

小柴胡加桂枝可以治疗口不渴身有微热,有太阳的热,可以加桂枝,这是汗法。

柴胡桂枝干姜汤,是和法,下后胸胁苦满微结,小便不利,咳而不呕,头汗出,往来寒热。

表 8-1　少阳相火是动病和所生病

经络	循行	图示
足少阳胆经	起于目锐眦,上抵头角下耳后,循颈行手少阳之前,至肩上却交出手少阳之后,入缺盆;其支者,从耳后入耳中,出走耳前,至目锐眦后;其支者,别锐眦,下大迎,合于手少阳,抵于顿下,加颊车,下颈,合缺盆,以下胸中,贯膈,络肝,属胆,循胁里,出气冲,绕毛际,横入髀厌中;其直者,从缺盆下腋,循胸,过季胁下合髀厌中,以下循髀阳,出膝外廉,下外辅骨之前,直下抵绝骨之端,下出外踝之前,循足跗上,入小趾次趾之间;其支者,别跗上,入大指之间,循大指歧骨内,出其端,还贯爪甲,出三毛。	

是动病	所生病
是动则病口苦,善太息,心胁痛,不能转侧,甚则面微有尘,体无膏泽,足外反热,是为阳厥。	是主骨所生病者,头痛,颔痛,目锐眦痛,缺盆中肿痛,腋下肿,马刀侠瘿,汗出振寒,疟,胸、胁、肋、髀、膝外至胫、绝骨、外踝前及诸节皆痛,小趾次趾不用。为此诸病,盛则泻之,虚则补之,热则疾之,寒则留之,陷下则灸之,不盛不虚,以经取之。盛者,人迎大一倍于寸口,虚者,人迎反小于寸口也。

经　络	循　行	图　示
手少阳 三焦经	起于小指次指之端,上出两指之间,循手表腕,出臂外两骨之间,上贯肘,循臑外,上肩,而交出足少阳之后,入缺盆,布膻中,散落心包,下膈,循属三焦;其支者,从膻中上出缺盆,上项系耳后,直上出耳上角,以屈下颊至顑,其支者,从耳后入耳中,出走耳前,过客主人前,交颊,至目锐眦。	

是 动 病	所 生 病
是动则病耳聋浑浑焞焞,嗌肿,喉痹。	是主气所生病者,汗出,目锐眦痛,颊痛,耳后、肩、臑、肘、臂外皆痛,小指次指不用。为此诸病,盛则泻之,虚则补之,热则疾之,寒则留之,陷下则灸之,不盛不虚,以经取之。盛者,人迎大一倍于寸口,虚者,人迎反小于寸口也。

大陷胸汤,下法,柴胡汤证俱在而反下之,心下满而硬痛,结胸。

我们还有下法是大柴胡汤,是阳明和少阳合病,柴胡证仍在,先予小柴胡汤,呕不止,心下急,郁郁微烦,为未解用大柴胡汤。这条什么时候最多见?很多胆系的疾病,像急性的胆绞痛、胆囊炎,急性的胆结石发作,还有很多黄疸的,都是用这个下法。

柴胡加芒硝汤,本柴胡证,医用丸药下之,微利,胸胁满而呕,日晡(阳明主时)潮热,柴胡加芒硝汤。

和法是少阳病主治的根本大法,但是根据少阳病的兼证和其他的杂证,也可以用汗法和下法。下法有大柴胡汤、大陷胸汤、柴胡加芒硝汤。一个大法里面也夹杂了其他六经的治法,不是完全孤立开来的,所以太阳篇里边也能看到回逆汤证,阳明篇里能看到少阴证。

第251条 少阳之为病,口苦咽干目眩也。

这是提纲,要记住。少阳是两条经脉,一条是足少阳胆,一条是手少阳三焦。三阴三阳,足经为主,足经的分布更长,分布在外、在下肢,所以当感邪的时候,比如说同样是太阳病,很少沿着手太阳小肠经这个地方进来,除去一种情况,只是手部这个地方受风,或者办公桌上用的是玻璃,凉从这个地方就进来了。大部分吹风都是后背进来,所以都是足经开始。少阳两条经脉也是如此(以足经为主)。少阳的这个条文:口苦咽干目眩,基本上也是以胆为主,讲的是经络和腑。

这条经脉现的症状和经脉循行有关系。脉是起于目外眦,眼角外侧的地方,从耳后入耳中,耳朵的这一块都是少阳循行的,少阳是走身体的侧边,半表半里,后为表前为里。肝胆为表里,所以两条经脉一前一后。夹咽,联络到嗓子旁边,为什么少阳会有口苦的情况,和经络循行有关系。所以当邪气伤到这条经脉的时会现口苦,口苦是热胀胆气上溢。临床上一般有口苦的情况,大部分跟胆的关系最密切。在六气里面,少阳是相火,标本从化是从本,火也是属阳,所以病就容易热化,是实火来的,所以会现少阳相火的象,相火是实火。

当邪气犯到这条经脉的时候,胆的升降失常,胆失和降。从西医的解剖来说,我们分泌的胆汁需要排到十二指肠里边,然后再帮助消化吸收。当邪气犯到这条经脉,胆汁就不排出去了,留在里面,胆汁为胆中的精,容易化热化火,就现口苦了。那个苦的胆汁应该去消化食物,而不应该往上逆。咽干,是因为热耗其津。这个是实热,所以口干就想喝水了,而且想喝冷水。目眩,热熏,热气冲到眼睛的地方,眼发黑。

这个邪气进来的时候,首先也是伤寒和中风。无论伤寒、中风,只要邪气一犯这条经脉,就表现出少阳腑的症状,口苦咽干目眩。这个病,和阳明的提纲很像,是少阳的腑病主要是胆。阳明的胃家实,也是腑病的象。

少阳经病,经脉上的疾病,胸胁痛,急性耳聋不是慢性的耳聋,往来寒热,有一份恶寒便有一分表证,心烦喜呕,腑病的口苦咽干目眩,都是半表半里之证。解读半表半里,是在三阴和三阳的半表半里,三阳之间的半表半里。

出现的症状第一个是经脉所居的位置,古代说所处的界地,是处于哪一界。佛家讲人的生命有三界六道轮回,三界是欲界、无色界、色界,我们普通人是在欲界。胁肋或者说胸胁这个地方就是少阳经经过的地方。耳聋,也是少阳循行经过的地方。咽干,也是。眼睛,少阳经起于目外眦,它和眼睛的开阖也有关系。第二是它的功能,少阳主枢,主枢的功能体现在开阖之间,嘴巴的开合有少阳来管,所以会口苦。苦是胆的情况,口是由少阳来调控。咽干,咽部也是一开一合,眼睛也是一开一合,都是枢纽。

第 252 条　少阳病,两耳无所闻,目赤,胸中满而烦者,不可吐下,吐下则悸而惊。

宋本这条里面加了"中风",把这条当成少阳中风主病的提纲。实际上,少阳的中风和伤寒分的不是那么细,所以加了"中风"两个字是不对的。胆经会缺盆,下胸中,行胁,走到胸腔里面去了,行人体胁肋的地方,所以会出现耳聋目赤、胸中满而烦,都是半表半里之证,经脉循行经过的地方。胸中满而烦是因为太阳的邪气陷到里面去了,这就是结胸,用大陷胸汤,下法,大黄芒硝甘遂,有痰有热有水,痰热水结。少阳的胸中满而烦是用和法,小柴胡汤,不可吐下。若吐下,胆虚则悸而惊。

第 253 条　伤寒脉弦细,头痛发热者,属少阳。

太阳伤寒,脉浮紧。少阳伤寒,脉弦细。弦象一出来,就要考虑到少阳这条经脉。头痛发热是这两条经脉都共同有的,不能根据这个来判断,只是要根据脉象来看,是浮紧还是弦细。一般走到少阳的时候,发热还是很明显的,一般是往来寒热。太阳是恶寒发热怕冷。发热的热势上来说,太阳的热要更高,高烧。少阳的烧就不会那么高。少阳头痛,偏头痛为多。但是少阳初受伤寒或中风,初感冒时不太会出现头痛,表现往来寒热比较多,头痛是邪气入的时间久了,比如长期受风,就会现头痛,一般都是偏头痛。

第 254 条　少阳不可发汗,发汗则谵语,胃和则愈。

少阳的治法是和解,不可汗。少阳发汗,伤其津而助其热,就会现谵语。现谵语也不要紧,如果胃和胃里面津液充足,有足够的水分让你去发烧,这也是疾病向愈,也能自愈。

第 86 条　伤寒五六日,往来寒热,胸胁苦满,默默不欲饮食,心烦喜呕,或胸中烦而不呕,或渴,或腹中痛,或胁下痞硬,或心下悸,小便不利,或不渴,身有微热,或咳者,小柴胡汤主之。

🌿小柴胡汤

柴胡半斤　黄芩三两　人参三两　半夏洗半升　甘草炙　生姜各三两　大枣十二枚

上七味,以水一斗二升,煮取六升,去滓再煮取三升,温服一升,日三服。

若胸中烦而不呕,去半夏人参,加栝蒌实一枚,若渴者,去半夏,加人参合前成四两半,加栝楼根四两,若腹中痛者,去黄芩,加芍药三两,若胁下痞硬,去大枣,加牡蛎四两,若心下悸,小便不利者,去黄芩,加茯苓四两,若不渴,外有微热者,去人参,加桂枝三两,温覆微汗愈,若咳者,去人参大枣生姜,加五味子半升,干姜二两。

附方歌: 小柴胡汤。

柴胡八两少阳凭,枣十二枚夏半升,三两姜参芩与草,去渣重煎有奇能。胸烦不呕除夏参,蒌实一枚应加煮;若渴除夏加人参,合前四两五钱与,蒌根清热且生津,再加四两功更巨。腹中痛者除黄芩,芍加三两对君语;胁下痞硬大枣除,牡蛎四两应生杵;心下若悸尿不长,除芩加茯四两侣;外有数热除人参,加桂三两汗休阻;咳除参枣并生姜,加入干姜二两许,五味半升法宜加,温肺散寒力莫御。

这个条文要记下来。如果六经每一个里边找一个代表条文的话,少阳篇就是它。口苦、咽干、目眩忘了都不要紧,这个条文一定要记住,少阳的经病。往来寒热、胸胁苦满、默默不欲饮食、心烦喜呕,这是四个主症。下面七个或然症,是它可能会伴有的情况,所以小柴胡汤有七个变化的加减法则。

少阳居于半表半里,少阳的邪气可入里也可以出表。少阳之邪并于表,半表不解作寒,就恶寒,并于里,里不和则发热。正邪交争于少阳之经,故现往来寒热。这个邪气就在一半里一半表,在表就作寒,在里就热,邪气就会来回拉锯。正气和邪气交争,打仗一样,就寒热往来。邪凑其经,邪气入到经脉里边,经脉循胁里,所以现胸胁苦满。一般都是在两侧胸部和胁肋。邪气,我们称为木邪,少阳胆的邪气,木邪犯土这时候就不欲饮食。木邪无论是中风和伤寒,邪在胸胁,胆气不舒,少阳相火上迫于心,故心烦。心烦和喜呕连在一起,呕则木气舒。这个和我们平时情绪不好的时候有关系,情绪不好的时候如果打个嗝,稍微把气疏导一下。这个地方的心烦,《医宗金鉴》的解释是火迫于心,气犯心了,临床上这个心也可以理解为胃,胃中烦心下烦,是胆热犯胃。默默不欲饮食,《医宗金鉴》解释"默默",是邪要入阴,现阴证,不说话。其他的或然之证,都可以用小柴胡汤来主治。

太阳有营卫之辨,寒伤营是麻黄汤,风伤卫是桂枝汤。阳明表病也有中风和伤寒,这里就不谈营卫了,中风是桂枝加葛根汤,和葛根汤就差一味药,中药的引经归经很有意思。伤寒是葛根汤,在桂枝汤里加了葛根与麻黄。少阳无营卫之别,其邪容易化热,不论是中风还是伤寒,进到里面很快就化热了,这是因为少阳相火,故同归一也,就是小柴胡汤。少阳是全身的枢纽,在气机的流动、气的运行上面少阳的作用就更重要了。因为气的流通,它的升降浮沉靠的就是少阳这个枢纽的功能。所以情绪的问题就是小柴胡汤。所有的气病都可以从小柴胡汤来论治。少阳和厥阴为表里,当厥阴热化的时候也会现少阳的病症,或者邪气出表的时候也是小柴胡汤。所以肝的很多问题,我们也会用到小柴胡汤,比如肝炎、肝硬化、肝血管瘤。

看一下小柴胡汤,柴胡八两120克最好用带茎和叶的,黄芩三两(45克),人参,古代是用野山参,如果是脾胃偏不足我们现在用党参来代。这个地方的参可以换,如果是外感,需要补阴我们用太子参,有生津的作用。如果是津液不足的情况多我们用沙参来代。人参三两(45克),半夏45克,炙甘草45克,生姜(切)45克不要去皮,大枣十二枚(60克)掰开。柴胡八两,其他都是三,入木的数,河图的数,天三生木,地八成之。所以临床我用的时候,就喜欢八比三,用来调气病的时候,就可以8克、3克、3克这么来开。如果解外感,就乘个3,24克、9克这样来用。但这个数已经变了,最好还是按这个标准的来用。你用伤寒原方的时候,煎法和服法一定要按它的来,不然药就喝得太多了。

这七味药,以水两升2400毫升,煮取1200毫升。去掉药渣之后再煎,取600毫升,温服200毫升,一天喝3次。

方解:柴胡一茎直上,疏木,宣通少阳之邪,上出外达而解,这是君药。臣药黄芩,清火,彻少阳内蕴之热,如果你看到病人热象比较明显,可以把黄芩加大量,使半里之邪从内彻。半夏是辛温的药,有很好的燥湿化痰的作用,豁痰降里气之逆而治呕吐。半夏是止呕很好的药。人参是甘温的药,补内虚助生发之气。柴胡就像春天的气一样,把肝气一升发,胆气一升发,就把邪气驱逐出去了。人参是给它提供脾胃支持,就像土一样,土能培木,木头要伸展生发需要土。人参就是补土的作用。甘草、生姜、枣,调和营卫调和表里,和人参搭配,可以补中气而调和营卫。所以桂枝汤可以调和营卫,姜、枣、草做一个代茶饮的方,口干也很好,喝完之后皮肤肌肉之间会觉得很舒适。正气充而邪易解。全方配在一起,清升浊降。很多人吃过之后会觉得头痛清利,大便也很顺畅,是因为它调枢纽,上下内外之枢转自和,表里自能和解。总的来讲,它是少阳和解之祖方。后世医家有偷懒的,不管碰到什么都是小柴胡,这是不对的。如果邪气还在太阳或阳明小柴胡就不适合,会引邪深入,所以还是要分经论治。

看一下加减法。胸中烦而不呕是热郁半表,有热郁在胸胁之间,火气燥实,去半夏、人参,去半夏之降胃气,去人参之益气,本来就有热了还补气,恐增热更烦。你们可以做实验,比如有人喝酒了,有热有湿,再给他吃点人参,这是火上浇油。加瓜蒌实(瓜蒌仁,苦寒之药)涤胸中热邪。长期喝酒的人,情绪有郁结的人,胸中就容易出现烦的情况。瓜蒌小柴胡汤,去掉半夏和人参,这是第一个加减法。

第二个加减法,如果口干,若渴,就是热气弥漫于胸中,津液亏损不足,去半夏之燥,半夏虽然降气化痰的作用很好,但是偏辛偏温偏燥,如果病人告诉你我咳嗽,你一听,我用半夏,又可以降气又可以化痰,如果病人咳的痰非常黄、非常稠很难咳,那就不要用了。加人参,最好是野山参没有的话就用林下参,或者沙参、太子参,就更好一点,加天花粉(瓜蒌根)益气生津,瓜蒌根直接补津液。《金匮要略》中讲过柔痉,发汗过多,就是瓜蒌桂枝汤。发热以后,表证,用退烧药,孩子出汗太多口干了,要想到天花粉。

第三,如果腹痛,木邪郁于中土,去黄芩之苦寒,加芍药土中泻木,缓急止痛。伤寒中只要有腹痛,就会加芍药。张仲景用药很有意思,凡是小便不利就加茯苓,只要出现吐下的情况就加人参,咳的情况他喜欢加细辛、干姜、五味子。出现恶寒的情况他加附子,大道至简。

第四,胁下痞硬。胁下痞硬,肝硬化较多见,就在肝区这一块,一般是右胁下。好多病人觉得我这块有东西堵着,挺硬的。痞是满而不痛,不觉得疼,但是觉得有东西堵在这个地方。这是因为邪气留在这个地方,木气就实了,肝应该是脏满而不能实,腑是要实而不能满。这时木气实了要去大枣,大枣甘温甜得很厉害,去大枣之甘壅,它会把邪气留在里面。脾胃虚弱比较重的人,吃完大枣肚子就胀,可能就不想吃饭了。吃两个枣可能就不想吃饭了,吃三个枣可能一整天肚子都是胀胀的,所以大枣要去掉加牡蛎,牡蛎咸而软坚,不是胁下痞硬吗,加牡蛎来软坚散结,还有很好的化痰降逆的作用。

第五,若心下悸、小便不利。很多心脏有问题的人都会有小便的异常。这个心下有可能是在胃的地方,心慌也可能,这是少阳的三焦气化不利,三焦是全身的水道,通调水道,也是气道,运行全身元气的通道。水道不通,郁于上则心悸,郁于下则小便不利。就是水的代谢异常。去黄芩,黄芩苦寒,本来就气化不利了,再加黄芩就不适合了。加茯苓,茯苓甘平淡渗利水通阳。

第六,若不渴,身有微热。半表之寒尚滞于肌肉,在内没有问题,内无病所以去人参,加桂枝以解表。这就是柴胡加桂枝,同样可以治疗发烧。很多认为发烧一定要用石膏,其实八纲辨证的表里虚实都会导致发热,所以中药里哪一个药都可以退烧,发热只是所有症状其中的一个,大家要破除对发热的恐惧。发热其实是身体正邪交争的过程,是一个很好的现象,为什么要去害怕它? 不需要。只要津液够多,补充水分就好了。

第七,若咳者。半表之寒,内薄,走到肺里面去了,肺气不宣。正常的肺应该升降自如,开阖才是正常的,才能通调人身的气。去掉人参、大枣,只要有外感的情况人参可以去掉。加五味子敛肺气,易生姜为干姜,寒甚用干姜来温肺去寒邪。解表的力量生姜更好,温中干姜更好。临床要活用,如果病人素体就热,虽然寒但是寒得没那么重,用生姜不用干姜,依然可以。

这七个或然证(表8-2),要记住,一下就变成七个处方了。

表8-2 七个或然证

证	病 机	小柴胡汤化裁
往来寒热、胸胁苦满、默默不欲饮食、心烦喜呕	少阳主证	原方

证	病　机	小柴胡汤化裁
胸中烦而不呕	热郁半表,火气燥实	去半夏之降胃气,去人参之益气,加瓜蒌实涤胸中热邪
口干若渴	热气弥漫胸中,津液亏损	去半夏之燥,加人参、天花粉益气生津
腹痛	木邪郁于中土	去黄芩之寒,加芍药土中泻木
胁下痞硬	邪气留而木气实	去大枣之邪壅,加牡蛎之咸而软坚
若心下悸,小便不利	少阳三焦气化利,水道不通,郁于上则心悸,郁于下则小便不利	去黄芩加茯苓
若不渴,身有微热	口不干,半表之寒,尚滞于肌肉,内无病	去人参,加桂枝以解表
若咳	半表之寒,内薄,肺气不宣	去人参,去大枣,加五味子、生姜换干姜

第93条　伤寒中风,有柴胡证,但见一证便是,不必悉具。

伤寒中风,邪传少阳,出现柴胡的证,那么病是病在半表半里,半表半里只要有柴胡证,主症的这几条:往来寒热,胸胁苦满,默默不欲饮食,口苦咽干,这四条一旦出现,或者这个或然证,我们不管它,还有心烦喜呕,只要看到一证,就可用小柴胡汤随证加减。所以临床上,要依据病症,病脉证治的病,这个"病"里就包括了症状,我们之前讲过症状。症状的症,描述症状,就像小柴胡汤的往来寒热,这就是症状,这就是有什么不适的情况,患者会告诉你,或者有的需要你去发现的,往来寒热,病人可能告诉你,我有发热,怕冷,这个你要问问他,这个热是怎么来的,发作特征是什么? 胸胁苦满,默默不欲饮食,心烦喜呕,看到这四症就可以用它。反过来讲,三阳病也好,三阴病也好,在应用这些代表方,或者每一个条文的方的时候,其实也是这样,抓到这个主症,只要一抓到,你就可以用它。

像太阳病,太阳病主症是什么? 太阳中风。围绕中风,中风的症状有哪几个你要想一下,汗出、恶风,恶风是受风邪的非常有特点的一个主症。像今天这个风就容易发为邪风了。脉,脉浮缓,标准的脉,脉浮缓,药也是用桂枝汤,这就是太阳中风证。那么其他的有些症不一定是,比如说:头项强痛,有可能是太阳中风、有可能是伤寒、有可能是阳明的中风、阳明的伤寒。这个汗出,也是它的主症,把这几个主症总结出来。

第90条　伤寒四五日,身热恶风,颈项强,胁下满,手足温而渴者,小柴胡汤主之。

"伤寒四五日",我们讲过伤寒发病的标准的时间,一二三日在三阳,太阳阳明少阳。四五日邪是在三阴。"身热恶风",我们知道身有热恶风,最有可能是太阳、阳明中风,所以有可能是太阳或阳明证。"颈项强",颈项不包括头,颈就是脖子这段,项就是后部的这块,头部就包括头,强就是发紧。这也是太阳阳明症,有可能是太阳中风,有可能是阳明中风。"胁下满",胁下这个部位我们讲少阳的经络行胸胁,所以胁下满在外感里或者在内伤里一旦出现这个情况,基本就是少阳或厥阴,在三阳里是少阳。那么"手足温而渴"这是阳明,这条是三阳合病,三阳的症状都有。三阳合病之始,发的还没有那么剧烈。像时方中的很多方,防风通圣散,都是三阳合病的主方。如果是二阳,太阳和少阳的就是柴胡桂枝汤,之后我们会讲到。阳明和少阳的,比如柴葛解肌汤,时方里面,或者少阳的和阳明的腑实的大柴胡汤。有很多这样的合方,这个方出来,你要知道,这个是怎么组的。然后权衡孰缓孰急予施治。

手足温而渴,胁下满,代表病由表入里,是以胁下满这条来抓小柴胡汤的主要依据。临床看到这种情况,可以看患者的主诉以哪个为主,比如身热恶风为主,可以考虑太阳或阳明的药用的为主。像这种三阳在发病的过程中,太阳到了阳明再到少阳,病主要是归到了少阳这个时机,所以用方选的是小柴胡汤。

三阳症最后选的是小柴胡汤。还有一点,这个阳明跟太阳邪气微。这条应用的依据有二,第一个,邪气已经传到了少阳,这时候邪气以少阳为主。第二个,太阳和阳明的邪气微,以少阳为主,所以我们用小柴胡汤。

从病机发展上看,一般在太阳的时候,不可能出现少阳的病。一般来说,邪气很少从少阳直接进来,但也有可能根据时间、年份,个人体质从少阳进来。一般标准的外感,伤寒一日还是太阳,二日阳明。如果《伤寒论》中是一个标准正常人,就正常发病过程来讲,大家看人的身体,经络后背是太阳膀胱经循行经过的,它最长,所以人的受风受寒都是从后背进来。很少从侧面、前面进来。因为人会自动保护,前面冷的时候转身避避风,一般是后背进来的多,受寒受风。所以标准的是太阳进阳明,阳明进少阳,所以这就是伤寒一日二日三日。所以当少阳病症出现的时候,这时邪气一般已经传到了少阳。还有太阳阳明两经的邪气要微,没有那么重,这条就活用了。临床上以太阳和阳明的证为主,小柴胡汤,就是少阳的证已经显了一点,你不用它也可以,或者药里加一味柴胡在里面,这也是可以的。

[答疑]

问:柴胡不是主开阖吗?

答:对,主开阖,这一般看你用药的权衡。但是一般像这种由表到里,如果显了相对"里"的这个位置,或者半表半里,一般用药时就会加上。一会儿我们会讲到妇人中风,正好碰到月经来的时候,这个时候就是血室开的时候,那么我们常规直接用的就是小柴胡,这时候不管她是不是一定有(柴胡证),因为这个时候身体处于血室打开的状态,在气和血之间,也是半表半里。

第222条　阳明病发潮热,大便溏,小便自可,胸胁满不去者,柴胡汤主之。

阳明病我们知道了,阳明病的提纲是阳明病,胃家实,如果是阳明腑病,一定要写胃家实,不管实的重、实的轻,用承气汤一类。此时潮热应是常见症状。如果是大便硬、发潮热,应是阳明腑实,或者是大便硬,小便数,这是标准的阳明腑实。

现在这个患者,是大便溏,小便如常,小便跟平时一样没有发生变化。所以这个潮热非阳明腑实之潮热,我们判断这个是根据大便情况来推断的。这个时候有个主症,胸胁满不去,有少阳的胸胁满。在经络的循行上面出现了少阳的症状,实际上是阳明病,有可能病已经快要好了,到了少阳。也有可能是阳明病,邪气还完全未解,当时大便溏,腑实这个情况没有了,那么现的是少阳的主症胸胁满,所以这时候用药还是依照少阳来治疗,用小柴胡汤。

阳明这个情况,我们一般就可以看大便溏有多少,一般大便偏溏阳明腑实用的药就不多了,不管是太阳阳明、正阳阳明还是少阳阳明。你的麻子仁丸,或者大承气小承气,这个都不太用得到了。

另外还要看还有没有阳明别的情况了,这时候不一定是阳明腑实了,也有可能是阳明的经证，或者是阳明的表病，但是表病不会现潮热。有可能是经病将要入腑，那么腑还未结，或者腑实这块被用了其他的药，大便硬变成大便溏。但是出现了胸胁满，我们就抓了这个胸胁满的主症，所以还是小柴胡汤。

第 223 条　阳明病，胁下硬满，不大便而呕，舌上白胎者，可与小柴胡汤。上焦得通，津液得下，胃气因和，身濈然汗出而解。

阳明病，主证就是胃家实，背后代表的就是不大便。如果胁下满而呕，这是邪传少阳。

邪传少阳有两种情况，第一种如果是舌上黄苔，这个是阳明之热未尽，阳明的热还没有完全去了，现舌上黄苔，这时候治疗用大柴胡汤，阳明少阳合并的主方。第二种病人现舌上白苔，这时候的治疗是用小柴胡汤。

那么上焦得通，就出现三个情况，得呕止，呕吐就好了。津液得下，则大便通。第三个是胃气和而濈然汗出，汗出而解。

从这个病的发展来看，阳明病胃家实，有硬满，是邪未入里，硬满在胁，不在里。所以同样得了阳明病，有可能是阳明的表病，或是阳明的经病，或是阳明的腑病，所以我们还要看，即使是阳明的腑病也要看它邪气的轻重。像邪气虽然是阳明之病，而硬满通常应该在腑，就是标准的阳明腑实的硬满，但是这个患者现在的硬满是在胁肋部，那么它是在少阳经脉循行经过的地方，虽然有硬满，但还是选小柴胡汤。这是这一条，小柴胡汤在阳明篇里的用法。

第 94 条　凡柴胡汤病证而下之，若柴胡证不罢者，复与柴胡汤，必蒸蒸而振，却复发热汗出而解。

这条是讲少阳的治疗。柴胡证，正治是和解，和法。那么反下，属于失治误治，下了以后，柴胡证仍未罢。这种临床上很多见，太阳病正常应该用汗法，你用了下法和吐法，那么很多时候这个太阳的证依然会在。

柴胡证也是这样，正常应该用和法，反而用下法，病不愈。在临床上碰到很多失治误治，伤寒里叫坏病，比如误汗、误下会损伤气和津，这时候柴胡证依然还会在，这时候的治疗，依然用和法，用小柴胡汤，这才是它的正治。所以在用了小柴胡汤以后，邪气解的时候会蒸蒸而振，发热汗出而解。

小柴胡证，有可能得汗，有可能不得汗。正邪交争，正常情况下如果我们正气很强大，邪气进来的时候，很快就正能胜邪，有可能连伤寒都发不起来，不能侵害到人体。《内经》里有一大部分讲"正常人"，在正常人里有一些人是先天禀赋比较好的，里面讲过很多篇，为什么这个邪气进来，为什么躲在家里还会得结核。那么《内经》里讲，哪怕你是密闭在一个屋里边，也避风寒，各方面措施都做的很好，但是你还是同样会受风，这就是因为人的先天的禀赋的原因。一个人的气血的情况、脏腑的情况、经脉的情况等，《内经》里叫禀赋。如果禀赋很好，邪气是进不来的。像我自己练功发现，大概10年前以前，我容易反复的受风受寒，因为先天在这块就薄弱，皮肤腠理就疏松就不致密，但慢慢你的身体变化以后，这些结构也会发生变化。像《论痛篇》《论勇篇》讲人的身体跟木头一样，刀来砍，不容易被砍伤掉，其中缘由就讲了很多。

在误下的时候，其气必虚的时候，正气就弱了，才出现正邪的交争，如果你正气很强大，都不会出现交争，敌人来了其实太弱小了，因为我很强大。那么正邪交争时就出现蒸蒸而振，复发热汗出而解，这是解邪的方式。所以病人在邪气解的时候，很多人表现不一样，有的人是战汗的，有的甚至是得红汗的，流鼻血，这样就好掉了，还有的是大汗，还有的是微微得汗,正常人应该是微微得汗才对。因为邪气没有那么多,解的时候,可能是受了一些寒,一点汗就好了。

第 142 条　伤寒六七日,发热微恶寒,支节烦疼,微呕,心上支结,外证未去者,柴胡桂枝汤主之。

🌿 柴胡桂枝汤

桂枝去皮一两半　黄芩一两半　人参一两半　甘草炙一两　半夏洗二合半　芍药一两半　大枣六枚　生姜一两半　柴胡四两

上九味,以水七升,煮取三升,去滓,温服一升。

附方歌: 柴胡桂枝汤。

小柴原方取半煎,桂枝汤入复方全,阳中太少相因病,偏重柴胡作仔肩。

在宋本中,这里写的是"心下微结",康平本是"心上支结"。这条讲的也是太阳之邪传入少阳,但是太阳证未去。所以这张处方在治疗的时候,是取桂枝之半去太阳的邪,取小柴胡之半去少阳之邪。就是各取一半,所以药量都是按桂枝和小柴胡汤一半的量合成的方。

这个里面,病症依然是以少阳为主。邪入了少阳,所以它命名药方的时候,是柴胡命名在前,叫柴胡桂枝汤,没有叫桂枝柴胡汤。但这也是习惯的问题,他是这么解的。里面的病症,有一个"支节",这个地方的支节,指的是四肢的骨节。还有一个心上支结,支结是心上侧之小结,那么他认为这个结是有水饮,水饮不运而结。这个水饮怎么来的? 当太阳和少阳受邪的时候,水气的运化也会异常,化得不好。水气不化,在膀胱就叫膀胱蓄水证,就是我们的五苓散证。到了这个地方,邪气入了太阳少阳,胸以上的位置,结的时候就是小结,出现心上支结。这个是什么感觉? 这个临床碰的不多,有可能病人会觉得胸口上面这部分会觉得闷,或者有不舒服,或者是咳这种,咳痰,咳出来应该是像水一样的饮邪的这种特征,你可以参考,在用药里面,半夏这味药,就可以燥湿、化痰、散结,你可以参考这个来。

我们看下它的主症:发热,恶寒,支节烦疼,这是太阳证。这个太阳证里的恶寒是什么? 也是表轻,恶寒轻。呕而支结,主要是呕的情况,我们可判断邪在少阳上面。在太阳里不会有呕的情况,我们抓到这个,呕而支结就是少阳证。呕逆而微,就是邪气比较轻,它结于心上,未结于两胁。结的部位只是在胁上,心上的这个位置,它还没有那么重,没有在两胁,心这个地方指的是我们的胃。

所以我们用的药量比较轻,只是取了两个方子各一半。我们看下药方。这个药的排列,宋本里边柴胡是排在了前面,康平本里,是把桂枝排在前面,这个也是有意思。我们还是按照康平本,柴胡桂枝汤。桂枝在桂枝汤里面是三两,这里取一半是一两半,(一两是 15.625 克,一两半是 23 克多克),黄芩也是三两取了一两半,23 克差不多,那么这时候你开的时候,按比例来开,所以很少在临床上开 23 克这样的药。人参也是一两半(23 克),这三味药桂枝、黄芩、人参的比例是 1∶1∶1。甘草要炙的,在桂枝汤里是二两,取一半是一两 15 克,半夏是半升(五合),在这里取一半两合半大概是 45 克的一半,差不多 22 克左右。芍药用白芍,在这里用的是三两的一半,一两半也是 23 克,大枣是十二枚,用了一半的量是六枚,一枚我们算过约是 5 克,这就是 30 克,柴胡八两的一半四两是 60 克。这个比例,你可以翻一倍来,桂枝黄芩就变成 3∶3∶3∶2∶5∶3∶6∶8 大枣 12 个,生姜的 3,柴胡是 8,这么来比。那么 9 味药呢,以水 1 400 毫升,煮取 600 毫升,把药渣去了以后,温服 200 毫升,我们看下方解。

[答疑]

问：老师，一般用柴胡喜欢用多少克？

答：一般我喜欢开八两，取数就是 8 克，或者入少阳数的木的 3，所以柴胡可用 3 克、8 克，取 3/8 这个比例，或者 24 克，一两为 3 克，3×8＝24，外感喜欢这么开。

那么在《伤寒论》《金匮要略》里最重要的两个方，一个小柴胡汤，一个是桂枝汤，在我们《医宗金鉴》里讲，仲景书中，最重柴桂二方。这张方里面，桂枝不仅可以解太阳之表，还可以调六经之表。小柴胡汤，不仅解少阳之半表，也擅于和三阳之半表，和解少阳，和解表里阴阳。小柴胡汤除了解少阳之表，还可以和三阳之半表。阴和阳之间，阳和阳之间，小柴胡都有这个和解的功能。柴胡桂枝汤也是有半表半里之症的，这个表是发热恶寒，这个病症状是比较轻的，所以取桂枝汤之半，散太阳未尽之邪；那么半里是心上支结，微呕，这个呕也是很轻微，也是症轻，取柴胡汤之半，解少阳微结之证。

这个表跟里，一个是在太阳一个是在少阳，此表里是相对于经脉来讲。我们在讲大青龙汤，讲病机的时候讲过表寒里热，大青龙汤的表跟里，表是在肌表、在皮肤、在络脉、在浮络这些地方，这个里有可能是在肌肉。这里的表跟里，在表层，皮肤跟肌肉相对来说是表里，以及腑和脏之间也是表里。临床上比较多见的比如在肺，肺里有热，在皮肤肌肉上有寒。这个地方的表里，知道他有一个层次的不同。但是临床上又现了有烦躁。临床上还有鼻流黄涕，你一看已经化热了，所以这里的里，可以解读为表热或者是表寒，我们讲它是夹了热，可以这么来理解它。

我们还学过一张处方，在太阳篇里的桂麻各半汤，就是中风跟伤寒，就是邪气未解的这个，我们取方是取了两个方的各三分之一，根据合方的原理，你可以临床上合很多。比如我的一个老师，他用柴胡汤跟小青龙汤合，太阳和少阳，他再合上小陷胸汤，他认为是三小汤，治疗这种表寒里热有痰饮，效果是非常好。这个是合方用得比较多的，还有很多别的合方，像补中益气和桂枝汤合，就是补益中气的同时，还有调和营卫的功能。柴胡跟五苓散合，可治疗少阳夹了水饮夹了水气病的，比如很多喜欢喝饮料、得了脂肪肝的人。或者治疗痛风病人，用桂枝芍药知母汤合五苓散和，两个三个方来合，像很多合方的疗效是很好的。时方里玉屏风散治疗表气比较弱，那么跟什么合？与桂枝汤合，效果要比一般的玉屏风散好得多了。

反正合方的原理就是：你见到哪一经的症，跟它合，效果就很好。这个不是为了单纯的合方而合方。比如夏天，这个暑夏的感冒，有邪犯少阳的，小柴胡和藿香正气合，可以这么合。

[答疑]

问：合方的时候，甘草、大枣、生姜在方中的比例是多少？

答：你就看以哪个证为主的，这两个同时兼有的时候，比如太阳为主的，就以桂枝汤的生姜大枣的比例。如果以少阳为主，那么以少阳的比例合。然后你看这个药味在这个里面，哪个方是多的，比如生姜，生姜三两，都是三两那就不用含糊了。但有的方生姜里面量会多，比如生姜泻心汤用了五两，跟别的方合的时候看一下，比如有呕吐，这个夹有表邪，这个重，你就用最大量来合。如果这时候病症不重，就可以不用合方，考虑加上单味药，为什么要学《神农本草经》，你要了解每个药的药性，就是方有了，在这个基础上确定药的量。所以这张处方是双解太阳少阳之轻剂，就是药力要轻一些，所以我们知道很多方，大柴胡、大承气跟小承气，你看这个药味的轻重、多少，药力的轻重不一样，还有完全一样的，比如小承气汤和厚朴三物汤，这个是《金匮》里的方了，你们下来可以翻一下，里面就是三味药，药味完全一样，就是药的轻重不同，所以主治的病症也有轻重的不同。这就是临床上确定药量的一个依据。

第 143 条　伤寒五六日,已发汗,而复下之,胸胁满,微结,小便不利,咳而不呕,但头汗出,往来寒热,心烦者,柴胡桂枝干姜汤主之。

🌿 柴胡桂枝干姜汤

柴胡半斤　桂枝去皮三两　干姜二两　栝楼根四两　黄芩三两　牡蛎熬二两　甘草炙二两

上七味,以水一斗二升,煮取六升,去滓,再煎,取三升,温服一升,日三服,初服微烦,复服,汗出便愈。

附方歌:柴胡桂枝干姜汤。

八柴二草蛎干姜,芩桂宜三栝四尝,不呕渴烦头汗出,少阳枢病要精详。

伤寒五六日,发汗,误下,用了一个汗法和下法,它分两种情况,如果邪陷在阳明就会出现结胸,痞硬,协热下利,用葛根芩连汤,大陷胸汤,半夏泻心汤,这几个就是这么来的。如果邪陷少阳就出现了胸胁满微结,胸胁满微结有一个汗下伤津液的情况,所以出现小便不利,咳而不呕,口渴,但是没有呕吐,这个非水饮,就是因为汗下伤津液,所以出现小便不利,咳而不呕,少阳的表热,郁而不和,会出现头汗出,往来寒热,带有少阳的主症,心烦,表里未解之症,柴胡桂枝干姜汤,解半表之邪,兼散半里之结。

我们看下药方。柴胡桂枝干姜汤,柴胡是八两 120 克,桂枝是三两 45 克,去皮,老皮不要,干姜二两(30 克),天花粉,这个瓜蒌根是天花粉。我们知道瓜蒌薤白半夏汤,瓜蒌用的是壳和仁,是全瓜蒌。天花粉四两(60 克),黄芩三两(45 克),牡蛎二两(30 克),甘草二两(30 克)。七味以水一斗二升(1 400 毫升),煮取 1 200 毫升,去掉药渣再煎,去 600 毫升。仲景一般常规的普通的常用方取 600 毫升,一次服 200 毫升,日 3 服。初服微烦,服第一次会出现微烦,有的时候你可以交代病人,你吃这个药会有点烦,复服汗出愈,再服第二次出汗就好了。这也是少阳的表跟里微结,所以这是柴桂合剂,柴桂合方来主之,也是小柴胡汤的变方。判断是不是小柴胡汤,主要看君药柴胡黄芩在不在,我们知道可以从小柴胡汤变化而出。

我们看下处方,去掉人参因为正气未虚,这是从去掉人参这个药方里推了,如果是从主治的条文来看,一服汗而复下之,人参是可以留着的,这里面去了是这么反推它。半夏去掉了,小柴胡汤是心烦喜呕,这个条文是咳而不呕,后面有心烦但是不呕,以其不呕就把半夏去掉了,加减的依据是这么来的。我们知道半夏有很好的燥湿化痰,降逆止呕的作用,半夏这味药辛温,还偏燥,这时候已经有汗下,恐助其燥,所以把它去掉。所以临床上反推了,如果一个病人来了他告诉你,咳嗽,咳的痰很稠很黄很难咳,这时候用到带半夏的方,半夏就不能用了,或者用半夏一定要加些别的,比如石膏啊一些清热的化痰的,像竹茹啊这样的药,或者就把半夏去了最好。天花粉这味药我们在《金匮》里讲过治疗柔痉,汗出有抽的情况,用瓜蒌桂枝汤,桂枝汤里面加个天花粉,天花粉有很好的生津止渴的作用,尤其是经汗下的这种。伤寒里加得最多的,第一味药就是人参,只要是汗吐下伤了津液;第二个就是天花粉,所以这里加了天花粉。这张方里面的柴胡恢复了小柴胡汤的用量,但是相比柴胡桂枝汤,柴胡增加了一倍量,所以是倍柴胡,加桂枝,桂枝也变成了三两了,加桂枝来主少阳之表,邪气还在少阳之表。加牡蛎以软少阳之结。大家看这个条文里面,胸胁满,微结,这个结有可能是邪气结在这个地方,比如是寒,风,还有可能是水结,比如有痰有饮。这个结用牡蛎来软坚散结。临床上只要看到胁下痞硬,这个地方觉得满满的,发胀,或者是这个西医查的有形的,比如肝里有硬化,也是一个痞硬的情况,或者里面有什么血管瘤等。如果病人他说老觉得这个地方有东西,好像在里面挺胀满的,出现胁下痞硬这样的情况,我们就可以用牡蛎。牡蛎这味药除了潜阳,还有很好的化痰散结的功能。咸的药,咸能软坚。干姜佐桂枝,散往来之寒,黄芩佐柴胡,除往来之热,用甘草来调和诸药。大家看这药方里面有寒的、有热的药,用甘草来调和在一起。中药教材里面解很多方剂的时候,谈甘草有调和诸药的功能。实际上甘草这味药,并不一定这样解,我们知道炙甘草汤,甘草在里面是君药,所以甘草肯定不是调和诸药的作用,在每个方里甘草的作用可有不同。

临床上这张处方我们用得比较多。扩展开来,临床上像刘渡舟先生是用八纲辨证来谈,胆热胃寒的病人,病人现这个胸胁苦满,口苦,然后胃脘的地方又发冷呕吐,这样的情况用它来治疗是比较多。尤其很多女性,这个情况很多,情绪不太好又有结石,但是胃又是怕冷怕寒,吃水果多的,好多都是胆热胃寒。这个方子里面,柴胡黄芩,苦寒苦平的配一起清胆热,用干姜来散胃里的寒。糖尿病的病人也会现胆热胃寒的情况,我也喜欢用这张处方,这个再加天花粉,有口渴的情况,再加牡蛎,这么来调整。

这个药的药性就是一个自然法则,同气相求,跟谁相搭配就一起发挥什么功效。为何干姜和黄芩配一起呢?要论的话就是寒热错杂了,比如半夏和芩连配,半夏泻心汤,五个泻心汤,寒热错杂,辛开苦降。比如干姜跟黄芩配,取其辛开苦降,对痞满的情况,有很好的作用。可以继续深入解读里面内在的东西。《医宗金鉴》对伤寒方义的注解不太深入,大家可以参考黄杰熙的《伤寒金匮方证类解》,补充了伤寒每个药方的功效主治,像特别重要的柴胡汤、桂枝汤,大家一定要再好好学习。

第 165 条 伤寒,胸中有热,胃中有邪气,腹中痛欲呕吐者,黄连汤主之。

黄连汤

黄连三两　甘草炙三两　干姜三两　桂枝去皮三两　人参二两　半夏洗半升　大枣擘十二枚

上七味,以水一斗,煮取六升,去滓,温服。

附方歌: 黄连汤。

腹痛呕吐藉枢能,二两参甘夏半升,连桂干姜各三两,枣枚十二炒层层。

上一条讲的也是表里未解,有寒有热,这条也有寒有热。上一条那个寒热是在胸胁部分,这条是在胸和胃,是以上下的关系来讲。

伤寒未解,解了就不可能出现胸中有热,胃中有寒的情况。两个情况,第一个是胸中的热邪,上逆,欲呕,胃中有寒邪,内攻腹痛,药用黄连汤。热邪用苦味的药,有寒邪用温的药。所以黄连这张处方苦温并用,寒热并用,也是寒热错杂这样一张处方。

我以前和大家讲过,伤寒论里面凡是这种寒热并用的处方,临床上用的机会很多,还有就是这种表里同用的,两经同用的,合方的这种,用的机会很多。麻杏石甘汤、大黄附子细辛汤、黄连汤、泻心汤这种都是寒热并用的,小青龙再加石膏等。

我们看下黄连汤,黄连三两(45 克),甘草三两(45 克),干姜三两(45 克),三三三,人参二两(30 克),半夏半升(45 克),大枣十二枚(60 克),或者你数一下,掰开。以水一斗,2 000 毫升,煮取六升,取 1 200 毫升,去滓温服。这个没说服多少。如果我们是按照常规,分 3 次服的话,一次就是 400 毫升,有可能分的次数多,黄连这味药很苦,我觉得这个药方宋本里后边有,大家看这个康平本后边有一个附注,昼三夜二,连分 5 次服,这个是加上去的,我们就不好说了,应该是遗失了一部分,如果是服 5 次的话,一次差不多 240 毫升,如果是 400 毫升的话就太多了。大家如果服的话,可以参考 5 次,200 毫升到 300 毫升是可以的。

君药黄连清胸中之热。臣药是干姜温胃中之寒。又半夏降逆止呕,佐黄连止呕,单味黄连止呕的作用不是那么强,半夏配黄连可以。人参补中,佐干姜止痛。

临床疼痛产生的原因,不管你是什么,风寒暑湿燥火,总体来说是正邪交争的过程,如果你的正气旺,邪气进来不管是受了风、受了寒,都不会有疼痛,所以临床上把这个衍生应用于止痛。比如说怀胎,生产时的疼痛,我们配以人参附子,用参附汤,还可以再配黄芪,就是气足了,那个疼痛就会变轻。比如你身上有疼痛,用补中益气汤,气足了,疼痛就会变很轻很轻。这是临床上应用的机理,所以临床上多数的疼痛,你加一点补气的药,气一足了,你的疼痛就会减轻。除了一种疼痛,就是实证的疼痛,虚证的疼痛都可以加人参。怀孕生产时的疼痛还是偏不足的情况。临床上我一般给产妇配参附,再加黄芪,很多人在开宫口的过程中疼痛会减轻很多,并且缩短产程,有可能之前要 8～9 小时,缩短到 2～3 小时,我们做过很多这样的观察。

桂枝解外,安外,实际上是解表,大枣是培中,甘草是调和诸药,那么这张处方合起来就是寒热并施。所以很多医家把它归到泻心汤里,也是寒热并用,比如半夏泻心汤,黄连、黄芩、干姜、人参,有大枣,这些都一样,这里只是去掉了黄芩。

第 90 条　太阳病十余日,反二三下之,后四五日,柴胡证仍在者,先与小柴胡汤。呕不止,心下急,郁郁微烦者,为未解也,与大柴胡汤,下之则愈。

🌿 大柴胡汤

柴胡半斤　黄芩三两　芍药三两　半夏洗半升　生姜切五两　枳实炙四枚　大枣十二枚擘

上七味,以水一斗二升,煮取六升,去滓,再煎,温服一升,日三服。

附方歌:大柴胡汤。

八柴四枳五生姜,芩芍三两二大黄,半夏半升十二枣,少阳实证下之良。

大家对照第 158 条来看,70 页第一条,伤寒发热,汗出不解,心中痞硬,呕吐而下利者,后边空了几个字,在宋本里,把大柴胡汤补到里面去了。这张处方放到这个地方也不是那么对症,所以这个存疑,这一条我们就不讲了。《医宗金鉴》里面很多医家也推测,反推,条文里面,呕吐而不下利,他认为如果是下利的话,不应该用大柴胡汤。这个条文我们就不管它了。

我们看大柴胡汤主治的这一条,第 98 条,太阳病十余日,我们知道伤寒的整个发病,严格的如果是按照每日一经的传变是到十二日,到第七日邪气就要解了,六条三阳三阴经脉,太阳病过了十余日,过了三阳经了,那么反下之,用了下法,后四五日,柴胡证仍在。这个病,每个人会差很多,千差万别,有的人一辈子就是太阳,太阳中风后不会传变,也不会化寒,也不会化热。临床上会看到这种为数不多的一类人,会传经,会变。有的人以某一经为主,他一辈子发病永远以少阳为主,所以小柴胡汤永远是适合他的外感的处方。一般临床来讲,反而会传变的这种不多。进来邪气,进到某一经为主的,这种比较多。有很多人是合病的多,就是一条经脉和另外一条经脉。或者并病,就是一条经还没好,另外一条经因为失治误治出现的并病,一般这两种情况多。严格按照伤寒上,一日二日三日四日标准来传变的人很少,张仲景讲的病人是非常标准的、典型的,有可能小孩比较多会这么传变,但我们成年人很少这么传变。

柴胡证仍在,所以我们依然用小柴胡汤来解。你用完小柴胡汤若不解,少阳的表里未解,病人出现呕不止,心下急,郁郁微烦,这时候可用大柴胡汤,攻里和表。下之则愈。我们看大柴胡汤这张处方。

首先是药味的问题,看康平本这个药方,柴胡半斤,黄芩三两,芍药三两,半夏半斤,生姜是五两,枳实是四枚,大枣十二枚,里面没有大黄。而宋本里,夹入了康平本条文后的附注,"一方加大黄二两,若不加,恐不为大柴胡汤"。临床上99.9%的医家都认为还是要加大黄。但是我把康平本条文与症状仔细比对的话,我发现是没有大黄的,所以标准的大柴胡汤是没有大黄的。我们来这么解释,如果这个做一个硕士的课题的话,这个是非常好的一个点。因为历代医家没有人关注这个问题,这是大柴胡汤。柴胡八两(120克),黄芩三两(45克),白芍(45克),半夏半升(45克)洗一下,生姜这时候用量多,五两(90克)切,枳实四枚。枳实现在一个在1.5~2克,不知道现在的枳实跟以前的有什么区别,如果是四枚枳实的话,大概6克,跟本方中其他药物的剂量不太匹配。大枣是十二枚(60克)。那么用枳实的理由是什么?原来是小柴胡汤病用柴胡汤和解以后,出现的病症主要呕不止、心下急、郁郁微烦。出现的烦不重,微烦。心下急,就是一个痞的症状,所以加了枳实。

我们先看药方,上七味,以水一斗二升(2 400毫升),煮取是取六升(1 200毫升),去掉药渣,去滓,再煎,温服200毫升,日3服。历代医家认为这条是少阳和阳明合并的代表方,就是有少阳的病症夹有阳明腑实的情况,那么从这个地方来看,我们原方的里面没有大黄,所以即使是阳明腑实,只是有阳明腑实中"痞"的情况,而且不重。痞不重,所以没加厚朴。而心下急微烦,心下大概在胃脘这个方,微烦有一点烦,就是有一点要化实的情况,化实化热的情况。呕不止是柴胡症还没去。所以根据原文的条文跟用药来看,药方应该没有大黄才对,如果腑已经到了阳明腑实,已经到了结实的情况就可以加大黄。这是加减变化的理。那么大柴胡汤去掉人参,去掉炙甘草,去的原因是里不虚,就是正气还是好的,所以可以把它去掉。加了芍药,芍药可以缓急止痛,土中泄木。加了芍药跟枳实,可以解外和内;加了生姜,倍生姜,生姜从三两变了五两,是针对呕不止。所以在伤寒里,但凡有呕,我们加半夏,呕重可加生姜。干姜跟生姜的区别,生姜有解表,止呕,散寒的功效。两个药都是辛温的,干姜是温中散寒,就两个寒来说,生姜散的寒主要是表寒为主,干姜散的寒主要是里寒,脾胃阳虚则寒,干姜温的力量比生姜要强,比如胃里冷,用干姜效果好。如果是受寒重,可用生姜。临床上会发现,现代人用干姜,很容易就化热了,你看到确实需要用干姜,这时候要兼顾什么,比如小青龙汤里,加减石膏,可以去这个热,或者干姜的量少一点,而生姜用的机会更多。比如说在经方的炮姜甘草汤里,把这个姜给炮黑了以后,用它来止血,肯定是干姜的力量好了(表8-3)。

表8-3 生姜与干姜

药 名	共同点	区 别
生姜	辛温	散表寒,止呕,受寒重,用生姜,用的机会更多
干姜	散寒	温中散里寒,脾胃阳虚则寒,温中的力量比生姜要强,比如胃里冷,用干姜效果好;现代人易化热,可以减少量或加石膏;用其制作炮姜,效果更好

加大黄,如果是有热有实,可加大黄泄热,所以这个是康平本的大柴胡汤。

第99条 伤寒十三日不解,胸胁满而呕,日晡所发潮热,已而微利,先宜服小柴胡汤以解外,后以柴胡加芒硝汤主之。

柴胡加芒硝汤

柴胡二两十六铢　黄芩一两　人参二两　甘草炙一两　生姜一两　半夏洗二十铢　大枣四枚　芒硝二两

上八味,以水四升,煮取二升,去滓,内芒硝,更煎微沸,分温再服。

附方歌:柴胡加芒硝汤。

小柴分两照原方,二两芒硝后入良,误下热来日晡所,补兼荡涤有奇长。

这条文里加了很多小字,这都是宋本里面加的。

我们知道伤寒过经六日,到了七日一阳来复就修复了,那么它走了 2 圈,到第十三天还没解。胸胁满而呕,胸胁满是少阳的证。日晡所发潮热是阳明主实的时间,它已经有阳明腑的症状。已而微利,治的时候用小柴胡汤来解外,复与小柴胡加芒硝汤,加一味芒硝,下少阳之里,或者阳明之里。这个地方用药跟大柴胡汤药味差的不是特别多,这地方用芒硝,不用大黄,因里不急,微利。芒硝这味药咸寒,软坚,润燥,所以大承气汤的四味药,大黄是去实;芒硝是软坚,主燥;枳实是去痞;厚朴是去满。阳明腑实的标准的四个主症痞满燥实,里不急,惟欲软坚润燥用芒硝。

这张处方用小柴胡汤的原方取了三分之一,用芒硝不用大黄。我们来看下这处方。柴胡八两取了三分之一,二两十六铢大概 40 克,黄芩三两取了一两(15 克),人参是二两(30 克),甘草(炙)是用了一两(15 克)。生姜三两用了一两(15 克)切,半夏用了二十铢(12.5 克),大枣用了三分之一四枚(20 克)。那么芒硝 30 克。八味药用水就少一点,因为药味少,以水是 800 毫升,取 400 毫升,所以这个也不存在时间了,就把它煮成 400 毫升就好了。去药渣内芒硝,去滓,芒硝这个药不用煮,古代就是拿到芒硝,更煎微沸,稍微煮一下,分温再服,一次是服 200 毫升。人参,在小柴胡汤中用了三两,这里用了二两,不是三分之一,别的药都是三分之一。这张处方跟刚才的大柴胡汤一样有扶正,像人参、炙甘草,在药味上加了芒硝,没用大黄。

第 259 条　伤寒三日,三阳为尽,三阴当受邪,其人反能食,而不呕,此三阴不受邪也。

太阳一日,阳明二日,少阳三日,四日是太阴,五日是少阴,六日是厥阴。若能食而不呕,代表里和。三阴没有受邪,能食不呕,若不能食而呕,代表邪入了三阴了。所以邪由阳入阴有一个很重要的标准,就是能食不能食,在伤寒里面,伤于寒邪也是不能食。三阳受邪这个时间,三日以后如果出现不能食,代表阴已经开始受邪了,三阴经受邪,就是阳已经受损了。这条文讲的是这个意思,所以能食而不呕,是三阴没受邪。

第 139 条　妇人中风,发热恶寒,经水适来,得之七八日,热除而脉迟,身凉,胸胁下满,如结胸状,谵语者,此为热入血室也,当刺期门,随其实而取之

这条是临床上用得比较多的是妇人中风。我们为什么谈妇人,在这个地方,因性别不同,所以阴阳的属性不同,这是第一个。第二个,女子有经带胎产,男子没有。所以我们判断女子的身体健康与否,会根据经带胎产来判断。临床也有一些人身体不好,但是在经带胎产女子特有的生理上是正常的,我们也见过不少这样的。也有人身体别的都很好,但是在经带胎产上异常的。一般来说两者应该同步的,经带胎产有问题,整体上身体也会有问题,所以我们会用经带胎产来判断女子身体健康与否的问题。所以在《内经·上古天真论》里就紧扣男女的天癸来看,用生育能力来判断一个人的生老病死,生老壮已的情况。所以在诊病时谈到不同性别的时候,大家要问她的经带胎产的情况。

发热恶寒，就是代表一个中风的表病，有可能在太阳、阳明、少阳。有一个很特殊的生理现象是经水适来，正好逢到来月经的时候，得之七八日，我们知道女子的行经正常的是在3～5天，有的可能稍微长点7天，这个也都可以接受。经水适来的时候，病人出现脉迟，身凉，热除，正常如果没有女子经水适来的情况，我们讲，表邪解了以后正常应该就是脉静身凉，这个现象显得表已经解了，似表已解。可是因为是在经期，这个"脉迟，身凉，热除"是因为邪气随着经血的排泄有所减轻，还有正气弱了而身上变得凉一些了，即使发烧，也烧不到那么高了。就跟老年人或身体虚弱的人，即使是标准的太阳中风或者太阳伤寒，发烧不可能烧太高。复见胸胁满，谵语，如结胸状，结胸我们知道了，在心下，或者在胸胁的地方痞硬，按之疼痛，结胸，谵语。这个是如结胸状，实际上不是结胸，主证还是胸胁满。所以说非表解入里，并不是表邪已经解了走到里边去了，实际还在表，只不过这个表是少阳之表，可能从太阳之表走到少阳之表，或者从阳明的表走到了少阳的表。这是为什么？表邪因经水适来，趁虚而入血室，所以这个病机就是表邪趁经水适来，趁虚入血室，就是在女子来月经的时候，这个时候身体有薄弱的环节。大家知道了，比如像今天这种大风天气，如果适逢月经来的时候，那你避风要比平时注意一些，要更保暖一些。还有，在经期的时候，尽量要避免生冷的东西，关于外、内、不内外这些因素，都要调摄好了，外的所有的虚邪贼风都要避，在内的情志你要调整。这时候你要得了病，就跟在节气得的病一样，一下趁你的身体虚弱的时候，这个邪气一下会进到血分里边去。不内外因，像跌打损伤，你平时的跌打损伤，正气存内的时候，这个邪气，第一个瘀血不太容易有，有的话可以把这个瘀血给它排出去。如果放到经期来的时候，你的这种摔伤也要比平时重。比如，腰扭伤了，有可能就会遗留很长时间。此外，产后的身体情况比经水适来时还要薄弱，这个时候所有的邪气都很容易进来了，像把门打开，产后之人在这个屋里很快就会出现受风的情况。所以产后我们要把自己保护得很好，是有医学依据的。

我们治疗的时候，用肝的募穴，刺期门。这个募的意思是五脏六腑的阴气，其实是阴血募集到胸腹部的点，跟我们背俞穴类似，五脏六腑都有背俞穴，都有募穴。背俞是五脏六腑的阳气输布到背部的地方，募穴就是五脏六腑的阴血募集到前边胸腹的地方。所以当少阳有邪，刺其募穴，这个血热随之而泄，刺期门。血分里这时候不一定是热邪了，可以是血分里的邪气，血分受邪。为什么血分受邪了？因为你这时候在经水适来的时候，血室是开的，在西医上来讲，子宫内膜上受激素水平影响而发生变化，出现内膜脱落的变化，内膜脱落的时候，好多毛细血管血管是开的，这时候会出现出血，此时一旦受邪就容易走到血分里边去。随其血分实热而泄之，刺期门。刺一个穴位就好了，如果一个穴位不行，再刺两个穴位，两个期门。我们知道经络都是左右对称的。

第140条　妇人中风七八日，续得寒热，发作有时，经水适断者，其血必结，故使如疟状，发作有时，小柴胡汤主之。

本条跟刚才那个正好相反了，刚才那个是你受了邪之后，正好碰上月经来。这个是受了风，受邪以后月经正常来的时候正好停掉了，月经不再继续行经了。这个我们临床碰到的很多。妇人中风七八日，代表受邪时间久了，"续得寒热，发作有时，经水适断"，就是来月经了，你可能是在中风的时候月经就停掉了，其血必结。这时候热入血室，血与热相搏。无胸胁满之结胸，结而胃实，如果结胸，里面当有痰饮，所以结胸用到大黄、芒硝、甘遂，甘遂是个峻下逐水的药。本条邪气在半表半里，所以发热是如疟状，疟疾的发病就是往来寒热，但是休作有时。那么少阳这种往来寒热发无定时，有可能是上午，一阵热一阵冷，有可能是下午。疟疾是今天上午寒热往来,到了明天上午同样的点还是寒热往来。治疟的药方有很多。疟有的是间疟,有的是三日一发,有的是半个月一发,所以讲如疟状,还是用小柴胡汤。且此为结而不实,结而未实。无胸胁满之结胸。

所以我们知道了:同样是热入血室,一种就是经水正常,就是月经还可以正常继续,治疗时就是刺期门。经水适断,我们用小柴胡汤。这个刺期门主要是泄血分的邪,这个地方主要是风热了。小柴胡汤适合表里、散血结,所以用完小柴胡汤以后月经继续又恢复正常了。如果从感邪的轻重来说,热入血室经水正常的这种受邪要轻,所以针刺效果就可以恢复很好。而热入血室经水断了这种要重一些,所以用药是小柴胡汤。你要针法很好的话,刺期门,同样是可以很好地治疗经水适断的。反过来,你要小柴胡治疗这种热入血室,经水正常的这种情况也是可以的。这两条的主证依然是胸胁下满,这个不矛盾。

第141条　妇人伤寒发热,经水适来,昼日明了,暮则谵语,如见鬼状者,此为热入血室,无犯胃气及上二焦,必自愈。

上两条说是风邪导致的热入血室。本条的热代表外邪,是寒邪。伤寒,热入血室,这个地方的热代表的是邪气,而不是热了。(就是各种邪气,中风、伤寒,或者温病,或者时瘟等)邪气不在阳,昼日明了,就是白天没有问题,神志是正常的。邪入阴,故暮(黄昏开始)则谵语,如见鬼状。我们讲的谵语就是语无伦次,语言颠倒,是邪气入到阴分的一个表现。如见鬼状,这个地方当然不是真的见到鬼。治则依然是和解,和法,不应该用汗、吐、下,都不适合。和解以后,经行则热随血去而愈。所以有一种外感是经期的感冒,我们选方就是小柴胡汤。这里没讲用药,治疗的话药用小柴胡汤和刺期门都可以,恢复正常的少阳的功能,把邪气排出去了之后身体就恢复正常了。

第89条　血弱气尽腠理开,邪气因入,与正气相抟,结于胁下,正邪分争,往来寒热,休作有时,嘿嘿不欲饮食,脏腑相违,其病必下,邪高病下,故使呕也,小柴胡汤主之。

《医宗金鉴》对本条文的解释也是分析为热入血室。此详申上三条,妇人中风伤寒,经水适来过多,已致血弱气尽。他认为这个血弱气尽是因为来了月经以后受邪了。这个条文紧扣上个条文86条来看的话,应该不是这么来解的,这个解释应该是阐述前边小柴胡汤四大主症发病的病机过程。

正邪相争,争于阳则热争于阴则寒,所以发往来寒热,我们解小柴胡汤的时候讲过邪气争于表,在阳在表的时候就热,在阴的时候就寒。也是现往来寒热,正邪相抟,抟跟抟意思有点像。如果正邪相抟,结于胁下,则现胸胁苦满,正邪相抟,结于胁下,和正邪纷争的时候,这两种情况都会导致血弱气尽腠理开,就是皮肤毛孔打开了,这是血弱气尽腠理开。

下一个主症,少阳之邪入半里现默默不欲饮食。我们前面解释,木邪犯土,这个是入了里,默默不欲饮食。少阳的经脉循行下胸中,循胁表,从胸至胁,故曰邪高,邪高并下,邪气是沿着经脉走,从上而下,邪高并下,我们经文这么解释,这条可以看看有没有更合理更好的解释。

最后一个主症,邪从胸入,正气要把这个邪气从内而外去解它,故使呕也。帮助患者出现呕吐的情况,用药小柴胡汤。《医宗金鉴》对本条文的解释也勉强可通,但是用小柴胡汤主证的四个发病病机解释也是比较合理的。总归来讲不管热入血室还是少阳感邪了,病现的都是胸胁苦满,默默不欲饮食,心烦喜呕,口苦咽干,这四大主症。当伤于寒或中于风的时候,如果正好逢到女子月经来,不管是月经正常来还是经水适断,病机都是很像,所以用药都是小柴胡汤。

他讲的是这个意思。

第260条　伤寒三日，少阳脉小者，欲已也，少阳病欲解时，从寅至辰上。

伤寒三日，太阳一日，阳明二日，三日少阳受之，脉大为邪盛，脉小为邪衰，邪气就衰了，欲已，就是自己就会好。所以有的时候外感，如果受的邪轻，你不用治疗自己也会好，指的是这个。

这个脉的大和小，应该有一个前提，脉弦。伤寒三日，少阳的脉，典型的应该是弦脉才对。这是前半段条文的讲解。

在宋本里此条文分出两条，康平本是合成一条。那么少阳病欲解时，是从寅时开始的，寅卯辰，寅时是从早上的凌晨3点开始，到解的时候正好9点。所有的三阴三阳病解的时间，都是三个时辰（6个小时），六经病解的最容易和最常见的时间段是在这三个时辰内。所以这里少阳病解的最容易、最常见的时间就是寅卯辰，凌晨3点到早上9点。

第二个，根据阳明病发病、阳明病剧时，阳明病是在申酉戌，阳明病发潮热是日晡所发潮热，病解的时候正好就是病剧的时候，所以大家发现很有意思的是这个病解的时候有可能就是病剧的时候，这是第一种现象。第二种现象，根据对冲的原理，少阳病解的时候，有可能是在寅卯辰的时间，少阳病最剧的时间（少阳病剧时，对冲时间在申酉戌）。这个没有人这么讲，是我推出来的，临床上也是这样的，少阳病剧时。我跟大家讲过一个例子，我们学校一个肾萎缩的一个新疆的维吾尔族姑娘，她的肾萎缩发病就是在晚上，巳午未太阳欲解时，从巳至未上，从9点到下午3点，她发病的时间为亥子丑，到子时病最重表现为身上冷，所以当时诊断出来就是典型的太阳病，所以药用桂枝加上附子，主方就是用它，用完以后，那个萎缩的肾就一点点完全长回来了。所以讲病剧时或病愈时，一个是单时的时间，一个是对冲的原理。中医是时间的医学，你看他发病的时间很有一些规律可以去摸索它。像五脏病，木火土金水，在《内经》第二十五篇《脏气法时论》里讲，肝病起于春，愈于夏，死于秋，持于冬，以此类推，肝病在春天的时候起，在它自己主时的那个时间病起，木生火，在所生的时间病就愈了，这是木得了火气。所以我们推断一个病，有的病老是春天发鼻炎，皮肤病，荨麻疹等，春天发，你看就是风，愈的就是夏天。我们治疗的时候你可以让他在夏天艾灸，可以利用天地之机。那么放在三阳三阴欲解时的这个时间来看，那么春天的这个时间寅卯辰这是春天，巳午未是夏天，申酉戌是秋天，亥子丑是冬天，所以你这个病也是巳午未这个时间来愈。所以第一个，这个病起是在这个时间，你也可以推断参照少阳病这个来治疗。你看这个正好也对应上了，少阳主春，这是时间规律的情况（表8-4）。

表8-4　六经病解病剧时间列表

六经辨证	病情时间	亥 21	子 23	丑 1	寅 3	卯 5	辰 7	巳 9	午 11	未 13	申 15	酉 17	戌 19
太阳	剧	×	×	×									
	解							×	×	×			
阳明	剧				×	×	×						
	解										×	×	×

续　表

六经辨证	病情时间	亥 21	子 23	丑 1	寅 3	卯 5	辰 7	巳 9	午 11	未 13	申 15	酉 17	戌 19
少阳	剧										×	×	×
	解				×	×	×						
太阴	剧							×	×	×			
	解	×	×	×									
厥阴	剧									×	×	×	
	解				×	×	×						
少阴	剧								×	×	×		
	解		×	×	×								

　　翻到《医宗金鉴》189页,康平64页,宋本条文多出来的文字"伤寒五六日,头汗出,微恶寒,手足冷,心下满,口不欲食,大便硬,脉细者,可与小柴胡汤,设不了了者,得屎而解",都是埕注、附注,这些在《医宗金鉴》里面189页,宋本把这些都加进正文里去了,难以解释,牵强附会的很多,大家在读的时候,可以只读它原文。版本的重要性就在这,你看东西都是错的,根本读不出原来的意思,本来张仲景原文就很难读懂。你现在看的还是不对的条文,就更难懂了。

第九讲
辨太阴病篇

六气发为六邪,就会导致人发病。六气发为六邪的标准是,它来的时间不对,来的量多,或者来得不及,都会导致发为邪,这个邪又称为六淫。

六邪感人,因人的形、气、脏,人的先天禀赋形的厚薄、气的盛衰、脏的虚实寒热而不同。邪气发到人体,有身体的禀赋虚就容易从虚化;如果是禀赋实,就容易从实化;寒,就容易从寒化;热,就容易从热化。所以人的先天禀赋是很关键的,影响发的邪气是实证、虚证、寒证、热证,除了感邪本身,风寒暑湿燥火的阴阳属性和虚实属性之外,主要取决于自己本身。

人体的正气很重要。我们治病的时候,一方面有邪先解决外邪的部分,另一方面在平时固本、改善先天禀赋这一块也很重要的。一般的医生和病人对这一块不是很重视,就是生病了就来看病,看好了之后不会想再深入进去,这一块其实很关键。

先天禀赋分为形、气、神三部分,道家讲就是精气神。这三部分,可以判断人先天精的部分怎么样,气和神的部分怎么样。道家讲,精主要是在下丹田,气主要在中丹田,神在上丹田。精的充足与否,看一个人体能、体力怎么样。气的部分,看全身的气力足不足,包括说话、全身的气、心肺的气。神就看记忆、判断、决断、思虑能力。有的人是神足气弱,有人是精足气弱或者神弱。看哪一块薄弱,可以侧重哪一块,来调不同的部位。

一般我们讲改变禀赋,还要看年龄。比如在五七三五的时候,脏腑的调理主要是从脾和肾,一个是后天的根本,一个是先天。在阳明脉衰的时候,主要是补益脾胃的土。小孩子调理脾胃,比如香砂六君、建中汤这类方用的很多。像女子到了七七四九、男子七八五六之后,除了补精血之外,重点可以补肾,两条路来入手。这里面贯穿始终的,是气和血,所以总的来说,常用的改善禀赋的药方也不多,就那么几类。还可以配合静坐,这也是比较好的。过了 40 岁以后,锻炼身体,静坐是最好的方法,20 来岁的时候,导引、练功之类的很好（表 9 - 1）。

足太阴,是湿土。里中表,腹内主。化从本,寒热生。温下法,理中军。

太阴主腹内,属湿土,本寒标热,症分阴阳。从阴化寒治宜温,从阳化热治宜下,从本化者多治以理中温寒为主。

脉布胃,有传经,有直中,误下分。

外邪病太阴,分三等,须辨明。

司天岁,未与丑。完白露,起大暑。

岁逢未丑,太阴司天,应太阳在泉。大暑后太阴主气。

表 9-1　太阴湿土是动病和所生病

经　络	循　行	图　示
足太阴脾经	起于大趾之端,循趾内侧白肉际,过核骨后,上内踝前廉,上踹内,循胫骨后,交出厥阴之前,上膝股内前廉,入腹,属脾,络胃,上膈,挟咽,连舌本,散舌下;其支者,复从胃,别上膈、注心中。	

是 动 病	所 生 病
是动则病舌本强,食则呕,胃脘痛,腹胀,善噫,得后与气,则快然如衰,身体皆重。	是主脾所生病者,舌本痛,体不能动摇,食不下,烦心,心下急痛,溏瘕泄,水闭,黄疸,不能卧,强立,股膝内肿厥,足大趾不用。为此诸病,盛则泻之,虚则补之,热则疾之,寒则留之,陷下则灸之,不盛不虚,以经取之。盛者,寸口大三倍于人迎,虚者,寸口反小于人迎。

经　络	循　行	图　示
手太阴肺经	起于中焦,下络大肠,还循胃口,上膈属肺,从肺系横出腋下,下循臑内,行少阴心主之前,下肘中,循臂内上骨下廉,入寸口,上鱼,循鱼际,出大指之端;其支者,从腕后直出次指内廉出其端。	從肺系　鳳肺　上膈　橫出腋下　下循臑內　循臂內上骨下廉　下肘中　入寸口　從腕後　上魚　循魚際穴　出大指之端　直出次指內廉出其端　還循胃口　下絡大腸　起於中焦

是　动　病	所　生　病
是动则病肺胀满,膨胀而喘咳,缺盆中痛,甚则交两手而瞀,此为臂厥。	是主肺所生病者,咳上气,喘渴,烦心,胸满,臑臂内前廉痛厥,掌中热。气盛有余,则肩背痛,风寒汗出中风,小便数而欠。气虚则肩背痛,寒,少气不足以息,溺色变。为此诸病,盛则泻之,虚则补之,热则疾之,寒则留之,陷下则灸之,不盛不虚,以经取之。盛者,寸口大三倍于人迎,虚者,则寸口反小于人迎也。

邪气入三阴的时候,太阴是从本,太阴湿土,湿和太阴都是属阴的,所以病发的时候容易寒化。所以出现里虚,腹满吐食、自利不渴,腹泻但是口不干,手足自温,时腹自痛,有的时候会有腹部疼痛的情况。治疗的时候就是温里,处方一张是理中汤,另一张是回逆汤。这一类的我们称为理中辈或回逆辈,是一系列的处方,有加了干姜、葱、猪胆汁、童尿等。

少部分人也会热化,出现里实,三种情况,第一种,发汗后不解,腹满痛,用大承气汤;第二种,腹满,大实痛,用桂枝汤加大黄;第三种,腹满,有时疼痛有时不痛,用桂枝加芍药汤。

邪入太阴,如果脉浮,用药还是桂枝汤。这个地方的邪,常见的还是以风寒之邪为代表,这是太阴篇常见的病脉证治(表9-2)。

表 9-2　太 阴 病

	病　　症	病因和病机	药　　方
太阴湿土	腹满吐食、自利不渴 手足自温、时腹自痛	从本双阴,病发易寒化,易里虚	温里:理中汤类,回逆汤类
	发汗后不解,潮热自汗,不大便	因禀赋不同,热化(比例不大, 但也有)里实	大承气汤
	腹满大实痛		桂枝汤加大黄汤
	腹满时痛		桂枝加芍药汤
	脉浮	病仍在表	桂枝汤

太阴病里面,有一个症状很常见:腹满。脾主湿,胃主燥。腹满如果邪气发的是在阳,热化就是化燥,腹满之外还伴有潮热、自汗、不大便,用药就是大承气汤。如果腹满寒化了,湿就发黄,下利不一定臭。

第261条　太阴之为病,腹满而吐,食不下,自利益甚,时腹自痛,若下之,必心下结硬。

《医宗金鉴》认为,这里的"自利益甚"应该放在"必心下结硬"之后。

这是太阴病的提纲,凡是提纲,都会出现"××之为病",都是描述三阴三阳的表病、经病、腑病,或脏病。三阴连到脏,三阳连到腑。

这一条的前提是寒邪传于太阴,这是《医宗金鉴》的观点。寒邪不一定是传,也可能发的时候直中太阴,临床上也有不少。邪气进来,沿着太阴脾经这条经脉,其脉布胃中,络于嗌,络于咽喉的部分,连舌本,散舌下,这条经脉是联络到舌头的。脾经走向是从足大趾的内侧起,从足走胸。

当邪气传于太阴经脉的时候,出现腹满而吐,食不下,时腹自痛。昨天门诊有一个病人红斑狼疮,在治疗的过程中出现了腹满,吐,吐过两次,吃东西胃口不太好,食不下,腹痛的情况倒不多,还伴有全身肌肉的疼痛,所以是典型的太阴和阳明病。等于邪气由里出表,会表现出一个类似外感的情况。这是太阴里虚,邪从寒化,用药就是理中、回逆。如果误治误下,出现胸下结硬、自利益甚。所以我们推断,当邪气传到或直中太阴的时候,之前除了腹满而吐、食不下、时腹自痛之外,还有下利,误下以后胸下的地方就会出现结硬,就是发紧发硬。胸下的这个部位应该主要是两侧,脾的解剖位置在左边胁下,还有整个腹部。脾主腹,整个腹部都会出现硬的情况。

寒邪传于太阴,第二种情况,出现腹满嗌干,不大便,大实痛,这发的就不是虚证了,是太阴里实邪从热化,用桂枝加大黄汤。

邪气的传变从少阳经开始,不管是风还是寒,少阳我们是用柴胡,进到三阴之后,底方都是桂枝汤,桂枝加大黄或者桂枝加芍药。同样是腹满,一个是脾跟胃,一个是湿跟燥,伴随的情况也不同。

腹满属阳,也有吐的情况,吐则满去而实下。阳证的吐,吐完之后腹满的情况就会减轻。阴证的腹满,是吐而食不下,吐完以后吃不下东西。阳跟阴的吐不一样。

第二个伴随的情况是利下,实证是利下痛减,下利完了之后腹痛的情况会减轻。寒证是下利而腹自痛,下利完了之后腹部仍会有一阵一阵的疼痛,病痛并没有减轻。

第三个情况,实证是按之坚而痛,很硬。阴证是按之痞,濡而软,虽然病人自己觉得是整个腹部是发硬的,但摸起来仍然是软的。有一种脉象叫濡脉,就是浮而软,代表湿。寒热是完全不一样的(表9-3)。

表9-3 腹满是太阴最常见病症

腹 满 属 阳	腹 满 属 阴
阳、热、燥、实	阴、寒、湿、虚
吐则满去而实下,利下痛减,按之坚而痛	吐而食不下,下利而腹自痛,按之痞,濡而软(自觉硬)

第264条　太阴病,脉浮者,少可发汗宜桂枝汤。自利不渴者,属太阴,其脏有寒故也,当温之。

康平本里是"少可发汗",宋本是"可发汗",这个"少"字可能是错夹到里面去的。

太阴经病,脉当浮缓,如果是脏病,脉当沉缓。今脉浮,即使有吐利腹满的情况,依然是用桂枝汤来发汗。若自利不渴,就不用桂枝汤,这代表里有寒,当温之,用回逆、理中辈。一般脏病,我们用温法,经病或者表病,用汗法,用桂枝汤来发汗,不用麻黄是因为阴病不得大发其汗。即使是有中风、伤寒,发汗的时候也不能大汗。脉浮表示病还在经上面。如果沉,代表已经入里。临床遇到这种问题,就要判断表和里谁先谁后。桂枝汤好在表里同时可以调,跟柴胡汤一样,柴胡汤是在半表半里。桂枝汤调和营卫,就是经脉里的气和血,同时可以调和阴阳,确实是最了不起的方子,同时还能调和气血。即使入了脏,用桂枝汤也可以,只不过疗效会差一点,你再给它换过来也可以。

理中丸是太阴篇的一张处方。党参、干姜、甘草(炙)、白术各三两(45克),上四味,打粉,捣筛,炼蜜为丸,如鸡子黄大,一个在9克、10克左右。用蜂蜜,最好是用百花蜜,阴阳的性比较平衡。以沸汤数合,一合是20毫升,数合大概在八九十毫升,100毫升,反正不会超过一升,和以丸,研碎服之。水开了就可以。这个煮的火,如果是用柴火的话,加热是一个持续的慢慢升温的过程,不像用电或者燃气那么快。水开了之后,把丸药研碎,搅和在一起熬即可。如果服完之后腹中未热,这个是以腹中冷来判断,吃完理中丸肚子里面应该热才对,如果不热,益至三四丸,继续加量。喝完这个药半个小时内,一定要让肚子里面热起来,不热就加量。

所有伤寒都发的是急性,所以叫《伤寒卒病论》,因为邪气是刚进来,所以好也很快,如果一个人长期太阴这个脏是寒的,那吃理中丸没有那么快会热起来,只能恢复到平时的状态。有一位病人,得了心包炎,心包积液了,住院。后来出院之后我的老师让他吃附子理中丸,一次10颗,老师说的是小粒的那种,结果他吃了大丸一次10丸,吃完也没事儿,这说明现在的药药力很弱,大家可以自己做。自己拿方子到药店做,会比药厂生产出来的效果好。后面有一句话:然不及汤。丸者,缓也,取一个缓的功效,而且里面还加了蜂蜜。

如果想要快,理中丸改成理中汤。理中汤,同样是各 45 克,以水 1 600 毫升,煮取 600 毫升,去滓,温服 200 毫升,日三服。这张药方没在太阴篇,在 119 页(康平本)的 368 条("腹中未热,益至三四丸,然不及汤,汤法以四物,依两数切,用水八升,煮取三升,去滓,温服一升,日三服"。)伤寒里面谈到加减法的药方不算多,有加减法的都是比较重要的方,像小柴胡汤、桂枝汤的加减都散在各个条文里面了,比如桂枝加芍药、桂枝加附子、桂枝加大黄、桂枝加瓜蒌、桂枝加葛根等。还有回逆汤、小青龙汤,都有加减法。理中汤的加减法也很重要。

理中汤的方解:理中就是理中焦,理脾胃。中焦无阳则水谷无以化,里边没有火,无论是水也好谷物也好,就运化不了,不能吸收。予中焦之阳,则水谷能自化。中焦阳虚则如釜薪失焰,故下致清谷、上失滋味,胃口也没有了。人参补中益气,如果气虚严重,就用林下参。如果主要是以脾胃气虚为主,日常用得比较多的是党参。甘草,《医宗金鉴》说是补脾胃之体,不是那么得体,其实也是补中焦的气。白术补脾阳燥湿。干姜是辛温的,温中散寒。四味药合在一起,温中补益。就四个字:温中散寒。服完药则中焦理,吐泻自止。

理中汤的加减法。若脐上筑,肾气动,此为中下焦阳虚欲作奔豚,豚就是猪,小猪跑的时候就是 蹿 蹿的。下焦阳气虚了以后,肾的阳根拔动的时候,气就往上冲,感觉是从肚脐下往上冲。这条是脐上。脐上脐下的位置,我们临床上区别不是那么大。脐下是正常阳气所居的位置,一般是从脐下出现的多。

去白术之壅滞,加桂枝之温心肾之阳而潜阳镇逆。白术是苦温的药,偏燥,气很香,苦燥的药用进去之后肾气不容易潜藏,燥还容易动。临床上我们碰到这种情况会用肉桂,肉桂的引火归原、潜阳的作用比桂枝好。如果是呕吐多,去掉白术之温燥。呕吐之后津液不足,再用苦温燥湿的药就不合适了,加生姜降逆止呕。吐多的时候一定加生姜。像孕妇妊娠呕吐也是用生姜。

第三,如果下利多这代表湿气盛,还用白术来燥湿。

第四,如果悸,出现心慌的情况就代表有停水,加茯苓利水。只要利水,仲景就喜欢加茯苓。

第五,渴欲得水,口渴想喝水加白术以补脾生津。这个地方的渴欲得水,和平时的不太一样,太阴的渴是自己本身还有津液,只是因为阳虚不能运化水。昨天有一个病人就是如此,口干但是不想喝水,代表他体内有水需要温阳。

第六,如果腹痛,这个是虚痛,太阴的虚证,所以肯定是喜欢按的,这时倍人参以补气止痛。

第七,如果寒重,加重干姜,温中散寒。临床上比较好治的病,是比较单纯的这种,寒证就完全是寒证,热证就完全是热证。

第八,如果腹满,也是去白术之壅滞,加附子温肾散寒去满。张仲景的经方里面,只要看到恶寒的情况,无论是表寒还是里寒都可以加附子,表寒加炮附子,里寒加生附子。里寒加炮附子也可以。生附子还有一个常用的功能,它特有的功效,回阳的作用很快。具体的剂量,加桂枝就是四两(60 克),呕加生姜就是三两 45 克,下利还用白术还是三两(45 克),心慌加茯苓二两(30 克),渴欲得水,白术就变成四两半差不多 67～70 克,腹痛是差不多 70 克的人参,寒者是干姜变成四两半,腹满加附子一枚是 15 克,服汤以后饮热粥 1 升许。标准的理中汤的服法,热粥也是喝 200 毫升。喝热粥的目的是温中、助药力、补津液,小米粥更好。桂枝汤用白米粥更好。"勿揭衣被",桂枝汤中没说这个,理中比较特殊一点,因为是太阴的虚寒之证。麻黄汤是温覆衣被。后面还有"吐利止,身痛不休",服完药后仍有这种情况,代表里已解,表未解,这时服桂枝汤以解外。所以昨天的病人我用了桂枝加葛根汤,再加了附子,芍药用了六两。所有的理中汤的主治和加减,和提纲完全对应,腹满、吐、食不下、自利,标准的方证相应。后人研发的有附子理中丸、桂附理中丸。我们还可以做桂枝理中丸,脐上筑的,有肾气动的情况;吐多的是生姜理中丸。心慌心悸的是茯苓理中丸。口渴的白术加倍,白术理中丸。腹痛的是人参理中丸。寒重的是干姜理中丸。腹满的是附子理中丸。一个方可以变出好多方。如果比作晚餐的话,伤寒就是一个满汉全席,学会用它的药之后,再去看所有时方,大部分都能看得懂。再去偷点巧,比如某位医家治疗某个病,治疝气用当归四逆汤再加乌药和小茴香,这是很多人的经验,你拿过来直接就可以用。比如食道癌,很多呕吐的,旋覆代赭汤。这时还可以把《金匮》结合起来看,可以解决好多问题。现在你们学习,好像所有的都是在谈外感,其实一旦你把病认识清楚以后,这里所有的方,使用的道路很广(表9-4)。

表9-4 理中汤(服后,饮小米粥)

证	方 及 化 裁
腹满、吐、食不下、自利	温中散寒:理中丸/汤
若脐上筑,肾气动,此为中下焦阳虚欲作奔豚	去白术之壅滞,加桂枝四两(60克)之温心肾之阳而潜阳镇逆,肉桂更佳
呕吐多	去掉白术之温燥,加生姜三两(45克)降逆止呕
下利多(湿气盛)	还用白术三两(45克)来燥湿
心悸(停水)	加茯苓二两(30克)
渴欲得水,口渴想喝水	加白术以补脾生津四两半(70克左右)
腹痛(虚痛)	倍人参以补气止痛(差不多70克)
寒重	加重干姜四两半(70克左右),温中散寒
腹满	去白术之壅滞,加附子一枚(15克)温肾散寒去满

第341条 伤寒本自寒下,医复吐下之,寒格更逆吐下,若食入口即吐,干姜黄芩黄连人参汤主之。

干姜黄芩黄连汤

干姜 黄芩 黄连 人参各三两

上四味,以水六升,煮取二升,去滓,分温再服。

附方歌: 干姜黄连黄芩人参汤。

芩连苦降藉姜开,济以人参绝妙哉,四物平行各三两,诸凡拒格此方该。

所有的伤寒的经和论中没有"寒下"这个病,应该改成"寒格","伤寒本自寒格"。格是食入口则吐,格则吐逆。分两种情况,一种是因寒称为寒格,寒格的吐是朝食暮吐,早上吃进去的东西黄昏的时候吐出来,主要是脾寒格,用药是理中汤。还有一种热格,食入即吐吃进去以后马上就吐了,是胃的热格,用竹皮大丸,有竹叶、竹茹这些药。寒格应该用温法,"医复吐下之",医生误吐,更逆吐下,不仅吐还有下利的情况了,用药是理中汤加丁香。丁香是温中降逆止吐的效果比较好,分公丁和母丁,此处用公丁。如果是偏热的,食入即吐,用干姜芩连人参汤(表9-5)。

表 9-5　寒格与热格的证与方

寒格与热格	证	方
寒	朝食暮吐,主要是脾寒格	理中汤
寒	"医复吐下之"医生误吐,不仅吐,还有下利的情况	理中汤+公丁
热	食入即吐,是胃的热格	竹皮大丸
寒+热	伤寒本自寒格,医复吐下之,寒格更逆吐下,若食入口即吐	干姜黄芩黄连人参汤

干姜芩连人参汤就是四味药,干姜、黄连、黄芩、人参各45克,以水1 200毫升,煮取400毫升,一次喝200毫升,分温再服。

这张处方是5个泻心汤寒热并重的处方中取苦寒的两个药、辛温的一个药、甘温的一个药。如果是党参就是甘温,林下参、人参就是甘偏凉一点,所以它是一个寒热并用的方。

第80条　伤寒医下之,续得下利,清谷不止,身疼痛者,急当救里,后身疼痛,清便自调者,急当可救表,救里宜回逆汤,救表宜桂枝汤。

这一条,病的发展,表里是很清楚的。伤寒误下,出现下利清谷不止。只要看到清谷,就知道这个人里阳已经虚了。需急救其里,用回逆汤。服完回逆汤便利自调,也不下利了,大便正常了,仍身痛。身体的疼痛是在表,有表证的依据,救表用桂枝汤。

这个条文里面,一个重要的依据是,用承气汤一类的药去攻里的时候须先表后里。攻邪的时候先要解表再攻里,不着急攻,先把表邪解了再攻里。若阴寒极盛需先救里再救表。简单来说,如果是扶正先里后表。攻邪的时候,先把表邪解了再攻。治里证,尤其是阳虚出现了阳要亡的情况,我们先固里,因为里是根本。《内经》里标本论讲到,碰到二便不利,还有表证的时候,先要解决这几个标,先标再本。

第354条　下利腹胀满,身体疼痛者,先温其里,乃攻其表,温里宜回逆汤,攻表宜桂枝汤。

上一条是下利清谷,这一条和上一条是同样的病机,只是表现的症状不同。下利腹胀满,加了一个腹满的情况。只要是里阳虚,无论是下利、腹满还是清谷不止,都代表是里有寒邪。身体疼痛是有表的寒邪。治疗的时候,共同的原则是温里为急后解其表。温里用回逆汤,解表用桂枝汤。

第60条　发汗后,腹胀满者,厚朴生姜半夏甘草人参汤主之。

厚朴生姜半夏甘草人参汤

厚朴半斤去皮　生姜半斤切　半夏半升洗　甘草二两　人参一两
上五味,以水一斗,煮取三升,去滓,温服一升,日三服。
附方歌:厚朴生姜甘草半夏人参汤。
厚朴半斤姜半斤,一参二草亦须分,半升夏最除虚满,汗后调和法出群。

发汗后，一说发汗，一定有一个六经的表邪，表已解，腹胀满。出现这个情况，不知情况是实满还是虚满，通过后面的药方可以反推，厚朴是苦温的药，生姜是辛温的药，半夏辛温，人参甘温，都是偏温补的药，这个胀是虚胀。太阴里虚，用这张处方来补中降逆，消胀散满，此满为虚满，胀也不是太严重。厚朴生姜半夏甘草人参汤。

张仲景的药方药味都不多，救急时药味不多，但用量较大。药方的名字大多是以君药或方子里主要的药来命名，像苓桂术甘汤，名字出来，药方的组成也出来了。只有不多的几个药，青龙、白虎、玄武、朱雀（黄连阿胶鸡子黄汤），是用四象的名字来命名的。大、小青龙汤，《辅行诀脏腑用药法要》里还有大、小白虎汤，有玄武汤，有大朱雀、小朱雀汤。张仲景的方，据后来考证，大多出自南北朝陶弘景之《辅行诀脏腑用药法要》，不是自创。青蒿素的《肘后备急方》也是他写的，屠呦呦就是在这里面找青蒿怎么煎、这么治疗疟疾。《辅行诀脏腑用药法要》还有一部分很重要的内容，讲脏腑用药补泻，是张仲景的药方中没怎么提到的。两大辨证系统，六经和脏腑辨证系统。在脏腑辨证系统中，五味就化和了，有体味有用味。比如肝，肝的本味是酸，酸对肝脏的疾病是泄。辛味是肝的用味，所以补肝的药方里有很多辛味的药。辛酸还可以化和，五味还可以化和。有人做菜做得好，就是五味调和得好，同样放了醋和姜，配合出来的辛酸的味道不一样。这一块，外面的医家真正了解并且会用的人很少很少，1‰都不到，听说过的也不多。

看药方。厚朴去皮 120 克。去皮是去外面那层粗皮，本来厚朴就是以树皮来入药。厚朴下气、消胀满的作用很好。生姜 120 克切，没说去皮，所以不用去皮。甘草 30 克，人参 15 克，半夏（洗）45 克，用的生半夏。以水 2 000 毫升，煮取 600 毫升，温服 200 毫升，三次服。

这张处方比较简单，临床上只要碰到脾胃虚，伴有气逆腹胀的情况，就可以用它。如果呕吐严重，就把半夏和生姜的量加大，尤其半夏，半夏有很好的降逆的作用。如果满的情况重，就加大厚朴的量，厚朴是君药。

第 244 条 发汗不解，腹满痛者，急下之，宜大承气汤，腹满不减，减不足言，当下之，宜大承气汤。

此承上条，互发其意。同样是发汗后不解，同样是腹满，但是伴有大的疼痛，大实痛，实满，用下法，大承气。刚才的虚满是用补益的方法，虚证所以要补。攻里后再和表。

临床上碰到腹满的时候，要鉴别一下，可以触诊，按压判断，因为有的人对自己的感觉不是很准确，需要医生来判断。若虚证，按压不痛反觉舒服，因按压便有气过来。扎针也一样，针扎下去气就过来。

第 266 条 本太阳病，医反下之，因尔腹满时痛者，桂枝加芍药汤主之。大实痛者，桂枝加大黄汤主之。

桂枝加芍药汤

桂枝三两去皮　芍药六两　甘草炙二两　大枣擘十二枚　生姜三两切
上五味，以水七升，煮取三升，去滓，温分三服

桂枝加大黄汤

桂枝三两　大黄二两　芍药六两　生姜三两切　甘草二两　大枣十二枚
上六味，以水七升，煮取三升，去滓，温服一升，日三服。

附方歌： 桂枝加芍药汤、桂枝加大黄汤。

桂枝倍芍转输脾，泄满升邪止痛宜，大实痛因反下误，黄加二两下无疑。

太阳中风，正治汗法用桂枝汤，太阴病的形成，常见的有以下三种情况：一种是邪气自发地中了太阴的经脉，第二种是邪气是经过医生的失治误治来的，第三种是经过传变来的，一开始在太阳经，经过三阳入到三阴的太阴。还有表里经来传的，比如到了阳明胃，从阳明经直接入到了太阴里，由表入里，因为经脉就是连在一起的。

误下又分两种情况：第一种误下，邪陷入里，腹满时痛，太阴里虚寒化，用药就是桂枝加芍药。昨天的病人疼痛很厉害，芍药是加了一倍，外解太阳之表，内调太阴之里虚。

第二种是误下邪陷入里，现的疼痛是大实痛，这是太阴的里实证热化，用药是桂枝加大黄汤，外解太阳之表，内攻太阴里实。

如果是误下，从太阳中风误下来的用桂枝汤。如果从太阳伤寒来的用麻黄汤。但是入了三阴以后，即使是寒邪，发表的时候依然用桂枝汤。也可以用麻黄，但是量要少一点，发汗不能太过，尺度要把握，这是仲景提供的是原则和方向。

太阳病误下，以胸膈为界，膈以上为阳。如果邪陷阳位，就发为结胸，所以有大陷胸、小陷胸。如果邪陷阴位，邪气陷到了膈以下，胸胁以下，就有两种情况，第一种是腹满时痛，大实痛用桂枝加芍药汤，这地方我们一般用白芍，白芍入气分为主，赤芍入血分为主。白芍缓急止痛的功效更好，赤芍有活血的作用。像这种情况以疼痛为主，用药都是白芍。桂枝汤的原方加芍药三两，芍药原方是三两所以就变成了六两，共90克。这张处方，桂枝汤解肌发表升散太阳之邪，倍芍药以调太阴之气。《医宗金鉴》唯一不好的地方，是很多用词，和我们平时用的中医术语，很多习惯不一样，这里说"以调太阴之气"，其实说缓急止痛就好了。这张处方益脾调中用阴和阳，用芍药的阴来和阳。这张处方和小建中汤就差了一个饴糖，是小变建中之剂，把小建中汤补虚的力量给去了。

桂枝汤这张处方，我们学了它的加减法，从太阳篇、阳明篇，再到少阳篇、太阴篇，学了很多它的加减法，像桂枝加附子汤、阳明篇桂枝加葛根汤，柴胡桂枝汤——由单味药的加减变成了两个方剂的合方。到了太阴篇，又变成单味药，桂枝加芍药，桂枝加大黄。太阳篇里面，桂枝汤加芍药再加饴糖就变成了小建中汤，由解表为主、调和阴阳为主变成完全以治里为主。《金匮要略》里就更多了，桂枝加皂角、桂枝加瓜蒌根。桂枝汤类方里面，桂枝加龙骨牡蛎，桂枝加芍药生姜人参三两。去的也有好多，去芍药的，桂枝甘草汤，桂枝附子汤等。徐灵胎用的类方类法研究伤寒的方法也是很好的，黄杰熙也是用类方和类法来归类的。

这一条是桂枝汤加大黄二两（30克）。刚才加芍药，芍药是90克。用桂枝汤的时候，尤其是碰到腹痛、急症的时候，可以稍微用量大一点。李阳波用运气的方法治疗一例宫外孕患者，当时患者症状也是有腹痛、出血的情况，方子里芍药就是90克。急症的时候药量就要多一点，不然药力就弱，再开个10克、5克效果就不是那么好了。我在临床用药量比较大的时候一般是急症重症。

桂枝加大黄这张处方，《医宗金鉴》讲它润胃通结，双解表里。我们讲过表里同治的几张方子，大青龙汤、小青龙汤、桂枝加附子汤、大柴胡汤。这张处方是七表三里，以十分来讲，这个药里七分是往表证的方向走，三分是走里，所以用了一味药大黄，与大柴胡汤同义。

两张处方都是以水1 400毫升，煮取600毫升，温服200毫升。

第263条　太阴病欲解时，从亥至丑上。

太阴所旺之时从晚上9点到凌晨3点。跟太阳病正好是一个对冲。太阳病欲解是从巳至未上,太阳病好的时候是从上午的 9 点到下午的 3 点。太阴病反过来是从晚上的 9 点到凌晨的 3 点。病剧的时间,是对冲时间,上午的 9 点到下午 3 点。当然还有一个病剧的时间,是在它气旺的时间,要驱邪外出,所以有两个时间,一个是晚上 9 点到凌晨 3 点,是病剧的时候也是病解的时候。到了对冲的时间,是病剧的时候。三阴三阳的病解时,在所有的时辰里面有一个最特殊的寅时,很多病解的时候都是在凌晨 3 点到 5 点。这也符合《内经》讲的,从子时到中午是阳中之阳,阳气最旺,病最容易好。很多病过了晚上 11 点,一阳来复,子时胆开始生发,到了寅时肺主气的时候,第一条经脉的气是从肺开始,所以这个时间很多病会解。太阴篇条文不多,很多条文都会有六经的中风,像这一条"病解时"的前面一条,"太阴中风,四肢烦疼",跟脾主四肢有关。

第十讲
辨少阴病篇

❦❧

　　足少阴,身本根。里中表,表里均。循喉舌,金水联。其本热,其标寒。病从化,有二门:寒回阳,热救阴。

　　少阴君火,为里中之半表半里,内属肾,为水火之脏。邪入从水化寒,治宜温经回阳;从火化热,治宜清热存阴。

　　春分起,立夏完。逢子午,司天年。

　　自春分至立夏,皆少阴主气。岁逢子午,少阴司天,阳明在泉。

　　少阴经是动病,所生病情况如下(表10-1)。

　　少阴病这篇比较重要。在三阴篇里面,少阴为枢,而且少阴为水火两脏,条文比较多,也比较重要。在五运六气里面,少阴为君火,少阴为本,三阴三阳为本,五行为标。火属阳,少阴属阴,所以少阴病是从标从本,容易寒化也容易热化。太阴就是从本,容易寒化。这是它们的常态。

　　少阴是水火两脏,少阴经脉包括两条,一条是足少阴肾,一条是手少阴心。五行上面,我们称它是水火之脏。当少阴热化的时候,病脉证治,脉是沉细,同时有热象的数;如果是从水化、寒化,脉沉细而微。相对于数来说,用迟更好。同样现但欲寐,热化是心烦,一定要有烦躁的情况,就是一定要有热象的情况。寒化的时候,但欲寐但是身无热。但欲寐就是想睡觉,少阴病的特征,外感的时候,就是想睡觉。阳明是不得卧,阳明中风的时候。到了少阴感寒的时候,就是想睡觉。热化的时候,背恶寒口中燥;寒化的时候,背恶寒口中和,口里边不干燥。

　　少阴的经脉连到咽喉,当它热化的时候,会出现咽痛,咽痛则肿;寒化的时候咽痛不肿。如果有人说嗓子疼,你要看一下是在三阴三阳的哪条经,即使到了少阴,也要看一看嗓子肿不肿,是热的还是寒的,一般寒化的疼痛也比较轻一点,病程长一点。如果腹痛,热化是下利清水或便脓血,寒化是下利清谷,跟太阴很像,完谷不化。少阴篇有好几张治脓血的方,桃花汤等。极致的时候,阴盛格阳,外会显出外热,外在是假象的热,面色赤,里寒,身体里面内在是寒的,大便自利,小便颜色是白色的。当少阴热化的时候,当热极似寒的时候,外显的是寒,怕冷,手足厥,在里是热的,大便秘结,小便赤,小便颜色是红色的。治疗的时候,少阴热化的时候,攻热同时救阴。少阴寒化的时候,要温寒回阳。

　　这些所有的症状里面,大家要记住,少阴是水火两脏,从标从本,容易热化,也容易寒化,记住这几个要点,其他都可以类推(表10-2)。

表 10－1　少阴君火是动病和所生病

经　络	循　行	图　示
足少阴肾经	起于小趾之下,邪走足心,出于然谷之下,循内踝之后,别入跟中,以上踹(腨)内,出腘内廉,上股内后廉,贯脊,属肾,络膀胱;其直者,从肾上贯肝膈,入肺中,循喉咙,挟舌本;其支者,从肺出络心,注胸中。	

是　动　病	所　生　病
是动则病饥不欲食,面如漆柴,咳唾则有血,喝喝而喘,坐而欲起,目(䀮䀮)如无所见,心如悬若饥状。气不足则善恐,心惕惕如人将捕之,是为骨厥。	是主肾所生病者,口热,舌干,咽肿,上气,嗌干及痛,烦心,心痛,黄疸,肠澼,脊股内后廉痛,痿厥,嗜卧,足下热而痛。为此诸病,盛则泻之,虚则补之,热则疾之,寒则留之,陷下则灸之,不盛不虚,以经取之。灸则强食生肉,缓带披发,大杖重履而步。盛者,寸口大再倍于人迎,虚者,寸口反小于人迎也。

续 表

经络	循 行	图 示
手少阴心经	起于心中,出属心系,下膈,络小肠;其支者,从心系,上挟咽,系目系;其直者,复从心系却上肺,下出腋下,下循臑内后廉,行太阴心主之后,下肘内,循臂内后廉,抵掌后锐骨之端,入掌内后廉,循小指之内,出其端。	系目内系 從上挟咽 出属心系 循臑内後廉 下肘内 却上肺 出腋下 循臂内後廉 起於心中 下膈 络小肠 循小指之内出其端 入掌内後廉 抵掌後鋭骨之端

是 动 病	所 生 病
是动则病嗌干,心痛,渴而欲饮,是为臂厥。	是主心所生病者,目黄,胁痛,臑臂内后廉痛厥,掌中热痛。为此诸病,盛则泻之,虚则补之,热则疾之,寒则留之,陷下则灸之,不盛不虚,以经取之。盛者,寸口大再倍于人迎,虚者,寸口反小于人迎也。

225

表 10−2　少阴君火，水火之脏，从标从本

		火化/热化（从标）	水化/寒化（从本）
治　法		清热救阴	温寒回阳
从化后 的症状	1	脉沉细而数	脉沉细而微/迟
	2	但欲寐，心烦	但欲寐，身无热
	3	背恶寒，口中燥	背恶寒，口中和
	4	咽痛则肿	咽痛不肿
	5	下利清水或便脓血	下利清谷
	6	阳盛格阴，外显寒，怕冷	阴盛格阳，外显热，面色赤
	7	手足厥，里热大便秘结，小便赤	里寒大便自利，小便色白

第 268 条　少阴之为病，脉微细，但欲寐也。

少阴肾经是阴盛之脏，当少阴受邪的时候，阳气微，脉微细。微和细不同，微是脉摸上去似有似无，细是脉细如线。一般细脉对应的舌象是舌体小，小是主气血不足，微是主阳虚，就是身体到了比较虚弱的情况。卫气行阳则寤行阴则寐。《内经》讲营气的流行是按十二时辰，从子时胆开始，肺寅大卯胃辰宫，脾巳心午小未中，申胱酉肾心包戌，亥焦子胆丑肝通。

卫气不一样，卫气白天行于阳，在阳经上循行。行于阳的时候，人就清醒。魂一开始到了眼睛，眼睛一睁开，卫气就开始在阳分走，不在阴经里面走。卫气行于阴则寐。大家把《难经》这一条找出来。行阳是二十五圈，行阴是二十五圈。五十圈正好是一个来回。为什么脉可以反映身体所有气血的情况，因为脉会太渊，所有身体的气血经过一日一夜，又重新回到脉会的地方，所以可以把身体内在的脏腑所有气血的特征，全部通过脉会太渊的地方表现出来。

少阴受邪则阴盛，就是阴分里面邪气盛，而行于阴多，故但欲寐。卫气白天是走阳经，走蹻脉，走肾，到了晚上就走到脏腑里面去了。为什么这个温度之下白天我们不需要盖被子晚上睡觉却一定要盖被子，因为皮肤的温度的阳气、经脉上的卫气走到脏里面去了。少阴感寒、受邪的时候，邪气在阴分的时候居多，人就开始想睡觉。

第 285 条　少阴病，始得之，反发热脉沉者，麻黄细辛附子汤主之。

🌿 麻黄附子细辛汤

麻黄二两去节　细辛二两　附子一枚炮去皮破八片

上三味，以水一斗，先煮麻黄，减二升，去上沫，内诸药，煮取三升，去滓，温服一升，日三服。

附方歌：麻黄附子细辛汤。

麻黄二两细辛同，附子一枚力最雄，始得少阴反发热，脉沉的证奏奇功。

少阴病始得之，正常情况下当不发热，脉微细，今发热脉沉，是少阴里寒兼有太阳之表，用药为麻黄附子细辛汤，温经发汗表里两解。实际临床上，只要是少阴感寒就可以用麻黄附子细辛汤。这个所谓的里寒，不是指它素有在里的不足，实际上指的是少阴是属于三阴的里证，它感了寒。临床上只要是少阴病，开始得的时候，也有发热，也有恶寒的情况，但摸脉主要的特点是脉沉。在所有的情况之下，还有一个症状就是但欲寐，只要看到这样的情况就是少阴感寒用麻黄附子细辛汤。如果不发热脉微细，也是外感得的，素体里寒用回逆汤加麻黄，附子干姜炙

甘草再加个麻黄。里寒甚加干姜和炙甘草就好了。里寒不甚,但是感寒了,用麻黄附子细辛汤就好了。临床这种情况挺多的,有一次我母亲外感,就是犯困,但欲寐,就三味药,去药房抓药,人家还觉得很奇怪,这么少的药味,就是少阴感寒。

我们来看药方。麻黄要把节去掉,大家买回麻黄以后可以自己剪去,因节止汗,麻黄二两(30 克)。细辛二两(30 克)。附子炮,去皮破八片,一枚差不多 15 克。我的老师认为带皮的附子,就是黑附子能利水,带皮的都可以利水,比如生姜皮、大腹皮。后来我发现,炮制的时候用的胆巴太多,反而容易吸太多胆巴的毒,所以干脆把皮去了,用白附片更好。

以水 2 000 毫升,先煮麻黄,减掉 400 毫升。不讲煮多长时间,仲景让你看煮的药汤的总量去了多少。去上沫,凡是有麻黄的,先煮的时候,都要把上面的沫去掉,然后内诸药,煮取三升,600 毫升,温服 200 毫升,日三服。

只要是少阴感寒的,这张处方效果都很好,比葛根麻黄的药效还要快,因为它加了附子,附子通十二条经脉,温通的力量很强。麻黄发太阳之表,发表散寒,麻黄不止发太阳之表寒,每一条经脉的寒都可以散。阳明受了寒,它也可以散,只不过配了葛根,有一个引经和归经的药。附子温少阴之经及十二经络,首先温的第一条经肯定是少阴经,但十二条经脉都可以温。细辛之辛可直入少阴而温通。为什么少阴感寒或者厥阴感寒,像当归四逆里面都有细辛,就是取的这个意思。凡是邪气直入三阴的寒,或是三阳的寒,细辛散寒的作用是很强的。细辛还有止咳的作用。细辛协麻黄散寒于外。

第 286 条　少阴病,得之二三日,麻黄附子甘草汤微发汗。

🌿 麻黄附子甘草汤

麻黄二两去节　甘草二两炙　附子一枚炮去皮破八片

上三味,以水七升,先煮麻黄,一两沸,去上沫,内诸药,煮取三升,去滓,温服一升,日三服。

附方歌:麻黄附子甘草汤。

甘草麻黄二两佳,一枚附子固根荄,少阴得病二三日,里证全无汗岂乖。

少阴病二三日,不见吐利代表邪气已衰。这个也是从果来推因。这个药方用的是麻黄附子甘草汤,用了这个方可以发汗,因此可以反推热仍在外。热指的是发热,其实没有热还是寒,病人有发烧的情况,但是感的是寒邪。当汗之,但不可过,故不用细辛而用甘草,于温散中有和意。不用辛散作用这么强的细辛了,改用甘草,甘缓的意思。

麻黄附子甘草汤,麻黄、附子的量和麻黄附子细辛汤一样,去掉细辛,换成甘草。麻黄去节 30 克,炙甘草 30 克,附子一枚,炮去皮破八片,15 克。以水 1 400 毫升,里边没有细辛了,煮的时间稍微短了一点,煮麻黄一两沸。因为有甘草的和缓,所以也不用煮到去掉 400 毫升那么多,水开一两次就可以,去上沫,内诸药,煮取 600 毫升,温服 200 毫升,日三服。

这张方和上面那张方我们称为姊妹方,是同一类方。有太阳表邪所以还用麻黄,有少阴里邪还用附子温少阴之经,甘草补土以缓之。寒较上条为轻。这条治疗的少阴感寒比麻黄附子细辛汤的感寒要轻,所以不用细辛而用甘草。像老年人、体弱的人,碰到少阴感寒的时候,可以给他们用这张方,这是一个方法。第二种方法,你还是用麻黄附子细辛汤,但是可以加点甘草进去。都是可以变通的方法。另一个方法,素体阳虚如果感邪不重,你可以把细辛的量减少,把附子的量加大,麻黄的量也可以减少。

太阳病如果脉沉,用回逆汤救其里,代表病人里寒阴盛。此少阴病反表有邪,故于表剂(麻黄细辛)中加附子以固其阳,其实也是温阳散寒。麻黄与附子并用,寒邪散而阳不亡。

如果做课题,可以看麻黄与附子并用是什么效果;麻黄与桂枝配是什么功效;麻黄跟石膏配是什么功效;麻黄跟葛根配看怎么走的。所有这些,其实是一个表里、虚实、寒热的搭配。我们现在中药的研究里面,很少有人再深入进去进行探讨。

第288条　少阴病得之一二日,口中和,其背恶寒者,附子汤主之。

🌿 附子汤

附子二枚炮去皮破八片　茯苓三两　人参二两　白术四两　芍药三两

上五味,以水八升,煮取三升,去滓,一升,日三服。

附方歌:附子汤。

生附二枚附子汤,术宜四两主斯方,芍苓三两人参二,背冷脉沉身痛祥。

同样是背恶寒,后背怕冷,我们学过阳明病的背恶寒,少阴病的背恶寒。阳明病的背恶寒,有口燥渴心烦阳热盛,用白虎加人参汤。少阴病的背恶寒,是口中和,口里边不渴也不干,但欲寐,这是代表阴寒盛,用附子汤。所以临床看到一个背恶寒的人,你要看是伴随有热证的情况,还是寒证的情况,是阳明还是少阴,用药完全不一样,寒热完全相反。

第289条　少阴病,身体痛,手足寒,骨节痛,脉沉者,附子汤主之。

这一条是详上条之证,说明附子汤的病脉证治,详其证,以出其治。整个伤寒的条文,有的是在讲病,有的是在讲脉,有的是在讲证,有的是在讲治,基本上没有离开病脉证治。所以到了《金匮要略》,每一个病都是以病脉证治来命名总的提纲。

这一条,脉沉无热,恶寒身痛,手足寒骨节痛,是里寒,故用附子汤温里散寒。临床上如果看到这样的病人,有骨节痛、手足寒的病人,其实我们不太会想到附子汤,因为这个更多的像太阳的伤寒。这时再以脉来确诊,脉沉脉细微,这是邪气在少阴,我们会想到麻黄附子细辛汤,一般还不会想到附子汤。什么时候会想到附子汤?如果出现背恶寒,这时联系条文的话,才会想到附子汤。

来看附子汤的组成和功效。附子两枚为 30～50 克,看人的禀赋(来选择附子的大小),也是用的炮附子,去皮每个破八片。茯苓三两(45 克),人参二两(30 克),白术四两(60 克),白芍三两(45 克)。以水 1 600 毫升,煮取 600 毫升,去滓,温服 200 毫升,日三服。如果张仲景还在,我们会有很多问题问他,比如这个药方为什么要分三次服?有的药却是分成两次服。药的剂量是怎么确定的?药方从哪里来?最核心要问他,到底他讲的六经是什么意思?伤寒指的是什么意思?基本上伤寒你找到纲要,就得到它的精髓了。还有,病欲解时,这个时辰从哪里来?跟经络、脏腑有什么关系?在表的有什么关系?六经之间有什么关系?基本上伤寒就贯穿起来了。

这张处方,是玄武汤(真武汤)去生姜,加人参而成,此为温补肾阳以逐寒邪,玄武汤为温补肾阳以散水利水。所以玄武汤用的是生姜,附子汤用的是人参。方中附子两枚,温壮肾阳之力独大,且名其方。少阴所有散寒的方子里都有附子,但这张处方以它来命名。附子既可散在表及经脉之寒,又可散脏腑之寒邪。五脏六腑、经脉、肢节的寒都可以用附子来散,所以在太阳篇里边,如果恶寒,就加附子。人参补益元气,全身的气都可以补,所以《神农本草经》讲人参主补五脏。人参补益元气,跟附子一配就是参附汤。人参助附子,阳与气并补。白术、茯苓补土燥湿,利水,散水寒互结。这里比较独特一点的是芍药,它是酸凉的药,配在温性和热性的药里面,第一芍药可敛浮游之阳入阴分,简单地说就是可以让虚阳,就是浮在外面的阳回到五脏和经脉。第二芍药可以引附子入阴分散寒邪。附子通行十二经,用芍药的酸、凉、入阴分、入血分、入脏腑,把附子这味药引到脏或腑或血分里面去,散里面的寒邪。这张处方,外感的病人不太多,还是偏里寒的病人出现这种背恶寒、体痛、手脚冷。这是附子汤应用的两个条文。

我们讲,经脉里面,足太阳膀胱经因为它分布的区域,如果感受风邪或寒邪,首当其冲它是第一条受邪的经脉,但不代表手经上没有风和寒,临床上也见到很多,只是说足经为主。那么同样,少阴篇,寒邪入到我们经脉里面,如果邪轻,用麻黄附子细辛汤,或者可以缓性一点的,麻黄附子甘草汤。如果寒邪入到其脏,这时候只温其里,用回逆汤。这张处方的治疗是用温法了。我们讲过汗法、吐法、下法、和法,那么这个回逆汤就是代表着温法。汗法就是以桂枝汤、麻黄汤为代表,和法是小柴胡汤,下法是以承气汤,温法则是以回逆汤为代表(表 10-3)。

表 10-3　治法——汗吐下和温

治　法	代　表　方
汗法	桂枝汤、麻黄汤
吐法	瓜蒂散
下法	承气汤
和法	小柴胡汤
温法	回逆汤

回逆汤:药很简单,只有三味药。甘草二两(30 克),这时候用炙甘草,干姜一两半,这不是特别好取,剂量上面合下来大概 22 克。古代因为度量衡的不同,用的是重量或者容量,用的称也好,或者装容量的这种器具也好,正好有一两半的刻度,所以好用,折算成克就不好算了。附子是一枚,这时候一定是生附子,去皮破 8 片。这时候对药材的品质要求就很高,如果药还是假药,或者药材炮制得太过,或者炮制时里面的胆巴含的太多,附子温热的性去了很多以后,这个药就失去药效了。或者像现在很多附子是种植的,用了很多肥料,长得很大,秉天地的这个气就少,这也是很麻烦的事情。一枚大概 15~25 克左右,水用 600 毫升,煮取 240 毫升,去掉药渣以后,分温再服,一次是喝 120 毫升。张仲景讲强人可大附子一枚,那么身体长得比较强壮,这个强人指的是形体,盛壮,同样也是出现了四逆的情况,也是急症,阳气快要脱,那么这个附子量可以大一点。所以临床上我们现在就是把附子加大量。我个人体会,像伤寒上面用到附子最多的是五枚,五枚差不多就是 75 克。像我们四川的经方大家,擅用温阳思想的卢家卢崇汉,就是卢氏这一支,他们用附子就是最大用量也没超过这个,我自己体会最多用到 75 克,100 克,都很安全。你可以来用,临床一般急救的时候,我用 60~75 克,这时候可以把干姜加大量。干姜加一倍以后,就变成另一张处方,一会儿会讲到,叫通脉四逆汤,通过干姜来用。

关于生附子和炮附子的区别,生附子回阳救逆,炮过的附子温里功能更强,温的作用更强,回阳的作用差一些,因为经文里面解释生附子性味辛温。强人大附子一枚,大附子就是 25 克或者 30 克。这个回逆汤，乃回阳救逆，就是回阳救逆的意思。因阳虚，阳气快要脱了，这个地方加一个或亡阳，或阴盛格阳。或亡阳这个就是程度不同，就是阳气快要没了，快要脱了。打比方的话，人体的阳气，就是一杯水，就是温度这部分属阳，里面水的有形部分属阴，是一体两面。就是人的这个气要脱的话，阳是在先，因为阳主动，所以最容易脱。像这里面的水分，比如汗吐下，除非你吐到很严重，要不然不会一下吐完了。先亡的是阳气，所以在急救的药里面没有用到补阴的，像熟地这种都没有。只有人参这味药补人体五脏的元气，可以配到这个药里面，只有这一个药，别的都没有。我们后世到了清朝的时候温病学派比较盛行，后来的医家在抢救很多危急病症的时候用生脉饮，人参、麦冬还有五味子。那么我看《清宫医案》，许多清代的黄帝，他们身体到最后的阶段，宫廷里的御医救的时候也是用这个。有几个皇帝像同治，他们得的是滑精，就是纵欲过度致身体很弱，精液不自主地流出。治疗的时候，用的都是很普通的方子，当然药材质量是很好的，但是没有把生命救回来。如果是应用经方的话，在阳气快要脱的时候，肯定是回逆汤这样的药。如果平时像这种情况的话，我们用天雄散，《金匮要略》里讲的桂枝加龙骨牡蛎汤，应该用这样的处方才行。清朝时也是在历代中医里面是百花齐放的时代，百家争鸣的时期，著作很多，医术高明的医家也很多，但是进入清宫的名医还是以温病为主。所以在急救的时候像这样的处方都很少，因为一旦出现问题宫里认为是吃附子中毒了，那就是满门抄斩，这个谁都不敢。所以很多医家，请他去清宫去做御医，好多都不去，也有这个原因。

阳虚或者亡阳导致的阴阳之气不相顺接，所以手足逆冷，那么我们看一下里面具体的药。不能顺接的意思，就是我们正常时，身体是一个圆，阴和阳要相交接，这时候阳气一脱，或者阳气虚弱的时候，阴和阳的气不能交接，就手脚逆冷，四肢冷，这跟西医讲的休克是一样的。休克的原理就是血液供血要保证心脑肾，以牺牲外周的血循环为代价，所以这时候就是手脚冷出汗，甚至心慌。心慌里面，有很多人要么心跳很快，阳浮阳气快要绝了。还有一种是阳虚了以后，心率就很慢，两种都是阳虚。阳虚的病人，虚到一定时候，一定是心肾的阳虚为主，因为人的最根本就是心和肾。心脏的跳动，阳虚的时候，两种情况，一种是跳的很慢，没有力量跳，第二种是阳气不能固摄了跳的很快，成年人跳到每分钟 130～160 次，跳不了多久很快阳气就脱了。附子辛温，通行十二条经脉，温肾阳，此先天之阳，为人身阳气的根本。所以我们学到今天为止，大家了解了我们的身体里的阴阳，每个脏都有阴和阳，都有气和血，这个阳的根本在我们肾。比如我们的气，全身的气主要以心和肺为主，肺主一身之气，所以我们的药可以补一身之气，比如人参，五脏的元气都可以补。而有的药比如说黄芪以上焦心肺的气为主，党参主要是脾胃中焦的气为主，会有侧重点不同。附子生者，生用性热，走窜的力量很强，性热而回阳。干姜温脾阳，干姜也是辛温的药为后天之本。脾胃又主四肢，后天之阳，脾胃主四肢，二药并用，温阳散寒，破阴回阳。这张处方的重点在于破阴回阳，因为我们温阳的药很多，如果只是普通的阳虚，平时一点点吃这个都不要紧，这个时候的重点是，把要脱的阳气一点点拉回来，回阳，所以叫回逆汤。这张处方，干姜和附子配走窜的力量很大，恐阳气外散，所以佐甘草温养阳气，将二药的药力固于中焦，就是将附子跟干姜二药之药力固于中焦，取土能伏火之意。大家如果去过农村，有经验，如果烧一堆柴火，在野外，你要想保留这个火种，就用一堆土把这个火埋起来，里面的火星可以保留很长时间，你需要用的时候，把土扒开吹吹，或者加点树枝，这个火又能重新燃起来，这个火就是阳，土能伏火，温暖之意绵长，让这个热力一点点固在我们中焦。此回阳救逆第一方。临床上讲，所有的急症重症，既重也急，阳脱为最急。故回阳为救急的第一要义。所以急诊的医生,中医也好,西医也好,临床的辨证,抓的时候要抓主纲,所以八纲辨证,我们这时候不要辨他是哪个经脉上阳气虚了,不要辨哪个脏、哪个腑,全身就是一个阳,这时候我们以前推荐过的郑钦安的《医法圆通》《医理真传》就是非常好的书了。里面专门讲了辨阳虚的总纲,辨阴虚的总纲,碰到重症的时候,不需要再辨到哪个脏哪个腑了,你看一下,是阳虚还是阴虚。是阳热,比如大承气汤证,看到急下就可以了,这时候不用管是在胃还是肠,不用那么细。这时候急下存阴。只要辨认好是阴阳,阳跟阴,你确认分开了以后,那么急救的方向就出来了。西医也是一样,你看到血压低了,我们以前在急诊室待的时候,不管什么原因先升压,看到呕吐先止呕,看到下利先止利,看到吐血先止血,中医也是如此。

这张处方,我在临床上经常用,一般不会等到阳气脱的时候下手,最好提前就下手,那么我自己用这张处方,用得比较完整的,就是急救的过程,用得也比较多。我记得我上博士的时候,有个老奶奶八十多,她属于身体的阴精跟阳气快枯竭了,就是《内经》里讲的,人到了 90 岁,五脏已经虚了,就是精已经去了,只剩下形骸独居,只剩下躯壳了,属于正常衰老。最后她就睡不着觉,烦躁,面赤,我回到家,看到第一个症状睡不着觉,就给她急灸,灸了关元穴,灸了关元以后就睡着了,她好多天睡不着。我回去以后,她第一句问我,人怎么想死都那么难? 想死也死不了,我就跟她说,人不到走时候,人的命老天会自有安排。用了这个之后,我给她用了回逆汤,用了回逆汤之后,我用的剂量很大,开始附子用了 100 克,干姜用了 200 克,炙甘草用了 60 克,基本一天一到两剂药,用完以后,她睡着觉了,阳气也回来了,一点点的拉回来,我当时心里还挺高兴,想着能把她拉回来。后来我附子就加量了,慢慢加,最后加到 300 克,但我用的是炮附子,因为我以前跟师郑钦安火神这一派,一般他们用生的附子少,多用炮附子,只不过炮的比较轻,药的回阳的功能保留还比较多。最后,老奶奶以前有个痔疮病,后来在最后一天,她当时大便比较费力,解大便的时候用力出血,大概就是 10 毫升到 30 毫升,这个血量其实很小,这个时候阳气一下就脱了,当然她自己也萌生不想再活的想法,最后人还是走了。当然这个急救的过程中,你看到这个阳气的变化,确实是跟我们伤寒上讲的一模一样。当时我还整理了这个抢救的过程。后来我在很多急诊治疗的时候用到很多方,确实是阳气的顾护很重要。我们急救的时候,少阴篇的这些方用得很多,就是回逆、通脉回逆、白通汤、白通加猪胆汁,还有通脉四逆再加猪胆汁、童便,这几张处方。因为少阴有死症,到了三阴就有死症,在三阳属阳,只要阴还有的话,一般来说不会有死症,到了三阴就有死症。尤其在少阴篇,死症的最多,好几篇条文都在讲什么情况下会死,什么情况下会死,这是因为人体的阳气的根本在肾。

第 298 条　少阴病下利,白通汤主之。

🌿白通汤

葱白四茎　干姜一两　附子一枚 生 去皮破八片
上三味,以水三升,煮取一升,去滓,分温再服。

附方歌:白通汤、白通加猪胆汁汤。
葱白四茎一两姜,全枚生附白通汤,脉微下利肢兼厥,干呕心烦胆尿裹。

少阴病的提纲,但欲寐,脉微细。少阴病下利,是代表阴盛之极,而阳虚,寒到了极点,恐其格阳。这个所谓的格阳就是阳气快要脱出去了。方子里面,以葱白通阳,干姜附子汤,温阳散寒,回阳救逆。白通汤,这个白的意思,指的是我们吃的大葱,前面那部分,白的部分;通,是两个意思,一种是通其阳,二者以温之。通就是有通阳温阳的意思,令阳气得入,阴气易散,其实是寒气易散。这张处方和回逆汤就差一味药。白通汤,葱白四茎,所以这个很麻烦,就是我们的很多药材,好多都是人工种植的,这样药效就差了很多,如果我们来比药力的差别,至少有10倍到100倍的差距。所以真的没有办法,如果一加量,而中药里面又可能很多的农残,还有很多药材生成的周期不够,这个就很麻烦。葱的话还好一点。干姜一两(15克),干姜比刚才的回逆汤少一点,附子也是,15~20克一枚,也是生用。以水600毫升,煮取200毫升,去掉药渣服一次是100毫升。回逆汤是200毫升,这个是100毫升。葱白是上通阳气,大家可以吃吃试试,山东人有这个习惯,单独吃,全身的毛孔,鼻窍这些,就是葱的走窜之性就把阳气疏通开了。此方回逆汤去甘草之缓,驱寒欲其速,散寒一定要快,辛越之性取其骤发,直达下焦。同样是阳虚,这种病人是以下利为主,所以这时候你要让干姜、附子的热力达到下焦去,所以加了葱白,取快的意思,葱白味辛走窜,能通阳气,而利止。

第299条 少阴病,下利脉微者,与白通汤,利不止,厥逆无脉,干呕烦者,白通加猪胆汁汤主之。

🌿 白通加猪胆汁汤

葱白四茎 干姜一两 附子一枚生去皮破八片 人尿五合 猪胆汁一合

上五味,以水三升,煮取一升,去滓,内胆汁人尿,和令相得,分温再服。

宋本条文里后面的尾注就不要了。这张处方,以及条文是紧跟上面这条,此乘上条,详申其脉。白通汤病人脉是什么样的——脉微,以明病尽之意,就是少阴病下利,你给服了白通汤,脉微,与白通汤,那么利不止,厥逆无脉,你刚才摸到一点点,似有似无的这个脉,就是很微弱了,然后你给他服了白通汤之后,下利也没有止,再摸脉,脉也摸不到,手脚冷可能比之前冷的更重。同时出现了干呕。还有很严重的症状,烦,这时候的烦有分虚实,这种烦是虚烦,是阳气快要脱的时候阳气已经浮越上来,已经快要没了的那种。这时候已经出现阴盛格阳,就是阳脱。阳脱之后,我们用白通加猪胆汁主之。这张处方在白通汤的基础上加了两味药,白通汤还是原方,加人尿五合就是100毫升,猪胆汁20毫升。人尿在临床上就是用童尿了,童子尿,就是3~5岁以下,比较好的就是3岁以下,秉阴阳的属性来说,男孩的更好一些,实在找不到女孩的也可以,这两味药20毫升,以水600毫升,煮取200毫升,去掉药渣以后,内猪胆汁,混匀,分温再服,一次100毫升。最后纳猪胆汁和童尿,童尿也不煎,人尿是咸寒,真的是咸的,可以试试。猪胆汁是苦寒的,非常苦,这两味药从阴引阳,以免格拒而吐出。因为这个时候阳虚到了极点,已经阴盛格阳,阳气已经浮越在外了,这时候用大辛大热的药,怕这两个阳气格拒,所以加一点寒性的药反佐,从阴来引阳。现在是假热的情况,真寒假热,有一点假的热象,我就用一点寒凉的药,但是一定不能用大黄啊,石膏这类的,用下去以后,人就没了。以前跟大家讲过猪胆汁这味药,像小孩子,月子里洗澡可以用它,这个泡出的水非常好,颜色是标准的金黄色的,对皮肤也是非常好。这是白通加猪胆汁方。

第300条 少阴病,二三日不已,至四五日,腹痛小便不利,四肢沉重疼痛,自下利,其人或咳,或小便利,或下利,或呕者,玄武汤主之。

🌿 玄武汤

茯苓三两 芍药三两 白术二两 生姜三两 附子一枚炮去皮破八片

上五味,以水八升,煮取三升,去滓,温服七合,日三服。

若咳者,加五味子半升,细辛一两,干姜一两,若小便利者,去茯苓,若下利者,去芍药,加干姜二两,若呕者,去附子,加生姜,足前为半斤。

附方歌:真武汤。

生姜芍茯数皆三,二两白术一附探,便短咳频兼腹痛,驱寒镇水与君谈。咳加五味要半升,干姜细辛一两具,小便若利恐耗津,须去茯苓肾始固。下利去芍加干姜,二两温中能守住。若呕去附加生姜,足前须到半斤数。

我们讲过小便不利,在太阳篇里,太阳病中,有两种情况。其一,心下有水气,发热有汗,烦渴引饮想喝水,小便不利,这是太阳的中风,还是在膀胱腑里边,所以叫膀胱的蓄水,用五苓散。其二,太阳篇里的,心下有水气,发热无汗,干呕不渴,小便不利,也有小便不利,是太阳的伤寒,用小青龙汤。

到了少阴篇里的这个主证,大家看到同样都有小便不利,要辨一辨,在太阳还是在少阴。小青龙汤条文:"伤寒表不解,心下有水气,干呕发热而渴,或渴、或利、或哕、或小便不利,小青龙汤主之"。如果转换为病机来看,表寒里饮,这个一下就记住它了。那么到了少阴篇少阴病,二三日不已,至四五日,有腹痛下利,关于这个下利,如果小便利就用附子汤,小便不利用玄武汤,附子汤跟玄武汤的差别就差了一味药。这是阴寒,即阳虚有水气,就是有水的病。如果换成阳虚,外攻于表,出现四肢的沉重疼痛。内盛于里,《医宗金鉴》上说是阴寒,阴寒内盛于里,是指的这个意思,寒邪你可以这么来理解。我们讲这个寒有外有内,外寒来于天地之间,内寒是阳虚则寒。所以身上的冷有两种,一种是感冒了受了寒,你全身冷。还有一种,你身上的阳气虚了,你平时的手脚凉或者是少腹凉,这种情况是阳气不足,内盛于里。阴寒就出现腹痛、下利。阴寒,水气不化水停上焦,停在身体的上部,咳喘而不能卧,不能平躺下去。水停在中焦出现呕吐,或者下利。水停在下焦就出现小便不利或少腹满痛,小肚子疼痛。

在我们太阳篇里,也提到了玄武汤。太阳篇中太阳病玄武汤的应用是厥逆,筋惕而肉瞤,玄武汤。现代医学有一个病,西医说的帕金森,抖动,这个肌肉跳动,可以参照玄武汤的治疗,认为有水气。第二种,是少阴篇的水气上逆,还是用玄(真)武汤。所以同样是寒水。太阳寒水,在六气里面讲太阳寒水。腑是膀胱。他的脏(繁体字是月字旁的)代表土中生的。寒水的水邪入了腑就为阳邪,入脏就是阴邪。入阳邪我们用麻桂为青龙(汤),入了腑用附子为玄武(汤)。一个用青龙汤来治疗,一个用玄武汤来治疗,所以同样是小便不利,同样是水气病,一个是膀胱的气化不行在腑,一个是肾的气化不行在脏。

好,我们来看看玄武汤这张处方。

茯苓用了三两(45克),白芍三两(45克),白术二两(30克),生姜是三两(45克)切一切,附子一枚,炮的去皮破八片,差不多是15克。玄武汤跟附子汤,就差了一味生姜。附子汤里是人参,把生姜换成人参就是附子汤了,玄武汤里用的是生姜。上五味,以水1 600毫升,人参易生姜,附子汤。煮取三升(600毫升),去掉药渣以后,温服140毫升七合,日3服。张仲景也没说,一服140毫升,3服,420毫升,还剩了一点,不知道这个剩的还要不要,张仲景没说,别的都是分温两服,比如回逆汤,200毫升,两次就吃完了,这个还剩了一些。临床上我们用的时候,其实是可以喝掉。把生姜换成人参就是另外一张处方附子汤。小青龙汤,治表不解心下有水气,这是寒实。玄武汤是治表已解,里面没有解表的药,有水气,表里皆寒虚就是虚寒。

玄武为北方,司水,专门管水,所以我们有个真武庙,玄武大帝,北方司水之神,以镇水之义。就是用来看管水的。肾主水,脾是来制水,土能治水,如果肾中无阳,水无所治。没有主水的,也没有制约水的。附子温肾阳以主水邪。白术、茯苓补土燥湿而健脾治水。所以临床上我们治疗湿气的,最高明的是温阳来化湿,不用什么小豆啊,薏米这样的药,直接给他理中丸,吃完以后水气一治,比如小孩子流口水,理中汤里重用白术、茯苓,白术茯苓水气给他化了,就不会再流涎了。生姜佐附子,补阳温中散水而降逆。不是还有水气上逆这个情况么,还可以降逆,这个方里有个药比较特殊,白芍,酸凉,妙在苦降酸收,白芍其实不太苦,这个药其实是凉性的降,苦降酸收,敛阳而归根。把阳气敛回到肾里边去。二是泄木,认为木气太过太旺,有个泄木的作用,这个解释我觉得有点牵强。所以白芍有泄肝的作用。回逆汤治阴寒盛,阳亡于外。附子生用,回阳救逆,破阴回阳,配干姜温中,所以我们有一句话叫:附子无姜不热。附子性走,走窜的力量强,干姜性守,一走一守,干姜和附子一配,一个让其温阳,第二是让回过头来的阳气不要外散。

玄武汤是为里阳虚水气内动,非有亡阳之患,不是亡阳只是阳虚,还没有到阳要脱,故附子熟用,炮制过的它性钝而守温于中。配生姜以散饮,散水气。干姜跟生姜两个药,药都是同样的,只不过干姜炮制取温中散寒的作用,生姜发表止呕降逆的作用就优于干姜,干姜温中的力量要比生姜强。临床上,如果两个病症同时存在,我们就配在一起,这就是我们在泻心汤上讲的生姜泻心汤,生姜和干姜同时配合起来用。如果是其他情况,回逆汤里边一定是干姜,玄武汤里一定是生姜,如果实在是有中焦的脾胃阳虚、寒的情况很重,那么把干姜配到里面去用,当然也可以了。

我们看看药的加减。如果咳嗽,若咳,水寒伤肺,散寒饮,就是三味药,细辛、干姜、五味子,这是我们的药对。细辛一两(15克),干姜一两(15克),五味子半升(30克),玄武汤中病人小便不利,这个病人如果小便利,就是水已经有出路了,所以去掉茯苓。若下利去芍药,加干姜二两(30克)。这个地方加干姜,因为阳气不外散,阳不外散,所以去掉芍药,不用芍药来敛阳气。加干姜,以温中散寒。所以我们知道了,这个地方的下利是因为阳虚导致的下利,是寒证的利。如果是热证的下利,如果实证加黄连,如果是呕去掉附子,其病非下焦水停所以去掉附子的温热,无须温肾以行水。加生姜来止呕散水。临床上我们一般碰到这种情况,即使不是下焦的水停,病机上面还是符合阳虚的情况,所以一般附子就不会去了。这是临床上我自己的体会。但是你可以加生姜。这个药如果把附子一去,那个温的作用就减弱很多了(表10-4、表10-5、表10-6)。

表10-4 小便不利

主 证	伴 随 症 状	病 机	方
小便不利	心下有水气,发热有汗,烦渴引饮	太阳中风,膀胱蓄水	五苓散
	心下有水气,发热无汗,干呕不渴,表未解,表里皆寒实之病	太阳伤寒,表寒里饮	小青龙汤
	有水气,四肢沉重疼痛,腹痛自利,喘咳不能卧,呕或下利,少腹满。表已解,寒入里	少阴,阴寒入脏	玄武汤

表 10 - 5　玄 武 汤

证	方 及 化 裁
少阴病,二三日不已,至四五日,腹痛小便不利,四肢沉重疼痛,自下利,其人或咳,或小便利,或下利,或呕者	玄武汤
若咳者	加五味子、细辛、干姜
若小便利者	去茯苓
若下利者	去芍药,加干姜
若呕者	去附子,加生姜(临床通常阳也虚,不去附子)

表 10 - 6　玄武汤的应用

辨 证	症 状
太阳病	厥逆,筋惕、肉眴而亡阳(例如帕金森)
少阴病	水气上逆

接下来是另外一张处方:通脉回逆汤。

第 301 条　少阴病,下利清谷,里寒外热,手足厥冷,脉微欲绝,身反不恶寒,其人面色赤,或腹痛,或干呕,或咽痛,或利止,脉不出者,通脉回逆汤主之

通脉回逆汤

甘草炙二两　附子生用去皮破八片　大者一枚　干姜三两强人可四两

上三味,以水三升,煮取一升二合,去滓,分温再服。

其脉即出者愈,面色赤者,加葱九茎,腹中痛者,去葱,加芍药二两,呕者,加生姜二两,咽痛者,去芍药,加桔梗一两,利止脉不出者,去桔梗,加人参二两。

附方歌:通脉四逆汤。

一枚生附草姜三,招纳亡阳此指南,外热里寒面赤厥,脉微通脉法中探。

面赤加葱茎用九,腹痛去葱真好手,葱去换芍二两加,呕者生姜二两偶,

咽痛去芍桔须加,桔梗一两循经走,脉若不出二两参,桔梗丢开莫掣肘。

少阴病,下利清谷,里寒外热,热是假热、虚热,寒是真寒,手足逆冷,厥逆,脉微,脉微的程度不同。我们《内经》里形容一个脉的三种程度,比如弦脉,微弦,微微的意思,第二个是弦,第三是弦盛。同样的脉微,脉微有欲绝的,如果再重就是厥逆无脉,程度不同。身反不恶寒,正常阳虚的病人应该是恶寒才对,其人面色赤,这种脸红不是通脸的脸红,只是在两颧的这个地方阳气浮越在外,虚阳外浮。或腹痛,或干呕,或利止,脉不出者,通脉回逆汤主之。还有四个或然症,这个加减法,大家也需要把它记下来。

卦象里,坎为水,离中是虚,坎中是满,这个跟水的特性一样,你看它流在外面的是什么,分

断裂开来的。水的形状，中间是实的，有一阳在里面，一阳在二阴之中。

下利清谷，下利的谷物是完谷不化，吃什么，拉什么。第二，它很清冷，没有臭味。所以同样是下利，拉肚子几次，我们要问问他这个大便性怎么样，气味怎样，寒温怎么样。

手足厥逆厥冷，手脚冷，脉微欲绝。还没有厥，如果厥了就厥逆无脉了，这是代表里阴，里阴盛极，也是代表里虚很盛。那么我们判断这个人只有下利清谷，没有手足厥冷，这个里阴盛的情况就要轻一些。如果里面两个同时有，说明这个重一些，如果三个都有，更重。还有一个，同样下利清谷，以下利次数的多少来分轻重。同样的手足逆冷，有的人冷一点点，你摸起来不是那么冷。有的人寒到极点，比如得肿瘤的人。有一次我碰到一个，腰椎上长的骨瘤，他觉得身体的下半部分泡在冰水里，同样是冷，程度还是不一样的。脉微这个还是相对好，虽然是脉微，微了，微到一定程度就摸不到了，这个程度还好划分一点。

身反不恶寒，面反赤。这种人应该怕冷，非常冷，面反赤，其外热，有两种，一个是身上觉得热，第二种就是脸色红，赤就是在两个颧骨的地方。第三是会发烧，很多重病大病的这种病，最后低热发烧，一般都在 37 摄氏度左右，这代表他格阳于外，就是阳气已经格拒在外了，阳气不仅浮上来，而且快要脱了。就像一杯热水一样，里面都没有温度了，全部浮在这个水的表面，水的外周。阴盛格阳，一般来讲，不到格拒，都很好辨认。手脚凉，一看是阳虚，那么下利清谷这些都很好辨别。但是一看这个人，面反赤其外有热，一看到发烧觉得是热证，但其实是寒证寒到了极点。这是一个真寒假热，这个只有在少阴篇和阳明篇里最容易出现，一个是阴盛到了极点，第二个是阳热盛到极点，所以大承气汤这个真热假寒，阳盛格阴，是两个极端。所以，彷白通汤，复阳已消阴翳。

那几个或然症里，有腹痛有干呕还有咽痛，像咽痛这个情况，在少阴病（主症里），好多人看到咽痛以为是热证，其实是寒证，是格阳在外的寒证。这个方里没有加人尿和猪胆汁，临床上可以加到里面来，如果格阳这个情况很重的话，这个是可以用的。

我们看下这张药方，通脉四逆汤。这张方为什么叫通脉四逆汤，因为脉已经快没了，通脉，回逆。炙甘草二两（30克），附子一枚，15～20克，生用去皮破八片。这个也值得考据了，像我跟师吴生元先生，老先生喜欢用带皮的，认为这个带皮的有这个利水的作用，这个作用比去皮的强。去皮的炮的白附子，不去皮的就是黑附子，黑附片或者黑顺片。现在药店里都没有生附子，所以你开出来都是炮附子。干姜这时候就换成二两，有旁注，"强人可四两"，这个不知道是张仲景原来自己加的还是后人加的。四两就60克了。以水 600 毫升，三药一起同煮，煮取240毫升，分温再服，120毫升一次。脉出即愈。吃药后，此时一摸脉，脉微，没有厥了，反而脉就变得有一点力量了，脉微情况也轻一些了，病人的脸色也没有那么红了，发烧也退了，下利情况也减轻了，手脚逆冷情况也减轻，代表你这个治疗方向是对的。

我们看下加减法。

面赤，脸色红，加葱，这次是 9 根，加葱九茎，以通上下之阳。临床用的时候，脉微欲绝，阳气不能通行到末梢，那么你用葱，白通汤，临床上如果格阳的情况重，最好是加童便（我个人的习惯），把浮越在外的阳气敛回去，从阴来引阳，这样更好。

第二个，若呕加生姜 30 克止呕。

第三，如果是腹痛把葱要去掉，去不去葱就看腹痛不痛。腹痛的时候去葱，加白芍 30 克，以和在里之阴，补里面的阴。白芍还有缓急止痛的作用。

第四个，若咽痛，去芍药加桔梗 25 克来利咽。桔梗这味药我们一会儿会讲到，它是少阴篇里治咽痛的非常和缓的,而且阴阳的属性取一个中道的,清咽利嗓的药。所以大家要是预防雾霾,或者平时我们讲课讲的多,桔梗甘草汤是非常平和比较好的。

第五,若利止脉不出者,下利止了脉还摸不到,去掉桔梗加人参 30 克,生元气而复脉。这时候阳已经回阳了,可是里面的气和阴不足,里面加一点人参。

扶阳抑阴之剂用回逆辈。

中寒阳微不能外达用回逆汤。

中外俱寒,阳气甚虚,虚得更重一些用附子汤,温补阳气。

阴盛于下出现下利,虚在下焦为主,格阳于上摸不到脉,白通汤,宣通上下的阳气。

阴盛于内格阳于外,那个是上下,这个是内外,用通脉回逆汤,通达内外之阳气(表 10-7)。

表 10-7 扶阳抑阴之剂(回逆辈)

证	治	方
中寒阳微,不能外达	运行阳气	回逆汤
中外俱寒,阳气虚甚	温补阳气	附子汤
阴盛于下,下焦虚,格阳于上	宣通上下之阳气	白通汤
阴盛于内,格阳于外	通达内外之阳气	通脉回逆汤

我们看下面的,293 条,康平的 101 页。这个也是重点方,吴茱萸汤。

第 293 条 少阴病,吐利,手足逆冷,烦躁欲死者,吴茱萸汤主之

🌿 吴茱萸汤

吴茱萸一升 人参二两 生姜六两切 大枣十二枚擘
上四味,以水七升,煮取二升,去滓,温服七合,日三服。

附方歌: 吴茱萸汤。

升许吴萸三两参,生姜六两救寒侵,枣投十二中宫主,吐利头疼烦躁寻。

吴茱萸汤临床上治疗很多疾病,尤其是头部的疾病,效果非常好。少阴病吐利,手足逆冷,烦躁欲死者,吴茱萸汤主之。吴茱萸汤这张处方是厥阴篇里的方,吴茱萸这味药入肝,所以是厥阴为主的药。所以这个条文,是少阴病主以厥阴的药。那么三阴里面,以少阴跟厥阴多合病,就是两条经脉同时受病了,症通前意。换个说法就是异病同治,就是表现的症状有所不同,经脉不同,但是根本的病因病机相同,所以用的处方完全一样。

所以我们在临床症状里,厥逆有少阴的厥逆和厥阴的厥逆,两个厥逆有所不同,少阴里的厥逆,厥有微、盛,就是冷的有轻有重。微就是比较轻微一点,冷的轻一点。厥阴的厥逆分为寒厥和热厥。少阴里面厥逆通常伴随多燥,厥阴里厥逆通常伴随是多烦。从病机来讲少阴是阴盛格阳,厥阴同样是阴盛,没把阳气格拒在外是把阳气郁在里面了,阴盛郁阳,就是寒热错杂。所以用药上面少阴篇代表方就是回逆汤,这个方就是逐阴散寒邪,逐阴回阳。阴盛,郁在里面的,用吴茱萸汤,迅散以通阳。这是这个条文(表 10-8)。

表 10-8　厥　逆

证		伴　随	病　机	治	方
少阴	微(冷轻) 盛(冷重)	多燥	阴盛格阳	逐阴回阳	回逆汤
厥阴	寒厥 热厥	/	阴盛 阳郁	/	吴茱萸汤 回逆散

我们看下这个药方,吴茱萸汤。我个人临床的体会,用回逆汤和吴茱萸汤其实差很多,就是经脉的归经不一样。吴茱萸汤其实还是以厥阴为主,有的时候会夹有足阳明胃经的经脉,有时候合并有少阴的情况。不管出现什么,吴茱萸比较典型的症状是吐利,干呕吐涎沫,或者巅顶的疼痛,我们知道巅顶的地方是厥阴,经脉络到巅顶的地方还是比较明显的。回逆汤的病症在四肢上表现的更多。

我们看下吴茱萸汤。吴茱萸五两(75 克),人参二两(30 克),生姜六两 90 克,大枣十二枚(60 克),人参用党参二两(30 克),要用林下参就 2 根,这时候可以用党参。以水 1 400 毫升,煮 400 毫升,温服七合(140 毫升)。这个要重用生姜,这个生姜的用量我们临床一般,在这个里面常规的用量三两二两的多,遇到重症的时候,呕吐胃气上逆,还有表寒,这种时候生姜用的量就会多。吴茱萸能散寒暖肝胃而止呕,在这里可以以党参代替人参甘温补气。

这张处方我们看一下,厥阴风木,六气里厥阴的意思是:两阴交尽为厥阴,我们知道阳明跟厥阴都是主阖,阴到了极点要回头,靠厥阴来主阖的功能。两阴交尽而一阳之真气实起于中,其实起于下了。从卦象上来讲,厥阴风木的卦是震卦,阴已经到了极点,春天,已经到了冬至这一天,冷到极点的时候,阳要回头了,子月。亥月就是十月,我们现在就是亥月,已经到了坤为地了,子月的时候到了地雷复一阳就来复了,在外就表现为风的特性,实际上真正表现为生长的特性,就是到了春天,一个是从地底下开始表现,一个是表现在外的。所以四季物候的主色会表现出子显母色的特征,比如说冬天下雪,显的是白色,五行属金;春天的时候显的是泥土的黑色,五行属水;夏天万物盛壮,这个时候是以青色为主色,是要靠子来显母色。到了秋天显的是土色,像落叶的黄色。到了土的季节,显的是红色,阳气盛壮在外的表现。两阴交尽。吴茱萸这味药得了东方的木气,(很多药的归经都是有争议的,但是吴茱萸这味药没有争议)得东方木气,辛苦大热能达木郁直入厥阴,这个药一用就走到厥阴里去了,降阴气之上逆。所以吴茱萸代表方,第一张处方就是吴茱萸汤,第二张是温经汤,温经汤里面君药就是吴茱萸,吴茱萸这个药很难喝,辛苦带点辣、带点苦,真是不好喝。还有当归四逆加吴茱萸汤,这个药一用进去,马上走到肝胃,厥阴和阳明。若此木气,厥阴风木的木气虚,则三阴之气直逼中上。中医讲的话就是肝寒。肝寒不管是犯了胃也好或者上逆也好,可用吴茱萸。吴茱萸是辛温的药,入肝,就解决肝寒的问题,不管是表寒里寒都可以。上面说的木气虚,就是肝虚了,三阴之气太阴少阴厥阴往上走,以致少阴之真阳浮动,浮在外了,而出现吐利、厥逆、烦躁。烦躁这个症状,少阴里不算多,厥阴里多。冬天,你看咱们空调温度太高了,冬天气要凉才能收敛得进去。升其垂绝之生气,补气,补一身之气,用以为臣,佐使姜枣和胃而培中土。这里面君臣的划分,也是后人解释的,实际上按照剂量大小来判断的话,姜为臣药也没有问题,这里面本来就是辛温散寒,配合起来,培中土可温中降逆。

第 282 条　少阴病,四逆,恶寒而身倦,脉不至,不烦而躁者死。

我们看这一条,少阴的几个死症。少阴病四逆,恶寒而身倦,脉不至,恶寒而躁者死。少阴病四逆,代表的就是四肢厥冷(四肢逆冷),这种冷,不过肘膝,如果是过肘膝,"而已然不回",阳气就很难被拉回了。所以平时,女子体属阴,手脚凉的多,这种凉不会超过肘膝的位置,只是阳虚,还没有阳气脱的情况。阳虚就恶寒,倦卧不伸,脉不至是阳欲绝了。烦跟躁,烦为阳,躁为阴,若有烦无燥尚有可回之阳。今不烦而躁是有阴无阳故曰死。用烦躁来区分。这个烦和躁不是很好区分,一般都连在一起。通常我们不会用烦躁来判断这个阳是否还有,一般用脉来判断,再用四逆的情况。我们《内经》里讲的,阴气,人体的阴精,静则神藏,就是如果你的阴精、阴血属阴的这个能藏得住,你的魂魄等就能藏住。若燥,燥则消。就像我们现在空调房间的环境,这个就是偏燥了。在这屋里,你的阴液消耗,就会口干舌燥,你天天在这个屋里待着,冬天闭藏,藏阴就受到影响了。

下面这五条都是讲少阴的死症。

第 280 条　少阴病,吐利躁烦,四逆者死。

第 281 条　少阴病,下利止,而头眩,时时自冒者死。

第 283 条　少阴病,六七日,息高者死。

第 284 条　少阴病,脉微细沉,但欲卧,汗出不烦,自欲吐,自五六日自利,复烦躁,不得卧寐者死。

这几条都现的是少阴的死症。阳气脱,而现头晕头眩,自冒,息高(呼吸出气多,进气少),或者喘,喘息,这时候不是咳嗽了,自利,烦躁,下利以后烦躁。我们讲阴证应该现阴脉,现出这个属阴的脉,像沉啊、细啊、微啊小啊,这样的脉,病跟脉就符了。病跟症也要符,像烦躁,正常应该得阴证,应该是恶寒倦卧,才是标准阳虚的象。如果反而现的是烦躁的象,如果本身是阳虚,那么这时候阳气快要绝了,快要脱了,是少阴的死症。那么还有不得卧寐者,阳不能入阴,睡不着觉,有的人表现这个情况,也是主死。临床上我们一般碰到这种,一看这个人的病,二看年龄,判断五脏有没有空。50 岁肝气始衰,60 岁心气衰,有表现心气弱,70 岁是脾虚,80 岁是肺气虚,90 岁是肾气虚了。五脏里面藏了精,阴和阳同时并虚,像这种,再来判断死症。再结合《难经》里,脉跳 50 动里面,停几次来判断。这时候看预后好不好,有好多因素来参考。我个人体会,只要这个人气数还有,怎么治疗都还有希望,如果气数已经到了,不管年轻还是年老,医药在生死面前,我觉得还是没有办法。只有说命中还没有绝,你救他还有希望,所以临床上,我在医院里实习,以及后来我经历的,真正抢救过来的,只有很小很小的一部分,大部分都不行,西医也好,中医也好,该死的都无法挽救。当然看到这些还是要救,看看预后能不能拉得回来。所以有一段时间,学习这个的过程觉得挺灰心的。之前觉得所有的病在这个体系里面,没有什么治不了的,后来你发现很多问题上面,尤其面对生死的时候,大部分都无能为力。

[答疑]

问:这时候求死的心会影响治疗效果吗?

答:当然,这时候疏导情绪为主,用药为辅除了注意饮食、大小便之外,要先调情绪,情绪是第一。因为人不能失神,一旦有求死的心就很麻烦,需要先把心神敛回来。所以不管我们受到多大的挫折,都不要有这样的想法或念头。

第 303 条　少阴病,下利六七日,咳而呕渴,心烦不得眠者,猪苓汤主之。

猪苓汤

猪苓　茯苓　阿胶　泽泻　滑石各一两

上五味，以水四升，先煮四物，取二升，去滓，内阿胶，烊尽，温服七合，日三服。

附方歌：猪苓汤。

泽胶猪茯滑相连，咳呕心烦渴不眠，煮好去渣胶后入，育阴利水法兼全。

这是一个少阴的热证。如果少阴下利清谷，咳、呕，渴，这是因为有寒饮。如果少阴下利，哕、咳而呕，烦不得眠，这是因为有热，已知饮邪是热邪。这个热饮不是我们喝的饮料！饮热在上为咳；在中为呕；在下为利；热扰于心就烦，烦不得眠。我们可以做实验。在冬天吃一点羊肉火锅，火锅本来就热，再吃羊肉也是热的，热扰于心，烦不得眠，睡觉一定受影响了。热耗津液故渴。所以我们知道了，这个口渴是一个症状，有寒热不同，寒是因为水气化不了，所以出现口渴。热证是因为热消耗掉了津液所以口渴。

猪苓汤是五味药，跟五苓散有两味药不同，利水的药都留下来，把桂枝给去了，换成了滑石，去掉了白术，换成了阿胶。茯苓、猪苓、泽泻、阿胶，各一两（15 克），以水 800 毫升，先煮其他的四味药，取 400 毫升，纳阿胶，把药渣去了。阿胶用温热的药汤化开，温服 140 毫升。服三次，不够服，这个要问张仲景了。

这张处方我们看一下这个条文，少阴的风热，如果是转入阳明，下利，用猪苓汤来利水，从膀胱而出，急救胃中津液。这个有点不太好理解，少阴的风热怎么转到阳明上去了，因为在阳明篇也有一个条文，猪苓汤，阳明篇在 217 条大家可以翻到这条。"阳明病脉浮而紧"，最后的这一小段，"若渴欲饮水，小便不利，猪苓汤主之"。所以张仲景认为少阴的风热转到阳明去了，临床上这样的不是特别多，我们不管，就抓这个小便不利。少阴病出现下利，拉肚子的情况，所以我们中医有一个治法利小便实大便。同样的水液代谢，水分从大便走，没从小便走，我们可以通过利小便，猪苓汤就是这么一张处方，利小便，大便就不再下利了，大便里的水分，让它从膀胱而出。

我们看下方解。这张处方猪苓汤滋阴，滋阴的药主要是阿胶，滋阴清热。滑石这味药，后世医家用八纲辨证来归纳，就是认为阴虚内热，皆有水蓄，水邪蓄留。很多老年人有这种情况，小便不利。那么舌象标准的应该是什么？阴虚的舌象，应该是红，苔是少的，脉是偏细偏数，脉细数。猪苓、茯苓、泽泻，淡渗利水，像我们利水的时候，特别喜欢用这三味药。像当归芍药散里，再加个白术，茯苓、白术、泽泻。滑石这味药清热渗湿，有个很好的作用可以利窍，淡，甘，微凉，寒。阿胶这味药滋阴养血润燥。

猪苓汤跟五苓散相比（表 10-9），两个药方都治发热，消渴，小便不利。五苓散主治的是阴不虚，阴没有不足的情况；热不盛，内热也没有那么盛；水湿蓄留，外兼表邪，这个表症主要是风，外兼表症之小便不利。猪苓汤是治疗阴虚内热，水湿蓄留。水液跟水湿差不多，程度不同。蓄留之小便不利，所以猪苓汤就是用五苓散去掉桂枝之热，桂枝之辛热，白术之温燥，加滑石清

表 10-9　猪苓汤与五苓散

猪苓汤	阴虚，内热，小便不利，水湿蓄留
五苓散	阴不虚，外兼表症，主要是风，小便不利 阴没有不足的情况。热不盛，内热也没有那么盛，水湿，蓄留

热利窍,加阿胶来滋阴。滑石利的就是我们尿道的窍,所以再伴随尿道的灼热、炽热的话,可加上滑石。滑石粉很滑,对尿道的这个管窍(西医所讲的输尿管)有很好的利窍的作用,就像抹了一层润滑的药。

下一条回逆散,现在受宋本伤寒论的影响,都叫四逆散,这张处方也是天天在用。

第302条　少阴病,其人或咳,或悸,或小便不利,或腹中痛,或泄利下重者,回逆散主之。

🌿 回逆散

甘草炙　枳实破水渍炙干　柴胡　芍药

上四味,各等分,捣筛,白饮和,服方七匕,日三服。

咳者加五味子、干姜各五分,并主下利、悸者,加桂枝五分,小便不利者,加茯苓五分,腹中痛者,加附子一枚,炮令折,泄利下重者,先以水五升,煮薤白三茎,煮取三升,去滓,以散三方寸匕,内汤中,煮取一升半,分温再服。

附方歌:四逆散。

枳甘柴芍数相均,热厥能回察所因,白饮和匀方寸匕,阴阳顺接用斯神。咳加五味与干姜,五分平行为正路,下利之病照此加,辛温酸收两相顾,悸者桂枝五分加,补养心虚为独步。小便不利加茯苓,五分此方为法度,腹中痛者里气寒,炮附一枚加勿误。泄利下重阳郁求,薤白三升水煮具,水用五升取三升,去薤纳散寸匕数,再煮一升有半成,分温两服法可悟。

少阴病的提纲是什么? 脉微细,但欲寐,还是这个情况。出现了几个或然症,第一个是有咳嗽的情况,心慌的情况,小便不利。小便不利包括几种,第一个小便不好解,第二个小便量少,第三个小便多,这都叫小便不利。或腹中痛,肚子疼痛,还有泄利,拉肚子的情况,用四逆散。用这个条文治疗少阴病,同样现的是四逆的情况。这种脉微细、但欲寐、回逆,就是四肢出现冷的情况,病因是什么? 为热邪入结于里,阳气被郁。比如说夏天,你感受这个热邪,或者是火邪,热邪为主,阳气被郁不得顺行于四肢而四肢逆冷。大家注意看这个,这个是热邪进去的,跟我们讲的那个寒邪进去的,回逆汤的症不一样了。同样表现的是手脚凉,回逆汤证是因为寒,回逆散证是因为热,回逆汤还伴随阳虚的情况,回逆散是阳气并没有虚,只是阳气郁在里面了。这个要体会。我们治疗的时候,不用温法,用和法,和解。和法用柴胡,药方是四逆散,即回逆散。甘草炙的,枳实要破开,水渍就是用水泡一泡,炙干,炙应该是没加蜂蜜,柴胡,再加芍药,白芍。这四味药等分,像我的话一般各12克,四味等分,打散,捣筛,白饮和,用热汤,一次服3克左右(方寸匙)。日三服。一般我们现在服的量稍微多一点,你可以服10克到15克。那个散剂不是特别好服。“热汤”,即可用热水送服。我们来看这两张处方。喝的时候,一般3克,或10克,我常让患者喝10~15克,药粉多了就喝不下去了。回逆汤治疗厥证手脚冷,治的是阴邪,属寒的寒邪。回逆散治疗的是阳邪,热邪热厥。这种热厥就是阳气郁在里面了,病因还是热,虽然表现的是手脚凉(表10-10)。

表10-10　回逆汤与回逆散

方	症	病　因	病　机
回逆汤	手足厥冷	寒厥、寒邪、阴邪	中寒阳微
回逆散		热厥、热邪、阳邪	阳气郁内

再看回逆散方义。君药是柴胡，疏肝之阳。臣药配芍药，破肝之阴泄肝。佐甘草以缓肝之气。枳实是破，破肝之逆，应该是逆气。这张处方在所有经方里用量最轻，此方中用药很少，取其轻缓解散之意，此方可外走少阳，内通厥阴，所以应该也是少阴篇里的厥阴方。为什么一派走到肝胆的药，能治少阴病呢？这是基于乙癸同源，肝肾同源，这个肝来源于肾，所以肾里面阳气郁住的时候，我们用疏肝的药来调达肾里面郁结的气。阳郁于中，不能外达、输泄。

临床上用，阳气郁在里面，其实更多会表现在少阳和厥阴，病人会表现的手脚冷的情况。这个我自己经历过一个病例，堂弟家的太太，有一次生病，告诉我手脚冷，我一看好治，自己以前善用姜、桂、附，就开了回逆汤。我想着效果应该很好，她是三十多岁的女性。后来她说手脚凉的情况好一点，但没有好太多。我怕她表述不清楚，问她十成好了几成，她说好了一两成。因为是电话问诊，也没有脉诊，当时没有微信，也没有看到舌象。后来我就又把回逆汤里的干姜量加大，女子么，体属阴，肯定是阳虚的重，我又加量，加量以后也没有改善。她说这次吃了以后差不多。后来我再问她最近有没有什么其他原因？她说最近吵了一次架，生气，她长期有情绪郁在里面的情况。我一听，这当是阳气郁于中，换四逆散，柴胡、枳实、白芍、炙甘草，每药开 8 克。之前用姜、桂、附都是几十克，60 克、90 克的用。吃完这个以后，她的手脚就暖起来。所以临床上有一类人阳气郁在里面，才表现的手脚凉。摸脉的话，脉象应偏沉，弦一点，会带一点点数，因为标准的这一张方，如果从伤寒里面来讲，应该是有热、有风进到我们少阴里面，郁住阳气，出现手脚逆冷，应该是这样的情况。后来临床上这张处方就扩大起来，凡是情绪的问题，只要是情绪，气郁在里面，我们都用它，所以临床看我开药，常用四逆散。然后再配别的药一起来用。郁症的病人很奇怪，身体有一种特殊的味道，阳气郁在里面不能得生长。我们正常人的味道是跟饮食、禀赋有关系，就是相对不会有什么。他那个就好像什么东西被捂了以后，气不流通。所以我们会闻到抑郁症病人的气息。这种气味不太好形容，扎针的时候比较明显，四肢处不太明显，身上的味道就比较清楚。听抑郁病人的说话声音，一般气郁在里面，气就不是那么流通，嗓音基本就是在胸腔这个位置。舌质不一定会红，一般标准的舌质会淡一点，临床我们治疗这个的时候，用四逆散。四逆散治疗抑郁症的效果比回逆汤更好。山西李可老先生治疗抑郁症，就是用回逆汤，一直加量吃附子、干姜，因为要回阳，令阳气走窜。吃到最后，病人会出一身臭汗，特别特别臭的汗，病就好了。实际上是通过汗法让病人的阳气流通起来了。但是这个方子我觉得不够直接，直接用四逆散疏散不是更好吗？

我们看下加减。如果咳嗽的人，咳加五味子、干姜，加一两六株，六株为一分，一两是等于四分，所以两药各是 18 克。加五味子跟干姜来散饮邪。如果是心悸，出现心慌的情况，加桂枝。在伤寒里，凡是碰到悸，加两个药最多，一个是加茯苓，解水气凌心；另一个加桂枝，解心阳不足，桂枝通阳益心。若小便不利，再加茯苓。桂枝也是一两六株(18 克)。加茯苓 18 克来利水。若有腹痛，肚子疼痛，加炮附子，一般我们很少会想到加炮附子，首先会想到加芍药。你摸一摸，如果腹部是凉的，加附子温中止痛。在日本，看诊时重视腹部的腹诊，很多病，通过腹部的诊断来进行判断，这还是蛮准的。比如寒热，真寒假热，就要看小腹的情况。如果是热证，你越摸这个小腹越热，你不管手脚温度怎么样。如果是冷的话，手放上去，越放越冷。这个就比较好判断，因为这是元气所居的位置。炮附子加一枚就是 15 克。如果是泄利下重腹泻的比较严重，那么以水 1 000 毫升，煮薤白，薤白三茎，这个没有称过有多重。加薤白的目的是开结疏寒热。薤白有个很好的作用,就是开结散结,尤其是痰湿引起的,结在心肺这一段,用了效果比较好,所以我们有瓜蒌薤白方。薤白这味药单服也有很好的化痰的作用。煮薤白三茎取三升600毫升(去掉药渣),再加四逆散三方寸匕,大概9克,纳汤中,煮取300毫升,这个稍微麻烦一点,分温再服,一次服150毫升。这张处方用的很多。

第287条　少阴病,得之二三日以上,心中烦不得卧者,黄连阿胶汤主之。

🌿 黄连阿胶汤

黄连四两　黄芩二两　芍药二两　鸡子黄二枚　阿胶三两

上五味,以水六升,先煮三物,取二升,去滓,内胶烊尽,小冷,内鸡子黄,搅令相得,温服七合,日三服。

附方歌:黄连阿胶汤。

四两黄连三两胶,二枚鸡子取黄敲,一芩二芍心烦治,更治难眠睫不交。

少阴病的提纲就是"但欲寐",发病在二三日以上,这个条文所讲,是少阴病热化,包括了但欲寐。每一经的提纲,大家可以自己总结一下,在表的表病,病脉证治是什么,经病病脉证治是什么,在腑的病是什么,在脏的病是什么。三阳经是以腑为主,因为经脉联系到的都是腑。三阴经联系的是脏,所以三阴有很多死证。在表,比如太阳病的提纲就是一个在表的描述。像少阳病,就以腑的(病)为提纲,但是也有表病。表主要指的是经脉,经脉里包括了皮肤,即十二皮部,包括了络脉,十五络脉,络脉里还有比较小的浮络、孙络,就是在很表浅的地方。经脉系统中还有十二经筋,就是经脉在筋和肌肉上的分布,有很多病可以在筋和肌肉上进行治疗。表是包括这几部分。到了经部就深了,比如白虎汤就是经部的疾病。但是有的时候,经和表分得不是那么细,但是经和腑分得很细。比如阳明腑病用的就是承气汤,在经就是白虎汤。还有太阴病的提纲是以脏病为主。少阴病的提纲在脏和表都会有所表现。少阴病的外感会表现出但欲寐。很多脏病,病人阳气衰微,到最后也会表现出但欲寐,比如上午,正常我们应该很精神,但是他们就想睡觉,这个你就要警觉了,这是但欲寐。

少阴病二三日以上,热化了,这个热化是根据后面条文中主治的药方来反推的,热化心烦不得卧。少阴病的心烦不得卧也有寒化,治疗的时候用白通汤,没用葱白而用干姜了,回逆汤也可以,方向是对的。但是寒化与热化如果用得不对,方向就反了。热化用的是黄连阿胶鸡子黄汤。少阴病如果夹水,也会出现心烦不得卧,用药是猪苓汤,小便不利(表10-11)。

表10-11　少阴心烦不得卧

病　因	方
寒化	白通汤、回逆汤
热化	黄连阿胶鸡子黄汤
夹水	猪苓汤

这张处方是少阴病里面阴虚阳亢的祖方,黄连阿胶汤。补虚的第一张方是建中汤。调和营卫祖方是桂枝汤,根据这个可以引申出好多变化方(表10-12)。

表 10-12　三 祖 方

祖方性质	祖方名称
阴虚阳亢祖方	黄连阿胶鸡子黄汤
补虚第一祖方	建中汤
调和营卫第一祖方	桂枝汤

黄连阿胶鸡子黄汤,黄连四两(60克),黄芩二两(30克),白芍二两(30克),鸡子黄就是鸡蛋黄,入药的时候一定要用好的柴鸡蛋两枚。以水1 200毫升,先煮三味,取400毫升,去药渣之后,把阿胶放入烊化,纳胶烊尽。最后放鸡子黄,放鸡子黄的时候一定要等药凉一点,太热了蛋黄就熟了。温服140毫升,日三服。

这张处方称为少阴之泻心汤。我们在太阳病篇学过治疗痞证的泻心汤,凡是泻心一定要用黄芩、黄连。黄连清中焦的热、心火的热,黄芩清上焦的热、肺热。有热证的时候,不管是阴虚还是实热导致的,都可以考虑把芩、连用到里面。如果病在三阳,胃中不和,心下痞硬,加人参、甘草,实证加大黄(三黄泻心汤)。我们分了以上几种痞证。如果是寒加附子,附子泻心汤。如果是水饮为主加生姜。如果是虚证为主,用甘草泻心汤。如果寒热各占一半,用半夏泻心汤。这是五泻心汤。这个黄连阿胶鸡子黄汤,是少阴篇的泻心汤。病在少阴的时候,就不加人参、甘草了,加它们会助阳,因为它本身就是阳亢的情况。阴虚阳亢,就不加助阳的药了。也不用大黄,大黄伤胃。

方解。芩、连泻心火,阿胶补心肾之阴血,鸡子黄佐芩、连,泻心火补心血。以易经卦象来比,鸡子黄就是一个离卦,坎中满,离中虚,像火,像太阳,太阳就是外在很光亮,但是中间有黑洞。阴阳来看是阳在外,阴在内,外显光明内是阴,离卦的象。鸡子黄本身就像火的性,所以它入肾,启阴血上承,使心火下降。肾五行属水,应了坎卦,所以说坎为水,就是太阴,在自然界就是月亮。

正常的循环,左升右降是一个循环,心和肾之间也有一个交通,水火要既济。既济也是一个卦象,既济卦水要在上,火要在下,肾中的阳要上升到心火里面去,这样太阳才有温度。心的阳要回到坎中的真阳,让肾水有温度,心火下暖肾水,肾水上济心火,心火下降肾水上承。

鸡子黄本身就有这个功能。睡眠是阳入阴的过程,魂要归肝,心和肾也要有交通,心主神,神也要回到阴血里面去。水火既济,则心烦止,心阳下交入阴则寐,乃为滋阴和阳之剂。凡是一切阴虚阳亢的吐血、衄血、大小便的便血,都可以治,说的是这张处方。单用一味鸡子黄也可以,药力就弱了,它是交通心肾的作用更好,补血的作用弱一些,所以加阿胶。鸡子黄去心火的作用没有黄芩黄连厉害,所以还要加芩、连。心脏里要有阴血,肾里面要有阳,简单来理解就是这个意思,水火既济,心里不烦躁。很多人烦躁,是因为心里面阴血不足,可以补阴血,也可以补肾阴。这一条就是治疗少阴热化证。

这张处方临床用得很多。我做课题的时候,一位年轻男医生就是睡眠不好,舌质红、苔少,长期有熬夜的情况,导致心脏的阴血不足,我给他开了黄连阿胶鸡子黄汤,喝药之后他问我:你怎么知道我血脂低?西医认为蛋黄可以补充血脂。其实我并不知道这个情况,他长得很胖。吃完这个药以后,他就睡得很好。前两天还有一位80多岁中风的老爷子来门诊,也是睡眠不好,西医给他用了很多镇定安神的药,包括安眠药,效果都不太好,用完之后即使能睡着,第二天就不精神了。西药就是抑制了整个兴奋的神经，导致第二天整天都在犯困。我让他把西药停了，只用黄连阿胶鸡子黄汤，之后睡眠就很好，人很精神，之前是一直卧床起不来，现在可以起来了。

下面几张处方：猪肤汤、甘草汤、桔梗汤、半夏散及汤，半夏苦酒汤都是治疗少阴咽痛。

第294条　少阴病，下利咽痛、胸满心烦者、猪肤汤主之。

🌿 猪肤汤

猪肤一斤

上一味，以水一斗，煮取五升，去滓，加白蜜一斤，白粉五合，熬香，和令相得，温分六服。

附方歌：猪肤汤。

斤许猪肤斗水煎，水煎减半滓须捐，再投粉蜜熬香服，烦利咽痛胸满痊。

第295条　少阴病，二三日，咽痛者，可与甘草汤，不差，与桔梗汤。

🌿 桔梗汤

桔梗一两　甘草二两

上二味，以水二升，煮取　升，去滓，温分再服。

附方歌：桔梗汤。

甘草汤投痛未瘥，桔加一两莫轻过，奇而不效须知偶，好把经文仔细哦。

🌿 甘草汤

甘草二两

上一味，以水三升，煮取一升半，去滓，温服七合，日三服。

附方歌：甘草汤。

甘草名汤咽痛求，方教二两子多收，后人只认中焦药，谁识少阴主治优。

少阴病为什么会出现咽痛，因为少阴这条经脉循喉咙。所有经脉循行的地方出现的病症，都是六经的病。《灵枢·经脉》里的每一条经脉，后面都会有经脉的疾病，有所生病、是动病，所有经脉循行地方的疾病，都可以循经治疗。

少阴之脉循喉咙，当经脉受邪少阴热邪上逆，重的病人用猪肤汤，轻则甘草汤缓泻少阴之热。若不愈甘草汤中加桔梗，桔梗开郁升提，清咽利喉。

三阴容易寒化容易虚，即使有热也是虚热的多。所以这里就没有用到清热解毒的药，比如胖大海、罗汉果、蝉蜕这样的药。用的是甘草，性很平和，泻也是通过甘缓之性微微地去一下浮在上面的热。所以用的是生甘草。

甘草汤只有一味药。像独参汤就是人参一味。甘草汤就是甘草一味。生甘草30克，以水600毫升，煮取200毫升，服140毫升。这样的药很平和，教师平日里讲话多，可以作为日常泡水的方。

桔梗汤，桔梗是一两（15克），甘草二两（30克），以水600毫升，煮取200毫升，服100毫升。这样的药方可以代茶饮，预防雾霾、预防流感，这样的药是很好的。临床我们喜欢用桔梗甘草汤。夏天的时候，可以加乌梅，加玄麦甘桔汤，玄参、麦冬、甘草、桔梗。玄参这味药口感不太好，颜色泡出来也不好看，可以去掉，也可以用太子参代替。麦冬滋阴，尤其滋补肺阴，配到这里面来很好,尤其秋天这种燥,非常适合。乌梅现在烘干的时候会带一点焦味,口感也不是太好,可以换成山楂,再加一点冰糖。方子越平和,越可以长期服。

第297条　少阴病,咽中痛,半夏散及汤主之。

半夏散及汤

半夏　桂枝　去皮　甘草炙

上三味,等分,各别捣筛已,合治之,服方寸匕,日三服,若不能散服者,以水一升,煮七沸,内散两方寸匕,更煮三沸,下火令小冷,少少咽之。

附方歌:半夏散及汤。

半夏桂甘等分施,散须寸匕饮调宜,若煎少与当微冷,咽痛求枢法亦奇。

咽中痛,代表咽喉的左边和右边都痛,用半夏散风邪,以逐涎。半夏是一个辛温的药,有很好的燥的功能,可以燥湿化痰。半夏还有一个作用,降气,所以采收是在夏天过半,夏至这一天的时候。这个药是用半夏、桂枝、甘草(炙)等分,如果单服生半夏,会让咽闭住,用生姜解它的毒,生姜一发散,闭住的咽喉就打开了。这个方子里也没说用的什么样的半夏,应该是生半夏,当然生半夏你也买不到,就用姜半夏好了。三种药等分捣筛,粗的纤维不要了。白饮和,方寸匕,也就是2~3克。这个药方,病人以这个为主症来找你的时候,稍微重一点的咽痛,就可以用它了。一般的咽喉肿痛,病人不会以这个为主症来找你。

第296条　少阴病,咽中伤生疮,不能语言,声不出者,半夏苦酒汤主之。

半夏苦酒汤

半夏十四枚　鸡子一枚

上二味,内半夏,着苦酒中,以鸡子壳,置刀环中,安火上令三沸,去滓,少少含咽之,不瘥,更作三剂。

附方歌:苦酒汤。

生夏一枚十四开,鸡请苦酒搅几回,刀环棒壳煎三涕,咽痛频吞绝妙哉。

这三条,从咽痛,到咽中痛,到咽中伤已经生疮了,就是有溃疡,有发热,局部有红肿,已经不能出声了。咽痛剧者则生疮,不能言语,声不能出,以半夏涤涎,用蛋清敛疮。蛋清这味药很好,对骨折、皮肤上的痈疡,蛋清有很好的敛疮作用。我小时候有一次手脱位,复位的时候每一次敷药,就用蛋清来调药,还可以消肿。食物里面,有两样非常养人,一个是土豆,一个是鸡蛋。鸡蛋里面的那一层膜,叫凤凰衣,也是专门治咽痛,效果很好。还有蛋壳,有强筋壮骨的作用,现在也认为它里面含很多钙质,像骨弱、骨软,或者骨折以后,可以把它晒或烤干,打成粉来吃。

苦酒就是醋,消肿,则咽清而声出。我们厨房里日用的调味品,可以治疗好多疾病。治疗咽痛还有一味药,就是童便,咸寒,效果也非常好。以前京城四大名医之一的蒲辅周,也经常运用童便。如果是身体比较好的小孩的童便,咸的味道没有那么重,喝完之后确实咽部会觉得凉凉的。

少阴咽痛忌汗,忌发汗;忌寒,忌寒凉的药。很多人一看到咽痛,认为有热,就用很多寒凉的药,三黄片之类的。昨天门诊有一位病人,就是吃三黄片,苦寒败胃,就出现干呕、头晕、呕吐,其肝胃有寒,用吴茱萸汤。昨天给他扎针,针下去感觉足三里气很弱,扎进去就像棉花一样,呕吐导致气弱了,苦寒太过了。尤其现在儿科用的蒲地蓝,有蒲公英、紫花地丁,都是清热解毒的药,还有什么蓝芩口服液,都是苦寒的药,这些好多都是走里热的药,就不适合孩子吃。

解表热的药像金银花、连翘、淡豆豉,这些清轻的药才对症。很多冠心病的病人,现代医学都是用抗凝的药,中医的角度看这都是用的活血的药,这很要命,很多人没有瘀血,你还要用活血的药,结果很多都是出血不止,鼻衄,皮下出血不止。活血的药破气伤阳气,这时就应该让病人把之前的药停了,用点炮姜甘草汤,血就止住了。好多出血厉害的,常规的止血药根本止不住。我碰到好几位,都是鼻衄不止。如果是瘀血导致的心脏病,你可以用(活血的药),但是量也不能太多。

　　甘草汤、桔梗汤,都是和解的,并没有清热,药力很平和。我们很多预防流感和瘟疫的药,也是苦寒的药用得很多,很多人吃完就开始腹泻,这也不对。

　　半夏散及汤辛散温解,甘草汤和桔梗汤是和解。半夏十四枚,鸡子(去黄)1枚,纳苦酒少许,就放在鸡蛋的蛋壳里边,放在火上加热,稍微开一下就好了,不然鸡蛋就碎了。火肯定是小火(图10-1)。

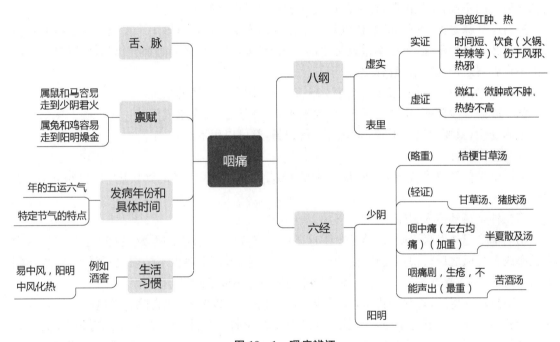

图 10-1　咽痛辨证

第 291 条　少阴病,二三日至四五日,腹痛,小便不利,下利不止,便脓血者,桃花汤主之。
(第 291 条　少阴病,下利,便脓血者,桃花汤主之。)

桃花汤

赤石脂一斤　干姜一两　粳米一升

上三味,以水七升,煮米令熟,去滓,内赤石脂末方寸匕,日三服。

附方歌: 桃花汤。

一斤粳米一斤脂,脂半磨研法亦奇,一两干姜同煮服,少阴脓血是良规。

少阴病二三日至四五日,这个时间,我们从后面来反推,是无阴邪之证。如果有阴邪,那一定是有寒的象。出现腹痛分两种情况:① 腹痛,口燥咽干而从燥化,这就是少阴的三急下证,当下之。② 腹痛,小便不利,(若小便利,热邪就可以从小便而出)热郁于里,水无出路,热迫大肠而下利。分两种情况,一种是久热伤营,伤到血分了血腐为脓,我们用清法,芍药汤、白头翁汤去治疗;二是下利不止,热已随利减,这时出现了一个下焦的滑脱,治疗要益中以固脱。这个下利不止,是固摄不住,跟水龙头关不紧一样,这时不能用清热的方法,也不能燥化,要用收敛固摄的药,先把气固住,用桃花汤。

桃花的颜色是红色,里面的君药是赤石脂,矿物类的药,颜色带一点红,跟桃花的红一样。赤石脂一斤240克,一半全用煮汤,一半打成粉末,筛末。干姜15克,粳米一升大概200克。以水1 400毫升,凡是有米的,(像白虎汤)都是把米煮熟了。煮米令熟去药渣,内赤石脂末2到4克,日三服。药汤里有赤石脂,喝的时候还有粉,目的就是止利固脱。

少阴寒邪,下利清谷,完谷不化的,我们治疗是用温法,回逆汤。

少阴热邪,多下利脓血,脓是怎么来的? 因为热,腐烂了筋脉和肌肉,肠子里面那些黏膜。久利之后关门不固,下焦滑脱,治疗是用固涩的方法,桃花汤。

赤石脂性味是涩,养肠固脱,佐以甘凉之粳米以滋中。药方里妙用干姜,意不在温,而在散火邪。这么解释稍牵强,干姜本来就是温的,下利日久,气、津、血同时都会伤到,所以是用干姜固护中焦脾胃之阳,这么来解释更好。

下面是少阴急下三证,第304至第306条,三个用大承气汤的条文。

第304条　少阴病,得之二三日,口燥咽干者,急下之,宜大承气汤。

三阴受病,只要邪气入了腑,尤其入了胃和肠,都可以用下法。

少阴急下三证。

第一个是传经热邪亢极,热邪是从别的经脉传过来,不一定走到胃腑,热势很重,急下去热。

第二种是热邪传入胃腑,也用承气汤。

第三个是温热发自少阴,是热从少阴这条经脉发起的,比如有的人禀赋偏热,素体阳热,少阴感寒或者受风之后很快也会热化。昨天门诊有一个病人,平时也不抽烟也不喝酒,但是禀赋里面容易热,所以喜欢吃冷的东西,都是从冰箱里拿出来吃,跟禀赋有关系。

少阴热邪入胃腑,胃热灼肾水,口燥咽干,用大承气汤以泻腑,热自除。像这种你需要找一些胃腑有热的证据。五行里面,土克水,这是泻土以救水。少阴的热太盛,传到胃腑,我们需要泻土来救水。五行生克,临床要联系起来。有一位病人,咳血,病位在肺,但是他是情绪引起的咳血,正常是金来制木,这是木侮金了,所以需要泻肝,调达情绪。这时候单纯的止血不行,还需要加四逆散、逍遥散这样的药方来疏肝,再用白芍来泻肝、敛肝,再加止血的药。

第305条　少阴病,自利清水,色纯青,心下必痛,口干燥者,可下之,宜大承气汤。

少阴病的实热,出现下利,自利清水,这时的清水并不是寒的清冷的水,色纯青,我们称它为污水。自利清水的水只是水没有糟粕,没有大便的实质的部分。在大承气汤的主治病症之中有一条叫热结旁流,当大便燥结在肠中,如果热势很盛大便会燥化,这时下利燥粪下不下来,热会绕开腹中的燥粪,下利的时候只下利清水没有糟粕,但会带一点点臭味,毕竟是热证。用药也是大承气汤。这个同时还伴有心下必痛。看到口燥咽干,就要给病人做腹诊,按压两个天枢穴,按上去剧痛,不喜欢被按压,实证。再看看舌象。只要热势没到阳盛格阴的情况,一定有热象可见。还有一个办法,把手放在病人肚脐上,感受温度,热势会灼手。还有,可以把手放在鼻子底下,哪怕到了真热假寒的地步,四肢都冷了,病人呼出来的气一开始觉得凉,再多放一会儿,会越来越热,这才是真相,用急下的方法。

所以在诊断的时候,要把病脉证结合起来。综合望闻问切,来定表里寒热虚实的性质,这个一定要定出来。很多病人在进来的第一眼,其实你已经都知道了,但还是要再切脉确认一下。如果这个情况没用大承气,热势太盛的话,热会耗掉津液,阴就亡了。比如一直高烧不退,津液就烧干了。或者漏汗不止、下利不止,阴就亡掉了。清宫医案里的好多皇帝,都是滑脱、精脱、纵欲过度。越到后面,生的孩子身体也越弱。我看急救的药里面,《金匮要略》里的桂枝加龙骨牡蛎汤,亡精失血,一定要加固脱的药在里面。像这种热证,一定要把热给去了,最好就是大承气汤这样的药。

第 306 条　少阴病,六七日,腹胀不大便者,急下之,宜大承气汤。

这个条文比较简单,这种人阳气素盛,胃有宿食或肠中有宿便,腹胀不大便,传邪入少阴复转属阳明,这是胃家实,用大承气汤。所以我们了解一个人的禀赋很重要,为什么他老是这一块薄弱。昨天门诊有位女士,流产以后发了荨麻疹,还有腰痛,有肾虚的情况。荨麻疹我给她用了一些祛风解表的药,其实已经好了八成,还剩一点没好。这和她现在的身体状况有关系,流产之后肾气虚了,需要先补益肾。先里后表,补完肾之后,再用上一剂桂枝汤、柴胡桂枝汤,或者是桂麻各半汤,一解就彻底好了。

第 276 条　少阴病欲解时,从子至寅上。

这个时辰是阳生渐长之候,阳进则阴退,阴得阳则邪自解。

少阴病剧在两个时间,一个是从午时到申时,上午 11 点到下午 5 点,还有就是子时开始到寅时,半夜 11 点到凌晨 5 点。子时一阳生,阳生渐长的时机到了,如果一年来应它的话,就是子月,现在是亥月(12 月),到了坤为地的时候了。子月就是地雷复,一阳来复,阳气已经开始渐长。亥月,坤为地,阴气最盛的时候。亥月很多人生病,病了也不容易好,天地间的阳气已经到了最弱的时候。2019 年,己亥年,天干逢甲己化土,土运不及脾胃就弱,所以这年的病都不好治。即使这样,秋冬还是比夏天要好,夏天脾胃弱,很多人吃药吃上两天脾胃就不好了,还得先调脾胃。子时一阳生,少阴重在真阳,离卦是真阴坎卦是真阳,这一点阳气很重要。

第十一讲
辨厥阴病篇

足厥阴,风木经。里中里,阴中阴。络于肝,循宗筋。阴丽极,阳将生。其本热,其标寒,化从中,治惟难。阴阳混,寒热兼;寒热判,温凉悬。

厥阴属风木,其脉循宗筋,为里中之里,阴极阳生,为病多阴阳错杂之症,治宜寒热混投。

厥阴本热标寒,从本化寒治宜温,从标化热治宜凉,法本悬殊,但邪深入厥阴,治多为难。

逢巳亥,主气年。大寒起,惊蛰圆。

岁逢巳亥,厥阴司天,应少阳在泉。司天在泉,客气主气,医学宜讲究,须明推算活法。

足厥阴肝经循行图示及其是动病、所生病的症状如下(表11-1)。

厥阴比较特殊,三阴三阳之中,厥阴和阳明,从易经阴阳的法则来说,阴阳的划分是四象法:太阳、少阳、太阴、少阴,医学上用的时候,就加了厥阴和阳明。开阖枢来说,厥阴和阳明主阖。一年四季来说,厥阴是两阴交尽,阴尽阳生之脏。所谓阴尽阳生,厥阴是连到脏的心包和肝,主要是肝。肝主春,春天的气机是阴已经到了尽头,阳气开始生发。与少阳为表里。在营气的流注里面,人体阳气的生发是从少阳开始的,所以子时一阳生,这个一阳生经脉上就连到胆,子胆丑肝,从这个地方开始的。所以厥阴为病,处于一个阳和阴交接的时间,阴阳错杂,在冬末春初,寒热混淆,从化各异。

厥阴是两阴交尽主阖,阳明是两阳和明也是主阖。经脉的循行上,厥阴尤其是足厥阴经的这条经脉位置很特殊。别的都是太阴在前,厥阴在中,少阴在后,到脚上的时候,厥阴这条经脉,走到了大趾外侧,跑到了太阴之前,到了小腿内侧八寸的地方,才回到厥阴在中。这条经脉是阴尽阳生,阴到头了转到阳了。所以这条经脉是分布在阳经上的,如果以赤白肉际为交界点的话。这条经脉很特殊,在大腿的部位它在中间,到了腹部和胁肋又跑到阳经和阴经交界的地方。再往后背又到了太阳的界地。每条经脉的循行,大家应该每天读一遍。

厥阴为病,从化各异,热证和寒证混见,阴证和阳证混见。所以用药是寒药一半,热药一半,最典型的代表方就是乌梅丸。

六经的标本来看:

太阳寒水,本是属阳,水是属寒属阴,从标从本;

少阳相火,少阳为阳,火为阳,所以是从本,所以少阳容易热化;

太阴湿土,太阴是阴,湿也是阴邪,所以是从本;

少阴君火,少阴是阴,火为阳,所以少阴君火的病是从标从本;

阳明燥金和厥阴风木就比较特殊了,都是不从标本,从乎中。

表 11-1　厥阴风木是动病和所生病

经络	循　　行	图　　示
足厥阴肝经	起于大趾丛毛之际,上循足跗上廉,去内踝一寸,上踝八寸,交出太阴之后,上腘内廉,循股阴,入毛中,过阴器,抵小腹,挟胃,属肝,络胆,上贯膈,布胁肋,循喉咙之后,上入颃颡,连目系,上出额,与督脉会于巅;其支者,从目系下颊里,环唇内;其支者,复从肝,别贯膈,上注肺。	会于巅　颃顶也　连目侠巅内　连目深处也　循喉咙之后　后者下也　上出额　下颊里　环唇内　上入颃颡　上注肺中　别贯膈　腋　布胁　上贯膈　章门穴　挟胃　属肝络胆　肝过下络於膽也　此穴内行而侠胃属　此係期門穴本經由　抵小腹　入毛中　环阴器　循股阴　上腘内廉　踝　内踝　循足跗上廉　起於大指叢毛之中

是 动 病	所 生 病
是动则病腰痛不可以俯仰,丈夫㿉疝,妇人少腹肿,甚则嗌干,面尘,脱色。	是主肝所生病者,胸满,呕逆,飧泄,狐疝,遗溺,闭癃。为此诸病,盛则泻之,虚则补之,热则疾之,寒则留之,陷下则灸之,不盛不虚,以经取之。盛者,寸口大一倍于人迎,虚者,寸口反小于人迎也。

经 络	循 行	图 示
手厥阴心包经	起于胸中,出属心包络,下膈,历络三焦;其支者,循胸出胁,下腋三寸,上抵腋下,循臑内,行太阴、少阴之间,入肘中,下臂,行两筋之间,入掌中,循中指,出其端;其支者,别掌中,循小指次指,出其端。	

是 动 病	所 生 病
是动则病手心热,臂肘挛急,腋肿,甚则胸胁支满,心中憺憺大动,面赤,目黄,喜笑不休。	是主脉所生病者,烦心,心痛,掌中热。为此诸病,盛则泻之,虚则补之,热则疾之,寒则留之,陷下则灸之,不盛不虚,以经取之。盛者,寸口大一倍于人迎,虚者,寸口反小于人迎也。

历代医家对这个注释争论很多,阳明属阳,燥的特性、金的特性是阳还是阴,就没有界定得太明确。厥阴为阴,风的特性、木的特性,也是不太好确定。所以它的病不从标本,从乎中,从它自己。厥阴病就是寒热并见,寒热错杂,比如上热下寒,乌梅丸就是这样,发病也是,最典型就是蛔厥。阳明和厥阴是不从标本,从乎中,中就是自己。所以阳明的病燥化的挺多,厥阴的是风的特性很多。

若其人素偏热,邪从阳化,现阳证,气上撞心,心中疼热,蛔厥发生因蛔虫厥冷厥逆的情况,口烂咽痛,喉痹、喉部闭塞不通,痛脓,便血,阳证。

若其人素偏寒,邪从阴化,现阴证,手足逆冷,脉微欲绝,肤冷全身身体冷,脏厥同样是手脚冷,有两种情况,一种是经脉上的厥证,一种是脏腑的寒。下利,除中。偏热偏寒除了和人的禀赋有关系之外,还和季节有关系,邪气在春夏为阳的时候容易热化,到了秋冬的时候容易寒化,禀赋是一个方面。

厥阴和少阳为表里,少阳传变到厥阴,一般就是危证死证。如果是从厥阴转属少阳为欲愈,病快好了(表11-2)。

表11-2　厥阴之为病,阴阳错杂,寒热混淆

禀赋或季节	病　机	病　症
其人素偏热或春夏发病	邪从阳化(阳证)	气上撞心,心中疼热,蛔厥(发生因蛔虫厥冷厥逆)口烂咽痛,喉痹(喉部闭塞不通),痛脓,便血
其人素偏寒或秋冬发病	邪从阴化(阴证)	手足逆冷,脉微欲绝,甚至肤冷(全身身体冷),脏厥同样是手脚冷,有两种情况:①经脉上的厥证,②脏腑的寒。下利,除中

第310条　厥阴之为病,气上撞心,心中疼热,饥而不欲食,食则吐,下之,利不止。

"食则吐",宋本里是"吐蛔",所以很多人学完伤寒,觉得厥阴病就一定要有吐蛔虫的情况,用乌梅丸也是,一定要有蛔虫的病症才用,那就没有机会用,它不是这样的。

这是厥阴病的提纲。厥阴是阴尽阳生之脏,邪至其经,从阴则化寒,从阳则化热。它的病就阴阳错杂、寒热混淆。厥阴病也会出现消渴,但是提纲里面没有,《医宗金鉴》这样注释了。

厥阴热化,热则耗津就会出现消渴,饮水多而小便少。厥阴热邪如果上逆膈中,出现气上撞心,心中疼热。为什么会出现这个情况?是因为经脉循行的原因,厥阴这条脉起于足大趾,循股,环阴器,所以生殖系统的疾病大多要参考厥阴病来治疗,抵少腹,到了小肚子和脾经会合在一起,往上贯膈属肝络胆。左边这条经是没有肝的,只不过经脉循行到这个地方,也分出一条走到肝这个脏器上去,也分出一条络到胆。我以前问过一位道家的老师,他认为经分实经和虚经,有脏腑的这条就联络到脏腑,没有脏腑的这条也分出一条来联络到它,要不然左边这条经脉为什么还叫肝经。贯膈之后再往上,布胁,所以整个胁肋是由肝经来循行。再往上,走到咽喉的旁边,循喉咙之后连目系。肝开窍于目,是因为经脉上就连到了。最后再上出额,会颠顶。为什么头发最初长在颠顶这个地方,是因为肝的经脉联络到它。肝主升发,小孩子长头发都是从颠顶开始。然后又下颊里,环唇内,别贯膈,上注肺中。为什么金会制木?肝和肺在经脉上就是连在一起。肝和胆为什么相表里,经脉就是属肝络胆,属胆络肝,经脉的表里关系是这样。为什么叫肝胆相照?经络上面,身体结构就决定了这样一个关系。

出现邪气循着这条经脉,上逆膈中,出现气上撞心,心中疼热。热邪能消食,故饥。热则消食能饥,但是气上逆则不欲食,一个想呕吐的人你让他吃东西是吃不下去的,若食则吐。条文中不是这样解释,它认为呕吐是因为有蛔虫,因为宋本的条文中有"吐蛔",实际上应该是热气往上冲导致不能食。厥阴少阳为升降之出路,不用下法,若下则利不止。我们在讲到五脏六腑的升降时提到过,脏腑里面主要是由肝来主升,肝主升发。足三阴都是主升,但主要以肝的升发为主。心、肺、心包主降。足三阳经联络到腑,胆、胃、膀胱都是主降,反过来,小肠、大肠、三焦主升,自己本身就形成一个升降。在腑的降里边,胆的降最重要。为什么会口苦,就是因为胆气降不下去。胃气不降也会出现口苦,但不如胆严重。

这一条讲了厥阴的热邪和它的治法,主要是讲厥阴的脏病。

第 322 条　伤寒脉微而厥,至七八日肤冷,其人躁无暂安时者,非为蛔厥也,令病者静,而复时烦,须更复止,得食而呕,又烦,其人当自吐蛔,蛔厥者,乌梅丸主之。("须更复止",宋本中为"须臾复止",宋本中可能是对的。)

🦋乌梅丸

乌梅三百枚　细辛六两　干姜十两　黄连十六两　当归四两　附子炮去皮六两　蜀椒出汗四两　桂枝去皮六两　人参六两　黄柏六两

上十味,异捣筛,合治之,以苦酒渍乌梅一宿,去核,蒸之五斗米下,饭熟捣成泥,和药令相得,内臼中,与蜜杵二千下,丸如梧桐子大,先食饮服十丸,日三服,稍加至二十丸,禁生冷、滑物、臭食等。

附方歌： 乌梅丸。

六两柏参桂附辛,黄连十六厥阴遵,归椒四两梅三百,十两干姜记要真。

厥阴的阴邪化寒,出现两种情况,一种是脏厥,就是脏腑里边阴阳的气不能顺接,主要是因为阳虚阴盛,阴寒之气盛这是死证,会出现手足厥冷,这种冷就冷得很厉害了,通身肤冷,皮肤也冷,脉微而厥,躁无暂安时,治疗用吴茱萸汤或回逆汤。另一种是蛔厥,是阴阳错杂,出现静而复时烦。如果有蛔虫,就是蛔入膈上,蛔虫会到处跑。烦了之后,隔一会儿又会时复止,又安静下来不烦躁了,是因为蛔虫安静了,蛔静则止。得食而呕,又烦是因为蛔虫闻到了吃的东西,蛔闻食臭,当自吐蛔,蛔虫因为呕吐而出来。蛔虫是秉风木之气而生,还有湿。治疗用乌梅丸。

70 后这一代还见过打虫药,80 后就少了。大家不要认为这是社会的进步,虫子不能生长的地方,人的生存也会很难。天地长养万物,《内经》讲有五虫,有毛虫、羽虫、介虫、裸虫、麟虫,人是属于裸虫的范畴。现在蛔虫少了,整个风木之气的环境就不好了。

乌梅丸是酸苦辛温并用,各种味道都有不太好吃,有寒的有热的,它可以治疗阴阳错杂,寒热混淆。凡阴阳不相顺接厥而下利皆可治之,它还可以主下利。临床上我们扩大来用,凡寒热错杂之病症皆可用。比如口渴,厥阴的消渴,就乌梅丸。气上撞心,心中疼热,饥而不欲食,饿了不想吃东西,吃了吐,下利,有蛔虫,或者上热下寒,都可以用。

乌梅丸的药方。乌梅 300 枚,细辛六两(90 克),干姜 150 克,黄连 250 克,当归 60 克,炮附子(去皮)90 克,蜀椒 60 克,桂枝 90 克,人参(一般用党参来代替)90 克,黄柏 90 克。这十味药打粉,用醋(苦酒)渍乌梅一宿,现在乌梅炮制太过,泡一晚乌梅的肉和核不太容易分开,所以我们泡两到三天,去核,蒸五斗米,我查了一下,五斗米大概有 75 斤,我们自己做没有那么多,大概用个 300~400 克,中号电饭锅蒸一锅,饭熟后捣成泥。大家都说细辛不过钱,如果你打粉单独来吃,不要超过 3 克,但是里面加了大米,其毒性也都解了。把药和大米混匀后,纳臼中,加蜂蜜 500 毫升左右,药和蜜的比例大概是 3:1,蜜杵 2 000 下。蜂蜜太多的话就变成甜的了,蛔虫一吃很高兴。丸如梧桐子大,大概 3~8 克,一般我们做成 3 克,因为吃的时候要先服 10 丸,日三服。可以加至 20 丸。20 丸就多一点了,是比丸药还得小一点。禁生冷、滑物、臭食等。生冷不能吃,黏滑的东西,像猪蹄、肉皮冻,还有禁臭食,臭豆腐等都不行。方子是比较好的,很多人的身体都是寒热错杂。

六经里面,厥阴的病最难治。其本阴标热,其体木,其用火,治疗时或收或散或逆或从,调和中气使之和平,是三阴证中和解的方法。用月亮来比喻的话,厥阴的特性像月末三十晦到初一的月亮朔,月亮已经阴要尽了,阳要出生,这个时间。

乌梅丸,君药乌梅,酸味,酸收,伏其所主。黄连泻心而除烦。黄柏清下焦的热,滋肾而除渴,先其所因,黄连和黄柏治疗厥阴的阳邪,治疗热的这部分。蜀椒、附子、细辛、干姜,大辛之品治疗厥阴的寒,厥阴的阴邪。肝主春天,主生发,主升主散,跟风的特性一样,风是升散而泄。肝欲散,以辛来散之,故用桂枝,桂枝可以暖肝。肝藏血,容易化寒也容易化热,寒热很容易就并见,所以用当归,求其所属,来补肝血。寒热并用,佐以人参来调其中气。这些药寒热的性是完全相反的,气味不和,这些药在一起怎么让它产生一个合力,调其中气。苦酒(醋)渍乌梅,同气相求,增加乌梅酸收的性。蒸其米下,资其谷气,就是来补益脾胃之气。加蜜为丸,缓治其本,让药性慢慢地下来。

蛔虫,是生冷之物与湿热之气相成,禀风木之气,又夹湿。没有湿气,只有风,是不会长蛔虫的。蛔虫在一个有寒有湿有热有风的环境中生长,故药寒热并用,蛔虫得酸味则静,得辛则伏,它就怕辛味的药,就不动了。得苦则下,用苦味的药来燥湿,来下蛔虫。

临床上但凡有寒热错杂,或者上热下寒,或者蛔虫,乌梅丸这张处方都可以用。提纲中讲到的气上撞心,心中疼热,也是厥阴有热,寒的情况不明显。我们治疗的时候,像厥阴的消渴,口渴,喝水之后渴的情况不会得解,不像阳明的渴,你把热去了,或者把津液补起来,渴就去了。厥阴的渴是寒热并见,单吃清热的药,还有寒的情况,加重寒。只是吃温里的药,热又会加重。

之前治疗过一位外地的老太太,禀赋偏热,喜欢吃凉的东西,到后期他出现一个情况,就是口干,一开始按阳明来治,白虎汤,石膏用到 200 多克,口渴都没怎么好。后来又用五苓散,觉得是水气不化,口渴也不好。后来用补肾的药,反而口渴的情况会加重。最后一看病人的体质偏热,又吃寒凉的东西,这是寒热错杂,这个人情绪也不太好,易怒生风,动风,有情志的风的情况,禀赋里有寒和热,最后我想到厥阴病,给她用了乌梅丸,结果几十年的口渴,一点点好了。再问她具体的,两个膝盖觉得冷,上面又觉得热,就是寒热互见。这个药现在药店没有,要不就是开方来喝,要不就是做丸药。乌梅丸典型的厥阴热化,舌头两边是偏红一点,苔中间又有点湿,白一点、厚一点,寒热并见。

第 334 条　手足厥寒,脉细欲绝者,当归回逆汤主之。若其人内有久寒者,宜当归回逆加吴茱萸生姜汤。

🌿 当归回逆汤

当归三两　　桂枝去皮三两　　芍药三两　　细辛三两　　甘草炙二两　　通草二两　　大枣擘二十五枚

上七味,以水八升,煮取三升,去滓,温服一升,日三服。

当归回逆加吴茱萸生姜汤

当归三两　芍药三两　甘草炙二两　通草二两　桂枝去皮三两　细辛三两　生姜切半斤　茱萸二升　大枣擘二十五枚

上九味,以水六升,清酒六升,和煮取五升,去滓,分温五服。

附方歌: 当归四逆汤/当归四逆加吴茱萸生姜汤。

三两辛归桂芍行,枣须廿五脉重生,

甘通二两能回厥,寒入吴萸姜酒烹。

厥阴有厥证,分脏厥和蛔厥。脏厥之轻者有肝寒但是没有那么重,或者阴邪寒化,是厥阴的伤寒或中风,代表了厥阴的表证。所以如果厥阴感受外邪了,伤寒中风的话,用当归回逆汤来治疗。如果是肝有寒厥得轻的,也是它。

阴邪寒化有两种情况。第一种是比较重的,通身肤冷、躁动不安、无暂安时,治疗用回逆汤或者吴茱萸汤。如果阴邪寒化只是手足厥寒,脉细欲绝,用当归回逆汤,和厥阴,散寒邪,调营卫。这张处方很有意思,它是桂枝汤的底子,通阳气。如果是久寒,加吴茱萸、生姜,直入厥阴。吴茱萸这个药归经就是归厥阴和阳明,对肝胃之寒效果非常好。温而散之(表11-3)。

表11-3　厥阴阴邪化寒

证	病　机	病　　症	方
脏厥	阳虚阴盛	手足逆冷,脉微欲绝(轻)	当归回逆汤 久寒加吴茱萸和生姜
		通身肤冷,燥无暂时安(重)	吴茱萸汤或回逆汤
蛔厥	阴阳错杂	静而复时烦,时复止,得食而呕,又烦, 当自吐蛔,蛔因呕吐而出。	乌梅丸

当归回逆汤,当归45克,桂枝45克,白芍45克,细辛45克,川木通30克,炙甘草30克,大枣25枚。大枣用得多,在炙甘草汤里用30枚,阴之数。这张方是通阳的方,所以用阳数。以水1 600毫升,煮取600毫升,温服200毫升。若久寒,加吴茱萸45克,生姜45克,以水1 200毫升,米酒1 200毫升,煮1 000毫升,分温五服。

厥阴病,脉细而绝。厥阴为三阴之尽,阴尽阳生,若受邪,则阴阳之气不相顺接,故脉细欲绝。所以同样是手脚逆冷,三阴篇里面,有少阴的厥,少阴的厥是因为阳虚导致的厥冷,厥阴的厥是因为阴经和阳经的气不能顺接,并不是没有阳气,只是不能连接起来。然相火(就是胆)寄于厥阴之脏,少阳是为相火纯热,故经脉上是寒的而脏不寒,其实是受邪比较轻,如果是脏寒比较轻,这张处方也是可以的。一般厥阴感寒之后,厥后必发热。一开始是冷,后面必定会发热,前面厥冷得越厉害,后面发热越厉害,厥深热深。故伤寒初起,见手足厥冷,脉细欲绝。伤寒传到厥阴这条经脉,或者伤寒直中厥阴,见手足厥冷,脉细欲绝,皆不得认为虚寒而用姜附。这时候不能用干姜、附子这样的药。简单来说,就是厥阴这条经脉受寒了,出现手脚厥冷的情况,是因为阴阳的气不能顺接。另一种情况临床比较常见,病人脉细是因为血虚、肝寒,故出现手脚逆冷、头顶疼痛、脉细欲绝。经期的时候会出现少腹冷，痛经。治疗这种头痛，一般用当归回逆汤。临床上还有一个病，疝气，这几天我的一位学生穿衣服不注意，得疝气了，位置正好在厥阴这条经脉上，一般的都在腹股沟。西医讲疝气是肠的韧带松弛、腹部肌肉的韧带松弛以后肠子凸出来，中医则认为是肝经受寒了，药用当归回逆汤，加乌药、茴香，历代很多医家都这么用，小孩的疝气也是用它。

厥阴的头痛一般都在头顶。很多人会表现在和肝经相表里的少阳经，一般用当归回逆汤再加吴茱萸、生姜。

我们看方解。此方是取桂枝汤，君药是当归。厥阴主肝藏血，肝为什么会寒，就是因为里面藏的血少了，所以用当归来补血。佐细辛，味极辛。小朋友都不喜欢吃两个药，一个是细辛，一个是五味子。细辛发散的味道很重，极辛，能达三阴，可以跑到阴经里面去把寒邪透发出来，外温经而内温脏，脏腑和经脉都可以让它温暖起来。木通可以利关节，内通窍而外达营（血）。倍大枣（二十五枚），即建中汤加饴用甘之法。甘能缓、能补，主要是补血。大枣如果单独用二十五枚，甘令人中满，就会出现壅滞不通，很多人吃完枣就会觉得肚子胀。这个药里配了细辛和木通，就把寒发散出去了。去掉生姜，如果寒得不重，没有用生姜，恐辛甚而迅散。当归回逆汤里没有生姜，怕发散太过，因为里面已有细辛。

肝苦急，肝欲散。肝性喜生发，喜欢散开，所以通过导引可以疏肝，肝一调达以后情绪就会很好。所以精神类疾病的人，适合导引。这是肝欲散，但是又不能散得太过太快，肝苦急，所以它还希望你收敛一点，不要太快了。甘能缓，辛能散，缓就可以让它不要太急，所以要辛味的药和甘味的药一起用，辛甘并举，脉出而手足温。吃完这药之后，本来细得快要摸不到的脉就出来了，手脚就变得暖和了。若久寒，加吴茱萸、生姜辛温之药以散寒邪，更用清酒煎。像我老家（云南）那边，坐月子的话喜欢用米酒，还有红糖。米酒温通，你喝一碗米酒，手脚很快就暖和起来了，走窜的力量很强。米酒再配细辛，直达厥阴之脏，迅散内外之寒，把里边和外边的寒都可以散掉，救厥阴内外两伤于寒之法。两伤于寒，就是在表经络受寒了，在里的脏也受寒了。在内伤病里边，当归回逆汤治疗血虚肝寒之病，像女子月经后期，还有痛经、经期的呕吐等。很多人的呕吐是因为肝寒犯胃，《金匮》里有一张由它衍生出来的方子，温经汤就是由当归回逆汤再加吴茱萸、生姜演变过来的。临床治疗很多妇科疾病，为什么喜欢用温经汤？用温经汤，经暖起来之后，血虚肝寒之证会缓解，瘀血、月经后期、不能受孕都可以改善。温经汤还加了阿胶、麦冬、牡丹皮这样一些补阴清热的药。下面来介绍一下厥的分类。

厥分几种。

（1）在厥阴，病因是伤寒或中风或血虚肝寒，用药是当归、白芍、细辛、通草，辛散通阳，还有一点补血。

（2）少阴之厥，有两种，一种是寒厥，寒厥是阴盛阳气微弱，用姜附，逐阴回阳。一种是热厥，热厥是因为阳气郁于中，用回逆散，柴胡、枳实、芍药、甘草，通阳疏肝。

（3）阳明篇也有厥证，是热厥，热郁于中，用石膏、知母、粳米，目的是清内热。

同样表现是手脚冷，分了四种情况，常见的第一种就是厥阴这条经脉的伤寒或中风，或血虚肝有寒。第二种情况是少阴寒厥证，第一个是寒厥，阳虚了出现的手脚逆冷用回逆汤，用干姜附子这样的药。第三种是少阴热厥，阳气郁于中，我们用四逆散调达肝气，把阳一通厥冷就恢复了。第四种阳明热厥，用白虎汤。厥阴的处方和回逆散有点像，一个是因为情志，气郁于中，所以用疏肝调达的药，另一个是因为寒、因为血虚（表11-4）。

表 11 - 4 手 足 厥 冷

病	证	治
厥阴	经脉伤寒或中风	当归回逆汤
	肝血虚寒,身无热,小便清白,手足厥冷	当归回逆汤
	实寒,胸满而烦,手足厥冷	瓜蒂散
少阴	寒厥,阴盛阳气微弱	回逆汤
	热厥,因情志,气郁于中	四逆散
阳明	热实而厥,大便闭,腹满硬痛	承气汤
	热厥,热郁于中,里未实	白虎汤

女子属阴以血为本,女子肝寒的十之八九,所以厥阴篇的当归回逆汤用得很多。一摸脉脉很细、手脚冷、少腹冷,尤其是膝盖冷。膝为筋之府,肝又主筋,膝盖的冷也是它。

碰到血虚肝寒夹热的,重用麦冬、牡丹皮。如果热势很重,脾胃情况还可以,加生地,生地也是一个补血又可以凉血的药,它没有熟地那么滋腻。

厥阴病病人没有食欲,一点都不想吃,区别在食欲。三阴的饮食都是一样的。我们讲,食欲主要取决于脾胃,尤其是胃的阳气,胃有阳气就想吃,这个人就有胃口。吃完以后是不是能运化,就是靠太阴之脾,厥阴在饮食里参与的其实不多。所以当看到饮食不能下的时候,一般首先会考虑到的是脾和胃,没有胃口会考虑到胃,有胃口会考虑到脾。

[答疑]

问:厥阴篇的第一条就有"心中疼热,饥而不欲食"吗?

答:饥而不欲食,是因为有寒热错杂,要么是在中焦,要么是在肝,在厥阴。本条文的典型是有吐。吐是因为寒热交错而引起的胃口不好。等于胃失去了正常的升降。比如吃了寒的东西或者太热的东西,吐了。呕吐以后,人都不想吃东西,厥阴病里典型的以蛔虫为代表。吐蛔以后,这饮食肯定就不下了。

问:利水和滋阴有关系吗?

答:第二个问题,问的是猪苓汤,利水滋阴。这个利水和滋阴没有关系,阴虚是阴虚,体内有水是有水。如果用八纲辨证来讲,就是阴虚的停水。补阴的比如阿胶,利水用滑石、茯苓这些药。并不是说滋阴了才能利水,或者是利水了才能滋阴,这个地方的水其实是身体代谢不了,气化不了的水,正常来讲,我们如果水气化了以后就变成身体的津液,也是属阴,所以反而是有补阴的作用。

问:太阳病蓄血症的瘀血表现是什么?

答:太阳病的蓄血症,从小便排的瘀血,看起来像不像便血,如果排出来的是瘀血,这种血的颜色都会变,凡是所有离开经脉的血都称为瘀血,只要一离开经脉,血就没有气了,所以颜色就会变黑,或者成血块。瘀血的典型颜色是青黑。

问:小便里面会排除血块来?

答:小便里不一定有,会从大便里排出来瘀血。从颜色来讲,瘀血的颜色,肯定偏黑。

第 324 条　病者手足厥冷,言我不结胸,小腹满,按之痛者,此冷结在膀胱关元也。

紧跟着上条,我们讲到病脉证治的话,是讲他的证。第 324 条,详上条,以出其证。所以我们整个《伤寒》和《金匮》的学习,大家紧扣病、脉、证、治。

治的话看是什么病,太阳病、少阳病还是厥阴病。然后脉是什么脉,脉是浮,还是沉,还是弦,有这个证,这个病症一系列的,本条是紧扣前面这条,当归回逆汤这个条文,来继续讲他的病症。厥阴的这条经脉,第一个会循着阴器(生殖器)络于肝,所以一般靠近小腹部位的病症,会考虑厥阴的问题。邪传厥阴,故烦满而囊缩,这个症状是厥阴特有的。此烦满主要是在小腹的部位,这个囊指的是阴囊是男子的生殖器,会缩回到腹部里面去。邪传厥阴,有寒邪,有热邪。如果是其人有热,邪从阳化,但这里如果是热邪的话,本身也会热化,就会出现烦渴、口渴。他们共同的症状都会有少腹的满而囊缩。如果其人有寒,邪从阴化,手足厥冷。这个少腹烦满而囊缩是它俩的共性症状。如果是热化,用药是用四逆散,如果是可下之证用承气汤。如果寒化用当归回逆汤。但如果是久寒了,就加吴茱萸、生姜,临床用的时候喜欢直接就加了。因为吴茱萸这个药入肝经,入厥阴,且温肝可以散寒。尤其肝胃之寒,吴茱萸是特效药。

这里讲了冷结在膀胱关元。我们来看下几种情况。

冷结膀胱,有手足厥冷,小腹满,按之痛,小便色白,清长,寒。

如果是有血结膀胱,我们讲过膀胱的蓄血证,在太阳篇里的,是少腹满,按之痛,小便是自利的,小便正常。

如果是水结在膀胱,膀胱蓄水之证,太阳篇里的,也是少腹满,按之痛,小便不利,小便不利包括小便不好解,小便量少,小便次数频繁,这是小便不利,水结在膀胱。

如果是热结在膀胱。也是少腹满,按之痛。手足热,小便是赤涩。跟那个冷结就不一样了,冷结肯定手脚是凉的。

如果是血结膀胱,用药是抵当汤。如果是水结膀胱,就用五苓散。如果是寒结在膀胱、冷结在膀胱,用当归回逆汤。如果是热结在膀胱,经方里没有,时方里有八正散,清热利小便。

具体伴随的疼痛会有不同。如果是血结的,会有刺痛。如果是水结的,这种疼痛性质就不是特别明显,而且疼痛也不会太重。那么水,偏阴邪寒邪,会有一点点冷,但不会冷的那么重,不像冷结膀胱。我们知道水有不同的温度,有热水,冷水。那么热结在膀胱,疼痛一般来说也不会太重。因为热是阳邪,所以热证的疼痛除非是夹了风,或者别的邪气,疼痛才会比较重一些(表 11 - 5)。

表 11 - 5　血结与水结

病	证	方
膀胱蓄血症(太阳病)	血结膀胱,少腹满,按之痛,伴有刺痛,小便自利	抵当汤
膀胱蓄水证(太阳病)	水结膀胱,少腹满,按之微痛,小便不利,微感寒	五苓散

第 321 条　凡厥者,阴阳气不相顺接,便为厥。

第 314 条　诸四逆厥者,不可下之,虚家亦然。

在《医宗金鉴》里,这两个条文合成了一条。厥这个病症,不可剧下,不能用下法。在阴经里,少阴太阴里都会有厥,但是"厥"这个病症的归属还是归到厥阴里去了。厥阴特有的一个症状。所以讲了,厥阴病不问寒热,不管是热证也好寒证也好,都会有厥,所以我们这个厥分为热厥和寒厥。如果没有厥,则非厥阴。

我们看下三阴的情况。太阴寒微,手足温,而无厥冷;少阴寒就盛一些,有寒厥,而无热厥。厥阴分两种情况,阴极生阳,在经脉上来讲,厥阴循行的部位,厥阴这条经脉很特殊,别的经脉是太阴在前,厥阴在中,少阴在后。到了足经的时候,经脉起的时候,厥阴在起点就交换到太阴之前,落在脚的大拇指之前,太阴是在内侧,厥阴反倒到了外侧,到了阳面,一直走到小腿内侧的八寸以上太阴才交换到前面来,所以这是阴极生阳。那么在季节上来讲,厥阴是属肝胆,肝是主春,春天,主的这个节令,主要是阴极生阳的时候,冷到了极点,如果是二十四节气冬至这一天,冷到了极点,要开始升阳了;那么在一日之中来讲,正好是寅卯辰,凌晨三点钟的时候,所以凌晨三点的时候是最冷的时候,但阳气这个时候开始生发了。所以阴极生阳,有寒厥、有热厥。所以这个厥证是阴阳寒热之厥,阴经跟阳经,寒跟热,主要是指的这个厥。特征是阴阳之气不相顺接,这是它的重点。阳自阳回热,阴自阴回寒,这个特征就是寒邪或者热邪,只留在阳经或者阴经,阴阳之气不能相顺接,所以出现了手足逆冷。厥证的特征就是手足逆冷,就是手脚凉,就是不管什么原因引起,比如有蛔虫,也会出现这种阴阳之气不相顺接;或者有的人因为生气而出现气厥;有的因为有痰,阴阳之气不相顺接。实际上身体阳气本身不虚弱,跟少阴的厥有点不同。大家记住,出现厥,其人阴阳之气不相顺接。

好,我们再来看看厥证的治疗,不可用下法。如果是内伤的虚证,虚家,那也不能用下法。所以厥阴的治疗,用药一般是寒热并用的多,比如是乌梅丸,麻黄升麻汤这样的处方。除了像寒厥的,用当归回逆汤以外,这些药方都是既没有用汗法,也没有用下法。我们继续再往后看。

第320条　伤寒病,厥五日,热亦五日,设六日,当复厥,不厥者自愈,厥终不过五日,以热五日,故知自愈。

寒邪我们讲的伤于六邪,首当其冲肯定是太阳,因为阴经的这些经脉都在身体内侧或者前侧,一般不太容易受邪,一些特殊的姿势或者特殊的一些风或寒,还有本身身体这些经脉,或者连到的脏和腑比较虚弱,容易伤到外邪。其他的很多邪气都是从别的经脉一条一条传变过来的情况多。

伤寒邪传厥阴,阴阳错杂。若阳交于阴,阴中有阳,手足厥冷。若阴交于阳,是阳中有阴,则不发热。所以厥阴的这种厥冷(手足厥冷)伴随情况会出现发热,厥有多深,热就有多深。厥冷的情况轻,热势情况就轻。那这个阳交于阴,你可以这么理解,寒邪,阴中有阳,就像一杯水一样,这水是阴,里面要有温度,如果有温度就不会出现冷的情况。你的经脉里面,分为阳经跟阴经,那么阳经里面必须要有血,阴经里的血必须要有阳,要有温度,如果温度里面有水的话,就会发热。总的来讲,阴经和阳经的交汇,阳经跟阴经交汇里面,血跟气必须相互兼有。大家还可以理解为,厥阴的这条经脉里,自己本身有气跟血。气跟血,就是阴跟阳,如果是伤于寒邪,你这个气就少了,如果气少了,不能接上阴,就出现厥冷。如果伤于热邪,而血必须要有气,没有这个气,就开始发热。

发生厥冷的情况是因为无阳,记住这点,所以没有热没有气。发热的原因,是没有阴没有血,就出现发热的情况。

　　若阴盛,不交于阳,为厥冷,这个阴盛可以理解为寒盛,寒盛不交于里面的气。阳气不能正常的输布到我们的末梢,就出现厥冷,这是阴盛不交于阳。阳盛不交于阴就是发热。我们厥热相盛则逆,代表着病继续进一步发展进去了,病进。如果厥热相比,厥跟热相当则顺,这就为病愈,这是厥跟热症,厥冷跟发热,如果这两个持平,这个病就能愈。如果厥多,或热多,代表这个病就进了。总体来说,热是代表阳,发热多容易自愈,如果是厥,冷多阴就盛,阴盛代表病进,代表病比较重。伤寒病,厥五日,热五日,厥热相当,病就自愈。设六日,当复厥。如果还出现厥冷的情况,此病就不愈,如果不厥冷,厥跟热相当,就会自愈。这是讲身体能自愈的这部分,厥跟热的关系。

　　临床上厥阴病的这个厥热,我自己体会的不是太多。那么临床上一般厥症里面寒厥的比较多,手足逆冷,手足厥冷,这个比较多。还有像寒热错杂的比较多,比如上热下寒会觉得心口烦热,口干,咽痛,但是双膝又是冷的,脚凉,上热下寒的我们见得比较多。

　　[答疑]
　　问:上寒下热的病人有吗?
　　答:上寒下热,这种情况少,因为我们正常人身体就是这样,下要暖,上要凉,上为阳,下为阴,在下要热一点,在上要凉一点。这种的不太多。阴阳这种错位的多。

　　第 319 条　伤寒二三日至四五日,厥者,必发热,前热者,后必厥,厥深者,热亦深,厥微者,热亦微,厥应下之,而反汗者,必口伤烂赤。

　　厥阴的特征就是发病时寒热混杂在一起,所以这个病主要表现为厥跟热。伤寒一二日,到四五日还厥,代表阴盛阳衰,是为寒厥,或者是脏厥,用温散的方法,比如当归回逆汤。就是一开始发病,厥阴的这个就发为厥冷,到了四五天还是厥冷,代表阴盛,阳虚了,所以还是判断为寒厥。寒厥主要在经脉上面。脏厥就是在脏腑里面了,还是用温散的方法。如果是一二日而厥,第一二天是冷,至四五日而热,一开始手脚冷,到后来四五日出现发热的情况,这是阴阳胜负,看谁的力量更强。或者是一开始一二日发热,至四五日而厥,也代表阴阳胜负,为热厥,我们或者称为阳厥,治疗用下法,下之。若误用温,助热上攻,必口伤烂赤。阴阳胜负就是寒跟热互有,比如说阳盛就发热,阴盛就厥冷,手脚厥冷。厥冷与发热,前热者后必厥,厥生热生,就是阴阳会有相互来往的情况。这个发汗,就是误用桂枝或者麻黄等,或者是用附子这一类辛温之品,误热上攻。热厥,一般是,从舌脉来看,是以热为主。如以厥冷为主,算寒厥。这种热厥是什么,厥跟热是同时并发,比如条文里讲,前热后必厥,厥盛热亦生,手脚冷得越厉害,发热会越重。

　　第 337 条　病人手足厥冷,脉乍紧者,邪结在胸中,心下满而烦,饥不能食者,病在胸中,当须吐之,宜瓜蒂散。

　　为什么放到厥阴篇里讲这条,因为本条有个手足厥冷的情况,如果是脉微而细,代表的是虚寒,我们治疗可温可补,用温补的方法。如果是手足厥冷,脉是乍紧,代表的是实寒,寒可以用温法,但是他是实证,所以可温可吐。乍紧,这里的脉,紧是很快。所有的外感的脉都是一过性的,不是平时正常的。比如你的体质属阴一些,你平时正常的脉是偏沉一些,外感的时候,脉就会浮起来。这个地方的脉乍紧,就是突然脉就变得紧了。那么如果有烦躁、实烦,吐蛔虫,饥不能食,病在胃。那么心下烦满这句,心下这个地方为心中则更确切一些,饥不能食,病在胸中。

我们看下用药，如果是寒饮，或者是宿食、呃逆，这些实邪，或者是有形之邪，壅塞在胸中，胸阳被遏，胸中的阳气被有形的邪气给遏制住了，阳气的流通输布受影响了，不能外达四肢，故手足厥冷，胸满而烦，饥不能食，用瓜蒂散。消去在上之邪，满去而厥回。这个条文倒是不难，就是有邪结在胸中，像有寒饮，或者宿食，或者痰饮，那么它们堵塞在胸中，不管是在心脏还是在肺里边，还是在食道里面，胸中阳气被遏，阳气不能输布到四肢的时候，手脚出现逆冷厥冷，一定要有胸满的情况，正常时不会胸满，里面布满的是气。当你满的时候，一定有邪在里面。烦躁，饥不能食，也是出现了不想吃东西，这个地方阳气被遏制住了，用瓜蒂散来吐。用吐的方法，把在上之邪吐出去，满去而厥回，所以我们伤寒里面很多攻下的药：吐，下，汗，这三法，我们在治疗疾病，祛邪之法非常地直截了当，来得很快。只要邪去以后，身体的正气就来复。很多病人服完吐剂、下剂、汗剂以后，身体感觉很轻松。我以前一个老朋友，前阵子喝了很多的水，吃了很多的油腻的，肉食吃了很多，月经也没有来，停了好几个月了，我就给她用温经汤，大黄加到里面。大黄在里面两个意思，一个是活瘀血，第二个去肠胃里的积滞。她人看起来很胖，吃了这个药之后，有一天泻了十多二十次，泻的全是水，还有油，人一下瘦了一圈，非常明显。所以临床用这种汗、吐、下的药的时候，只要辨证得当，邪去正气就安了。服过瓜蒂散的病人，如果有痰，会吐很多痰出来，吐完以后身体会很舒服，有的病人服药后鼻涕、痰就会吐很多。可以打粉，3克几克的。身体虚的人不适合用此药。病人有痰湿的这种情况，可以用它来试一下。

第 333 条　伤寒脉滑而厥者，里有热也，白虎汤主之。

伤寒，脉微细，身无热，小便清白而厥，这是虚寒，厥证，厥证里属虚属寒的，代表方，当归回逆汤。

如果是脉乍紧，身无热，胸满而烦，有厥，也有手脚逆冷，这个是实寒，这个用吐法，瓜蒂散。瓜蒂性寒，在药发挥作用的时候，我们主要取其吐下的功效，寒热的性，这时反而不是太侧重。

脉实，大小便闭，大小便都不通，腹满硬痛而厥，这是实热，实热的厥症，下之，用承气汤。

如果脉滑而厥，脉滑是阳脉，主里热，我们讲它是热厥，里未实，痞满燥实，没有形成阳明腑实，用清法，清热的方法，这个热主要在经脉里面，在气分里面。药用石膏为君，在承气汤是大黄为君，这两个是不一样的，脉滑，主痰主湿，主饮食积滞，里有热，比如舌质偏红，胎偏黄一些，里实不重，所以苔不厚，这是白虎汤。

第 325 条　伤寒发热四日，厥反三日，复热四日，厥少热多者，其病当愈，四日至七日，热不除者，必便脓血。

第 326 条　伤寒厥四日、热反三日，复厥五日，其病为进，寒多热少，阳气退，故为进也。

这两条在《医宗金鉴》里面合成同一条，看原文，第 325 条，伤寒发热四日，厥反三日，复热四日，厥少热多者，这个是关键，不管是几天，其病当愈，四日至七日，热不除者，必便脓血。第 326 条，伤寒厥四日、热反三日，和上一条反过来了，复厥五日，其病为进，寒多热少，这个是关键点，和上边厥少热多，是对应的，阳气退，故为进也。

我们看下解释。伤寒，邪在厥阴，阳邪在发热，这么来解释比较好理解，感受了热邪就发热，如果感了寒邪就冷，我觉得这样比较好理解。阴阳错杂，互相胜复，或为厥，或为热。我们如果换一种理解，就是厥阴这条经脉感受的邪气，无论是寒邪或是热邪，病发的时候容易出现寒热错杂，寒热胜复的情况。因为这条经脉本身的特点，你感受热邪也会有寒的情况，有厥的情况,这是感受阳邪,感受阴邪的时候也会出现热证,就是这样一个特征。

我们看下发病的过程。如果是伤寒,发热四日,厥也是四日,发热的情况和手脚冷的情况相当,厥热相当,这个病就愈。今厥反三日,复发热四日,热多厥少,这是阳盛阴退,热多厥少,发热,在这个地方除了感受阳邪,还有我们身体自己的正气——这里面的阳,包括我们正气阳的部分。如果发热多,这个病容易愈,是这个意思。如果是当愈不愈,条文里讲,发热多厥少,从这病的趋势来看就是要好了,但是当愈不愈,热仍不止,热郁于阴,不管你是阳邪也好,或者身体的正气也好,就会郁在阴血里面,必便脓血。就是血分有热了,这个热有可能是身体里的正气,去邪的时候化的阳气发热的这部分,也有可能是感受的阳邪热邪,必便脓血。反过来326条,讲的是什么? 反之,厥多热少,为病进,代表的是厥多热少,厥不管是阴邪也好,从我们身体的正气来讲,一定是阳气有不足的情况,阳气虚了,代表病是进的。不管是阴邪也好,或者是身体的阳虚,不足以御邪也好,出现的厥冷,代表病进。这个地方,厥阴是三阴之尽,就是三条阴经到头了,就像冬天天冷到极点,要回头了,不能再冷下去了,我们讲是阴尽阳生。厥热是有胜负,两种情况,第一种厥多热少,这种是代表阴胜,不管是阴邪,还是身体的阳虚了,这个代表病是进的,往重了发展。第二个,就是热多厥少,代表阳胜,代表病愈,病就会往好的方向发展。厥多热少这种,治疗时用温法,宜温。如果是热多厥少,我们用下法。这是厥阴的两个厥和热,厥热胜复。

那么邪在少阳呢? 厥阴和少阳是表里,从经脉上来讲,脏腑上面也是表里,张仲景认为三阳之尽。阳尽阴生,就是三阳经已经走到头了,开始要往阴经传变了,病发寒热往来,一阵热一阵冷。这个热冷表现的是全身的症状。不像厥阴,表现的是手足上边的厥。这是厥阴篇在少阳上的特征。

第315条　伤寒先厥,后发热而利者,必自止,见厥复利。

厥逆代表的是阴,所以说厥阴,厥冷。发热是阳,如果是阳进阴退,发热的病的特征就表现为先厥后发热,利必自止,这个代表病向愈。如果是若见厥,复利,有厥冷的情况,同时出现下利的情况,见厥复利,阳退阴进。如果先厥冷后来出现发热,出现下利的情况,这个利就自止,这是因为阳进阴退,正气来复,阳邪占主导。如果有厥冷的情况,利反而复利,又开始出现下利的情况,这代表阳退阴又进,代表邪胜,尤其是阴邪胜。

所以有个总结:热多厥少,病趋势,虽胜亦可逆。即使病表现的很重,也可以痊愈。反之,如果是厥多热少,病虽微,亦转甚,好像看起来症状不重,后来发展会变重。张仲景认为厥跟热,乃阴阳进退,生死之机。厥跟热。我们临床上到了最后,急症,重症,还有危症的时候,就看两个东西,一个是全身的阳气;一个是全身阴津,这个阴津包括血和津液。血和津液是阴,最容易发生变化的。所以我们最忌讳大汗、大下、大吐、大失血,因为阴血消亡很容易引起阳气脱亡。阳气怕什么,一般像汗、吐、下后,消耗了气跟津,阳气也跟着这个就一起脱掉了。

所以我们在急救的时候,回阳是第一位的,阳气不能让它脱,所以少阴篇里这几张急救的处方,像四逆辈这些处方,临床上用得多。到了厥阴的时候表现的是厥跟热,无论厥跟热发病是什么情况,到最后,我们还是会兼顾到三脏(肝、脾、肾)的阴阳的多少,我们急救的时候依然是先回阳,所以在厥阴篇里急救的几张处方,依然是回逆汤。

那么厥跟热的情况,如果是外感的时候,表现的是厥热,这种情况不会出现死症。但是到了脏腑的时候,会出现阴阳进退死生之机,会出现死亡的可能。临床上我们见到这种厥跟发热,就是因发热而死的病人不会太多,反而是因这种阳虚以后出现厥冷情况的病人出现死症会比较多。那么临床上我碰到因发热而导致死亡的只有一例,是我同学她老公,得了肺癌,用药以后肿块就破裂了,破裂后肿块中的组织就流出了,流出来以后就发热不止,一共烧了快两个月,一直高烧不退,直到最后没有抢救过来,唯一的那么一例。其他的都是手足厥冷,最后人走掉了,这种情况最多。所以他讲阴阳进退,死生之机。

第318条　伤寒先厥后发热,下利必自止,而反汗出,咽中痛者,其喉为痹,发热无汗,而利必自止,若不止必便脓血,便脓血者,其喉不痹。

那么这条其实跟着上一条,前面这部分内容都一样,所以这条跟之前的当归回逆汤那条下边的一样。此承上条,以出其症,讲病症是什么样的表现。

"伤寒,先厥后热,下利必自止"。因为发热在后,我们讲厥回,就是手脚凉的情况恢复过来了,厥回利止。其热若退为病快好了,病欲愈,所以很多病我们能看出它的趋势。

如果下利必自止,我们从阳化热,若用汗法,就是治不得法。反汗之,其邪气上行循经脉,结果出现热不退,反汗出,咽中痛。我们讲过咽痛,少阴篇中的咽痛,可用甘草汤、桔梗汤。如果是咽中痛,用半夏散及汤、苦酒汤。这个如果用汗法,这个邪气就从阳化热了。化热以后邪就循着经脉往上冲,厥阴之脉是循喉咙,所以喉咙这个地方的疼痛你还要考虑,除了少阴以外,还有厥阴的问题,喉痹。咽痛。

那这个病机,若发热无汗,利不止,邪热就往下走,伤脉中之血,伤了经脉里的血了,出现了便脓血。热邪往下走,下利,而不复喉咽痛。这个热邪往上走,走到咽喉,出现咽喉疼痛,这个热邪就不会往下了。如果是发热,没有汗,刚才那个是汗出,这个没有汗,仍然是利不止,这个时候是邪热循着经脉伤到了我们经脉里的血,出现便脓血。肝和大肠,厥阴和阳明有经脉相通,肝的经脉循行也经过了我们的肠,严格来说,伤到了肠里这个,应该是偏我们两侧,靠后侧一点,就是身体前边,脾经之后,大概这两个位置,肠里面经脉里的血,便脓血。当这个热邪往下走的时候,热邪不往上走,就没有疼痛了。

所以我们知道邪有出路,是身体比较好的情况,尤其是很多发到表的疾病,比如皮肤,发到皮肤,发到经脉里面,这个邪气就不会往里面去走,不会往脏腑里走。如果邪气不能走在表,它往身体里走了,病就重了,所以临床上的治疗,喜欢由里透表,因此很多病人在治疗到后期的时候,都会有外感发热,这是比较好的情况。最近这两天风比较大,得面瘫的人很多,得面瘫的人禀赋就是皮毛的开合功能差一些,受邪的时候,一般人可能出现恶寒,体痛发热,咽痛这些情况,顶多重点发展到咳嗽,而本条文的病不是,邪气一上来就进入到大的络脉里去了,不在皮毛上面。邪一进入络脉,西医讲,进到我们神经,神经一受病毒影响,口角就歪了。所以像小孩子发热,尤其是在三阳的热,热势是更盛,太阳、阳明热势会很高,烧得越高,代表身体的正气越强,也代表受邪是比较重的,这种情况用药的疗效都很好。到了三阴的发热,热势不高了,三阴的热势不高,甚至很多人不能发烧。厥阴的这条经脉循行到了喉咙,出咽喉后面的这个位置,颃颡,走到头顶,出来以后,联络到头顶。

第355条　下利欲饮水者,以有热故也,白头翁汤主之。

第353条　热利下重者,白头翁汤主之。

🌿 白头翁汤

白头翁二两　黄柏三两　黄连三两　秦皮三两

上四味,以水七升,煮取二升,去滓,温服一升,不愈,更服一升。

附方歌：白头翁汤。

三两黄连柏与秦,白头二两妙通神,病缘热利时思水,下重难通此方珍。

这两条病机相对来说比较简单,下利欲饮水,因为有热利,下多津液,所以汗吐下,或者大失血的病人,一定要多补充津液,水、汤、粥就很适合,尤其对小孩子发热这一类的。这个是用白头翁汤,热利下重,因为热伤气滞,里急后重,老觉得肛门重坠,老想去跑厕所,里急就是有想上厕所的感觉,后重就是代表魄门滞重。

便血跟便脓血有所不同,脓血是里面带脓,便血就是只有血。便血常见的就是分寒热两种,在《金匮要略》里学到治疗便血的黄土汤。便脓血一定要带脓,所以一定要问患者,问清楚了,大便带血的里面有没有脓,一定要看一看。吐血、衄血、便血,如果是热症,在经方里学到的是三黄泻心汤,或者是大黄黄连黄芩泻心汤,白头翁汤也是。白头翁这味药,上面长了很多白色的毛毛,像个白胡子老爷爷的形象,这个方是以白头翁来命名的。

我们看看这张处方。白头翁二两(30克),黄连三两(45克),黄柏三两(45克),秦皮三两(45克)。我们这个药是常规剂量。张仲景最常用的方法,用水1 400毫升,煮取600毫升,把药渣去了温服200毫升。因为这个便脓血是急性发的,因外感导致的,所以讲不愈时,温服一升,喝一次,如果不便血,药就不喝了,如果病不好,顿服,600毫升只需要服400毫升,一般就会好了。那么在药方里君药是白头翁,是寒而苦辛,等于有两个味道,一个苦味一个辛味;性是寒性。臣药是秦皮,秦皮寒而苦涩,在这个药里,有几个性味的功效,第一个寒胜热,所以我们知道这是一个热证,苦燥湿,辛以散,火之郁,用苦辛而寒的白头翁来散郁滞在里面的热邪,涩以收下重之利。在这个药方里配合了黄连跟黄柏,佐黄连,黄连和黄柏都是苦寒的药。黄连清火,而渴可止,使药黄柏,泻下焦之热。我们讲过黄芩、黄连、黄柏这三味药,黄芩清上焦的热,黄连清中焦之热,黄柏清下焦的热,则利自除。这张处方是苦以泻火,以苦燥之,辛散之;以涩,酸涩的药固之。

如果是久利的情况在厥阴篇里用乌梅丸。久利用乌梅丸,乌梅丸这张处方,君药是乌梅,以酸来收之,佐以苦寒,所以里面用了黄柏、黄连,杂以温补的药,川椒、附子、细辛、桂枝,与白头翁汤治利的方法不一样。

我们在伤寒里学过好几张治疗下利的处方。

太阳篇里,学过了葛根黄芩黄连汤,葛根芩连汤。阳明篇里,如果下利,热结旁流,我们用大承气汤。少阳篇里,下利的讲得不太多。

三阴篇里,太阴的下利,特征是自利不渴,有泄泻的情况,但是口不干,自利不渴。到少阴下利,自利而渴,我们知道少阴连心肾两脏,不像太阴湿土从本,少阴从标从本。厥阴的下利,就是两种,一种是厥而不渴,下利清谷,是寒利,还有一种是消渴下利,下利便脓血,我们讲是热利,这种热利是火郁,有湿,湿蒸。太阴下利的代表是理中汤。到了少阴的下利就是回逆汤。到了厥阴的下利,寒利依然是回逆汤;热利用白头翁汤。

在太阳篇里还有一张主久利的方,我们用的是赤石脂禹余粮汤,就是专门治疗久利,寒热不明显。到了厥阴篇里,寒热错杂的下利,用乌梅丸来主久利,固涩,赤石脂是个收涩的药。到乌梅丸,乌梅是君药,是以酸收为主。两个药方不一样,大家平时碰到的时候,要记得这几张下利的处方(表11-6)。

表 11-6　下　利

病	证	治
太阳	表邪内陷,利遂不止 脉促,表未解,喘而汗出 久利	葛根芩连汤 里热兼表证,也有提升作用 赤石脂禹余粮汤
阳明	热结旁流	大承气汤
少阳	无	无
太阴	自利不渴,有泄泻,但口不干	理中汤
厥阴	寒利,厥而不渴,下利清谷 热利,消渴下利,下利便脓血,火郁,有湿,湿蒸 久利	回逆汤 白头翁汤 乌梅丸
少阴	自利而渴	回逆汤

第 352 条　下利清谷,里寒外热,汗出而厥者,通脉回逆汤主之。

这是里寒,有亡阳之变,有亡阳的可能,这种变化,我们用通脉回逆汤。这张处方救阳胜阴。

通脉回逆汤,就是在回逆汤的基础上,把干姜一两半变成三两,加重了温中的力量,里寒盛就用通脉回逆汤。本条文就是讲厥阴的寒利,用药是相同的。所以我们临床上,六经的疾病,有的药是可以通用在六经里面,像急救的回逆汤,六经里面出现的急症的情况,只要你是阳脱都可以用回逆汤。

第 335 条　大汗出,热不去,内拘急,四肢疼,又下利厥逆,而恶寒者,回逆汤主之。

伤寒病解时出汗,汗出后一般病就解了。临床上我们看到汗出病解的比较多。如果是大汗出,有可能邪气解了,还有的病人,邪不解、热不去、拘急,手脚就会觉得像抽筋一样发紧。这种抽筋是因为汗出以后伤到了阴、伤到了气,气阴两伤了。下利厥逆,而恶寒。那么这个是认为阳亡于表,就是在表的阳因为汗之后,随着汗出而阳亡,寒盛于里,里有寒。这个里有寒,有可能是素体的阳虚,还是用回逆汤,回逆汤在这里的功效就是:温经散寒,回阳而敛汗。

阴阳,在六经里面都有阴阳,所以我们辨的时候,六经都有自己的阳虚、阴虚,到了极为中正的时候,可将六经合成一经。所以郑钦安在《医法圆通》《医理真传》里面辨了阳虚,辨了阴虚。不管你是哪条经,哪个脏,哪个腑,到了最后的时候,就看总体这个阳,到了急症的时候,就分阴阳好了,不用再分是太阳经的还是少阴经的,不需要。这时候,单刀直入。像火神派,郑钦安先生在治病的时候,你看他用药,思路很清晰,用药是很单刀直入的,用药药味不多,比如治疗血症,所有的血症,都认为是阳虚了,不能固摄,所以第一张处方来了,都是炮姜甘草汤,先把血止了以后,再辨寒热虚实。像刚才谈到的下利,发汗后就是阳虚,好了就回逆汤,先把它拉回以后,再看六经是哪一经。急救为先,救命为主。回阳为先。

第 336 条　大汗,若大下利,而厥冷者,回逆汤主之。

我们讲过,在太阳篇里面,大汗出,汗不收,我们用药是什么? 汗出过多,太阳病里,用桂枝加附子汤。如果是到了太阴篇里面,大下利,利不止,用理中汤加附子,附子理中汤。到了厥阴篇里面,大汗出,下利不止而见厥冷,阳亡于外,而寒盛于中,回逆汤。急回其阳,以胜其阴。其实胜不胜阴都无所谓了,就是回阳(表11-7)。

表 11 - 7　大汗,汗不收

病	方
太阳病	桂枝加附子汤(大汗)
太阴病	附子理中汤(大下利,利不止)
厥阴病	回逆汤(阴盛格阳,大汗,下利不止,厥冷)

所以我们知道,凡是阳虚的病人,都有很多的证,病脉证治的证,病有可能是头痛,有可能中风等不同的情况。这个阳虚有很多的表现,在面色上,面色会青、会白,舌象上舌质颜色会淡、会青,苔白会薄,到了小便的时候,小便清利或清长,大便下利清谷,脉沉微细,若有若无等等。所有的这个症状里面的病或证越多,代表阳虚的证状越重。还有你的某一个症状,比如下利的程度也可以判断病情的轻重。普通人可能一天一次大便,那病人可能上七八次不止,利下不止,你来判断,他的情况。比如手足厥冷,普通的冷只是冷到一定程度,有的人冷到像冰一样,还有的人甚至更重。以前碰都一个脊髓里长了恶性肿瘤,在第五、第六胸椎附近,他觉得身体在肿瘤发的部位以下都是泡在冰水里,这个寒的情况就比较重了。只要碰到一分的寒象,就可以用附子干姜这样的热药。所以这是大家用药的指征。上面的三条都是厥阴跟少阴同病,那么我们从少阴来主治,用回逆汤,没有另外再出别的方了。

第 359 条　呕而脉弱,小便复利,有微热,见厥者,难治,回逆汤主之。

这条讲的是呕吐。厥阴,呕而脉弱,大便多利,下利的多,经小便复利,小便次数也很多,所以身有微热,而见厥冷。这条《医宗金鉴》认为是有外感,身有微热这个情况,但是我觉得外感不是好解释,还是解释为下焦虚寒不固更好,这点肯定是相同的。《医宗金鉴》认为是阴进阳退的象,难治。我们依然用回逆汤,急转其阳,就是回阳。临床上大家看到这种情况,呕吐,这时候要看看脉,看看厥冷的情况,如果有阳虚的情况存在,一定要先回阳。吴佩衡先生在世的时候,他出诊的地方,那个附子汤一年四季都不断的,火一直在烧,附子是一直在热,碰到来的病人,阳要脱,或者厥证的这种,先灌一碗附子汤;还有如果是附子中毒了,也是出现四逆的情况,手足厥冷,用什么? 用熬好的附子再来救他,用附子来解附子的毒。总体来说,大家学完这个伤寒论,可以配合吴佩衡医案找着看看。后世的很多火神派的人,所谓扶阳派的,很多人都侧重于温阳,而对阴的治疗和顾护是不及的,就是一般很多医家不敢用姜桂附这样的热药,到了扶阳派这里,很多人滥用姜桂附,津液都耗竭了。那么你看下老先生的医案,用了很多的白虎汤、承气汤,都是急下存阴的代表方,达原饮、乌梅丸,这些处方,你看一看,老一辈的这些真正的经方大家,阴阳都不会偏的,我们后世医家偏的很多。

第 360 条　干呕,吐涎沫,头痛者,吴茱萸汤主之。

上一周我们碰到一个病人。干呕就是有声无物,就是有声音没有东西,吐不出来。吐涎沫,吐的清涎冷沫,随呕而出。这个是厥阴之寒,上干于胃,后世医家在解它的时候,吴茱萸汤这个处方就是肝胃而寒,吴茱萸汤的主治,在阳明篇里也有:食谷欲呕,也是吴茱萸汤主之,属阳明。所以临床上吴茱萸汤的用药指征,还有头痛,主证抓的话就抓这几条。厥阴这条脉跟督脉会于巅顶。所以厥阴的头痛就是头顶的疼痛,吴茱萸汤温中降逆,这个在女性里其实很多。第一个头痛的情况,第二个呕吐,像很多人经期的时候呕吐,很多人干呕,有的吐会吐涎沫,也有的吐不出来,也有厉害的把吃的东西吐了出来。你要问问他,你吐的这些东西有没有酸腐的味道,如果没有,代表胃是寒的,中医也叫肝寒犯胃。还有就是痛经,经期时候就是痛经,吴茱萸汤的加减变化,就变成了温经汤,温经汤里就有吴茱萸汤的加减变化,这时候可以重用吴茱萸。

三阳有头痛,那么这种头痛,一般会兼有外感,如果是外感的话,三阳头痛,必兼清热,有发热的情况,恶寒的情况更多。在太阳就是恶寒发热,到了阳明就是先有恶寒后来就是但热不寒,到了少阳的时候就是寒热往来,我们依次判断他。所以临床治疗头痛,我们会看,一般前额阳明经经过的地方,就是葛根汤,两侧的一般就会考虑到少阳,就是小柴胡汤,调和阴阳,寒热往来,调和少阳的作用,比较好,但是在祛风解表方面力量若一些。我们就会看,如果少阳感寒比较重,我们会用吴茱萸汤和到里面来用。还有的人少阳邪气未解传入厥阴,会现巅顶的头痛,侧面会和头顶连在一起,我们这时候也是吴茱萸汤,还考虑当归回逆汤,这几张处方在治疗头痛的时候用的很多。像枕部的头痛,一般太阳头痛主要表现在枕部,就是桂枝汤。如果是颈项这块的疼痛,除了经脉,还有阳明的肌肉,所以我们会加葛根,你要看,有汗没汗,寒得重不重,来考虑加不加麻黄。

在时方里面,我们有几张常用治疗头痛的方子,效果比较好的。

第一个是川芎茶调散。这张处方君药是川芎,川芎是治疗头痛比较好的药。但是这张处方治疗头痛比较弱一些。主要是有风,还加一点点的热,所以用茶叶,还有清利头目的作用很好,大家喝完茶以后,眼睛也发亮,头部也很清爽。

第二张处方,是风寒在表,内有湿,我们用九味羌活汤,出自李东垣的老师张元素。如果是太阳经的头痛,寒还比较重,再加附片,这样来加减变化(表11-8)。

表11-8 头 痛

病	部 位	证	方
太阳	后枕部	恶寒	桂枝汤
太阳+阳明	颈项部	肌肉+经脉	桂枝加葛根汤,无汗或寒重加麻黄
阳明	前额	先恶寒,之后不恶寒	葛根汤
少阳	两侧	寒热往来	小柴胡加吴茱萸汤,当归回逆汤
厥阴	巅顶	干呕,吐涎沫,头痛	吴茱萸汤
		风邪加热邪	川芎茶调散
		风寒在表,内有湿	九味羌活汤

第311条 厥阴中风,脉微浮,为欲愈,不浮为未愈。

六经里面都会讲到六经的中风,如果把六经的中风条文摘出来,对比着看一下,看看有什么不同,会很有意思。风,是相同的,中风是相同的,只不过所中的经脉不同,所表现的情况就会不同。临床上我们治疗的时候,六经的中风都可以就是桂枝汤,那么你再加一点,归经跟引经的药。比如说阳明的加葛根,少阳的再加柴胡汤,太阴的桂枝汤,你可以加白芍,桂枝加白芍汤,到了少阴可以桂枝加附子汤,到了厥阴的可以加当归,当归四逆汤。厥阴的脉是微,这个微脉是什么,若有若无。浮脉是表脉,表阳脉。厥阴病得阳浮之脉,邪气已还表,当然这个表是相对三阳来讲。如果相对自身来讲,本身就病在经络上面,如果跟脏来讲,本身就是在表。这是代表病要好了,欲愈。如果脉不浮,不浮就是沉脉,不浮为沉,沉为里阴脉,主寒主里症,那么其邪仍在里,未愈。所以临床上就根据舌脉,如果病人不察觉自己的很多情况,比如恶风你看不到,恶寒你看不到,除非有穿衣服,瑟瑟恶寒这种,所以最后以脉来确定这个邪气还在不在(表 11 - 9)。

表 11 - 9　六经中风(发热汗出恶风,脉缓者,为中风)皆以桂枝汤为本方

病	证	化裁变方、归经药
太阳	大阳中风。脉阳浮而阴弱。啬啬恶寒。淅淅恶风。翕翕发热。鼻鸣干呕者	桂枝汤
阳明	阳明中风。能食,口苦咽干。腹满微喘。发热恶寒。脉浮而紧。若下之。则腹满小便难也	加葛根
少阳	伤寒中风。有柴胡证,但见一证便是,不必悉具	加柴胡
太阴	大阴中风。四肢烦疼。脉阳微阴濇而长者。为欲愈	加白芍
少阴	少阴中风。脉阳微阴浮者。为欲愈	加附子
厥阴	厥阴中风。脉微浮。为欲愈。不浮为未愈	加当归

第 312 条　厥阴病,愈解时,从丑至卯上者。

这个时间正好是凌晨 1 点到上午 7 点。这个时间段是厥阴风木,木气最旺,病解是在旺时来解,那么病剧的时候,也是在这个时间剧,起。有个对冲,在未申酉,下午的 1 点到晚上 7 点,病剧,到时候你对应看一下,病剧。我们要结合这个来看。太阳的病解,是从巳午未;阳明是这个申酉戌;少阳寅卯辰;到了太阴亥子丑;到了少阴子丑寅;到了厥阴丑寅卯。厥阴跟少阳为表里,所以厥阴病解的时候是到寅卯时邪气就解了,厥阴之解是自寅卯而终。到了少阳的时候,邪气之解是从寅卯开始。所以这两条经脉是连在一起,邪气解时是紧跟着来。寅时,寅为阳初动,就是早上 3 点到 5 点,阳初动,阴气强,天还很冷。到了卯时 5 点到 7 点,天就亮了,天地就分了,阴阳分。所以二经同旺,其病之解,由此而终。就是厥阴是我们病的最后一条经脉,到了卯时,这个少阳和厥阴,精气都比较旺,所以到了这个时间所有的邪气,从寅时开始到卯时都可以解掉,是指这个意思,由此而终。那么我们看下这几条三阴三阳解的时间。

六经病的欲解时

我们解的时间如果把它合起来,是少阳时间连到太阳再到阳明,再连到太阴,连到少阴,连到厥阴。如果是黄帝内经里面讲,四象的时候,太极生两仪,两仪生四象,这四象,这就生了太

阳跟少阳，太阴跟少阴，少阳主春，太阳主夏，太阴主秋，少阴主冬。少阳主枢，太阳主开。少阳这个枢纽，打开了阳，阳生的过程，阳气升到了太阳，不能继续再生了，所以中医里加了厥阴，厥阴主合，阳要转阴了，所以解的时间也是这么依次连续起来，到了太阴的时候，太阴主开，到了少阴主枢。到了天最冷，少阴是冬，我们这个时候，天地的气要转了，不能再继续冷下去了，到了冬至这一天，必须要回头，由厥阴来主合，才转到了这个阳。所以大家看下这个欲解的时间，寅卯辰，来到了太阳，寅卯辰，巳午未，再到阳明申酉戌，再接到了太阴，亥子丑，到了少阴的子丑寅，再到厥阴的丑寅卯，最后又接回到了少阳。在这个所有的时间里，病解的时间，我们寅时这个时间比较特殊，少阴跟厥阴跟少阳，解都有个寅时。太阴是到了丑时，丑时之后就是寅时。所以我们一天的阳气来复以后，子时一阳生，身体邪气要解，寅时是个比较特殊的时间。所以有个门派的打坐时间是寅时，这个也是很有道理的。古时候，古人读书都是在这个时间。早上起来可以起早一点。到了亥时，亥子丑，亥时，晚上九点，就入了一天之冬了，一日分四时之冬，所以要睡觉。好，这是六经的病欲解时。

厥阴病的这一篇，我们就给大家讲这一部分。那么大家需要掌握的就是厥阴篇的提纲，以及我们常用到的这几张处方，当归回逆汤、吴茱萸汤、回逆汤。少阴病篇的白头翁汤、乌梅丸。乌梅丸就是代表方。厥阴病里方不多，还有麻黄升麻汤，我们讲到后面会讲的。

第十二讲
六经病总结

❦

　　基本上六经的病就给大家讲完了,接下来下一堂课就给大家讲合病跟并病,也会讲温病,我们讲伤寒有中风、有伤寒、有温病、有时温、有中暑,那么会讲到温病的部分。最后就会讲坏病,坏病就是医者的失治误治,比如误用火发或者攻下之后,出现的这种疾病的变化。辨阴阳易差后劳复病,这部分病我们可以放到《金匮要略》里讲。现在重点是合病跟并病。因为我们临床上发病,很多时候不是一条经脉,同时很多条经脉同时发。

　　六经里面的病,太阳病是最重要的,条文也是最多,掌握这个太阳病,基本上伤寒已经学会一半了。再把六经的概念弄清楚。所以大家要把最前面这几个经脉循行图反复看反复读,伤寒六经不离经脉。第二个,有一个伤寒心法要诀,出自《医宗金鉴》,就是一个提纲挈领的心法,大家一定要自学的看一下。最后要认真学习的是胥紫来先生的《续编医学三字经》,书中把六经的概念和标本讲得很清楚。

　　《续编医学三字经·六经标本》已经讲过太阳标本部分,现从阳明经标本部分开始,大家看到的阳明标本,足阳明,属燥金。主肌肉,行前身。表中里,部明堂,鼻同额,两目框。前面阳明讲主肌肉,主表中之里,那么经脉是走在人体的前面。经脉循行经过了你的鼻子、额头、两目。其本是燥,其标是阳,本燥标阳化从中,阳明和厥阴不从标本,从乎中,治宜清凉。治表用葛根汤,桂枝加葛根汤;治里宜清,用白虎汤;腑证成,用承气汤,以及几个变化的承气汤。一年四时来讲,是秋分后,立冬前,像阳明燥金主时,每年的农历九月二十一到十一月二十一,逢到卯酉的年份,主司天,主上半年,由阳明来统管,这是阳明经。到了足少阳,相火经,走在身体的侧边。少阳主经,脉是循人体的胁肋,联络到人体的耳朵,少阳相火,从标从本,所以标本同,表里经,是寒热往来,阴阳移,在治疗上面,忌汗吐下,以和为贵,所以治法是和解。胁火要分虚实,少阳有虚有实,这个实证就是大柴胡汤还有柴胡加芒硝汤,腑属火,火宜清,腑证宜清,就刚才讲的这个下的方法。所以阳明跟少阳有的时候有合病,合病的时候很多,像胆病的病人,胰腺的病人,比较多的,在这个寅申年,逢寅年、虎年,申年,猴年,寅申之年由少阳来主,在节气上面,在小满到小暑,少阳来主气,所以这段时间的病也容易得少阳病。所以逢到寅申的年份,容易得少阳病。接下来就是三阴,足太阴,是湿土,这句话要记住:里中表,太阴饮食这块,是由外而进,所以是里中属表的部分,经脉上面主要是在腹部,那么太阴湿土就是从本。太阴跟土,跟湿,都是阴都属寒,寒热生,用温法,下法里中虚。治疗时,两种情况,一种是桂枝加芍药,一种是桂枝加大黄,如果是中焦寒,用理中汤。最后脉的部位,由于脏腑表里的关系,经脉上就连到了。那么,有传经,有直中,这个邪气有三阳经传过来的,也有直中太阴的,误下分,这个要分清楚了。还有在年份上面,丑未,太阴湿土。从白露开始,再到大暑,在一年的这段时间,容易得太阴病，这个时候参照太阴来治疗，太阴主气。这是太阴。到了下一个是足少阴，少阴是身本根，理中是半表半里，所以我们说他是属开阖枢的枢，为阴枢。内属肾，为水火之脏，里中表，表里均。也是可以接到表，循喉舌，金水联，经脉上面是连到肺。本热标寒，所以是从标从本。少阴是阴，本是君火，本是热，标是寒。病的情况就有两种情况，一种邪从水化寒，适合温经回阳，代表方是回逆汤。从火化热，弃热存阴，代表方黄连阿胶鸡子黄汤。像小便不利，有寒化的真武汤，有热化的猪苓汤，寒热的标本不同。那么在一年的主岁里，少阴君火，从春分到立夏，都是少阴主气。在年份上，逢到子午少阴君火，由它来统管。这是少阴。到厥阴的时候，比如今年，厥阴风木，为里中里，三阴是属里，三阴里又是在里，为阴中阴，阴极生阳，一阳生，其病做阴阳错杂之症，治以寒热混淆，络于肝，循宗筋，宗筋就是会阴的地方，最大的宗筋，阴丽极，阳极生，这个其实就是阴极生阳的意思，其本热标寒，厥阴是什么，本是热，标是寒，标寒就是厥阴属寒。风木，归为热，其实厥阴跟阳明一样，不从乎标本，从乎中，跟自己一样，还是从乎风。化从中，治惟难，治疗比较难一些。厥阴他下面解释，本热标寒，从本化寒，用温法，所以我们用到很多四逆汤，吴茱萸汤，这样的处方。从标化热，治以凉，所以我们用到像乌梅丸，白头翁汤这样的处方。阴阳混，寒热兼，邪入厥阴，治法颇为难，寒热判，温凉悬。在阳明上逢巳亥，今年己亥年，就是厥阴风木司天的年份，所以今年的厥阴病很多，外感也是厥阴病，我们会用到很多厥阴病的方。当归回逆，在表的小柴胡汤，这两个方用的很多，在一年的二十四节气里，大寒到惊蛰这段时间，我们是在阳明燥金，阳明燥金这个已经完了，现在是十一月了，最后一部，现在是太阳寒水，太阳病多。厥阴是从大寒开始到惊蛰。后面这几句话，大家看一下，"六经法，详伤寒，合并病，单双传"。六经有合并病例，下节课会讲，有单传，双传，要看全书。还有五脏明，六经宣，宗扁仲，是真诠。五脏病是什么，所以大家学习完《黄帝内经》还有一部分要学习，就是《难经》，《难经》的八十一难，很重要，是讲腑辨证的源头。所以他讲宗，扁鹊跟张仲景，人逐流，症千般，能循本，源独探。这个不用说，括诸病，十一端；参活法，应用宽。所以扁鹊的五脏法，还有仲景的六经法，扁鹊的五脏法还要结合着千金方，基本上学医就抓到了两个主干，就是外伤的疾病，可从六经来论，或者运气的疾病，再到内伤的疾病，用五脏的方法来论。从源头抓到这两个主干，医学之路就不会走偏了。

第十三讲
合病与并病

合病和并病，《医宗金鉴》专门拿出一篇来讲，伤寒是散到各篇里面去的。合病并病临床是比较多见的，单一经脉的病临床大概有一半，合病并病有一半。

伤寒六经有病脉证，如果病脉证不杂，就是都很明确。比如太阳病就是脉浮，头项强痛，证上是太阳中风，或者太阳伤寒，像这样的可以明确指它是太阳病。若一经未罢又传一经，二三经同病，不归并为一经，是为合病。合病里面比较常见的三阳合，比如太阳和阳明合，太阳和少阳合，阳明和少阳合，这是阳经和阳经的合。还有阳经和阴经的表里合，比如太阳和少阴合，少阳和厥阴合，阳明和太阴合，一般常见的是这样。三阳经里面还有三阳一起合病的，也不少。临床上比较多见的，是两经合病和表里合病。阳经和阴经合病，常见的比如太阳与少阴合，不是表里关系的太阴和厥阴合病一般就少一点。因为表里经是脏腑互为表里，经脉是连在一起的。比如肺和大肠就是连在一起的，所以一传表里经就传了，同时两经一起发病，所以叫合病。

两三经同病，归并于一经，名为并病。比如太阳病传到阳明之后，就归到阳明经上了，即归到一条经上，不像合病，两条经的病同时并见，并病有一个传的过程。传完之后，最后一定会归并到一经上面。相对来说，实际上也是某一经的病，只不过是从别的经脉传变过来的，最后归并到这条经，这就叫并病。临床上并病的情况比较多，一般表经和表经的有一部分，更多的是表里经，就是从表经传到里经，最后归并到一条经上，这种比较多见。临床治疗的时候，从里经往表经透比较多。很多内伤的疾病治到后面，都会有一个外感的情况，内伤的疾病一般从外感进来的过程中一开始也会有一个感冒的症状，西医的很多内科疾病，像肾病、心脏病，一开始发病的时候，尤其是一些风湿免疫疾病，都有外感的情况。病要好的时候，好多人还会再回到一个外感的情况上去。

阳经和阴经都有合病和并病。比如太阳病脉反沉，或少阴病反发热，这都是太阳和少阴合病。太阳病脉应该浮，少阴病一般来讲一开始不应该有发热，我们可以指它为太阳和少阴的合病，但是单纯凭发热来判断少阴病是否合了太阳病，不一定，我们还要参考太阳病的其他症状，比如有没有头项强痛，恶风恶寒，一般有这样的情况我们才会考虑。治疗的时候，有时方是合起来的，有时是偏重于某一经。比如少阴病的表证，对应方用麻黄附子细辛汤，如果少阴病合太阳病，也用麻黄附子细辛汤。所以合病的选方，有的是需要合或者需要加减，有的药方是不需要的。

比如阳明病，脉应该偏浮偏大，脉反而迟，太阴病大实痛，有胃家实的情况，这就是太阴阳明合病。少阳病脉细而厥，细而厥是厥阴病的脉，厥阴病呕而发热，这是少阳厥阴合病。

第32条　太阳与阳明合病者，必自下利，葛根汤主之。

第33条　太阳与阳明合病，不下利，但呕者，葛根加半夏汤主之。

葛根加半夏汤

葛根四两　麻黄去节三两　甘草炙二两　芍药二两　桂枝去皮二两　生姜二两　半夏洗半升
大枣擘十二枚

上八味,以水一斗,先煮葛根麻黄,减二升,去白沫,内诸药,煮取三升,去滓温服一升,覆取微似汗。

附方歌:葛根加半夏汤。

二阳下利葛根夸,下利旋看呕逆嗟,

须取原方照分两,半升半夏洗来加。

谈到合病,一定有两经的病和证,太阳有发热恶寒、无汗,阳明有烦热不得眠,或者不能食。中寒,则不能食,用葛根汤;中风亦能食。发热方面,邪在太阳则恶寒发热,在阳明则但热不寒,在少阳则寒热往来。合病的时候,一般发热只会有一种,区别是在别的情况,比如肢体疼痛,或者经脉循行经过的地方,会出现合的现象。比如头痛,如果是侧边疼痛,再加上前额疼痛,这种情况会有,但是发热的情况不会有,一会儿恶寒发热,一会儿寒热往来,不会这样,除非在并病里面,一开始是恶寒发热,之后归并到少阳,就变成往来寒热,这种情况会有。

表里之气升降失常,就出现两种情况,一种是呕,一个是下利。升降失常,一个是胃气下不下去,胃气上逆就呕;胃气下陷就出现下利。若呕,就是葛根加半夏,表而降之。若利,就是葛根,表而升之(表 13 - 1)。

表 13 - 1　表里之气升降失常

病	病 机	方
呕	胃气上逆	葛根加半夏(表而降之)
下利	胃气下陷	葛根(表而升之)

葛根汤用得比较多,阳明的伤寒我们用葛根汤。葛根汤是桂枝汤加了葛根和麻黄。为什么说宋本那个版本不对,它的葛根汤里面没有麻黄。葛根汤,葛根四两(60 克),麻黄去节(麻黄的节止汗)三两(45 克),甘草(炙)二两(30 克),白芍二两(30 克),桂枝去皮(去掉老的,要那个嫩尖,嫩枝)二两(30 克),生姜(切)二两(30 克),大枣(掰)十二枚(60 克)。这个药里先煮麻黄和葛根,以水 2 000 毫升,先煮麻黄、葛根,去掉 400 毫升,剩下 1 600 毫升,纳诸药,最后煮取600 毫升,一次服 200 毫升,这也是常规量。

这张方子虽然是太阳和阳明合病,但是以葛根命名,意在阳明。以呕、利为主多属阳明,因为阳明连到胃和肠。麻黄佐桂枝,发荣卫之汗。葛根为君药,君桂枝解阳明肌表之邪。临床上用葛根汤的时候,阳明的伤寒可以用它。阳明伤寒在临床的表现,除了阳明经脉本身的烦、头晕、眩晕等这些情况,我们会考虑到葛根汤,头痛,尤其前额眉棱骨的疼痛,恶寒无汗。有的时候,比如膀胱经受寒了,影响到肌肉,项背强,我们还是会考虑用葛根汤效果更好一些。因为阳明所主,包括了阳明经脉、阳明所主的肌肉,包括肢节,皮肉筋骨脉,还有阳明的腑。葛根汤在用的时候,除了之前会考虑到的阳明经脉的症状,像呕吐、头痛、头晕、失眠,还有很多高血压的病人起病于阳明。无论病在阳明肌肉或阳明经脉,都可以用葛根汤。

第 36 条 太阳与阳明合病,喘而胸满者,不可下,宜麻黄汤。太阳病,十日以去,脉浮细而嗜卧者,外已解也。设胸满胁痛者,与小柴胡汤。脉但浮者,与麻黄汤。

康平本是把两条合在一起,宋本里是分成两条。

太阳和阳明合病,没有呕也没有利,代表里实不受邪,邪攻其肺。很多人受到外邪侵袭的时候,会表现在肌肤、经脉或者腑上面,会出现一系列的病症,还是因为正气不能存内,正气存内邪不可干。所以同样感受寒邪,有的人就不发病,有的人就发为伤寒。邪攻其肺,出现喘而胸满,邪气在肺,病位比较深,这喘而胸满并不是结胸,治用麻黄汤。

这个条文后面有"太阳病,十日以去,脉浮细而嗜卧者,外已解也。设胸满胁痛者,与小柴胡汤。"这就是一个并病了。外邪已经解了,脉浮细而嗜卧,胸满胁痛,这是已经到少阳了,少阳经脉上的病证,所以我们用小柴胡汤,这时典型的脉象应该是偏浮偏弦一点。后来又加了一个"脉但浮者,与麻黄汤。"这时应该是脉浮偏紧,才可以用麻黄汤。这里用麻黄汤的理由,有医家解释是从脉不从证,是根据脉象来确定用什么药。医生之间用药和诊断的习惯不一样,望闻问切里面有的重望诊,有的重切诊,有的重问诊,有的重闻诊,像我望诊用得最多,病人来的时候,看看他神气怎么样,面色怎么样,舌象怎么样,再结合病人说的主症,基本上这个病就确定了。脉就是最后再确认一下判断是否对。有的医生脉象运用比较纯熟,为了节约时间,就不让病人说,就是以脉来定病。中医受医者主观的影响比较大,所以有时候单诊脉象易出偏差,或者病人的脉象很复杂,比如他吃东西了,或者刚才情绪波动了,或者一个体位的改变,或者有外伤比如扭脚了,脉象马上就发生变化,这个时候会受影响。在很多人的观念里,觉得脉诊才是中医的标准,这个其实不全。望闻问切都很重要。

第 165 条 太阳与少阳合病,自下利者,与黄芩汤。若呕者,黄芩加半夏生姜汤主之。

🌿 黄芩汤

黄芩三两 芍药二两 甘草炙二两 大枣擘十二枚
上四味,以水一斗,煮取三升,去滓温服一升。

🌿 黄芩加半夏汤

黄芩三两 芍药二两 甘草炙二两 大枣擘十二枚 半夏半升 生姜一两半
上六味,以水一斗,煮取三升,去滓温服一升。

附方歌: 黄芩汤、黄芩加半夏生姜汤。

枣枚十二守成箴,二两芍甘三两芩,利用本方呕加味,姜三夏取半升斟。

太少合病,太阳和少阳合病,太阳就会有发热恶寒,少阳会有寒热往来,但是发热的情况会以一种为主。讲义上讲,是太阳的病证和少阳的病证并见。如果是表邪重,肢节烦痛,用柴胡桂枝汤,各取三分之一。今里热盛,表邪已经解了,自下利,用黄芩汤清里。若呕,加半夏生姜降逆止呕。

在三阳合病的下利里面,分三种。

(1)太阳阳明合病,多为表,用葛根汤发汗,汗法。

(2)阳明和少阳合病,一般为里的多,用承气汤,下法。我们也学过大柴胡汤,是阳明和少阳合病兼有表的情况,表为主,所以是小柴胡汤的底子再加上大黄和枳实,宋本中有大黄,康平本没有大黄,偏表一些。

（3）太阳和少阳合病，半表半里，用黄芩汤，是和法。这张处方是从小柴胡汤变化来的（表13-2）。

表13-2　三阳合病下利

合　病	病　位	方
太阳阳明	多为表	葛根汤（汗）
阳明少阳	多为里	承气汤（下）
太阳少阳	半表半里	黄芩汤（和）

黄芩汤，黄芩三两（45克），白芍二两（30克），甘草二两（30克），大枣（擘）十二枚（60克），若呕加半夏半升（45克），生姜一两半（22.5克），这里的半夏应该是生半夏。以水1000毫升，煮取600毫升，温服200毫升。这张处方治疗太阳和少阳合病的里热不和，以下利为主症。黄芩清热，甘草和中，加芍药、大枣，其功倍焉，指和中和清热的作用，主要是和中。这两个药（芍药、甘草）合在一起，就是芍药甘草汤。柯琴在注解这张方子的时候讲，热不在半表所以不用柴胡，热已入半里故主黄芩（加芍药）。黄芩完全偏里了，没有解表的作用。非胃虚，所以不需要人参。

下利在三阴经里面比较多见，三阳经能想到的是阳明的下利、少阳的下利，还有合病的下利。下利是临床比较多见的病证，首先第一个考虑到的应该是阳明。黄芩汤用的机会也很多。

第245条　阳明少阳合病，必下利，脉滑而数者，有宿食也，当下之，宜大承气汤。

阳明少阳偏里，合病必下利，阳明和少阳合在一起的时候，下利很多。偏表的就是大柴胡汤。若脉滑数，宿食为病之热利，用大承气汤。阳明腑实证的典型的痞满燥实，其不大便是第一个，伴腹痛、潮热，手足濈然汗出，都是大承气汤的病证，舌象上应该是典型的舌质红，苔黄厚，脉偏大，偏滑数，很有力。

偏里的情况，若非合病，太阳之表用麻黄汤、桂枝汤。在里太阳膀胱蓄水用五苓散。如果是阳明的表用葛根汤，阳明的里用承气汤：大、小承气汤、调胃承气汤。如果是少阳的表用小柴胡汤；少阳之里用大柴胡汤。如果是合病下利就各从外证以别。所以中医的病例在写的时候，应该包括病、脉、证，证里面还应该包括外证、内证，外证一般以面色来描述，面色是青的、黄的、黑的，内证，难经里面有一篇是以脐周疼痛，比如肝病是在肚脐左边有疼痛，肺病是在肚脐右边，取了以肚脐为中心的一个小的五行图。上是心，下是肾，中间是脾，根据压痛的不同的点来判断内证是什么。还有，病表现的是什么，太阳病就有颈项强痛、腰脊强（腰脊发僵是因为这是膀胱经循行经过的地方。）如果是阳明病，就是目痛（眼眶疼）、眼睛疼痛，鼻子干，不得卧，临床上很多鼻子的疾病我们首先会考虑到阳明。少阳病，就是胸胁痛、耳聋，口苦咽干目眩，等等。无论是合病，还是每一个经自病的时候，原则就是但见一证，不必悉具。比如我们判断是不是阳明病，目痛鼻干不得卧，不是三个症状都要具备，只有一条，如果是主症，那就是阳明病。有的患者以不得卧来。门诊上有一个初中的小男孩，主要症状就是睡眠不好，就是典型的阳明病。还有很多高血压的病人，就是以头晕为主症，甚至头晕的症状都不明显，就是右关脉偏浮偏大，我们就确定是阳明病。

第215条　三阳合病,腹满身重,难以转侧,口不仁,面垢,谵语,遗尿,发汗,谵语,下之则额上生汗,手足逆冷,若自汗出者,白虎汤主之。

这是讲三阳合病,前面是讲病,到了"发汗"这个地方,是讲治疗,发汗之后会谵语等,缺了一小块。

三阳是太阳、阳明、少阳,在经脉的循行上来讲,太阳是主背,阳明主腹,少阳主侧。阳明这条经脉很有意思,是两阳合明,经脉本身的特点是多气多血,所以分布的位置不在阳侧,在阴侧,本身阳气却是很旺的,所以我们在下针的时候,在阳明这条经上可以针刺得最深,刺血疗法的时候放血可以最多。

这条是以三阳热邪为主,如果一身为热邪所困,则身重难以转侧,这个身重不是阳气不足,是因热困住了全身,这种情况临床上不多见,碰到的话一定要找到热的依据。一般来讲身重是一个属阴的症状。如果是热邪,就不太好判断,需要结合舌、脉来看。

若热邪上攻,因胃开窍于口,就会出现口不仁,就是口的活动不利或麻木。热邪蒸越,因阳明主面,所以出现面垢,面垢就是脸就像没有洗过一样,热邪熏蒸了面部,也会出现垢的情况。临床上面垢以寒湿为多。热结于里,出现腹满。满证也要分虚实,这个地方就是实,是实热的满。热盛于胃,出现谵语,语无伦次。这个好理解,脑为阳明之腑,当胃有热的时候,就会出现神志错乱。热迫膀胱,当热往膀胱走的时候,就会出现遗尿。

三阳的证都有,证属三阳,而热聚胃中,以阳明热证来主治,用白虎汤两解表里之热,急救津液以存其阴。就像全身烧着火一样,用白虎汤下一场大雨,保存其津液。若误下,则伤阳而额上生汗,手足逆冷。

第46条　二阳并病,太阳初得病时,发其汗,汗先出不彻,因转属阳明,续自微汗出,不恶寒,如此可以小发汗,设面色缘缘正赤者,阳气怫郁,不得越,其人短气,但坐,更发汗则愈。

并病,就是一经未罢,就是一经的疾病还没好,传到另外一经,同病而后归并一经自病者,名曰并病。

这里的二阳,就是太阳和阳明。太阳病发汗,一种情况是发汗之后就好了,这种情况是汗出不彻,邪气未去,转属阳明。所以桂枝汤除了配方之外,在药的煎煮及后面的调护上也下了很大功夫的。为什么要啜热粥,一服汗不出的话继续服,汗出之后就不再服了。这是因为如果发汗得法的话,一剂药下去之后,加上啜热粥等,汗出得正好合适,邪气正好解了。如果汗不得法,要不就是发得不够,邪气未排尽,要不就是发得太过,伤津液或阳气。这条是汗出不彻,转属阳明,续自微汗出,不恶寒,我们治疗的时候,小发其汗,如果是伤寒为主,我们用葛根汤,剂量少一点。如果是中风,用桂枝加葛根汤。只是有没有麻黄的区别。

若第二次发汗还是汗出不彻,阳气怫郁,邪气郁在面部,面色缘缘正赤,短气。这个时候还是用汗法,发汗则愈。临床只要看到患者颜面的地方,尤其是两颧发红,整个是通红的话,就是典型的阳明病。

即使是二阳并病,这个治法其实是没有变的,只不过经脉的传变已经出现了并病的情况。小孩子的外感变化很快,所以药最好是一剂一剂地开,不要外感的药开7天,从传变的规律来讲是不科学的。如果是一个很标准的模型,很可能第一日太阳,二日阳明,三日少阳。

第216条　二阳并病,太阳证罢,但发潮热,手足漐漐汗出,大便难而谵语者,下之则愈,宜大承气汤。

这条相对来说比较容易,重点强调发病的过程。提到二阳并病,一定是一条经的病还没有好,就传变到另一条经,最后归并到阳明。太阳、阳明同病,太阳证罢,比如太阳的恶寒发热或肢节疼痛好了,归并于阳明,胃家实,出现手足濈濈汗出,潮热,大便难而谵语,用下法,大承气汤。

我们对一个病的探讨,会从病因,再到病的发展过程、病的转归,再落实到最后表现的病证,来决定它的理法方药的治法。最后还要知道预后,预后会好还是不好,还有转归,会转到什么上面去。如果还要更进一步,了解病人的禀赋是什么,如果总是在一个地方发病,需要你平时帮助病人把薄弱的地方纠正过来。比如冬病夏治,这个人薄弱在肺,反复外感,冬天可以做薯蓣丸,八珍汤再加柴胡桂枝,其实是一张治疗表气虚,虽然是虚劳诸不足,但又偏表的药方,可以给他服,小建中汤,病好了之后以四君子汤或者六君子汤善后。到夏天,可以艾灸。需要把病人的身体彻底改变过来,需要上一个台阶。如果以前是一外感就咳嗽,调好了之后,即使外感也不会咳嗽,整个身体就上了一个台阶。

第138条　太阳与少阳并病,头项强痛,或眩冒,时如结胸,心下痞硬者当刺大椎第一间、肺腧、肝腧,慎不可发汗,发汗则谵语,脉弦,五日谵语不止,当刺期门。

太阳与少阳并病,有太阳的表现,也有少阳的表现,颈项强痛肯定是太阳。用的是"或",是说有可能有,也有可能没有,指的是两阳归并未定之病状,就是这个病的发展转归还没有确定,有可能病到了太阳经上,有可能病到少阳经上,所以出现"或"的情况。这个"或"和或然证不一样。颈项强痛,或者眩冒,或者时如结胸,这个"如"就是一阵一阵的,肯定不是结胸,心下痞硬。当出现这些情况的时候,两阳归并未定之病状,还没有明确它的发展趋势是什么,这时候最好不要用药。可能病到了太阳经,你用了小柴胡汤;病到了少阳经,你用桂枝汤,这个时候用药就可能有偏差。这时候就不要用药,用针刺,刺肺俞、肝俞。刺肺俞是因为太阳与肺相通,太阳与太阴的脏腑别通,太阳与太阴相通,厥阴与阳明相通,少阴与少阳相通,是手与足通,比如足太阳膀胱与手太阴肺相通,经脉上有别通的情况,就让这两条经脉的脏腑发生联系。比如足少阳胆与足少阴肾相通,胆和肾是连在一起,所以说少阳连肺肾两脏。还有手阳明大肠和足厥阴肝相通。所以为什么针刺肺俞可以治疗足太阳膀胱经的疾病,是基于这个原理——脏腑别通。刺肝俞的原因是因为肝与胆相表里。同样是取了两个背俞穴,依附的原理并不一样。肺俞是用的脏腑别通,肝俞是用到了表里经的相通。为什么没有刺胆俞,用的是肝俞,这个很有意思。取肺俞和肝俞,一个是泄太阳,一个是泄少阳。

若汗之,邪热乘燥入胃。为什么有燥,是因为发汗后津液不足,至谵语,这时已经出现阳明的症状了。阳明脉大为顺,临床上脉证相吻合的病人,预后会好。如果脉证不符,尤其是以脉为准,脉显虚象,证现有余,这种一般主逆,病的转归不会太好。比如身体虚弱,脉应该偏沉、偏细、偏缓、偏无力,如果这个时候反而脉浮脉大,是有余之脉,这就是病脉不符,主逆。有的人长得很壮实,一摸脉,脉很细很小,这个人的身体弱、差。这一条中,谵语,脉弦,弦脉五行主木,乘土,土病而见木脉,治疗时刺期门,这是肝的募穴,泄肝的热。临床上这种情况还可以配合胃经上的穴位,比如期门配内庭,或者用肝的原穴,比如期门配太冲。临床碰到家里小朋友发烧,如果判断不明确的话可以先等一等,疾病会有一个过程,看看发热的症状变化,随着病程的发展,其他伴随症状都会表现出来,在病因不明时可以做到饮食起居情志的调护,病就已经好一半了。这几年我的体会是,一般3岁以下的孩子你都可以不用药,只要不是夹杂食积,一般都会恢复得很快。

急救的时候,思路很清楚,就是阴和阳。有汗吐下,阴阳并损,就回阳为先,这时候补血,比如输血，西医这个治疗就很好，注意顾护阳气，别让它脱了。像回逆汤这样的方子临床用得很多。

你如果判断不了虚实情况，平补平泄也可以。但外感疾病，都属于实证，风寒暑湿燥火，就是身体本来不该有这些有余的邪气，这时用泄法。

第 164 条　太阳少阳并病，心下硬，头项强而眩者，当刺大椎、肺腧、肝腧，慎勿下之。

这一条和上一条紧扣着，上一条戒不可发汗，这条戒不可下。这一条，有太少并病的两个症状，心下硬而眩，这是少阳，颈项强，这是太阳，慎下，刺大椎、肺俞、肝俞。

[答疑]

同学问： 用柴胡桂枝汤是否可以？

老师： 原则上病还没定，还没转到一个上面去，用它也可以。临床上很多医生，治外感就是小柴胡汤，也有效。像这种情况，你用药就稍微早了点。既然是并病，最后肯定会病到一条经上。我们中医的五法，砭石、导引按蹻、针、灸、药，药是最后应用的。

第 146 条　太阳少阳并病，而反下之，成结胸，心下鞕，下利不止，水浆不下，其人心烦。

这条紧接上一条，讲误下之变。太少并病，不应该发汗，也不应该下。如果误下，就会出现结胸。本条文的已经出现坏证了。太少并病，误下之后，两阳之邪乘虚陷甲，出现结胸、心下硬，下利不止，水浆不入，这是死危之候。这时候把《内经》中的五虚五实死回顾一下，有结胸、心下硬本身是不会死的，下利不止，这是一个死证，水浆不入，吃不下东西，也是一个死候，这两种情况同时并见，就是死危之候了。这时候的烦就是阳虚之烦，当务之急是回阳，可以用通脉回逆汤，或者通脉回逆汤加猪胆汁。

第十四讲
辨阴阳易差后劳复病

这个"差"(chài)也可以念"jiē",是指病快要好了,还有一点小尾巴没有好利索的意思。差后劳复食复阴阳易,病脉证治。这个其实可以归到《金匮要略》的杂病里面,霍乱在《金匮要略》的部分我们已经讲过。

伤寒新愈,伤寒刚刚好,还没有完全好利索。哪怕全好了,这5～7天也要调摄好。如果起居作劳,就是休息得不够,就会劳复,因劳累导致病复发了。这个很多见,感冒好了,没休息好,马上又再发。第二个是强食谷食,就是吃得太多,或者吃得不合适。门诊上跟诊的同学看到了,小孩子本来感冒好了,结果爸爸又带他出去吃冰激凌、肯德基,且受了风,这个就是食复,因饮食而导致病复发。我一个朋友也是,孩子外感加食积,用小青龙加石膏,再加大山楂丸,烧退了,积滞也退了,结果家里炖枸杞加大枣,小孩也吃,食复,又发烧了。这个时候就是减食,不用再吃药。阴阳易是指男女交接,夫妻有性生活,一种是男女交接,复而自病,自己又病了,这叫房劳复。第二种情况,伤寒新愈,男女交接,相易为病,阴阳易,就是女子的病传不病之男,先生本来没有生病,因为阴阳易导致男的发病。或者是男子的病传给不病之女。

在治疗上,劳复的条文中有几种情况,劳复有伤寒愈后的发热,用小柴胡汤。如果是食复,这个是偏热的,用枳实栀子豉汤。如果是因水气导致的肿,这种肿是腰以下,用牡蛎泽泻散。如果出现喜唾,津液化不开——脾主涎,这是因为脾胃虚寒,我们用理中丸。如果是阴阳易,用烧裈散。烧裈散就是把贴身内裤靠近会阴的地方剪下来,烧成灰,来给生病的人服。如果是女性传男性,就烧女的内裤;男性传女性,烧男的内裤。历代医家都有记载,说明这个肯定是对的。这一篇主要提醒大家,病愈之后五到七天,你的饮食起居,还有房室上,一定要小心谨慎,要不然病刚新愈,又容易发别的病。复病都不太好治,发热还好一点,像阴阳易,一病邪气就很可能入了腑或者脏了,这病就会很缠绵,我临床碰到过好多这样的情况。碰到这样的情况,要非常小心(表14-1)。

表 14-1 复 病

病 症	方
伤寒愈后的发热	小柴胡汤
伤寒解后的发热(气阴不足)	竹叶石膏汤
食复,偏热	枳实栀子豉汤

续　表

病　　症	方
水气导致腰以下的肿	牡蛎泽泻散
喜唾,津液化不开,脾胃虚(脾主涎)	理中丸
阴阳易	烧裈散

　　还有一个伤寒解后的发热,竹叶石膏汤,这张处方临床用得很多,主要是治疗发热以后出现的少气,气阴不足方中有竹叶、石膏、半夏、人参、粳米、甘草、麦冬,有清余热的,有补阴的,还有扶正的。这张处方也是非常妙,可以算白虎汤的变方,里面有石膏、粳米、炙甘草,就是没有知母。

第十五讲
辨坏病

得坏病的原因,是不当汗而汗,不当下而下,不当吐而吐。治疗三阳病的汗、吐、下三法,都可以理解为祛邪的方法,方法应用不当则发为坏病。还有应当汗而没汗,应当吐而没吐,应当下而没下,也是治病失时。总体来讲是施治失宜。

总体来说,汗、吐、下伤人体的阴,包括津液、血。如果是伤到阳,就是伤到气。汗、吐、下可同时并伤阴阳,有可能是气和津,气和液,气和血。当然津液一般是连在一起的,但是分布的地方会有所不同。

第 18 条　太阳病三日,已发汗,若吐,若下,若温针,仍不解者,此为坏病。

太阳病,是用汗法。病在三阳,治疗的方法就是汗、吐、下三法。这三法之后,如果病仍不解,就发为坏病。正常情况下,汗、吐、下三法之后,病就应该解了。病还没解,就已经成了坏病。

第 255 条　本太阳病不解,转入少阳者,胁下鞕满,干呕不能食,往来寒热,尚未吐下,脉沉紧者,与小柴胡汤。

第 256 条　若已吐下发汗温针,谵语,柴胡证罢,此为坏病。

第 255 条,用小柴胡汤的脉不应该是沉紧,应该是脉沉弦。

太阳病不解,转入少阳,胁下硬满,提到胁下,知道这是少阳经脉,胆经。干呕不能食,往来寒热,未经吐下,和解的方法,用小柴胡汤。若吐、下、汗,再加温针,出现谵语,柴胡证罢,柴胡证的情况已经没有了,没有不代表已经好了,是病发生转变了,往坏病的方向转了。谵语的病机主要是因为火劫伤津,火劫主要是因为温针,伤津是因为汗吐下三法。伤到津液,胃中干燥,引起谵语。

第 255 条更像是并病,归并到少阳,用小柴胡汤。第 256 条才是坏病。

麻黄升麻汤,历代医家争议比较多,有医家讲是仲景的方,也有医家讲不是,可以自己去看看方解。

第 101 条　伤寒八九日,下之,胸满烦惊,小便不利,谵语,一身尽重,不可转侧者,柴胡加龙骨牡蛎汤主之。

🌿 柴胡加龙骨牡蛎汤

柴胡四两　龙骨　黄芩　生姜切　铅丹　人参　桂枝　茯苓各一两半　半夏洗二合半　大黄二两　牡蛎一两半　大枣擘六枚

上十二味,以水八升,煮取四升,内大黄切如棋子,更煮一两沸,去滓,温服一升。

附方歌:柴胡加龙骨牡蛎汤。

参苓龙牡桂丹铅，芩夏柴黄姜枣全，枣六余皆一两半，大黄二两后同煎。

伤寒八九日，这代表邪未解表未尽。伤寒八九日，已经从三阳进入三阴了，不可下，若下，邪乘虚内陷。邪气还在表，即使到了三阴经，还是应该用表的方法，用汗法。如果用下法，会伤脾胃。所以用承气这类的药，用过之后脾胃很快就会受影响。这个邪乘虚内陷分几种情况，根据三焦，邪伤上，轻则胸满，重则结胸，胸满是因为热入胸。结胸的方子有大陷胸汤、小陷胸汤、大陷胸丸。如果邪伤中焦，轻则烦惊，重则昏狂、谵语，这是因为热入于心，引起神的问题。在下，轻则小便不利，重则少腹满痛，因为热入下焦，三焦不利。从这个来推测，这个伤寒八九日，一定是夹的热邪，或者下法用的温下，比如用大黄附子细辛，或者用巴豆、干姜这样的药来下。三焦不利，就是整个气化受影响。

三焦有两个功能。第一，三焦主气，所以为气道。第二，三焦主水，为水的通道。三焦的概念，类似现在西医讲的，人体的油网、膜、间质、淋巴。

来看这个病的转归。邪壅三焦，荣卫不行，水无去路，就会外渗肌体，一身尽重，不可转侧。这个解释有点牵强，不用以水来解释，应是邪热困身，跟白虎汤的三阳合病有点像。为什么考虑到水呢？因为药方中有茯苓、半夏，反推三焦的水的代谢出现了异常。治疗用柴胡龙骨牡蛎汤。

如果是下后心烦腹满，邪气入了腹，要用栀子豉汤，或者厚朴半夏甘草人参汤。如果是腹胀满，就用厚朴半夏甘草人参汤；如果是下后心烦懊恼，虚烦不得眠，就用栀子豉汤这类的。如果是下后胸满烦惊，这是邪入心，出现了神志的异常，用药就用龙骨牡蛎了。同样是下后，邪气是入的腹还是心会有不同，如果入的是腹，我们用走腹的栀子豉汤或者是因厚朴为主的经方。如果是邪入心，就加龙骨牡蛎了（表 15 - 1）。

表 15 - 1　邪入腹与入心

病　性	证	方
邪入腹	心烦懊恼，虚烦不得眠 腹胀满	栀子豉汤 厚朴半夏甘草人参汤
邪入心	胸满烦惊，神志异常	龙骨牡蛎

同样是烦惊，有两种情况。第一种是火劫而致烦惊，用的温针等这类方法，治疗用桂枝龙骨牡蛎，挽心阳之外越。桂枝龙骨牡蛎汤这张处方临床用得也非常多，《金匮要略》中拿它来治虚劳，像男子失精，女子亡血，龙骨、牡蛎就是取的收涩、重坠的意思。跟火劫之后的烦惊用处不太一样。虚劳会出现男子的精脱或者滑精，历代的很多帝王，尤其清朝后期的帝王，他们出现的这种，我们都可以用龙骨、牡蛎，他们不一定有烦惊的情况。所以就是两种情况，第一种就是虚劳导致的，第二种就是火劫导致的烦惊、精神异常，都可以用桂枝、龙骨、牡蛎。如果是下后致烦惊，用柴胡、龙骨、牡蛎，解心阳之内壅，就是阳气壅在里面不通（表 15 - 2）。

刚才讲到，邪气入到上，结胸，用到大、小陷胸汤。如果是在中，出现了寒热错杂的情况，就用泻心汤。我们学过五个泻心汤，差别就在于寒热虚实的不同。同样是寒热错杂，还有偏寒为主的，虚为主的，偏实为主的，或者热为主的，比如三黄泻心汤用于时热痞，附子泻心汤用于寒痞。如果夹了水饮，就用干姜泻心汤；如果是虚痞，就用甘草泻心汤。

表 15－2　桂枝龙骨牡蛎与柴胡龙骨牡蛎

方	症
桂枝龙骨牡蛎	虚劳 火劫导致的烦惊、精神异常
柴胡龙骨牡蛎（解心阳之内壅）	下后导致烦惊

柴胡龙骨牡蛎汤，柴胡四两（60 克），如果是解表邪，柴胡的用量要大一些，（至少）24 克。昨天看到近现代的一位医家，他讲，柴胡如果用得得当，效果非常好，但是剂量要大，他讲是要八两。你用得再少，至少也要 24 克。但是如果病人心脏的阴血不足，会出现心慌、出汗不已，我们可以把党参和甘草的量加大，实在不行还可以加点桂枝，桂枝甘草汤加进去了，阳气一足就不会出现心慌的情况了。当然用经方的话，就按经方的配比，比如柴胡用了八两，黄芩就用三两，八三的比例。如果热盛，就把黄芩的量加大，三两可以变成五两。

柴胡 60 克，半夏 25 克，龙骨 25 克，党参 25 克，大黄 30 克，牡蛎 25 克，茯苓 25 克，铅丹 25 克，桂枝 25 克，生姜 25 克，大枣 6 枚（30 克）。如果胸满烦惊重，就把龙骨牡蛎的量加大。铅丹是水银提炼的，现在基本不用，药店也没有。一般我会根据情况加大龙骨牡蛎的量。如果热证明显，可以加一些牡丹皮，起到凉血的作用——如果病人血热的话。

以水 1 600 毫升，煮取 800 毫升，服 200 毫升。这个大黄是后放的。煮取 800 毫升以后，再把大黄切成棋子大小，再煮，最后取 200 毫升。

我们来看方解。用柴桂解未尽之表邪，大黄攻已陷之里热，人参、姜枣补虚而和胃，茯苓、半夏利水而降逆，龙骨、牡蛎、铅丹之涩重镇惊收心而安神明。

伤寒上所有谈到神志异常的，出现烦、惊、不得眠、谵语，现代医学都归到精神一类的疾病，精神分裂、焦虑、抑郁……尤其阳明篇的处方，用到的会很多。精神病的病人一般都会伴有大便秘结的情况。神志异常像烦惊，龙骨、牡蛎会用得很多。临床上这张处方我用得也比较多，用于治疗高血压，肝胆有热，同时中焦有痰湿，我用龙骨、牡蛎起收敛、重镇的作用，来降气。很多人兼有外感，用这个配合起来，效果比较好。治疗高血压可以用到伤寒中的经方，像葛根汤、柴胡加龙骨牡蛎汤，桂枝加龙骨牡蛎汤——针对心阳不足引起的血压上浮，如果是水气不利，我们用到真武汤。如果是肾的阴阳不足，用桂附八味丸。时方里面，用得比较多的，比如黄元御的下气汤。病人血压高，你要看他为什么降不下去，是在上、中，还是在下。如果是在上的话，就以清肺之气、降气为主，下气汤就是偏肺为主的。桂枝加龙骨牡蛎就偏心脏，心阳不能敛藏的。到了中焦，如果寒热错杂，就是五泻心汤，治高血压的效果也比较不错；如果是水气为病，水气病的很多处方像苓桂术甘汤、苓桂枣甘汤、苓桂姜甘汤、真武汤、五苓散，你配到里面来用。西医也有通过利尿来降压的，作用于血管的各个靶点（图 15－1）。

第 114 条　火逆下之，因烧针烦躁者，桂枝甘草龙骨牡蛎汤主之。

🌿 桂枝甘草龙骨牡蛎汤

桂枝去皮一两　甘草炙二两　牡蛎熬二两　龙骨二两

上四味，以水五升，煮取二升半，去滓温服，八合，日三服。

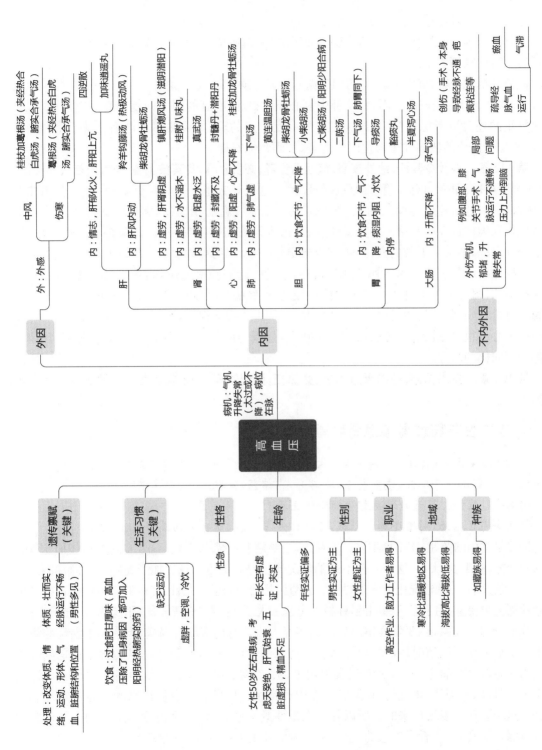

图 15 - 1　中医治疗高血压

附方歌：桂枝甘草龙骨牡蛎汤。

二甘一桂不雷同,龙牡均行二两通,火逆下之烦躁起,交通上下取诸中。

这个条文比较简单,属于坏病,用烧针来劫汗,现在就是火针,火针发汗,复下之。又用下法,又用烧针,等于既损伤病人的阳气,同时又伤阴,火逆烦躁,就用桂枝龙骨牡蛎汤。桂枝用于救表,龙骨、牡蛎固中。

桂枝甘草龙骨牡蛎汤,桂枝一两(15克),甘草二两(30克),龙骨(生)二两(30克),牡蛎(生)二两(30克)。桂枝助心阳,甘草补中复心阳散火邪,心脏的阳气回复之后可以散火气,如果火气重的还可以考虑加白芍,因为甘草本身是甘温的药,如果热邪重再用它就不是特别适合,需要配合白芍的酸和甘味来化阴。龙骨、牡蛎镇惊安神。

第112条 烧针令其汗,针处被寒,核起而赤者,必发奔豚,灸其核上各一壮,与桂枝加桂汤。

《金匮要略》里专门有一篇"奔豚病脉证治"。这张处方也是因为烧针,发汗以后肾阳往上冲,用桂枝加桂汤,桂枝再加二两,一共是五两。临床我喜欢用肉桂,肉桂引火归原的作用更强。桂枝和肉桂放在一起用。针处受寒起核,这个地方需要再灸一下,如果是上焦的穴位,你灸不灸都可以,如果是下肢的穴位,灸它效果更好一些,因为可以引火归原,把阳气潜藏下去。

桂枝加桂汤除了治奔豚以外,还用于心阳不足引起的心率过快和心慌。如果桂枝加桂的力量还不够,再合上龙骨、牡蛎,桂枝加桂再加龙骨、牡蛎,又可以重镇安神,又可以养心阳。以前我们讲过,当心阳不足的时候,有两种情况,一种是心率会很慢,不到40次或不到50次。还有一种是心率很快,跳到110次、120次、130次,是因为阳气不能潜藏,往外散。两种情况,我们都是用同样的药方。

第108条 伤寒脉浮,医以火迫劫之,必惊狂,卧起不安者,桂枝去芍药加蜀漆牡蛎龙骨救逆汤主之。

桂枝去芍药加蜀漆龙骨牡蛎救逆汤

桂枝三两 甘草炙二两 生姜三两 大枣十二枚 龙骨四两 牡蛎熬五两 蜀漆三两

上七味,以水一斗二升,先煮蜀漆,减二升,内诸药,煮取三升,去滓温服一升。

附方歌：桂枝去芍药加蜀漆龙骨牡蛎救逆汤。

桂枝去芍已名汤,蜀漆还加龙牡藏,五牡四龙三两漆,能疗火劫病惊狂。

蜀漆是常山的苗,临床用得不多。加蜀漆,主要是去心腹的邪气。这个实际是桂枝加龙骨牡蛎汤的变方,有生姜、大枣,这个心阳不足的情况比上一条更重一点。加了蜀漆,去心腹的邪气,所以这一条火劫、热的情况比上一条要重。去芍药是因为阳虚。龙骨、牡蛎的量也比上面桂枝加龙骨牡蛎汤中要重,用了五两和四两,桂枝的量也加大了,这就是轻重不同,用药的多少也不同。

我们学习了伤寒,还要学会辨温病。很多经方家认为伤寒没有温病,但临床上温病的病人并不少。后来到了明清时期,尤其是清朝,从伤寒中分出一支,叫温病。温病学派就是以温病研究为主,像风温、暑温等,都是慢慢发展出来的。伤寒中有一段,但是不多,只有几个条文。像麻杏石甘汤、白虎汤、承气汤,在温病治疗中经常用。后世医家发展出来的时方,像银翘散,都是在这个基础上发展出来的。所以有人说张仲景不懂温病,这个说法是不对的。如果想对温病有深入了解,可去看吴鞠通的《温病条辨》,以及王孟英的《温热经纬》。

很多瘟疫,热病的情况会比较多,热病里也会有很多死证。像传染病,很多都要参照这个(温病)来治疗。比如头痛,伤寒讲六经会有不同的头痛。到了温病,头痛就很重了,头痛欲裂,程度不一样,伴随的情况也不一样。用达原饮治疗瘟疫头痛的效果就很好,这时就不能再用麻黄、桂枝这些药了。我一位朋友某次外感,头痛就很剧烈,看了一下舌苔,苔白如粉,像撒了一些粉末在舌苔上,就用温病的处方来治疗,它里边有草果、槟榔,用完之后头痛就止了,这就是属于温病的头痛(表 15 - 3)。

表 15 - 3 温 病

病 位	方
卫	银翘散、麻杏石甘汤(重)
气	白虎汤
营	清营汤
血	犀角地黄汤

在温病的基础之上,就创立了三焦辨证、卫气营血辨证,都是在六经辨证的基础上不断丰富的。

从运气学的角度来讲,张仲景所处的时代,大运是在太阳寒水,所以发的伤寒最多。张仲景家族 200 多口人,死于伤寒的有百分之七十,所以他著《伤寒论》是在这个特定的背景下。在不同的时期,像温病这种病又会很多。以 60 年为一部运,每年的大的运势都不一样。

还有辨痉湿暍病脉证治,这里面的很多方在《金匮要略》里也都在用。

《医宗金鉴》后面有一个清朝对用药剂量的考证,大家自己用的时候可以参考。宋本中还有"可下""可汗"这些篇,康平本中是没有的,这都是王叔和加到里面去的,和伤寒关系不大。《医宗金鉴》的伤寒心法药诀,把这个伤寒用口诀进行了一个归纳总结,这个要每天看,总结得非常好。